Martin Degner

Mehr Selbstständigkeit für Menschen mit Autismus

Martin Degner

Mehr Selbstständigkeit für Menschen mit Autismus

Der TEACCH-Ansatz als evidenzbasierte Fördermethode

Tectum Verlag

Martin Degner

Mehr Selbstständigkeit für Menschen mit Autismus
Der TEACCH-Ansatz als evidenzbasierte Fördermethode

Zugl. Univ.Diss., Köln 2009
ISBN: 978-3-8288-2750-9

Umschlagabbildung: © raperonzolo | photocase.com
Druck und Bindung: CPI buchbücher.de, Birkach
Printed in Germany

Besuchen Sie uns im Internet
www.tectum-verlag.de

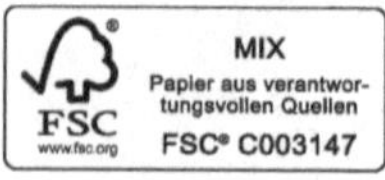

Bibliografische Informationen der Deutschen Nationalbibliothek
Die Deutsche Nationalbibliothek verzeichnet diese Publikation in der Deutschen Nationalbibliografie; detaillierte bibliografische Angaben sind im Internet über http://dnb.ddb.de abrufbar.

Danksagung

Danke an Frau Prof. Dr. Susanne Nußbeck für die Unterstützung bei der Entwicklung der Untersuchung und die Beratung beim Erstellen dieser Arbeit. Ein Dankeschön an Adelheid Degner und Dr. Christoph Michael Müller für die Hilfe bei der Textkorrektur sowie an Herrn Prof. Dr. Clemens Hillenbrand.

Yvette Schatz und Silke Schellbach danke ich für die Entwicklung der in dieser Arbeit verwendeten Fördermethode, für die Bereitstellung aller Ressourcen sowie nicht zuletzt für die Motivation zur Begleitung autistischer Menschen.

Bei der Vor- und Hauptuntersuchung dieser Arbeit unterstützten mich die Examenskandidaten der Universität Leipzig Susanne Flögel, Oliver Hartwig, Jasmin Hausmann, Christin Meier, Susanne Mühl, Antje Müller, Carolin Ritter, Katharina Theilig und Marco Weißmeyer. Ihnen gebührt Dank für die Bereitschaft, weit über das übliche Maß, Energie und Zeitaufwand in ihre wissenschaftlichen Arbeiten gesteckt zu haben. Vielen Dank an Nicole Piehler und Andrea Seiffart für die zuverlässige und sorgfältige Auswertung der Videos.

Abschließend danke ich den teilnehmenden Probanden und ihren Unterstützern, insbesondere den Eltern, den Mitarbeiterinnen der Stiftung Finneck in Sömmerda, der CJD-Christophorusschule und des CJD-Wohnheims in Erfurt.

Inhaltsverzeichnis

Einleitung

Dieser Forschungsarbeit liegen meine praktischen Erfahrungen in der Begleitung autistischer Menschen zugrunde. Im Verlauf der nunmehr zwölfjährigen Beschäftigung mit dem Thema Autismus lernte ich bereits sehr früh den TEACCH-Ansatz als spezielle Fördermethode für diesen Personenkreis kennen.
TEACCH ist die Abkürzung für „Treatment and Education of Autistic and related Communication handicapped Children“ und stellt im Wesentlichen einen Ansatz zur Förderung autistischer Menschen in deren natürlichem Lebensumfeld, vorrangig den Familien, dar. Methodisch wird bei TEACCH die besondere Bedeutung einer strukturierten und visualisierten Umgebung hervorgehoben (Mesibov, Shea & Schopler 2005).

Während der praktischen Arbeit mit autistischen Klienten[1] und der theoretischen Reflexion des TEACCH-Ansatzes (s. Degner 2003; Degner & Burger 2003; Degner 2005a, 2005b) machte ich hinsichtlich der Umsetzung von TEACCH in Deutschland zwei wesentliche ***persönliche Erfahrungen***.
Erstens überraschte es mich, dass in Deutschland sehr viele und sehr unterschiedliche Autismusinterventionen angewendet werden, oftmals sogar parallel oder im Wechsel. Dieses Nebeneinander mehrerer Fördermethoden und die geringe Kontinuität erlebte ich als verwirrend für Eltern und gegenläufig zum Gedanken einer kontinuierlichen, lebensbegleitenden Unterstützung autistischer Menschen, so wie es der Bundesverband „Autismus Deutschland“ in seiner Denkschrift fordert (Autismus Deutschland 2008).
Zweitens fiel mir auf, dass TEACCH in der Sonder- und Heilpädagogik durchaus als bedeutsames Förderkonzept für autistische Menschen bewertet wird (s. z. B. die Veröffentlichung von Häußler [2008a]). Dies steht allerdings im Gegensatz zu der von mir wahrgenommenen geringen kontinuierlichen Anwendung von TEACCH in Einrichtungen mit autistischen Klienten. TEACCH wird häufig nur kurzfristig von Fachleuten ausprobiert und dann durch andere Methoden ersetzt oder ergänzt. Sonder- und heilpädagogische Einrichtungen, die TEACCH als Konzept langfristig zur Förderung ihrer autistischen Klienten nutzen, gibt es im deutschsprachigen Raum nur sehr wenige.

---

[1] Der Lesbarkeit halber wird im Text in der Regel nur die männliche Version verwendet, es sei denn, eine Zitation/Aussage bezieht sich ausschließlich auf eine Autorin. Gemeint sind jedoch immer sowohl männliche als auch weibliche Personen.

Dass diese, aus persönlichen Erfahrungen gewonnenen Praxisprobleme auch wissenschaftlich relevant sind, zeigt deren ***Rezeption in der Fachliteratur***.
So wird die Vielfalt an Förderprogrammen von Fachleuten nicht als negativ eingeschätzt, wohl aber deren mangelhafte empirische Absicherung und deren unreflektierter Einsatz. Es existieren Autismusinterventionen, deren Anwendung nach wissenschaftlichen Erkenntnissen nicht nur wirkungslos, sondern auch schädlich sein kann (Nußbeck 2009). Es ist deshalb nicht ausreichend, sich bei der Entscheidung für die Anwendung einer Methode lediglich auf seine Intuition oder vereinzelt gewonnene Erfahrungen zu verlassen (Herbert, Sharp & Gaudiano 2002).
Diese Erkenntnis führte dazu, dass die Notwendigkeit einer empirisch orientierten Erforschung der Wirksamkeit von Autismusinterventionen inzwischen ein fachlicher Konsens ist (s. z. B. Remschmidt 2008; Poustka, Bölte, Schmötzer et al. 2008; Frith 2008; Volkmar, Paul, Klin et al. 2005a).

Allerdings nimmt die Erforschung wirksamer Interventionen in der Gesamtheit der Forschungsprojekte zum Autismus eine untergeordnete Rolle ein. Die Auswertung aller in wissenschaftlichen Fachzeitschriften erfassten Publikationen zum Thema „Autismus" der Jahre 1996-2000 durch Charman und Clare (2004) ergab, dass 52% der Veröffentlichungen die Erforschung der Symptomatik zum Ziel hatten. Dagegen widmeten sich nur 20% der Artikel der Interventionsforschung.
Diese Gewichtung der Forschungsthemen zu Ungunsten der Autismustherapien steht im Gegensatz zur Bedeutung, die ihr inzwischen beigemessen wird (s. o.) und entspricht außerdem nicht den Erwartungen der Eltern autistischer Menschen. Diese wurden ebenso von Charman und Clare (2004) befragt. Von 123, überwiegend aus Nordamerika und Großbritannien kommenden Eltern, wünschten sich 32% in Zukunft Forschungsaktivitäten im Bereich der Interventionsforschung. Dagegen sprachen sich nur 13% der Eltern für mehr Anstrengungen in der Erforschung der Symptomatik des Autismus aus.

Es ist somit erstens festzustellen, dass die empirische Prüfung der Wirksamkeit von Interventionen zur Förderung autistischer Menschen dringend notwendig ist, bisher jedoch nur unzureichend erfolgte.

Diese Feststellung hat in besonderem Maße für den ***deutschen Sprachraum*** Relevanz, in dem ich meine eingangs genannten Erfahrungen des Nebeneinanders vieler Fördermethoden machte. Bei aller Vielfalt der eingesetzten Interventionen sind mir keine Veröffentlichungen aus dem deutschsprachigen Raum bekannt, die sich der empirischen Erforschung von Autismusinterventionen widmeten und international, z. B. in systematischen Übersichtsarbeiten, rezipiert wurden.

Vor dem Hintergrund der geringen Forschungsaktivitäten im Bereich der Interventionsforschung ist es nicht verwunderlich, dass der ***TEACCH-Ansatz*** bisher nur unzureichend evaluiert wurde. Dieser wird in der Fachliteratur durchgängig als empfehlenswerter Förderansatz für Menschen mit Autismus bewertet (Remschmidt 2008; Poustka et al. 2008; Frith 2008), obwohl die Datenlage solch eine Einschätzung bisher nicht zulässt. So wird TEACCH in systematischen Übersichtsarbeiten, die Autismusinterventionen nach Anzahl und Qualität der empirisch erbrachten Wirksamkeitsnachweise beurteilen, lediglich als „vielversprechend aber unvalidiert“ (Francis 2005), „bisher ohne Wirksamkeitsnachweis“ (Ospina, Krebs Seida, Clark et al. 2008) und „begrenzt positiv wirksam“ (Research Autism 2009) beurteilt. Diese Lücke zwischen der auf persönlicher Einschätzung beruhenden Empfehlung des TEACCH-Ansatzes und der mangelhaften empirischen Absicherung dieser Bewertung gilt es in Zukunft zu verringern.

Ein zweites Forschungsdesiderat stellt deshalb die Wirksamkeitsüberprüfung des TEACCH-Ansatzes dar.

In einer empirischen Forschungsarbeit zum TEACCH-Ansatz erscheint es sinnvoll, sich zuerst mit den ***Zielsetzungen von TEACCH*** auseinanderzusetzen, um, stark verkürzt ausgedrückt, herauszufinden, ob TEACCH hält, was es verspricht.

Das allgemeine Ziel von TEACCH wird darin gesehen, die Betroffenen zu einem möglichst sinnerfüllten und selbstständigen Leben in der Gemeinschaft zu befähigen (Häußler 2005). Diese übergeordneten Interventionsziele befinden sich im Einklang mit den Empfehlungen von wissenschaftlichen Organisationen wie dem amerikanischen „National Institute of Mental Health“ (2004) als auch von Elternverbänden, wie z. B. „Autismus Deutschland“ (2008).
Die Wirksamkeit von TEACCH könnte deshalb daran gemessen werden, inwieweit es mit Methoden aus diesem Ansatz gelingt, autistische Menschen in ihrer Selbstständigkeit zu fördern und ihnen dadurch ein sinnerfülltes Leben zu ermöglichen.
Im Hinblick auf die empirische Untersuchung in dieser Forschungsarbeit muss vor allem der Begriff der ***Selbstständigkeit*** für die autismusrelevanten Belange definiert und spezifiziert werden.

Bisher existierende Interventionsstudien zu TEACCH verfolgten einerseits den Ansatz, die Wirksamkeit des Förderansatzes mit Hilfe von Längsschnittuntersuchungen in einem Lebensbereich zu evaluieren, z. B. dem Wohnbereich (Van Bourgondien, Reichle & Schopler 2003). Da es jedoch im deutschsprachigen Raum bisher keine Einrichtungen der Behindertenhilfe gibt, die die TEACCH-Philosophie umfassend umsetzen (Häußler 2005), sind solche Untersuchungen derzeit nicht möglich.

Andererseits wurden Interventionsstudien zu TEACCH durchgeführt, die sich mit der Evaluierung einer einzelnen pädagogischen Strategie der TEACCH-Methodik befassten. Diese Vorgehensweise ist unter den gegebenen Verhältnissen im deutschsprachigen Raum, wo zumeist einzelne Elemente von TEACCH Anwendung finden, am ehesten durchführbar.
Empirische Belege für die Wirksamkeit einer einzelnen pädagogischen Strategie des TEACCH-Ansatzes liegen bisher überwiegend für „visuelle Zeitpläne“ vor (Überblick bei: Mesibov, Browder & Kirkland 2002). Visuelle Zeitpläne geben autistischen Menschen den Tagesablauf vor, z. B. durch eine Anordnung von Bildkarten.
Lohnenswert wäre es, weitere einzelne Methoden aus dem TEACCH-Ansatz, wie z. B. die räumliche Strukturierung oder die Strukturierten Arbeitssysteme, zu untersuchen. Zu diesen Bereichen von TEACCH liegt bisher nur eine Studie vor (Hume & Odom 2007 zu den Strukturierten Arbeitssystemen).

An dieser Stelle der Einleitung soll die zweite eingangs beschriebene Beobachtung, die ***mangelhafte kontinuierliche Anwendung von TEACCH***, nochmals aufgegriffen werden.
Aus Gesprächen mit Mitarbeitern von Einrichtungen der Behindertenhilfe ging hervor, dass vor allem das Fehlen eines „Therapiemanuals“, das heißt eine Handreichung mit konkreten Handlungsschritten zur Einführung des TEACCH-Ansatzes, für die mangelnde Anwendung verantwortlich ist. So wird TEACCH zwar umfassend in einem deutschsprachigen Lehrbuch beschrieben (Häußler 2005), eine genaue Vorgehensweise bei der Einführung des TEACCH-Ansatzes aber nicht dargestellt.

Dass sich die Manualisierung einer Fördermethode jedoch positiv auf deren Verbreitung auswirkt, zeigt beispielsweise die Anwendung des „Picture-exchange-communication-system“ (PECS; Frost & Bondy 2002), das zu einer wichtigen Methode der Kommunikationsförderung autistischer Menschen geworden ist (Nußbeck 2008a).

Weiterhin trägt eine Manualisierung wesentlich dazu bei, die Fördermethode empirisch überprüfbar zu machen (Rost 2005). Die Zuschreibung einer lediglich „potenziellen Wirksamkeit“ des TEACCH-Ansatzes ist, neben der geringen Anzahl von Interventionsstudien, auch Folge der mangelnden Qualität der vorhandenen Interventionsstudien (Ospina et al. 2008).

Ein dritter Forschungsschwerpunkt besteht in der Erprobung eines Manuals zur Anwendung des TEACCH-Ansatzes.

Die bisher referierten Forschungsdesiderate bilden das Grundgerüst der hier vorliegenden Forschungsarbeit.

Im empirischen Teil der Forschungsarbeit wird mit dem „Strukturierten Arbeitssystem“ eine Methode aus dem TEACCH-Ansatz auf seine Wirksamkeit hin überprüft. Das „Strukturierte Arbeitssystem“ wird durch das „Konzept zum Aufbau von Handlungsmotivation“ manualisiert und soll, gemäß den Zielsetzungen von TEACCH, eine höhere Selbstständigkeit der Probanden bewirken.

Als Forschungsmethode wird mit der „kontrollierten Einzelfallforschung“ ein Design zum Einsatz kommen, das sich international in der Sonderpädagogik bewährt hat (Horner, Carr, Halle et al. 2005), bisher aber in Deutschland nicht in der Wirksamkeitsforschung bei Autismusinterventionen angewendet wurde. Die empirische Untersuchung dieser Forschungsarbeit soll deshalb auch als Beispiel für eine qualitativ gute Interventionsstudie dienen und die „evidenzbasierte Praxis“ bei Autismus voranbringen.

Die Forschungsthemen werden inhaltlich folgendermaßen gegliedert:

In ***Abschnitt I*** wird der theoretische Hintergrund der Forschungsarbeit beschrieben. Dies betrifft vor allem die wesentlichen in der Einleitung genannten Schwerpunkte: die Darstellung der Behinderung Autismus und der damit verbundenen Beeinträchtigungen der Selbstständigkeit sowie der Stand der Interventionsforschung bei Autismus.

In ***Abschnitt II*** werden aus den Erkenntnissen der theoretischen Erörterungen die Forschungsfragen und das Forschungsdesign abgeleitet und begründet. Dem folgt in ***Abschnitt III*** die genaue Beschreibung der empirischen Untersuchung mit allen wesentlichen Variablen.

Abschnitt IV und ***V*** beinhalten die Ergebnisse der empirischen Studie. Zuerst werden diese in Abschnitt IV bewertungsfrei dargestellt. Dem folgt mit der Interpretation der Ergebnisse in Abschnitt V eine inhaltliche Erörterung der Forschungsbefunde. Diese wird dann in ***Abschnitt VI***, der Diskussion, weitergeführt und auf allgemeine Zusammenhänge ausgedehnt.

I. Theoretischer Hintergrund

In Abschnitt I werden die gesamten theoretischen Hintergründe der konzipierten Forschungsarbeit beschrieben. Dazu gehört als Erstes eine Charakterisierung der Behinderung Autismus (Kap. 1). Zum Abschluss eines jeden Kapitels folgt ein Resümee, das die Darlegungen zusammenfasst und die folgenden Kapitel vorbereitet. Außerdem wird in einer Grafik der Fortgang der Forschungsarbeit veranschaulicht.

In Kapitel 2 werden dann die für diese Forschungsarbeit relevanten Themen vertieft dargestellt: Dies sind die nicht-sozialen Probleme des Autismus und die mangelhafte Selbstständigkeit autistischer Menschen.

Kapitel 3 widmet sich dem Problem der Wirksamkeitsüberprüfung von Interventionen für Menschen mit Autismus. Mit der „evidenzbasierten Praxis" (EBP) wird ein Konzept vorgestellt, das Fachleute darin unterstützt, bei Entscheidungen in der Praxis die Ergebnisse empirischer Forschung zu nutzen. Das Konzept der EBP wird dann auf Autismusinterventionen übertragen.

Kapitel 4 vertieft anschließend untersuchungsrelevante Fragen im Zusammenhang mit Autismusinterventionen. Insbesondere das „Strukturierte Arbeitssystem", eine Methode des TEACCH-Ansatzes, und das Manual zur Einführung dieser Methode, das „Konzept zum Aufbau von Handlungsmotivation", werden ausführlich dargestellt, da sie Gegenstand der nachfolgenden empirischen Untersuchung sind.

1. Autismus - Allgemeiner Überblick

Autismus ist eine der am besten beschriebenen und dokumentierten Störungen in der Kinder- und Jugendpsychiatrie (Peeters 1997). Dies erlaubt es, unter Zuhilfenahme geeigneter Verfahren, eine frühe und zuverlässige Diagnose zu stellen. Weiterhin bestehen ausgedehnte Forschungsaktivitäten zum Autismus, weil die zugrunde liegende Beeinträchtigung im sozialen Bereich so einzigartig ist und die Ergebnisse auch dazu geeignet sind, die normale Entwicklung von Kindern besser zu verstehen. Auf der anderen Seite ist mit dem Autismus des eigenen Kindes in der Regel ein ungeheuerer Leidensdruck für die Eltern verbunden. Dies führt immer wieder zum Entstehen neuer Ursachentheorien und Behandlungsformen, die allerdings nur selten empirisch validiert sind (Nußbeck 2009).

Für die Entwicklung von wirksamen Interventionen ist es unabdingbar, die wichtigsten Fakten zum Thema Autismus zu kennen. Die folgenden Ausführungen bündeln deshalb das bekannte Wissen zu Autismus. Ein Schwerpunkt liegt dabei auf der Beschreibung neuropsychologischer Modelle zur Erklärung der nicht-sozialen Phänomene des Autismus. Diese bilden, zusammen mit Modellen über die sozialen Beeinträchtigungen des Autismus, die Grundlage eines autismusspezifischen pädagogischen Handelns (Degner & Müller 2008). Sie haben deshalb auch für diese Arbeit, die sich der Interventionsforschung widmet, besondere Bedeutung.

1.1. Definition und Prävalenz

Die Grundlage der ***Definition des Autismus*** sind vor allem die Arbeiten von Kanner (1943) und Asperger (1944). Beide beschrieben unabhängig voneinander das eigentümliche Verhalten einer Gruppe von Menschen. Kanner (1943, 250) bezeichnete die zugrunde liegende Störung als *„inborn autistic disturbances of affective contact"*. Asperger (1944, 84) nannte diese Personen *„Autistische Psychopathen"*. Im Unterschied zu Kanner beschrieb er jedoch eine Gruppe von Kindern mit weniger schwerer Symptomatik und normaler Intelligenz. Da Asperger seine Arbeiten in deutscher Sprache verfasste, wurden diese lange Zeit nicht international beachtet. Erst die Veröffentlichung von Wing (1981), die 34 Falldarstellungen enthielt und wesentliche Bestandteile der Definition von Asperger aufgriff, führte zu einer zunehmenden internationalen Rezeption.

Die Herausarbeitung der Gemeinsamkeiten und Unterschiede zwischen den Definitionen von Kanner und Asperger (s. z. B. Wing 1981, 1991; Szatmari, Archer, Fisman et al. 1995; Schopler, Mesibov & Kunce 1998) spiegelt sich in der Entwicklung von Diagnosekriterien für zwei verschiedene Störungsbilder, dem „frühkindlichen Autismus" und dem „Asperger-Syndrom", wider.
Beide Behinderungen werden in den Diagnosemanualen ICD-10 (World Health Organization [WHO] 1994; deutsch: Dilling, Mombour, Schmidt et al. 2008) und DSM-IV-TR (American Psychiatric Association [APA] 2000; deutsch: Saß, Wittchen & Zaudig 2003) den „Tiefgreifenden Entwicklungsstörungen" („Pervasive developmental disorders") zugeordnet.

Tabelle 1 gibt einen Überblick über die korrespondierenden Bezeichnungen in beiden Diagnosesystemen und nennt weitere zugehörige Störungen.

Tiefgreifende Entwicklungsstörungen	
ICD-10 (F-84.-)	**DSM-IV (299.-)**
Frühkindlicher Autismus	Autistische Störung
Atypischer Autismus	Nicht näher bezeichnete tiefgreifende Entwicklungsstörung
Rett-Syndrom	Rett-Störung
Andere desintegrative Störung des Kindesalters	Desintegrative Störung im Kindesalter
Überaktive Störung mit Intelligenzminderung und Bewegungsstereotypien	Keine korrespondierende Kategorie
Asperger-Syndrom	Asperger-Störung
Sonstige tiefgreifende Entwicklungsstörungen	Nicht näher bezeichnete tiefgreifende Entwicklungsstörung
Tiefgreifende Entwicklungsstörung, nicht näher bezeichnet	Nicht näher bezeichnete tiefgreifende Entwicklungsstörung

Tabelle 1: Tiefgreifende Entwicklungsstörungen in der ICD-10 und dem DSM-IV

Es besteht seit längerer Zeit Uneinigkeit darüber, ob die dargestellten Syndrome eigenständige nosologische Kategorien darstellen (Volkmar & Klin 2005). So lässt sich das Asperger-Syndrom aus Sicht der meisten Fachleute klinisch nicht vom Autismus auf einem hohen Funktionsniveau (High-functioning-Autismus, HFA) unterscheiden (Schopler 1998). Ebensolche Schwierigkeiten bereitet die diagnostische Restkategorie des

„atypischen Autismus", die Menschen mit „autistischen Zügen" beschreibt, die nicht das Vollbild des Autismus entwickeln (Towbin 2005). Aufgrund der offenkundigen Nachteile des herkömmlichen Diagnosesystems wird statt der kategorialen Einteilung zunehmend eine dimensionale favorisiert (Nußbeck 2008b). Dieser Ansatz basiert auf der Erkenntnis, dass die Kernsymptome des Autismus (Beeinträchtigungen der Interaktion, der Kommunikation sowie stereotypes und repetitives Verhalten) mit unterschiedlichem Schweregrad vorkommen können. Das damit entstehende ***„Kontinuum autistischer Störungen"*** umfasst deshalb sowohl Menschen mit Asperger-Syndrom, die vergleichsweise „milde" von Autismus betroffen sind, als auch Personen mit einer „schweren" Ausprägung der autistischen Symptomatik. Der Kontinuumsgedanke mündete in die Verwendung des Begriffs der „Autismusspektrumstörung" (ASD; Wing 2005). Abbildung 1 stellt das autistische Kontinuum dar.

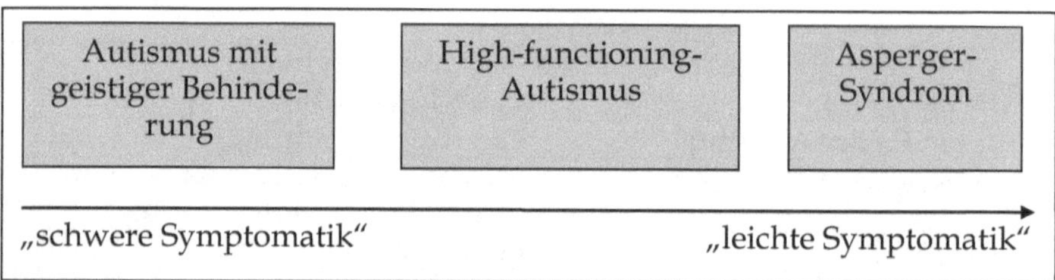

Abbildung 1: Kontinuum autistischer Störungen

Ungeachtet dieser sinnvollen Veränderung des kategorialen Systems wird der Begriff Autismus in dieser Arbeit in der Entsprechung des „frühkindlichen Autismus" (WHO 1994) verwendet. Hintergrund dieser Festlegung ist, dass bei beiden an dieser Forschungsarbeit teilnehmenden Probanden diese Diagnose gestellt wurde.

Der ***„frühkindliche Autismus"*** wird in der ICD-10 der WHO folgendermaßen definiert (Abb. 2):

A. Vor dem dritten Lebensjahr manifestiert sich eine auffällige und beeinträchtigte Entwicklung in mindestens einem der folgenden Bereiche: (1) rezeptive oder expressive Sprache, wie sie in der sozialen Kommunikation verwandt wird, (2) Entwicklung selektiver sozialer Zuwendung oder reziproker sozialer Interaktion und (3) funktionales oder symbolisches Spielen.

B. Insgesamt müssen mindestens sechs Symptome von 1., 2. und 3. vorliegen, davon mindestens zwei von 1. und mindestens je eins von 2. und 3.:

1. ***Qualitative Auffälligkeiten der gegenseitigen sozialen Interaktion in mindestens zwei der folgenden Bereiche:***
   a. Unfähigkeit, Blickkontakt, Mimik, Körperhaltung und Gestik zur Regulation sozialer Interaktionen zu verwenden
   b. Unfähigkeit, Beziehungen zu Gleichaltrigen aufzunehmen, mit gemeinsamen Interessen, Aktivitäten und Gefühlen (in einer für das geistige Alter angemessenen Art und Weise trotz hinreichender Möglichkeiten)
   c. Mangel an sozio-emotionaler Gegenseitigkeit, die sich in einer Beeinträchtigung oder devianten Reaktion auf die Emotionen anderer äußert; oder Mangel an Verhaltensmodulation entsprechend dem sozialen Kontext; oder nur labile Integration sozialen, emotionalen und kommunikativen Verhaltens
   d. Mangel, spontan Freude, Interessen oder Tätigkeiten mit anderen zu teilen (z. B. Mangel, anderen Menschen Dinge, die für die Betroffenen von Bedeutung sind, zu zeigen, zu bringen oder zu erklären).

2. ***Qualitative Auffälligkeiten der Kommunikation in mindestens einem der folgenden Bereiche:***
   a. Verspätung oder vollständige Störung der Entwicklung der gesprochenen Sprache, die nicht begleitet ist durch einen Kompensationsversuch durch Gestik oder Mimik als Alternative zur Kommunikation (vorausgehend oft fehlendes kommunikatives Geplapper)
   b. relative Unfähigkeit, einen sprachlichen Kontakt zu beginnen oder aufrechtzuerhalten (auf dem jeweiligen Sprachniveau), bei dem es einen gegenseitigen Kommunikationsaustausch mit anderen Personen gibt
   c. stereotype und repetitive Verwendung der Sprache oder idiosynkratischer Gebrauch von Wörtern oder Phrasen
   d. Mangel an verschiedenen spontanen Als-ob-Spielen oder (bei jungen Betroffenen) sozialen Imitationsspielen.

3. ***Begrenzte, repetitive und stereotype Verhaltensmuster, Interessen und Aktivitäten in mindestens einem der folgenden Bereiche:***
   a. umfassende Beschäftigung mit gewöhnlich mehreren stereotypen und begrenzten Interessen, die in Inhalt und Schwerpunkt abnorm sind, es kann sich aber auch um ein oder mehrere Interessen ungewöhnlicher Intensität und Begrenztheit handeln
   b. offensichtlich zwanghafte Anhänglichkeit an spezifische, nicht funktionale Handlungen oder Rituale
   c. stereotype und repetitive motorische Manierismen mit Hand- und Fingerschlagen oder Verbiegen oder komplexe Bewegungen des ganzen Körpers
   d. vorherrschende Beschäftigung mit Teilobjekten oder nicht funktionalen Elementen des Spielmaterials (z. B. ihr Geruch, die Oberflächenbeschaffenheit oder das von ihnen hervorgebrachte Geräusch oder ihre Vibration).

C. Das klinische Bild kann nicht einer anderen tiefgreifenden Entwicklungsstörung zugeordnet werden, einer spezifischen Entwicklungsstörung der rezeptiven Sprache (F80.2) mit sekundären sozio-emotionalen Problemen, einer reaktiven Bindungsstörung (F94.1), einer Bindungsstörung mit Enthemmung (F94.2), einer Intelligenzminderung (F70-F72), mit einer emotionalen oder Verhaltensstörung, einer Schizophrenie (F20) mit ungewöhnlich frühem Beginn oder einem Rett-Syndrom (F84.2).

Abbildung 2: Definition des frühkindlichen Autismus nach ICD-10 (Dilling et al. 2008, 179f.)

Neben dem frühkindlichen Autismus wird in der ICD-10 das ***Asperger-Syndrom*** definiert. Das Hauptunterscheidungsmerkmal zwischen dem frühkindlichen Autismus und dem Asperger-Syndrom besteht darin, dass bei letztgenanntem keine klinisch eindeutig erkennbare Intelligenzminderung und Sprachentwicklungsverzögerung vorliegt. Vergleichbar zum frühkindlichen Autismus lassen sich beim Asperger-Syndrom jedoch ebenso qualitative Beeinträchtigungen der sozialen Interaktion und spezielle Interessen (mit denen sich intensiv beschäftigt wird) sowie stereotype und repetitive Verhaltensweisen diagnostizieren (Dilling et al. 2008).

Die ***Diagnosestellung*** bei Autismus erfolgt mittels einer Verhaltensbeobachtung und einer Befragung der Bezugspersonen. Seit der Einführung von empirisch fundierten und evaluierten Testverfahren wurde die Diagnose zunehmend sicherer und frühzeitiger möglich. Heute gilt die kombinierte Anwendung des „Autism Diagnostic Interview-Revised"

(ADI-R; Rutter, LeCouteur & Lord 1994) und der „Autism Diagnostic Observation Schedule" (ADOS; Lord, Rutter, DiLavore et al. 1999) als Standard der klinischen Diagnostik.

Die ***Prävalenz*** des Autismus wird von Fombonne (2005) in einer Analyse von 28 Untersuchungen seit 1987 mit 13 Fällen auf 10.000 Geburten angegeben. Die Spanne reichte dabei von 2,5 Fällen auf 10.000 Geburten (Ritvo, Freeman, Pingree et al. 1989) bis 72,6 Fällen auf 10.000 Geburten (Kadesjö, Gillberg & Hagberg 1999). Komorbid trat bei ca. 70% der Personen mit Autismus eine geistige Behinderung oder Lernbehinderung auf. Das durchschnittliche Geschlechterverhältnis betrug im Mittel 4,3 Jungen auf ein Mädchen. Dieses Verhältnis ist trotz des erkennbaren Anstieges der Prävalenz konstant geblieben.

Blaxill (2004) fasst 45 epidemiologische Untersuchungen zusammen und bestätigt unter anderem eine Zunahme der Autismusdiagnosen. So stieg die Prävalenz in den USA seit den 1970er Jahren von drei Fällen je 10.000 Personen auf 30 Fälle je 10.000 Personen in den 1990er Jahren. Der Autor ist der Überzeugung, dass die zunehmende Prävalenz nicht allein durch methodische und diagnostische Veränderungen erklärbar ist, sondern ein reeller Anstieg besteht.
Fombonne (2005) widerspricht dieser Auffassung. Er macht für den Anstieg vor allem folgende Faktoren verantwortlich: Veränderungen der Diagnoseleitlinien, Ausbau des Serviceangebots und die erhöhte Aufmerksamkeit der Öffentlichkeit in Bezug auf Autismusspektrumstörungen. Es ist somit bisher nicht hinreichend geklärt, ob es mehr Neuerkrankungen gibt (Inzidenz) oder lediglich die Erkennungsrate des Autismus (Prävalenz) höher geworden ist.

1.2. Ursachen und neuropsychologische Störungen

Hinsichtlich der ***Ursachen*** des Autismus besteht weitgehend Übereinstimmung, dass dieser die Oberfläche oder den Phänotyp einer grundlegenden neurobiologischen Störung darstellt:

> *„There is a broad consensus among clinicians and researchers, however, that autism and associated syndromes represent the surface or phenotypic manifestation of underlying neurobiological diatheses or biological genotypes."* (Volkmar, Paul, Klin et al. 2005b, 423)

Die grundlegende Beeinträchtigung wird dabei einem ***Gendefekt*** zugeschrieben, wobei vermutlich mehr als 20 Gene an der (vorgeburtlichen) Entstehung des Autismus beteiligt sind (Remschmidt & Kamp-Becker

2006). Autismus weist eine hohe Heritabilität auf, das heißt, die Symptome werden häufig vererbt (Minshew, Sweeney, Bauman et al. 2005). Der veränderte genetische Code führt etwa ab der 30. Schwangerschaftswoche zur Entwicklung ***neurologischer Auffälligkeiten***. Bedeutsame Befunde beziehen sich auf eine Konnektivitätsstörung der Nervenzellen, ein vergrößertes Hirnvolumen, ungewöhnliche Aktivierungen verschiedener Hirnareale sowie einen veränderten Hirnstoffwechsel (Minshew et al. 2005).

Die genetisch verursachte Funktionsstörung des Gehirns bedingt ***neuropsychologische Störungen***. Bereits mit etwa einem Jahr lassen sich erste Auffälligkeiten bei Kindern mit Autismus feststellen. Diese betreffen die Fähigkeit, die visuelle Aufmerksamkeit mit einem Partner zu koordinieren („***Joint attention***" oder „triangulärer Blickkontakt"). Bei Kindern ohne Autismus bildet sich diese Fähigkeit zwischen dem sechsten und 18. Monat heraus (Mundy & Burnette 2005). Kinder mit Autismus zeigen dagegen häufig keinen alternierenden Blickwechsel zwischen Objekt und Bezugsperson (Charman, Swettenham, Baron-Cohen et al. 1997) und folgen dem Blick anderer nicht (Leekam, Baron-Cohen, Brown et al. 1997). Ebenso zeigen sie kaum auf Gegenstände und benennen diese nicht. Dies wird als Fehlen des so genannten „protodeklarativen Zeigens" interpretiert (Baron-Cohen 1989).
Defizite in der Entwicklung einer Joint attention gehören zu den frühesten Symptomen des Autismus und haben sich deswegen auch als hervorragende diagnostische (Früh-) Indikatoren erwiesen (Scambler, Rogers & Wehner 2001).

Im weiteren Entwicklungsverlauf fällt bei Kindern mit Autismus ein ***Ausbleiben des symbolischen Spiels*** auf. Sie verwenden beispielsweise kaum Gegenstände zu „So-tun-als-ob-Spielen" (z. B. mit einer Banane „telefonieren"). Leslie (1987) sieht als Ursache dieses mangelhaften Symbolspiels das Unvermögen autistischer Kinder, Repräsentationen zweiter Ordnung zu bilden, die losgelöst von der physischen Umwelt sind. Diese „Metarepräsentationen" befähigen normal entwickelte Kinder dazu, ihre geistigen Vorstellungen von der physischen Umwelt zu entkoppeln.

In der Entwicklung führen diese Vorläuferfähigkeiten später zur Ausprägung einer „***Theory of mind***" (ToM). Diese bezeichnet die Fähigkeit, sich in andere Menschen hineinzuversetzen und sich deren Wünsche, Gedanken und Absichten vorzustellen (Baron-Cohen 1995). Die mangelhafte Fähigkeit autistischer Menschen, diese gedankliche Leistung zu vollbringen, ist ab dem Schuleintritt deutlich sichtbar und empirisch belegt (Baron-Cohen, Leslie & Frith 1985; Baron-Cohen, Wheelwright, Lawson et al. 2005; Dziobeck & Fleck 2008). Defizite in der Ausbildung einer ToM sind für viele sozial-kommunikative Störungen autistischer Menschen verantwortlich, beispielsweise den ausgeprägten Egozentrismus oder das Unvermögen, die Wünsche anderer Personen wahrzunehmen.

Es gibt allerdings auch widersprüchliche Befunde zur ToM bei Autismus. Kißgen, Drechsler, Fleck et al. (2005) untersuchten N=43 Kinder mit und ohne Autismus mit einem Kontrollgruppendesign hinsichtlich der ToM und dem Verstehen übertragener Bedeutungen. Sie fanden, dass mit zunehmender Intelligenz auch die ToM-Fähigkeiten zunahmen. Dies spricht dafür, dass die Fähigkeiten ToM-Aufgaben zu lösen nicht nur von der Ausprägung des Autismus, sondern auch von der Intelligenz abhängen. Die Trennung beider Variablen ist durch das häufige Einhergehen des Autismus mit einer Intelligenzschwäche (70% der Personen mit Autismus sind auch lern- oder geistigbehindert, s. Fombonne 2005) erschwert. Bei den Probanden mit Autismus und durchschnittlicher Intelligenz beobachtete Baron-Cohen (1995) allerdings auch, dass diese viel länger für die (richtige) Lösung von ToM-Aufgaben benötigten. Er interpretiert dies als Ausdruck einer eher kognitiven anstatt intuitiven Lösungsstrategie.

Wenig erfolgreich verliefen Versuche, die Erkenntnisse des Modells einer beeinträchtigten ToM in ein pädagogisches Training zu überführen. So konnten Ozonoff und Miller (1995) zwar in der Laborsituation eine Verbesserung der sozial-kommunikativen Fähigkeiten nach einem ToM-Training feststellen. Eltern und Lehrer erkannten aber keine Übertragungseffekte in den Alltag.

Als weiteren neuropsychologischen Befund lassen sich bei Menschen mit Autismus ***„exekutive Dysfunktionen“*** feststellen. Der Begriff „exekutive Funktionen“ vereint psychologische Mechanismen, die neuroanatomisch dem Frontalhirn zugeordnet werden. Diese umfassen vor allem die Fähigkeiten zur Handlungsplanung und die fortlaufende, situationsadäquate Anpassung der Aktion an die Umweltsituation (mentale Flexibilität) sowie die Impulskontrolle (Pennington & Ozonoff 1996; Müller 2008a). Exekutive Dysfunktionen können ebenso bei geistig behinderten Menschen, Personen mit „Aufmerksamkeitsdefizit/Hyperaktivitätsstörungen“ (ADHS) sowie weiteren psychiatrischen Erkrankungen wie Schizophrenie auftreten (Ozonoff, South & Provencal 2005).

Handlungsplanung lässt sich experimentell z. B. mit der „Turm von Hanoi"-Aufgabe untersuchen. Bei dieser Aufgabe müssen unterschiedlich große Scheiben von einem Stab auf zwei andere Stäbe umgestapelt werden, wobei nie eine größere Scheibe auf einer kleineren liegen darf. Die Anzahl der Versuche, die ein Proband zum Umstapeln aller Scheiben benötigt, drückt aus, wie gut es ihm gelingt, vorausschauend zu denken und zu handeln. Menschen mit Autismus haben bei dieser Aufgabe größere Schwierigkeiten als nicht behinderte Personen (Ozonoff & Jensen 1999; Pennington & Ozonoff 1996; Ozonoff, Pennington & Rogers 1991).

Ebenso zeigten sich in Untersuchungen zur ***mentalen Flexibilität*** deutliche Schwierigkeiten autistischer Menschen. Diese Fähigkeit wird häufig mit dem „Wisconsin-Kartensortiertest" (Heaton 1999) überprüft.
Bei diesem Test müssen Spielkarten mit grafischen Mustern nach bestimmten Kategorien geordnet werden, z. B. nach der Farbe oder der Form der Symbole. Das vom Untersuchungsleiter festgelegte Ordnungskriterium erlernt der Proband über Richtig-falsch-Rückmeldungen während des Sortierens. Hat der Proband das Ordnungskriterium erkannt, das heißt, sortiert er fehlerfrei, wird dieses bei weiterlaufendem Sortieren verändert. Die Anzahl der Durchgänge, die der Proband benötigt, um das alte Ordnungskriterium zu verwerfen und das neue zu erlernen, gilt als Maß für die mentale Flexibilität.
In experimentellen Untersuchungen zeigten sich deutliche Unterschiede zwischen Menschen mit Autismus und der Kontrollgruppe. Häufig hatten autistische Menschen größere Schwierigkeiten, eine einmal gelernte Sortierstrategie aufzugeben und sich auf eine neue Regel einzustellen (Shu, Lung, Tien et al. 2001; Ozonoff & McEvoy 1994).

Als Ursache der mangelnden Handlungsplanung und der geringen mentalen Flexibilität werden ***Defizite in der Kurzzeitspeicherung von Informationen im Arbeitsgedächtnis*** vermutet (Müller 2008a). Untersuchungen zeigten, dass Menschen mit Autismus vor allem Schwierigkeiten in den Bereichen der visuell-räumlichen Repräsentation von Information im Arbeitsgedächtnis (Williams, Goldstein, Carpenter et al. 2005; Steele, Minshew, Luna et al. 2007) und bei der gleichzeitigen Verarbeitung vieler Informationen hatten (Williams, Goldstein & Minshew 2006). Allerdings zeigen sich diese Probleme auch bei vielen Menschen mit geistiger Behinderung ohne Autismus, sodass diese nicht autismusspezifisch sind (Müller 2008a).

Neben der Handlungsplanung und der mentalen Flexibilität zählen auch Störungen der ***Impulskontrolle*** zu den wesentlichen Beeinträchtigungen der Exekutivfunktionen autistischer Menschen. Impulskontrolle heißt in diesem Zusammenhang, dass jemand in der Lage ist, Handlungsimpulse mental zu unterdrücken und nur diejenige Aktion auszuführen, die vor dem Hintergrund aller zur Verfügung stehenden Informationen am sinnvollsten ist (Ozonoff et al. 2005). Dieses fällt vielen autistischen Menschen ausgesprochen schwer. Beispielsweise erwarten sie bei der Aussage: „Morgen gehen wir ins Schwimmbad.", dass dies sofort geschieht und können den Impuls loszulaufen nicht unterdrücken (Müller 2008a).

Experimentelle Untersuchungen bestätigten diese Beobachtung. So gab es eine Reihe von Studien, bei denen autistische Menschen, um an ein Schokoladenstück zu kommen, auf eine leere Dose zeigen mussten und nicht auf die Dose, die die Schokolade enthielt. Sie mussten somit ihren vermutlich ersten Impuls unterdrücken (auf die Dose mit Schokolade zeigen, um diese zu bekommen) und ihre Zeigehandlung gedanklich der Umweltsituation anpassen (auf die leere Dose zeigen). Dies fiel ihnen weitaus schwerer als der Kontrollgruppe (Russell, Mauthner, Sharpe et al. 1991; Russell, Hala & Hill 2003), was als ein Mangel an Impulskontrolle gewertet wurde (Müller 2008a).
Allerdings gab es auch Studien, die zeigten, dass sich Störungen der Impulskontrolle nicht bei allen autistischen Menschen beobachten ließen und dass sie mitunter auch bei einem Probanden, je nach gestellter Aufgabe, unterschiedlich stark ausgeprägt waren (Hughes & Russell 1993; Ozonoff & Strayer 1997).

Insgesamt ist das Modell der beeinträchtigten Exekutivfunktionen bei Autismus vor allem dazu geeignet, die Hintergründe des stereotypen und repetitiven Verhaltens autistischer Menschen zu erklären (Hill 2004). Auf diesen Zusammenhang weisen Forschungsarbeiten hin, die zeigten, dass das Ausmaß der exekutiven Dysfunktionen und der Grad des stereotypen und repetitiven Verhaltens autistischer Menschen positiv korrelierten (Turner 1999; South, Ozonoff & McMahon 2007).

Die bisher referierten neuropsychologischen Modelle zum Autismus haben wesentlich zu einem Verständnis der sozialen Schwierigkeiten (mangelnde Ausbildung der ToM) und des stereotypen und repetitiven Verhaltens (exekutive Dysfunktionen) bei Autismus beigetragen.
Mit einem dritten Symptombereich des Autismus, der veränderten Wahrnehmung autistischer Menschen, beschäftigten sich vor allem Frith (1989) und Mitarbeiterinnen. Ihnen fiel auf, dass die Leistungen

vieler autistischer Kinder im „Mosaiktest" des „Hamburg-Wechsler Intelligenztests für Kinder" (aktuelle Version: HAWIK-IV Petermann & Petermann 2007) meist über denen der anderen Untertests lagen (Frith 1989). Beim Mosaiktest haben die Probanden die Aufgabe, möglichst schnell vorgegebene Muster mit Hilfe von Würfeln mit roten, weißen und rot-weißen Seiten nachzulegen. Diese Aufgaben konnten nach den Beobachtungen von Frith (1989) autistische Kinder häufig schneller lösen als nicht betroffene Kinder mit vergleichbarer Intelligenz.
Frith schlussfolgerte aus diesen und anderen Befunden, dass es autistischen Menschen aufgrund der gering ausgeprägten Fähigkeit, die aufgenommenen Informationen zusammenzuführen, schneller als allen anderen gelingt, ein vorgelegtes Muster gedanklich zu zerlegen und die richtigen Seiten der Würfel zum Nachbilden des Musters auszuwählen (Frith 1989). Ausgehend von dieser Erklärung stellte sie folgende Hypothese auf:

> *„Im normalen kognitiven System gibt es eine ‚eingebaute' Neigung, über eine möglichst große Bandbreite von Stimuli und Kontexten Koheränz herzustellen. (...) Diese Fähigkeit, Koheränz zu schaffen, ist bei autistischen Kindern vermindert."* (Frith 1992, 113)

Aus dieser Annahme entwickelten Frith (1989) und Mitarbeiterinnen das Modell der ***„schwachen zentralen Kohärenz"*** (Weak central coherence, WCC). Nach der ursprünglichen Theorie der WCC werden Aufgaben, die eine globale, das heißt, bedeutungsorientierte Informationsverarbeitung erfordern, deshalb von autistischen Menschen wesentlich schlechter bewältigt, weil bei ihnen die Fähigkeit, Wahrnehmungseindrücke zusammenzuführen (Kohärenzen herzustellen), ungenügend ausgebildet ist. Im Gegensatz dazu stellen Aufgaben, die einen lokalen (detailorientierten) Verarbeitungsstil benötigen, eine besondere Stärke von Menschen mit Autismus dar (z. B. beim Mosaiktest). Bei diesen Aufgaben wirkt die schwache zentrale Kohärenz eher als Vorteil (Happè 1994).

Das Modell der WCC wurde seit der Erstbeschreibung von Frith (1989) und Happè (1994) einer umfangreichen empirischen Überprüfung unterzogen, was eine Überarbeitung des ursprünglichen Ansatzes notwendig machte. Um die Forschungsergebnisse, die zur Aktualisierung des Modells der WCC führten, überschauen und einordnen zu können, ist es hilfreich, diese wie Müller (2008b) in das Stufenmodell der visuellen Wahrnehmung einzuordnen. Das Stufenmodell wird nachfolgend kurz skizziert, anschließend werden die Wahrnehmungsbesonderheiten bei Autismus erläutert.

Die Aufnahme und Verarbeitung von Sinneseindrücken kann nach einem ***Dreistufenmodell*** gegliedert werden (Zimbardo & Gerring 2008; Goldstein 2002).
Auf der ersten Stufe dieses Modells steht die Umwandlung des Reizes in eine neuronal verwertbare Form. Hinsichtlich der visuellen Wahrnehmung bedeutet dies, dass die eintreffenden Lichtwellen im Auge in elektrische Impulse umgewandelt und an das Gehirn weitergeleitet werden („sensorische Prozesse“; Müller 2007a).

Die zweite Stufe wird als „perzeptuelle Organisation“ bezeichnet und beschreibt die basale Verarbeitung der Wahrnehmungseindrücke im Gehirn. Bei der visuellen Wahrnehmung sind vor allem das Identifizieren von Objekteigenschaften wie Linien, Farben und Flächen sowie das kohärente Zusammenfügen der Informationen von Bedeutung (Müller 2007a).

Drittes Glied des Dreistufenmodells ist das „Identifizieren und Wiedererkennen“. Dies bedeutet hinsichtlich der visuellen Wahrnehmung, dass den bis dahin lediglich als innere Repräsentationen bestehenden Objekten Bedeutungen zugewiesen werden. Dafür wird die geistige Abbildung des Objektes mit bereits bestehenden Repräsentationen im Gedächtnis abgeglichen (Identifikation) und in ein Kategoriensystem eingeordnet (Wiedererkennen). Dies kann auch eine Veränderung des Kategoriensystems anregen, z. B. indem dieses um einen bisher unbekannten Begriff eines Gegenstandes erweitert wird (Müller 2008b).

Prozesse auf der Ebene des Identifizierens und Wiedererkennens stellen Formen der Top-down-Verarbeitung dar („abwärtsgerichtete Prozesse“ im Dreistufenmodell), weil die Sinneseindrücke aufgrund unserer Erfahrungen und des Vorwissens analysiert werden. Dahingegen beschreibt die Bottom-up-Verarbeitung die *„Informationsgewinnung aus den physikalisch vorhandenen Daten...“* (Müller 2007b, 280), also alle im Dreistufenmodell von der Reizaufnahme „aufwärts“ ablaufenden Prozesse.

Im Folgenden sollen nun die Untersuchungsbefunde zu den Wahrnehmungsprozessen bei Autismus anhand dieses Dreistufenmodells dargestellt werden.

Auf der ersten Wahrnehmungsebene, der ***Stufe der sensorischen Prozesse,*** ist die Befundlage bei Autismus sehr uneinheitlich. Es ist davon auszugehen, dass einige Menschen mit Autismus Probleme auf dieser Ebene haben, jedoch nicht alle und nicht nur autistische Menschen. Bisher konnten deshalb keine allgemeingültigen Aussagen für das Modell der WCC bei Autismus daraus abgeleitet werden (Müller 2008b, 2007a).

Auf der zweiten Stufe des Wahrnehmungsmodells, der ***Ebene der perzeptuellen Organisation***, ist zuerst nach dem Einfluss von Aufmerksamkeitsprozessen zu fragen (Müller 2008b). Untersuchungen aus der Anfangszeit der Autismusforschung zeigten, dass autistische Probanden Probleme haben, mehrere Umweltreize gleichzeitig zu verarbeiten und deshalb „überselektieren", das heißt bestimmte Reize präferierten (Lovaas, Koegel & Schreibmann 1979). Neue Untersuchungen bestätigten diese Annahme nicht (Minshew, Goldstein & Siegel 1997). Müller (2007b) geht deshalb davon aus, dass die *„selektive Wahrnehmung bei Autismus zwar vorkommt, aber kein Kernproblem darstellt..."* (Müller 2007b, 381).

Weiterhin hatten autistische Menschen in experimentellen Untersuchungen Probleme im schnellen Wechseln der Aufmerksamkeit, in der selektiven Ausrichtung der Aufmerksamkeit und in der Orientierung der Aufmerksamkeit (Courchesne, Townsend, Akshoomoff et al. 1994; Ciesielski, Courchesne & Elmasian 1990). Demgegenüber waren die Prozesse der lang anhaltenden Aufmerksamkeit („sustained attention") häufig weniger beeinträchtigt (Sanders, Johnson, Garavan et al. 2008).
Die daraus resultierenden Schwierigkeiten autistischer Menschen, die Aufmerksamkeit in einer angemessenen Zeit neu auszurichten, werden durch Befunde zu Prozessen der Aufmerksamkeitsfokussierung ergänzt. Unter anderem zeigte sich, dass mit Autismus oftmals Probleme einhergehen, die Aufmerksamkeit von einem Detail zu lösen und wieder auf das Gesamtbild auszurichten (Mann & Walker 2003).

Diese Fixierung autistischer Menschen auf Details war Gegenstand von weiteren Untersuchungen. Studien zum schnellen Auffinden kleiner Details in Mustern belegten, dass autistische Menschen eine überdurchschnittlich gut ausgeprägte Detailwahrnehmung besitzen (O'Riordan 2004). Weiterhin zeigten sie Diskriminationsfähigkeiten bei der Unterscheidung ähnlicher Objekte, die über denen der Kontrollgruppen lagen (Plaisted, O'Riordan & Baron-Cohen 1998).
Die herausragenden Fähigkeiten autistischer Menschen in der Wahrnehmung von Details sind verantwortlich für besondere Leistungen in psycholgischen Testverfahren. So liegen robuste Ergebnisse aus Untersuchungen vor, die sich mit den Fähigkeiten autistischer Menschen beim Zergliedern von Gesamtbildern beschäftigten. Autistische Probanden erreichten überdurchschnittliche Leistungen im Mosaiktest (s. o.) und waren in mehreren unabhängigen Studien beim Herauslösen einzelner

Figuren aus einem Gesamtbild der Kontrollgruppe überlegen (Übersicht bei Müller 2007a).

Im Gegensatz zu dieser überdurchschnittlich gut ausgeprägten lokalen Verarbeitung sind eindeutige Schwächen autistischer Probanden in der globalen Informationsverarbeitung, so wie sie das ursprüngliche Modell der WCC annahm, bisher nicht belegt (Müller 2008b). Beispielsweise zeigten Untersuchungen zur Wahrnehmungsverarbeitung von musikalischen Stimuli, dass autistische Kinder beim Heraushören von Tönen aus Akkorden zwar besser als die Kontrollgruppe waren („lokale Stärke"), aber keine Nachteile beim (ganzheitlichen) Heraushören der Akkorde hatten (Heaton 2003; s. auch Mottron, Peretz & Menard 2000).

Dass Menschen mit Autismus spontan eine wahrnehmungsgeleitete Verarbeitung bevorzugen, aber dennoch in der Lage sind, Informationen ganzheitlich zu verarbeiten, zeigen eine Reihe von Untersuchungen, die der dritten Ebene des Stufenmodells, dem ***Identifizieren und Wiedererkennen***, zuzuordnen sind.
Bei Wörtern, deren Aussprache sich je nach Kontext voneinander unterscheidet („Homografen"), bevorzugten Menschen mit Autismus erwartungsgemäß die Aussprache, die am häufigsten war (Frith & Snowling 1983; Happè 1997). In Untersuchungen zeigte sich jedoch auch, dass, wenn man die autistischen Probanden dahin gehend instruierte, auf die Bedeutung des Satzes zu achten, es keine signifikanten Unterschiede mehr zwischen der Experimental- und Kontrollgruppe gab (Snowling & Frith 1986). Dieses wird als eine spontane Bevorzugung einer detailorientierten Informationsverarbeitung gegenüber einer globalen Verarbeitung gewertet (Müller 2008b).

Dass diese Ergebnisse mit den mangelnden Fähigkeiten autistischer Menschen zum Kategorisieren von Begriffen zusammenhängen, kann ausgeschlossen werden (Müller 2007a). Dennoch scheinen autistische Menschen Probleme zu haben, ihr Kategoriewissen spontan zu aktivieren. So lassen sich normalerweise Wörter, die zu einer Kategorie gehören, besser merken, als zufällig ausgewählte Begriffe. Während die Kontrollgruppen diese Erwartung erfüllten, konnten sich autistische Menschen jedoch alle Wörter gleich gut merken, unabhängig davon, ob sie inhaltlich zusammengehörten oder nicht (Minshew, Goldstein, Muenz et al. 1992; Bowler, Gardiner, Grice et al. 2000). Dies deutet auf eine mangelnde (spontane) Aktivierung von Kategoriewissen hin (Müller 2008b).

Insgesamt zeigten die Untersuchungen zum Modell der WCC, dass autistische Menschen eine Tendenz zum detailorientierten Wahrnehmen besitzen, die ganzheitliche (globale) Informationsverarbeitung jedoch weitgehend intakt ist (s. z. B. die Befunde zur Musikwahrnehmung und den Homografen). Da dies dem ursprünglichen Modell der WCC, nach dem autistische Menschen Probleme haben, Zusammenhänge herzustellen, das heißt „global" zu denken, widerspricht, wurde es sowohl von den Urhebern als auch von anderen Forschungsgruppen überarbeitet. So gehen Happè und Frith (2006) inzwischen nicht mehr von einem globalen Defizit, sondern von einem „local bias" (lokalem Vorzug) aus.

> *„There is a strong and growing body of evidence that people with ASD are characterized by superior performance on tasks requiring detail-focused processing. Whether this superiority is achieved at the cost of normal global processing is less clear, and the weak coherence account has moved towards an emphasis on superiority in local processing rather than deficit in global processing. It has also become clear that people with ASD can process globally for meaning when explicitly required to do so, leading to the notion of a processing bias for local over global levels of information, best tapped by open-ended tasks."* (Frith & Happè 2006, 20)

Andere Forschungsgruppen kamen zu einem ähnlichen Schluss. So untersuchten Müller und Nußbeck mit einer Reihe von Experimenten die Informationsverarbeitung autistischer Menschen (Müller & Nußbeck 2005, 2006, 2007, 2008). Sie fanden unter anderem, dass autistische Kinder sich beim Zuordnen von Bildern eher an den Details als an der Bedeutung orientierten. Konnten die Probanden die Bilder jedoch vor dem Zuordnen benennen, wählten die meisten autistischen Probanden eine bedeutungsorientierte Lösung (Müller & Nußbeck 2008). Die Autoren interpretierten diese Befunde dahin gehend, dass zwar ein lokaler Vorzug bei den autistischen Probanden vorhanden war, eine globale, an der Bedeutung orientierte Verarbeitung jedoch, bei entsprechender Anregung, grundsätzlich möglich ist.

Unterstützung erhält diese Auffassung durch eine Studie von Järvinen-Pasley, Pasley und Heaton (2008). Sie untersuchten, ob es in der Sprachwahrnehmung autistischer Menschen eine Präferenz für perzeptuelle (Intonation) oder linguistische (Bedeutung) Merkmale gibt. Autistische Kinder interpretierten in dieser Untersuchung Sprache zwar häufiger anhand perzeptueller Merkmale als Kinder der Kontrollgruppe (lokaler Vorzug), wählten insgesamt jedoch zumeist auch einen bedeutungsorientierten Verarbeitungsstil (in 65% der Aufgaben vs. 94% in der Kontrollgruppe).

Neuere Untersuchungen zur WCC beschäftigen sich außerdem mit der Frage, ob ein einheitlicher Mechanismus die Verarbeitung verschiedener Informationen reguliert. Lopez, Leekam und Arts (2008) untersuchten, ob die Leistungen in Aufgaben zur Gesichtserkennung mit anderen Leistungen, die die Nutzung semantischen Wissens beim Erinnern von Bildmaterial abprüften, korrelierten. In der Kontrollgruppe (n=16) zeigte sich keine signifikante Beziehung zwischen der Bevorzugung einer lokalen oder globalen Informationsverarbeitung bei beiden Aufgabensets. In der Experimentalgruppe mit n=15 autistischen Kindern zeigte sich dagegen überraschenderweise ein umgekehrter Zusammenhang. Das heißt, die Bevorzugung einer ganzheitlichen Verarbeitung bei den Aufgaben zur Gesichtserkennung ging mit einem lokalen Vorzug bei Aufgaben zur Nutzung des semantischen Wissens bei Erinnerungsaufgaben einher und umgekehrt!
Lopez et al. (2008) interpretierten diese Ergebnisse einerseits dahin gehend, dass kein einheitlicher Mechanismus die zentrale Kohärenz universell steuert. Andererseits vermuteten sie, dass es Subgruppen autistischer Kinder gibt, die entweder eine schwache „konzeptuelle" Kohärenz (Erinnerungsaufgaben) oder eine schwache „perzeptuelle" Kohärenz (Gesichtserkennung) aufweisen, jedoch nur selten beides zusammen.

1.3. Resümee

Um den in dieser Forschungsarbeit vollzogenen (gedanklichen) Weg von eher allgemeinen Themen zu mehr speziellen, diese Arbeit betreffenden Ausführungen nachvollziehbar zu machen, soll der Fortgang der Ausführungen in jedem Kapitel durch ein schrittweise erweitertes Schema verdeutlicht werden (Abb. 3). In diesem werden durch eine größere Schrift jene Forschungsbereiche hervorgehoben, die eine besondere Bedeutung für die hier vorliegende Arbeit haben. Für diese Arbeit weniger relevante Themen werden im Schema durch eine kleinere Schrift gekennzeichnet. In der dem Schema folgenden Erklärung werden die Begriffe aus der Abbildung ***fett-kursiv*** hervorgehoben.

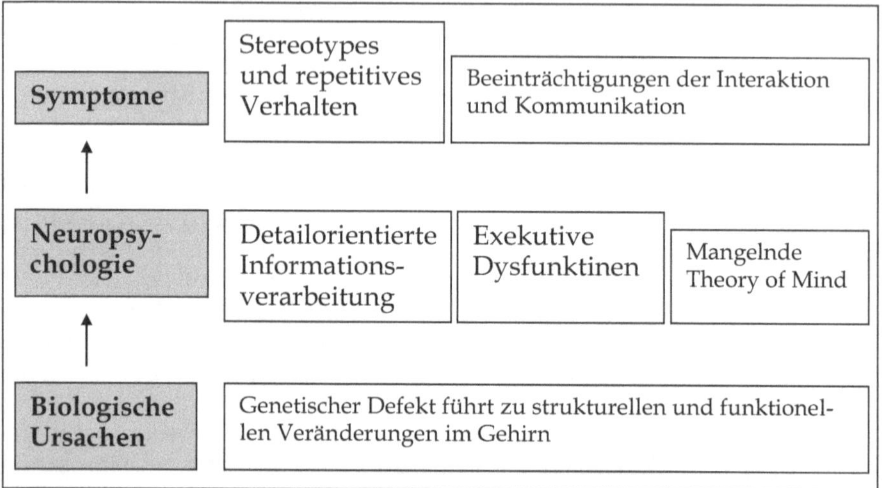

Abbildung 3: Autismus - Ursachen, Neuropsychologie, Symptome

In Anlehnung an die Übersichtsarbeit von Minshew, Johnson und Luna (2001) wird in Abbildung 3 der Zusammenhang von biologischen Ursachen, neuropsychologischen Auffälligkeiten und der Ausprägung der Symptomatik in einem Stufenmodell dargestellt.
Minshew et al. (2001) gehen grundlegend von einem fehlerhaften genetischen Code aus, der eine veränderte Gehirnentwicklung zur Folge hat (***Biologische Ursachen***). Nachgeburtlich zeigt sich die veränderte Gehirnentwicklung dann in Auffälligkeiten in morphologischen Hirnstrukturen (z. B. einem größeren Hirnvolumen bei autistischen Menschen; Deutsch & Joseph 2003) und in der Funktion des Gehirns (z. B. einer mangelnden Aktivierung der Amygdala autistischer Menschen bei ToM-Aufgaben; Schultz 2005).

Diese strukturellen und funktionellen Besonderheiten führen nachfolgend zu neuropsychologischen Funktionsstörungen (***Neuropsychologie***). Für den Wirkmechanismus dieser Störungen wurden im Ergebnis empirischer Forschung Modellvorstellungen entwickelt, die die veränderte Funktionsweise des Gehirns abbilden und somit auffälliges Verhalten erklären sollen. Bei Autismus sind vor allem eine wenig entwickelte ToM (inklusive der Vorläuferfähigkeiten: mangelnde Joint attention und eingeschränktes Symbolspiel), exekutive Dysfunktionen und ein detailorientierter Verarbeitungsstil empirisch umfangreich belegt.

Die Modelle zu den exekutiven Dysfunktionen und dem detailorientierten Verarbeitungsstil erklären die nicht-sozialen Verhaltensprobleme des Autismus. Da die hier vorliegende Forschungsarbeit den Fokus auf diesen Symptombereich legt, sind die beiden genannten Modelle von übergeordneter Bedeutung. Sie bilden gleichzeitig die theoretische Basis der folgenden Kapitel. Aus diesen Gründen wurden sie in Abbildung 3 hervorgehoben. Die ToM, ein Erklärungsmodell vorrangig für soziale Probleme, steht demgegenüber weniger im Fokus der hier vorliegenden Arbeit.

Bei den ***Symptomen*** des Autismus können soziale und nicht-soziale Beeinträchtigungen voneinander unterschieden werden. Typische soziale Probleme werden im Bereich der Interaktion und Kommunikation beschrieben. Es werden dort Verhaltensweisen dargestellt, die dazu führen, dass Menschen mit Autismus auf sich selbst bezogen sind und schwerwiegende Probleme im sozialen Miteinander haben. Mit diesen Schwächen geht häufig eine Fixierung auf bestimmte Aktivitäten und Gegenstände einher. Menschen mit Autismus beschäftigen sich oftmals ausdauernder als nicht betroffene Personen mit ihren Vorlieben und Interessen. Dieses Verhalten kann den nicht-sozialen Beeinträchtigungen zugeordnet werden.

Im folgenden zweiten Kapitel werden einzelne untersuchungsrelevante Aspekte, das heißt Themen, die für diese Forschungsarbeit besonders wichtig sind, aus dem ersten Kapitel herausgegriffen und vertieft dargestellt. In der Zusammenfassung und den Schlussfolgerungen in Kapitel I.2.3 wird das Schema aus Abbildung 3 dann durch die neu referierten Befunde erweitert.

2. Autismus – Untersuchungsrelevante Aspekte

Der erste untersuchungsrelevante Aspekt betrifft die nicht-sozialen Beeinträchtigungen bei Autismus. Dazu zählt vorrangig das im dritten Teil der Autismusdefinition nach ICD-10 aufgeführte „stereotype und repetitive Verhalten“. In Kapitel 2.1 erfolgt somit gedanklich ein Rückgriff auf die Symptomebene des Autismus und eine detaillierte Darstellung des derzeitigen Forschungsstandes über die nicht-sozialen Symptome des Autismus, soweit dies für die hier vorliegende Forschungsarbeit relevant ist.

Zweitens wird in Kapitel 2.2 mit der Beeinträchtigung der Selbstständigkeit bei Autismus eine der bedeutendsten Auswirkungen der nicht-sozialen Probleme beschrieben. Die Darstellung des Zusammenhangs von Selbstständigkeit und Autismus bereitet außerdem den empirischen Teil dieser Arbeit vor, der sich mit der Entwicklung von Selbstständigkeit bei dieser Personengruppe beschäftigt. Das zweite Kapitel beendet ein Resümee (2.3).

2.1. Nicht-soziale Beeinträchtigungen bei Autismus

Die Diagnose des Autismus erfolgt anhand der in Abbildung 2 dargestellten Kriterien der ICD-10. In den beiden ersten Symptombereichen (den Beeinträchtigungen der Interaktion und der Kommunikation) wird Verhalten beschrieben, das in einem sozialen Bezug auffällig ist. Autismustypisches Verhalten wird hierbei nur in einem intersubjektiven Kontext sichtbar.
Im dritten Kriterium der ICD-10 werden *„begrenzte, repetitive und stereotype Verhaltensmuster, Interessen und Aktivitäten…“* aufgeführt (Dilling et al. 2008, 180). Diese umfassen Auffälligkeiten autistischer Menschen, die in der Auseinandersetzung mit der gegenständlichen Umwelt auftreten und überwiegend ohne Intersubjektivität ablaufen. Im Folgenden wird das dritte Kriterium der Autismusdefinition mit seinen Untermerkmalen genauer dargestellt und durch Forschungsergebnisse zum Entwicklungsverlauf sowie den Ursachen des stereotypen Verhaltens ergänzt.

Die ***Symptombeschreibung*** im Bereich der nicht-sozialen Auffälligkeiten beginnt in der ICD-10 mit der: *„umfassende(n) Beschäftigung mit gewöhnlich mehreren stereotypen und begrenzten Interessen, die in Inhalt und Schwerpunkt abnorm sind…“* (Dilling et al. 2008, 180). Dieses Verhalten betrifft häufig ein Spezialinteresse, das in Art und Ausprägung vor allem abhängig von der intellektuellen Begabung ist. So bezieht sich bei Men-

schen mit Autismus und schwerer geistiger Behinderung dieses Interesse häufig auf bestimmte Objekte, z. B. einen Duplo-Baustein, der immer in der Hand gehalten wird. Andere, intellektuell weniger beeinträchtigte Kinder sind z. B. von Verkehrsschildern oder von Plastiktüten aus Supermärkten fasziniert. Die Spezialinteressen betreffen bei begabten Kindern oft den naturwissenschaftlichen Bereich, und hier nicht selten sehr eingeengte, auch abwegige Themen, z. B. das Thema „Hydraulikstoßdämpfer" bei einem achtjährigen Kind.
Im Gegensatz zu Kindern ohne Autismus entspricht das Spezialinteresse autistischer Kinder selten den alterstypischen Interessen. Weiterhin ist die Beschäftigung mit diesen Interessen im zeitlichen Umfang und in der Intensität deutlich erhöht. Typisch für autistische Kinder ist auch die wiederholte Durchführung von interessenbezogenen Handlungen, beispielsweise das lange währende Sortieren von Legosteinen (Filipek, Accardo, Baranek et al. 1999).

In der ICD-10 wird weiterhin eine *„zwanghafte Anhänglichkeit an spezifische, nicht funktionale Handlungen oder Rituale..."* beschrieben (Dilling et al. 2008, 180). Diese Auffälligkeiten treten häufiger bei begabten jungen Kindern und bei älteren Menschen mit Autismus auf (Gray & Tonge 2001). So können Kinder mit Autismus im Alltag auf gleiche Abläufe beharren oder z. B. auf einen bestimmten Teller zum Essen oder auf die Einhaltung einer Fahrtstrecke zum Kindergarten bestehen. Im Erwachsenenalter verändert sich dieses Verhalten und nimmt häufig Formen einer Zwangsstörung an. Typisch ist dann z. B. das unablässige Sammeln von Objekten oder das Wiederholen von Wörtern (Filipek et al. 1999). Allerdings zeigen Erwachsene mit Autismus behinderungsspezifische Zwangshandlungen, die sie von der Gruppe der Personen mit Zwangsstörungen unterscheidet (McDougle, Kresch, Goodman et al. 1995).

„Stereotype und repetitive motorische Manierismen mit Hand- und Fingerschlagen oder Verbiegen oder komplexe Bewegungen des ganzen Körpers..." werden in der ICD-10 als weitere Formen der nicht-sozialen Beeinträchtigung bei Autismus aufgezählt (Dilling et al. 2008, 180). Diese treten häufig nicht vor dem zweiten Lebensjahr auf und betreffen z. B. Verhaltensweisen wie Handwedeln, Händeklatschen, Drehen des Körpers oder zielloses Umherlaufen (Filipek et al. 1999). Der Bereich der motorischen Manierismen wurde ausgiebig, insbesondere hinsichtlich der Spezifität bei Autismus, untersucht. Der derzeitige Forschungsstand lässt erkennen, dass einige Formen, wie z. B. stereotype Bewegungen, autismusspezifisch sind. Andere Verhaltensweisen, wie z. B. selbstverletzendes Ver-

halten, sind dagegen eher durch das Fähigkeitsniveau oder zusätzliche organische Störungen bedingt (Turner 1999).

Abschließend wird in der ICD-10 ausgeführt, dass die *„vorherrschende Beschäftigung mit Teilobjekten oder nicht funktionalen Elementen des Spielmaterials…"* autismustypisch ist (Dilling et al. 2008, 180). Diese Auffälligkeiten unterscheiden etwa ab dem zweiten Geburtstag Kinder mit Autismus von nicht beeinträchtigten Gleichaltrigen (Lösche 1990). Sie stellen deshalb einen bedeutsamen diagnostischen Marker in der Früherkennung autistischer Kinder dar (Baron-Cohen, Allen & Gillberg 1992). Typisch für Kinder mit Autismus ist z. B., dass sie Autos in einer Linie aufreihen, anstatt mit ihnen umherzufahren, Türen wiederholt öffnen und schließen oder Lichtschalter an- und ausschalten. Andere Kinder beobachten ausgiebig die Bewegungen von Rädern an Spielzeugautos, das Rotieren eines Ventilators, den Wasserstrahl etc. Diesen Verhaltensweisen ist gemeinsam, dass sie nicht funktional sind, kein symbolisches Spiel erkennen lassen und häufig wiederholt ausgeführt werden (Chawarska & Volkmar 2005).

Verfolgt man die ***Entwicklung*** der stereotypen und repetitiven Verhaltensweisen, lassen sich eine frühe Manifestation und eine hohe Kontinuität erkennen.
Richler, Bishop, Kleinke et al. (2007) fanden bei 165 durchschnittlich zweijährigen Kindern mit Autismus unter anderem eine deutliche Häufung unüblicher sensorischer Interessen (78,2%), des repetitiven Gebrauchs von Objekten (79,1%) und komplexer Manierismen (61,6%). Anderes autismustypisches Verhalten, wie z. B. der Widerstand gegen Veränderungen, war in dieser Altersgruppe dagegen weit weniger häufig (9,8%). Demnach ließen sich die Kinder mit Autismus vor allem im Bereich des repetitiven sensomotorischen Verhaltens von anderweitig entwicklungsverzögerten und normal entwickelten Kindern unterscheiden.

Repetitives Verhalten ist somit schon in sehr jungen Jahren ausgeprägt und bleibt, wie Untersuchungen zum Verlauf des Autismus zeigten, lebenslang bestehen (Rumsey, Rapoport & Sceery 1985).
Piven, Harper, Palmer et al. (1996) verfolgten in einer Retrospektive die Entwicklung der Kernsymptome bei 38 Personen mit High-functioning-Autismus. In ihrer Untersuchung zeigte sich, dass sich die zwischenmenschlichen und kommunikativen Fähigkeiten bei 82% der Probanden verbesserten. Stereotypes und ritualisiertes Verhalten verbesserte sich dagegen nur bei 55% der untersuchten Personen.

Bemerkenswert sind allerdings auch die Ergebnisse von Militerni, Bravaccio, Falco et al. (2002), die darauf hinweisen, dass die Art und Komplexität der Stereotypien und ritualisierten Verhaltensweisen vom Alter der Person mit Autismus und vom Grad der geistigen Behinderung abhängen. Sie untersuchten 121 Kinder mit Autismus in den Altersgruppen zwei bis vier Jahre und sieben bis elf Jahre hinsichtlich der Korrelation zwischen stereotypem sowie repetitivem Verhalten mit jeweils dem Alter, IQ, Entwicklungsstand sowie Schweregrad des Autismus. Ihre Ergebnisse zeigten Folgendes:

> *„Younger autistic children displayed more motor and sensory repetitive behaviors. Older children had more complex behaviors. Children with higher IQ scores, likewise, demonstrated more complex repetitive behaviors."* (Militerni et al. 2002, 210)

Klicpera und Innerhofer (2002) bestätigen anhand älterer empirischer Arbeiten den Zusammenhang von Intelligenz und Komplexität der Stereotypien. Sie beschreiben, dass schwerer geistig behinderte Menschen mit Autismus eher einfache motorische Stereotypien, wie z. B. Schaukelbewegungen des ganzen Körpers, ausführen. Bei höherem IQ treten vermehrt komplexere Stereotypien, wie die Beschäftigung mit einem bevorzugten Gegenstand, auf.

Der Forschungsstand zu den ***Ursachen*** des repetitiven und stereotypen Verhaltens ist uneinheitlich. Turner (1999) nennt folgende Theorien:
Menschen mit Autismus reduzieren durch stereotypes und repetitives Verhalten ihr hohes Erregungsniveau (Homeostatic mechanism).
Repetitive und stereotype Handlungen sind erlernt und werden durch Verstärkung aufrechterhalten (Repetitive behavior as operant behavior).
Wiederkehrendes und gleichbleibendes Verhalten stellt eine Coping-Strategie dar, mit der autistische Menschen ihre Angst in sozialen Situationen reduzieren (Repetitive behavior as the result of impaired mentalising ability).
Menschen mit Autismus zeigen einen lokalen Vorzug in der Informationsverarbeitung und richten deshalb ihren Fokus eher auf unbedeutende Teile der Umwelt und vernachlässigen den Gesamtzusammenhang (Repetitive behavior as a consequence of weak central coherence).
Das Verhalten ist Ausdruck exekutiver Dysfunktionen (Repetitive behavior as a symptom of executive dysfunction).

In der Diskussion kommt die Autorin zu dem Ergebnis, dass es keine monokausalen Erklärungsansätze gibt, sondern einzelne Modelle jeweils spezifisches Verhalten am besten erklären. Weiterhin können mehrere

Faktoren an der Ausprägung des Verhaltens beteiligt sein. In der Entwicklung des stereotypen und repetitiven Verhaltens können einzelne Faktoren außerdem eher auslösend sein, während andere das Verhalten aufrechterhalten (Turner 1999).

Insgesamt ist davon auszugehen, dass das stereotype und repetitive Verhalten autistischer Menschen, zumal es bereits in der frühen Kindheit deutlich ausgeprägt ist, die Entwicklung neuer Fähigkeiten hemmt. Auch im weiteren Lebensverlauf verändert sich das stereotype und repetitive Verhalten zwar qualitativ und quantitativ, bleibt aber als Kernmerkmal des Autismus lebenslang bestehen (s. z. B. Piven et al. 1996). Es ist jedoch auch eine hohe Variabilität des Verhaltens in Bezug zur Ausprägungsform des Autismus und zum IQ zu beobachten (Militerni et al. 2002). Das heißt, dass auch zwei gleich schwer betroffene Menschen mit Autismus bei gleichem Entwicklungsstand ganz unterschiedliche Formen und Schweregrade an stereotypem und repetitivem Verhalten zeigen können.

Über erfolgreiche ***Interventionsmöglichkeiten*** zur Behandlung des stereotypen und repetitiven Verhaltens liegt nur ein begrenztes empirisches Wissen vor (Turner 1999). So werden zwar Psychopharmaka häufig verwendet, sind aber zu wenig in ihrer Wirkung empirisch belegt (Scahill & Martin 2005). Ebenso ist die Wirksamkeit verschiedener pädagogischer Methoden noch wenig erforscht.

Eine Möglichkeit der pädagogischen Beeinflussung besteht darin, das stereotype und repetitive Verhalten präventiv zu beeinflussen und Verhaltensalternativen aufzubauen (Remschmidt 2008). Dieser Ansatz wird unter anderem im TEACCH-Programm verfolgt und hat deshalb auch für diese Forschungsarbeit besondere Bedeutung.
Bevor aber eine ausführliche Auseinandersetzung mit den pädagogischen Interventionen bei Autismus erfolgt, ist es notwendig, auf einen zweiten Aspekt auf der Symptomebene des Autismus ausführlicher einzugehen: die mangelnde Selbstständigkeit autistischer Menschen. Diese ist, wie die Ausführungen zeigen werden, zu einem großen Teil das Resultat einer durch stereotypes und repetitives Verhalten verhinderten Entwicklung. Insofern stellt das kommende Kapitel auch eine Beschreibung der Folgen der nicht-sozialen Beeinträchtigungen bei Autismus dar.

2.2. Selbstständigkeit bei Autismus

Um die ***Auswirkungen einer autistischen Behinderung*** auf die Gesamtpersönlichkeit und deren Integration in die Gesellschaft abzuschätzen, ist es hilfreich, sich an den Kriterien der „Internationale Klassifikation der Funktionsfähigkeit, Behinderung und Gesundheit" (International Classification of Functioning, Disability and Health, ICF; Deutsches Institut für Medizinische Dokumentation und Information [DIMDI] 2005) zu orientieren. Die ICF ist die weltweit anerkannte „Mehrzweckklassifikation", sie ermöglicht es, wesentliche mit dem Begriff „Gesundheit" zusammenhängende Fragen zu beantworten. Diese werden als *„Wechselwirkung oder komplexe Beziehung zwischen Gesundheitsproblem und Kontextfaktoren (d. h. Umweltfaktoren und personenbezogene Faktoren)..."* (DIMDI 2005, 23) dargestellt.

Die Auswirkungen einer Behinderung werden in der ICF in „Domänen" beschrieben, die sich sowohl auf die Fähigkeiten einer Person, bestimmte Handlungen ausführen zu können (Aktivitäten), als auch auf deren „Eingebundensein in die Lebenssituation" (Partizipation) beziehen. Die beiden Bereiche Aktivitäten und Partizipation werden in folgenden „Domänen" erfasst:

> *„Lernen und Wissensanwendung*
> *Allgemeine Aufgaben und Anforderungen*
> *Kommunikation*
> *Mobilität*
> *Selbstversorgung*
> *Häusliches Leben*
> *Interpersonelle Interaktionen und Beziehungen*
> *Bedeutende Lebensbereiche*
> *Gemeinschafts-, soziales und staatsbürgerliches Leben"* (DIMDI 2005, 20)

Für die hier vorliegende Forschungsarbeit sind vor allem die Domänen interessant, die vorrangig nicht-soziales Verhalten beschreiben. Aus der ICF sind dies die Bereiche „Allgemeine Aufgaben und Anforderungen", „Selbstversorgung", „Häusliches Leben" und „Bedeutende Lebensbereiche". (In Anhang 1 sind weiterführende Erklärungen zu diesen Domänen, Beispiele und die Codierungen aus der ICF angefügt.)
Die anderen Bereiche der ICF beschäftigen sich vorrangig mit Verhalten, das in einem sozialen Kontext bedeutsam ist („Kommunikation", „Interpersonelle Interaktionen und Beziehungen" sowie „Gemeinschafts-, soziales und staatsbürgerliches Leben"), die motorische Entwicklung und deren Auswirkungen betrifft („Mobilität") oder sich auf den Bereich

der Bildung bezieht („Lernen und Wissensanwendung"). Diese Bestandteile der ICF werden in der nun folgenden Darstellung nicht weiter berücksichtigt.

Bei der Betrachtung der von der ICF als wesentlich erachteten nichtsozialen Domänen und aufgrund der im Folgenden dargestellten ***Erkenntnisse der Autismusforschung*** zu diesen Bereichen ergeben sich deutliche Hinweise auf eine grundlegende Beeinträchtigung der Selbstständigkeit autistischer Menschen.

So gilt es als robuster Forschungsbefund, dass das adaptive Verhalten von Menschen mit Autismus im Vergleich zu deren Intelligenz meist deutlich unterdurchschnittlich ausgeprägt ist (Shea & Mesibov 2005).
Dieser Befund entstammt unter anderem der Untersuchung von Howlin, Goode, Hutton et al. (2004). Diese erfassten in einer Follow-up-Studie die Wohn- und Arbeitssituation von 68 Erwachsenen mit Autismus und einem IQ über 50. Die Studie betraf somit die Domänen „Allgemeine Aufgaben und Anforderungen" und „Bedeutende Lebensbereiche" der ICF. Howlin et al. (2004) mussten feststellen, dass zwei Drittel der Erwachsenen nicht beschäftigt waren und nur drei Personen selbstständig leben konnten.

Bei höher begabten Menschen mit Autismus und Asperger-Syndrom wird dieser Unterschied von IQ und Alltagsfähigkeiten noch deutlicher. Green, Gilchrist, Burton et al. (2000) untersuchten 20 Jugendliche zwischen 11 und 19 Jahren mit Asperger-Syndrom (AS) und einem durchschnittlichen IQ von 92 hinsichtlich der Fähigkeiten, die in der ICF in den Bereichen „Selbstversorgung" und „Häusliches Leben" beschrieben werden. Sie kamen zu folgendem Ergebnis:

> *„Only 50% of the AS group were independent in basic self-care (e.g., washing, cleaning teeth) and only 1 AS subject was able fully to organize his own daily routine."* (Green et al. 2000, 284)

Diese auffälligen Untersuchungsbefunde veranlassten die Autoren zu der Schlussfolgerung:

> *„Of the social impairments in AS individuals, perhaps the most striking result is their profound lack of ability for independent living, given their intelligence and often good functioning in other areas. None of these normally intelligent young adults were considered by their parents capable of purchasing major items or engaging in leisure activities independently outside the home. Only a*

> *handful were able to travel independently, make any decisions about self-care, or even use the telephone."* (Green et al. 2000, 290)

Für Eltern führen die mangelnde Selbstständigkeit ihrer Kinder und die damit fortdauernde Angewiesenheit auf personelle Hilfestellung zu einer Dauerbelastung und zu Stress (Bristol & Schopler 1983; Koegel, Schreibman, Loos et al. 1992). Die letztgenannten Autoren schlussfolgerten:

> *„Our data suggest that one important way in which treatment providers might alleviate the stress for these parents is to develop treatments that reduce the child's dependency."* (Koegel et al. 1992, 214)

Insgesamt zeigen die Forschungsergebnisse, dass Menschen mit Autismus erhebliche Probleme haben, selbstständigkeitsrelevante Aktivitäten auszuführen. Beispielsweise können sie trotz guter kognitiver Fähigkeiten nicht ohne eine Betreuungsperson arbeiten. Folgt man der ICF, wirken sich solche Einschränkungen der Selbstständigkeit negativ auf die Partizipation autistischer Menschen am gesellschaftlichen Leben aus.

Diese Feststellung ist auch den Interessenvertretungen autistischer Menschen bekannt, die demzufolge der ***Entwicklung selbstständigen Handelns*** als Voraussetzung für gesellschaftliche Partizipation besondere Bedeutung beimessen. So heißt es in der „Denkschrift" des Elternverbandes „Autismus Deutschland" (2008):

> *„Allgemeines Ziel aller pädagogischen und therapeutischen Maßnahmen bei autistischen Menschen ist deren gesellschaftliche Integration. Sie sollen weitgehend selbstständig leben können und zugleich in ihrer Persönlichkeit und den Grenzen ihrer Änder- und Förderbarkeit sowie ihrer Anpassungsbereitschaft respektiert und akzeptiert werden."* (Autismus Deutschland 2008, 1)

Etwas konkreter fordert das US-amerikanische „National Research Council" die Entwicklung von: *„independent organizational skills (…) such as completing a task independently…"* und bewertet dies als eines der acht wichtigsten pädagogischen Ziele (National Research Council 2001, 218).

Der Unterschied im Grad der Abstraktheit des Begriffs Selbstständigkeit zwischen „Autismus Deutschland" und dem „National Research Council" weist auf die Notwendigkeit hin, diesen Begriff genauer zu definieren. Dies erfolgt im nachfolgenden Kapitel 2.2.1.

2.2.1. Definition des Begriffs Selbstständigkeit

Der ***Begriff Selbstständigkeit*** ist ein Wort des täglichen Gebrauchs. So finden sich in Lexika auch lediglich allgemeine Definitionen von Selbstständigkeit, z. B. folgende Umschreibung im Duden:

> *„a) unabhängig von fremder Hilfe (...),*
> *b) nicht von außen gesteuert; in seinen Handlungen frei, nicht von anderen abhängig"*
> (Wissenschaftlicher Rat der Dudenredaktion 1999, 3526).

Im ***pädagogisch-psychologischen Bereich*** finden sich Überschneidungen zum Begriff der „Autonomie". Das Konzept der Autonomie ist verbunden mit den Begriffen der Selbstbestimmung und der *„Willensfreiheit"* (Wissenschaftlicher Rat der Dudenredaktion 1997, 99) und bezieht sich somit eher auf ein allgemeines Menschenrecht. Damit ist Autonomie weitgehend Gegenstand der Philosophie und wenig brauchbar, um eine beobachtbare Variable abzugeben.

Die Verwendung des Begriffs Selbstständigkeit im ***betriebswirtschaftlichen Bereich*** zeigt hingegen, dass dieser besser als „Autonomie" für die Beschreibung eines beobachtbaren Verhaltens geeignet ist. So wurde z. B. für Beschäftigungsverhältnisse definiert, welches Verhalten einer Person für Selbstständigkeit und welches für „Schein-Selbstständigkeit" spricht. Hauptmerkmal dieser Unterscheidung sind dabei das *„nicht weisungsgebundene..."* Arbeiten und das *„alleinige Besitzen eines Unternehmens..."* (Sozialgesetzbuch 2009, IV, §7).

Verbindet man die allgemeine Definition von Selbstständigkeit mit der konkreteren Beschreibung im wirtschaftlichen Bereich, so zeigt sich, dass der Kern des Begriffs das Ausüben einer Tätigkeit ohne die Unterstützung einer anderen Person ist („nicht weisungsgebunden"). Impliziert wird dabei, dass die Person die entsprechende Tätigkeit kennt und richtig ausführt. So kann z. B. die berufliche Selbstständigkeit eines Reinigungsunternehmers schnell zu Ende sein, wenn er in dem zu reinigenden Gebäude die Fenster schmutzig lässt. Deshalb soll, neben dem „nicht weisungsgebundenen" Ausführen einer Tätigkeit, das korrekte Arbeiten zweiter Bestandteil der Definition von Selbstständigkeit sein.

Im Folgenden soll deshalb ein Verhalten als selbstständig gelten, wenn eine Person eine Tätigkeit richtig und ohne die Hilfe einer anderen Person ausführt.

Bezogen auf das Erlernen einer Fertigkeit ließe sich diese Definition folgendermaßen anwenden:
Erstens geht es darum, eine Tätigkeit mit dem ***intendierten Zweck*** auszuführen. Beispielsweise muss man, um Fahrrad fahren zu können, zuerst die Bewegungsabläufe einüben und das Gleichgewicht halten. Läuft man mit den Füßen, anstatt zu treten (welches nicht dem intendierten Zweck entspräche), würde man auch später nicht selbstständig Fahrrad fahren können.
Die zweite Bedeutung des Begriffs Selbstständigkeit betrifft den Bereich der ***Bewältigung der Aufgabe ohne Hilfestellung***. So kann man z. B. erst selbstständig Fahrrad fahren, wenn keine Person mehr am Sattel festhalten muss.
Beide Aspekte von Selbstständigkeit können mit unterschiedlicher Ausprägung vorhanden sein und werden in der Regel nacheinander erworben. So lernt man meist zuerst eine Tätigkeit richtig auszuführen, dann führt man sie mit schrittweise reduzierter Hilfestellung aus, um sie später völlig selbstständig auszuüben.

Im psychologisch-pädagogischen Bereich wird der Aspekt des „richtigen Ausführens einer Tätigkeit" überwiegend mit dem Begriff der „***Aufgabenbezogenheit***" erfasst. Die Reduktion von „Hilfestellungen" wird unter dem Begriff der „***Personenunabhängigkeit***" subsumiert.

Die vorgestellte Definition von Selbstständigkeit integriert ausschließlich Verhaltensweisen, die während einer Handlung direkt beobachtbar sind. Unabhängig davon ist die Selbstständigkeit einer Person von weiteren, nicht direkt beobachtbaren kognitiven und motivationalen Komponenten abhängig. Beispielsweise sind zum selbstständigen Ausführen einer Arbeitstätigkeit auch Planungsfähigkeiten notwendig, um z. B. abzuwägen, in welcher Reihenfolge die einzelnen Teilschritte einer Handlung vollzogen werden müssen. Weiterhin hängen die Fähigkeiten einer Person zum selbstständigen Handeln mit der Motivation für die entsprechende Tätigkeit zusammen.

Beide Komponenten von Selbstständigkeit, die direkt beobachtbaren Verhaltensweisen und die tiefer liegenden kognitiven Faktoren, haben in der hier vorliegenden Forschungsarbeit an unterschiedlichen Stellen Bedeutung.
Die vorgelegte Definition einer während der Handlung ***beobachtbaren Selbstständigkeit*** bereitet die Operationalisierung der abhängigen Variable im empirischen Teil dieser Forschungsarbeit vor. Der erreichte Abstraktheitsgrad der Definition von Selbstständigkeit ist für diesen Zweck

ausreichend, da die abhängige Variable ausschließlich direkt beobachtbare Verhaltensweisen umfassen wird.
Die ***kognitiven und motivationalen Komponenten von Selbstständigkeit*** sind in dieser Forschungsarbeit dagegen für das Verständnis der autismusspezifischen Probleme im selbstständigen Handeln und der Gestaltung einer spezifischen Intervention zur Verbesserung der Selbstständigkeit autistischer Menschen wichtig. Es sollen dazu im folgenden Kapitel 2.2.2 zuerst die kognitiven Ursachen der mangelnden Selbstständigkeit autistischer Menschen betrachtet werden.

2.2.2. Autismusspezifische Probleme selbstständigen Handelns

Menschen mit Autismus haben überdurchschnittlich große Probleme in der selbstständigen Lebensbewältigung. Dies wurde zu Beginn dieses Kapitels mit den Ergebnissen von Outcome-Untersuchungen veranschaulicht. Der Hintergrund dieser Probleme im selbstständigen Ausführen von Handlungen ist Gegenstand dieses Absatzes.

Forschungsarbeiten, die sich mit diesem Thema befassen, favorisieren ganz unterschiedliche Erklärungsmodelle. Pelios, MacDuff und Axelrod (2003) weisen auf Probleme beim Initiieren von Handlungen hin, Giangreco und Broer (2005) auf eine Abhängigkeit von Schlüsselreizen, Dettmer, Simpson, Myles et al. (2000) auf Probleme im Sprachverständnis und Mesibov et al. (2005) auf Schwierigkeiten in der Handlungsplanung.

Da diese Zugänge bisher nicht vergleichend diskutiert wurden, sollen sie zuerst überblicksartig dargestellt und dann in ein Gesamtmodell integriert werden. Es wird auch auf Inhalte der vorangegangenen Kapitel zurückgegriffen, und diese werden, wie z. B. das Modell der schwachen zentralen Kohärenz (WCC), nicht noch einmal erläutert. Stattdessen wird die spezifische selbstständigkeitsrelevante Bedeutung anhand eines Beispiels verdeutlicht.

Folgende Aspekte konnten in der Durchsicht der oben genannten Forschungsarbeiten als mögliche „Auslöser" einer mangelnden Selbstständigkeit bei Autismus identifiziert werden: exekutive Dysfunktionen, eine schwache zentrale Kohärenz (WCC) und Beeinträchtigungen der Aufmerksamkeit.
Die in den neuropsychologischen Modellen beschriebenen Störungen führen zu einer Reihe von beobachtbaren Problemen im selbstständigen Handeln. In der Forschungsliteratur werden folgende Bereiche genannt: Probleme im Sprach- und Anweisungsverständnis, Orientierung an den

Spezialinteressen, Abhängigkeit von „Schlüsselreizen" sowie eine mangelnde Generalisierung erlernter Fähigkeiten.
Ergänzend zu diesen bereits in der Forschungsliteratur beschriebenen Ursachen einer mangelnden Selbstständigkeit autistischer Menschen sollen auch motivationspsychologische Defizite als Ursache eines unselbstständigen Handelns berücksichtigt werden. Diese wurden bisher in diesem Zusammenhang nicht aufgeführt.
Die nun folgende Darstellung beginnt mit den möglichen „Auslösern" der mangelnden Selbstständigkeit autistischer Menschen.

Nach Ansicht von Mesibov et al. (2005) wird die mangelnde Selbstständigkeit autistischer Menschen vor allem durch mentale Prozesse, die den ***exekutiven Funktionen*** zugeordnet werden, verursacht. In Kapitel I.1.2 wurde dargestellt, dass besonders die Handlungsplanung, die Flexibilität und die Impulskontrolle bei Autismus beeinträchtigt sind.

Die Probleme in der ***Handlungsplanung*** werden im Alltag beim Ausführen komplexer Handlungen deutlich. Menschen mit Autismus können z. B., obwohl sie kognitiv dazu in der Lage wären und der Vorgang wiederholt erklärt wurde, den Ablauf eines Toilettengangs nicht richtig ausführen. Dies zeigt sich im Übergehen von einzelnen Schritten (Hände waschen) oder einer falschen Reihenfolge (am Beginn die Spülung betätigen). Diese Schwierigkeiten führen außerdem dazu, dass autistische Menschen häufig eine Aufgabe abbrechen und sich einer Stereotypie zuwenden, beispielsweise auf der Toilette immer wieder die Spülung betätigen. Dies beeinträchtigt aufgabenbezogenes Handeln.

Die ***mangelnde Flexibilität im Denken und Handeln*** zeigt sich bei Menschen mit Autismus sehr deutlich in ihrem Bestehen auf Routinen und der Unruhe bei Veränderungen. Wechsel, wie z. B. von einer Lernaufgabe zu einer neuen Aufgabe, fallen Menschen mit Autismus schwer. Sie reagieren dann oft mit herausforderndem Verhalten, indem sie z. B. die neue Aufgabe vom Tisch werfen. Insgesamt können autistische Menschen somit oft nicht aufgabenbezogen handeln, weil sie zu großen Wert auf die Einhaltung von Routinen legen und bei Veränderungen die Tätigkeit abbrechen.

Probleme der Impulskontrolle werden beispielsweise in den überschießenden Handlungen autistischer Menschen deutlich. So fasste ein junger Mann mit Autismus neue Personen immer am T-Shirt an und versuchte dieses zu zerreißen. Er war sich dieser problematischen Handlungsweise bewusst und bat neue Personen, Abstand zu ihm zu halten. Dennoch konnte er den Impuls nicht unterdrücken und griff in regelmäßigen Abständen an die Bekleidung seines Gegenübers. Die Aufgabenbezogenheit wird durch diese Schwierigkeiten erheblich beeinträchtigt, weil die mangelnde Impulshemmung immer wieder zu Unterbrechungen der eigentlichen (Arbeits-) Tätigkeit führt.

Insgesamt führen die exekutiven Dysfunktionen autistischer Menschen zu einer Verminderung aufgabenbzogenen Handelns. Dies macht es notwendig, dass Hilfspersonen eingreifen müssen und z. B. (erneut) erklären, welcher Schritt einer Handlung jetzt an der Reihe ist. Damit steigen die Abhängigkeit von Betreuungspersonen und somit auch der Grad an Unselbstständigkeit.

Weiterhin ist festzustellen, dass die ***schwache zentrale Kohärenz*** (WCC; s. Kap. I.1.2) die Entwicklung von Selbstständigkeit bei Autismus negativ beeinflusst.
Beobachtungen zeigen, dass Menschen mit Autismus eine Aufgabe nicht ausführen können, weil sie den Bedeutungszusammenhang nicht wahrnehmen können. So beschreibt Müller (2007a) das Beispiel eines autistischen Kindes, das den Tisch nicht decken will, weil es den „konzeptuellen Zusammenhang" zwischen dem gedeckten Tisch und dem nachfolgenden Essen nicht versteht. Dieses Verhalten lässt sich mit einer WCC in Verbindung bringen.

Die mit der WCC bei Autismus verbundene Präferierung einer detailorientierten Wahrnehmung kann dazu führen, dass sich autistische Menschen von kleinen Teilen einer Aufgabe ablenken lassen und die eigentliche Aufgabe darüber vernachlässigen. Typisch ist hierfür z. B. ein Sortieren und Ordnen von Material, ohne die Aufgabe (die Bedeutung) zu beachten, die z. B. Puzzeln, Abzählen oder Fädeln beinhaltet. Beispielsweise legte ein junger Mann in der Werkstatt für behinderte Menschen aus Rohrschellen immer wieder Blumenmuster, weigerte sich aber, diese der Aufgabe gemäß zu montieren. Ein anderes Kind suchte fortlaufend nach geometrischen Formen und benannte diese („Der Wäschekorb hat ein Dreieck!"), konnte sich aber nicht den Aufgaben (in diesem Fall „Wäsche in den Korb legen") zuwenden.

Die WCC steht auch in Zusammenhang mit ***Beeinträchtigungen der Aufmerksamkeit***. Forschungsbefunde weisen auf Defizite autistischer Menschen im schnellen Wechseln der Aufmerksamkeit, auf Probleme in der Fähigkeit, die Aufmerksamkeit von einem Detail wieder auf das Gesamtbild zu richten und auf Schwierigkeiten in der Orientierung der

Aufmerksamkeit hin. Dagegen ist die lang anhaltende Aufmerksamkeit bei Autismus kaum beeinträchtigt (s. Kap. I.1.2).

In der Praxis machen sich die ***Probleme im Wechseln der Aufmerksamkeit*** vor allem bei Übergängen von einer Aktivität zu einer anderen bemerkbar. Typischerweise benötigen Menschen mit Autismus eine im Vergleich zu nicht behinderten Menschen längere Zeit, um sich einer neuen Aufgabe zuzuwenden und diese zu beginnen. Dies kann zur Folge haben, dass sie bei einem Wechsel der Anforderung in der Handlung „stecken bleiben" und eine Hilfsperson assistieren muss.
Hinzu kommt das aus der experimentellen Forschung bekannte Problem autistischer Menschen, sich von einem Detail wieder zu lösen und die gesamte Aufgabe zu betrachten (s. Kap. I.1.2; Mann & Walker 2003). Menschen mit Autismus schauen deshalb möglicherweise viel zu lange auf eine glitzernde Gürtelschnalle, vergessen aber dabei, sich anzuziehen.

Die weniger beeinträchtigten Prozesse der ***lang anhaltenden Aufmerksamkeit*** zeigen sich in der Praxis beispielsweise in der intensiven und ausdauernden Zuwendung zu einem interessenbezogenen Gegenstand. So beschrieb eine Mutter, dass ihr Sohn mehrere Stunden auf dem Boden liegen kann und am Rad eines Spielzeugautos dreht. Diese stereotype Beschäftigung und das Zweckentfremden des Autos (mit dem Kinder eigentlich umherfahren) stellt eine der wesentlichen nicht-sozialen Beeinträchtigungen des Autismus dar (s. Kap. I.2.1).
Menschen mit Autismus können sich somit zwar über einen langen Zeitraum personenunabhängig mit ihrem Spezialinteresse beschäftigen. Der zweite Bereich von Selbstständigkeit, die Aufgabenbezogenheit, wird jedoch nicht erfüllt, weil dazu auch die Ausführung der Tätigkeit mit dem intendierten Zweck gehören würde. Bemüht man das in diesem Zusammenhang genannte Beispiel des selbstständigen Reinigungsunternehmers, würde ein Reinigungsunternehmer mit Autismus möglicherweise sehr lange an einer Stelle der Scheibe wischen und beobachten, wie das Licht durch das Fenster fällt. Aufgabenbezogen wäre dies nicht, womit diese Handlung als unselbstständig zu bezeichnen wäre.

Die bisher referierten neuropsychologischen Hintergründe der mangelnden Selbstständigkeit (exekutive Dysfunktionen, WCC, Beeinträchtigungen der Aufmerksamkeit) führen im Alltag zu einer Reihe von Auffälligkeiten. Diese werden im Folgenden dargestellt.

Im Zusammenhang mit dem Modell der WCC lassen sich spezifische Probleme im ***Sprach- und Anweisungsverständnis*** autistischer Menschen ausmachen. Diese Auffälligkeiten zeigen sich z. B. darin, dass Menschen mit Autismus aus einem längeren Satz nur wenige Teilinformationen entnehmen. Beispielsweise sagte eine Mutter zu ihrem Sohn mit Autismus: „Tom, wir schauen heute Abend Fernsehen!“ Ihr Sohn lief daraufhin zum Wohnzimmertisch und erwartete, dass sofort Fernsehen geschaut wird. Demzufolge hat er aus dem Satz wahrscheinlich nur ein Detail (die Information „Fernsehen“) entnommen und die Gesamtbedeutung vernachlässigt, so wie es das Modell der WCC bei Autismus voraussagt.
Besonders deutlich werden die Verständnisprobleme bei begabten Menschen mit Autismus. So bezog ein Junge in einer Grundschulklasse jede Kritik an einem anderen Schüler auf sich selbst und begann zu weinen. Er hatte offenbar nicht die Fähigkeit, so genau zuzuhören, dass er erkennen konnte, wer in der Klasse gemeint war.

Die Schwierigkeiten im Sprach- und Anweisungsverständnis sind weiterhin in einem typischen „Autismusprofil“ nachweisbar, sowohl in Intelligenztests (s. Kap. I.1.2) als auch in Entwicklungstest wie dem „Psychoeducational Profile - Third Edition“ (PEP-3; Schopler, Lansing, Reichler et al. 2005). Während der Normierungsphase des PEP-3 zeigte sich, dass bei den untersuchten Kindern mit Autismus ein typisches unebenes Fähigkeitsprofil auftrat. Das heißt, dass es größere Unterschiede zwischen den einzelnen Entwicklungsbereichen gab als z. B. bei Kindern mit geistiger Behinderung. Das Sprachverständnis stellte bei autistischen Kindern im PEP-3 durchgängig eine deutliche Schwäche dar. Dem stand eine Stärke in der Feinmotorik gegenüber.
Somit kann es Menschen mit Autismus erschwert sein, aufgabenbezogen zu handeln, weil sie die verbalen Erklärungen der Aufgaben nicht verstehen oder nur einzelne Teile davon umsetzen können. Dies führt zu Missverständnissen, erhöht den Bedarf an zusätzlichen Erklärungen einer Hilfsperson und beeinträchtigt damit die Entwicklung von Selbstständigkeit.

Weiterhin wurde bei der Beschreibung der WCC auf die Ausrichtung der Aufmerksamkeit auf (irrelevante) Details bei gleichzeitiger Vernachlässigung des Bedeutungszusammenhanges hingewiesen. Häufig stehen diese Details in Zusammenhang mit dem ***Spezialinteresse*** autistischer Menschen (Adams 2000). Spezialinteressen werden in der ICD-10 als „umfassende Beschäftigung mit gewöhnlich mehreren stereotypen und begrenzten Interessen“ umschrieben und stellen einen wesentlichen

Aspekt der nicht-sozialen Beeinträchtigungen des Autismus dar (s. Kap. I.2.1).

Wie in den Beispielen zur WCC beschrieben, suchen Menschen mit Autismus in Aufgaben häufig nach Elementen, die sie mit ihren Spezialinteressen in Verbindung bringen können (z. B. dem Dreieck im Wäschekorb). Es ist ihnen dann nicht mehr möglich, die eigentliche Anforderung zu bearbeiten, weil sie sich in der wiederkehrenden Beschäftigung mit einem Detail verlieren. Manchmal werden Menschen mit Autismus auch von dem innerlichen Gedanken an ihr Interesse abgelenkt und sie verlieren die Motivation zur Bearbeitung der Aufgabe (Mesibov et al. 2005).

Eine weitere Folge der WCC ist eine hohe Abhängigkeit von „***Schlüsselreizen***" (Giangreco & Broer 2005). Diese lässt sich vor allem bei Tätigkeiten beobachten, die in sehr strukturierten Umgebungen eingeübt wurden. Während Kinder ohne Autismus grundlegend in der Lage sind, in einer Situation gelernte Fähigkeiten auch in anderen Bereichen anzuwenden, verbinden autistische Kinder den Abruf einer Kompetenz häufig mit irrelevanten Reizen der Umgebung. In Bezug zum Modell der WCC hieße dies, dass Kinder ohne Autismus die Bearbeitung einer Aufgabe von deren Bedeutung abhängig machen (den Tisch decken, um zu essen, s. o.), während autistische Kinder nur bei Vorhandensein eines bestimmten Details, dem „Schlüsselreiz", die Aufgabe erledigen.
Diese „Schlüsselreize" können z. B. eine bestimmte Instruktion, bestimmte Rituale bei der Bearbeitung der Aufgabe, Berührungsreize, wie ein Antippen an der Schulter, aber auch visuelle Details, wie eine bestimmte Farbe des Tisches oder der Schatten des Aufgabenregals darstellen. Ist in der neuen Situation, in der eine erworbene Kompetenz abgerufen werden soll, der Schlüsselreiz nicht mehr vorhanden, verhalten sich autistische Kinder häufig nicht mehr aufgabenbezogen (Billingsley & Romer 1983; Pelios et al. 2003).

Diese mit der WCC verbundene Abhängigkeit von Schlüsselreizen ist wahrscheinlich ursächlich für die ***mangelnden Generalisierungsfähigkeiten*** autistischer Menschen verantwortlich. Sie können, wie bereits beschrieben, Aufgaben, die sie in strukturierten Situationen erlernten, häufig nicht mehr selbstständig ausführen, wenn sich die räumliche oder personelle Situation ändert. Oftmals führt eine Zurücknahme der personellen Hilfe zu einer (Wieder-) Zunahme von Stereotypien und Aufgabenverweigerungen (Dunlap & Johnson 1985; Marholin & Steinman 1977). Dies zieht eine langandauernde Abhängigkeit von Hilfspersonen

nach sich, die sich zumindest in der notwendigen Anwesenheit einer Person im Raum ausdrückt (Pelios et al. 2003).
Die Schwierigkeit einer hohen Personenabhängigkeit ist auch zu beobachten, wenn Menschen mit Autismus erlernte Fähigkeiten in einer neuen Umgebung zeigen sollen. Sobald es zu einer Raumveränderung kommt, werden gelernte Verhaltensweisen nicht mehr abgerufen und die Klienten brauchen wieder erhebliche personelle Unterstützung (Dunlap, Koegel & Johnson et al. 1987; Stahmer & Schreibman 1992).

Insgesamt kann davon ausgegangen werden, dass Menschen mit Autismus eine Tätigkeit häufig nur beginnen, wenn ein Schlüsselreiz vorhanden ist. Dies führt im Alltag zu Schwierigkeiten in der eigenständigen Bearbeitung von Aufgaben und vermindert die Generalisierung erlernter Kompetenzen.

Innerhalb der Erklärungsansätze für die mangelnde Selbstständigkeit autistischer Menschen spielen ***motivationspsychologische Erklärungen*** bisher eine untergeordnete Rolle. Als Ausgangspunkt für das Einbeziehen motivationaler Faktoren bieten sich die wiederkehrenden Beschäftigungen autistischer Menschen mit ihren Stereotypien an, so wie sie in Kapitel I.2.1 als Teilbereich der nicht-sozialen Auffälligkeiten beschrieben wurden.

Fast ausnahmslos ist bei der Beschäftigung mit den Spezialinteressen eine hohe intrinsische Motivation erkennbar, das heißt, Menschen mit Autismus führen die Stereotypie zum Selbstzweck aus, ohne äußere Anreize zu erwarten (Schatz et al. 2007). Die dauerhafte Beschäftigung mit den Spezialinteressen hindert Menschen mit Autismus jedoch daran, andere Tätigkeiten als reizvoll wahrzunehmen und zu erlernen. Diese Ablehnung von nicht interessenbezogen Tätigkeiten betrifft nach Einschätzung des Autors oftmals auch selbstständigkeitsrelevante Aktivitäten, wie z. B. „Schuhe anziehen". Bei solchen Aufgaben sind autistische Menschen generell wenig motiviert, eigenständig zu handeln. Daraus kann die Vermutung abgeleitet werden, dass die mangelhafte Selbstständigkeit autistischer Menschen zu einem nicht unbedeutenden Teil von der mangelnden Motivation zum Handeln abhängt.
Dieser Hypothese wird in Kapitel I.4.3 bei der Darstellung des „Konzeptes zum Aufbau von Handlungsmotivation" ausführlich nachgegangen.

In der Einführung zu diesem Kapitel wurde erläutert, dass die Forschungsbefunde zuerst nacheinander dargestellt und dann anschließend in ein Gesamtmodell integriert werden. Ersteres ist nunmehr abgeschlossen.

Zur Vorbereitung der nun folgenden Integration der Forschungsbefunde in ein Gesamtmodell soll zuerst der prototypische Verlauf einer Handlung beschrieben werden. Ein bekanntes Modell zum Handlungsverlauf ist das ***„Rubikon-Modell der Handlungsphasen"*** von Heckhausen und Gollwitzer (1987). Dieses ist in Abbildung 4 dargestellt.

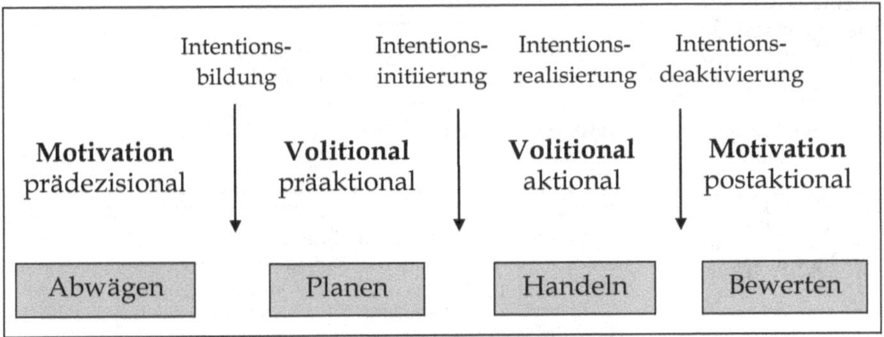

Abbildung 4: Das Rubikon-Modell der Handlungsphasen (Achtziger & Gollwitzer 2006, 278)

Der Verlauf einer Handlung nach dem Rubikon-Modell lässt sich folgendermaßen zusammenfassen.
In der ***prädezisionalen Phase*** wird aus vielen Handlungsalternativen durch Abwägen der Wünschbarkeit und Realisierbarkeit eine Handlung zur Realisierung gewählt. Einem endlosen Abwägen unzähliger Handlungsmöglichkeiten wirkt ein „metavolitionaler Kontrollprozess", die „Fiattendenz", entgegen. Diese bezeichnet das unbewusste Streben nach Abschluss der Überlegungen. Hat sich die handelnde Person für eine Intention entschieden, überschreitet sie den „Rubikon", das heißt, aus ihrem Wunsch wird nun ein Handlungsziel.
In der darauf folgenden ***präaktionalen Phase*** wird geplant, wie und wann ein festgelegtes Ziel realisiert werden kann. Diese Phase ist nun „volitional", weil es nicht mehr um die Auswahl eines Zieles geht, sondern um dessen Umsetzung in einer Handlung.
Anschließend beginnt die Realisierung der Absicht während der ***aktionalen Phase,*** wobei vor allem ein beharrliches Verfolgen des Zieles den positiven Abschluss der Handlung herbeiführt.
In der abschließenden ***postaktionalen Phase*** treten wieder motivationale Prozesse in den Vordergrund. Die handelnde Person bewertet nun das

Ergebnis und deaktiviert das vorher gesetzte Handlungsziel oder plant eine neue Aktivität, um das Ziel zu erreichen (Achtziger & Gollwitzer 2006).

Versucht man die Forschungsbefunde zu den Problemen selbstständigen Handelns bei Autismus in das in Abbildung 4 dargestellte Rubikon-Modell zu integrieren, ergibt sich folgendes erweitertes Schema (Abb. 5).

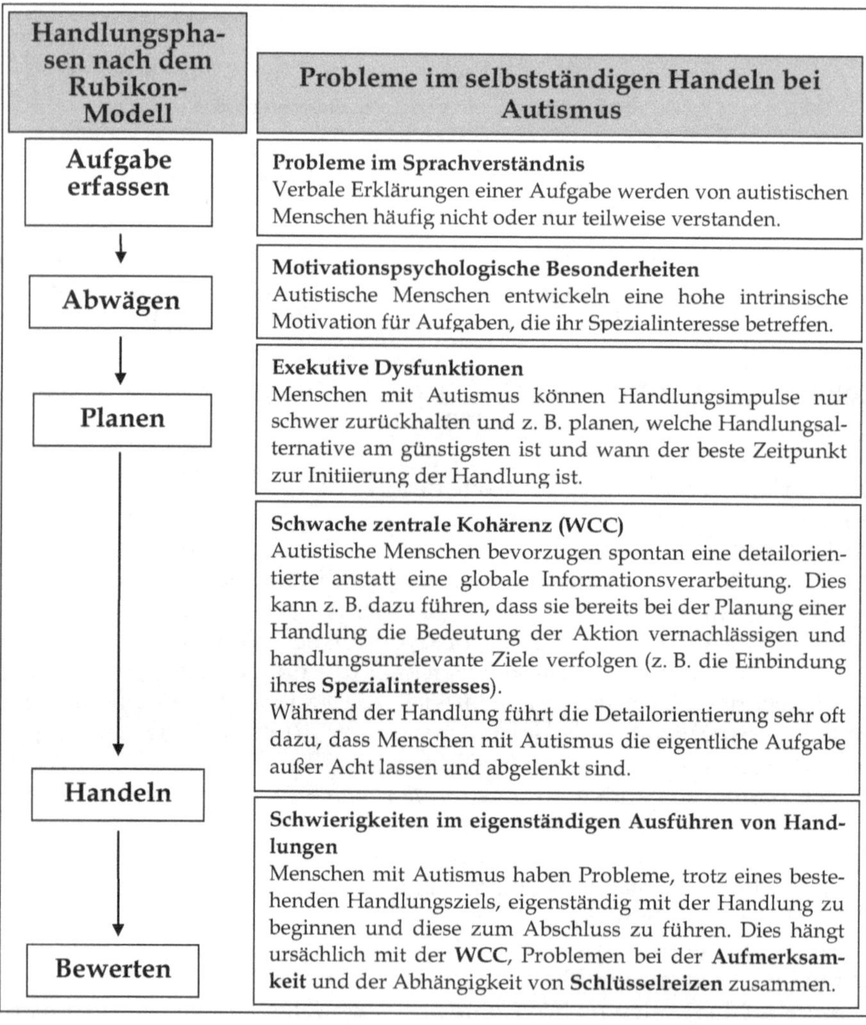

Abbildung 5: Probleme autistischer Menschen im Handlungsverlauf

Aus Abbildung 5 ist ersichtlich, dass nach dem derzeitigen Forschungsstand in fast allen Phasen des Handlungsverlaufes Störungen bei Autismus bekannt sind, die das selbstständige Handeln der betroffenen Personen erschweren.

Es ist anzunehmen, dass bereits vor Beginn der prädezisionalen Phase Menschen mit Autismus Probleme haben, die ***Aufgabe zu erfassen***, weil sie verbale Informationen nur unzureichend verstehen.

In der folgenden Phase des ***Abwägens*** unterschiedlicher Absichten könnten spezifische Motivationsprobleme autistischer Menschen deren Befähigung zum eigenständigen Handeln vermindern. So sind sie zwar für die Beschäftigung mit ihren Spezialinteressen sehr hoch und intrinsisch motiviert, rücken aber zu oft den Wunsch nach einer Beschäftigung mit dem Interesse in den Vordergrund und lassen sich deshalb nur schwer für andere Handlungen motivieren.
Bedeutung hat in diesem Zusammenhang auch der Befund, dass Menschen ein angeborenes Explorationsstreben besitzen (Heckhausen & Heckhausen 2006). Dieses „Neugiermotiv" kennzeichnet die grundlegende menschliche Motivation, nach neuen Erfahrungen zu streben. Bei Autismus ist aufgrund der wiederkehrenden Beschäftigung mit den Stereotypien dieses Neugiermotiv stark eingeschränkt und das Bestreben reduziert, sich neuen Handlungen zuzuwenden (Heckhausen & Heckhausen 2006).

Ist nach einer Entscheidung über ein Handlungsziel der motivationale Prozess abgeschlossen, beginnt die eigentliche ***Planung der Handlung***. In dieser Phase behindern exekutive Dysfunktionen Menschen mit Autismus maßgeblich daran, eine Handlung selbstständig auszuführen. So können sie nur schwer Handlungsimpulse unterdrücken und einzelne Handlungsschritte einem Gesamtziel unterordnen. Die mangelnde Planung der Handlung führt dann z. B. dazu, dass sie sich immer wieder in der falschen Reihenfolge anziehen (Unterhemd über die Jacke), obwohl sie das Handlungsziel (Anziehen, um ins Freie zu gehen) kennen.
Zu diesem Zeitpunkt wirkt möglicherweise auch eine detailorientierte Informationsverarbeitung negativ auf den Planungsprozess. Menschen mit Autismus schätzen häufig Details einer Handlung (einzelne Handlungsschritte) wichtiger ein als deren Gesamtbedeutung in Bezug auf das Handlungsziel. Dies kann bereits während der Planungsphase dazu führen, dass Menschen mit Autismus das eigentliche Handlungsziel aus den Augen verlieren (z. B. Müll rausbringen) und Teilschritte in den Vordergrund rücken (z. B. Deckel des Mülleimers auf- und zumachen).

Im nachfolgenden eigentlichen ***Verlauf der Handlung*** erschwert der detailorientierte Verarbeitungsstil autistischen Menschen das selbstständige Handeln. Lenkt sie beispielsweise ein (interessenbezogenes) Detail, wie z. B. eine Neonröhre an der Decke, ab, brechen sie die Handlung ab und wenden sich diesem Detail zu.
Neben der Detailorientierung sind während der aktionalen Handlungsphase auch die Abhängigkeit von Schlüsselreizen und Probleme in der Aufmerksamkeit ursächlich dafür verantwortlich, dass autistische Menschen eine Aufgabe nicht beginnen und nicht eigenständig zu Ende führen.

Zum abschließenden Prozess der ***Bewertung der Handlung*** lassen sich aus Sicht des Autors dieser Arbeit bisher keine speziellen Forschungsergebnisse zu Autismus auffinden. Möglicherweise ist der in der ICD-10 als Symptom des Autismus beschriebene *„Mangel, spontan Freude, Interessen oder Tätigkeiten mit anderen zu teilen…"* (Dilling et al. 2008, 179) ein Hinderungsgrund, um Lob anderer Menschen einzufordern und einen Stolz auf die eigene Leistung zu entwickeln. Eltern beschreiben beispielsweise, dass ihr autistisches Kind ihnen nie von erfolgreichen „Handlungen" berichtet, wie z. B. einer guten Zensur und solch ein Erfolg bei Nachfrage als Selbstverständlichkeit empfunden wird, ohne Anzeichen von Stolz zu zeigen.
Nach dem Rubikon-Modell wäre dies eine motivationshemmende Bewertung, die das Erleben der Selbstwirksamkeit einschränkt und die zukünftige Wiederholung der Handlung unwahrscheinlicher macht (Achtziger & Gollwitzer 2006).
Dieser Schluss kann sicher nicht direkt auf Autismus übertragen werden, weil die betroffenen Personen behinderungsspezifisch weniger Kontakt zu anderen Menschen suchen und deren Rückmeldung sie weniger oder in anderer Weise berührt. Dennoch scheint bedenkenswert, dass viele Eltern autistischer Erwachsener von einer Regression von Fähigkeiten berichten (Shea & Mesibov 2005). Dies könnte auch an der im Rubikon-Modell dargestellten Bedeutung des Erlebens von Selbstwirksamkeit liegen, die bei Autismus vermindert ist und damit die Ausbildung von Handlungsmotivation hemmt.

2.3. Resümee

Abbildung 6 wiederholt die für diese Forschungsarbeit wesentlichen Erkenntnisse des Kapitels I.1 (s. auch Abb. 3) und integriert die in diesem Kapitel erarbeiteten Befunde.

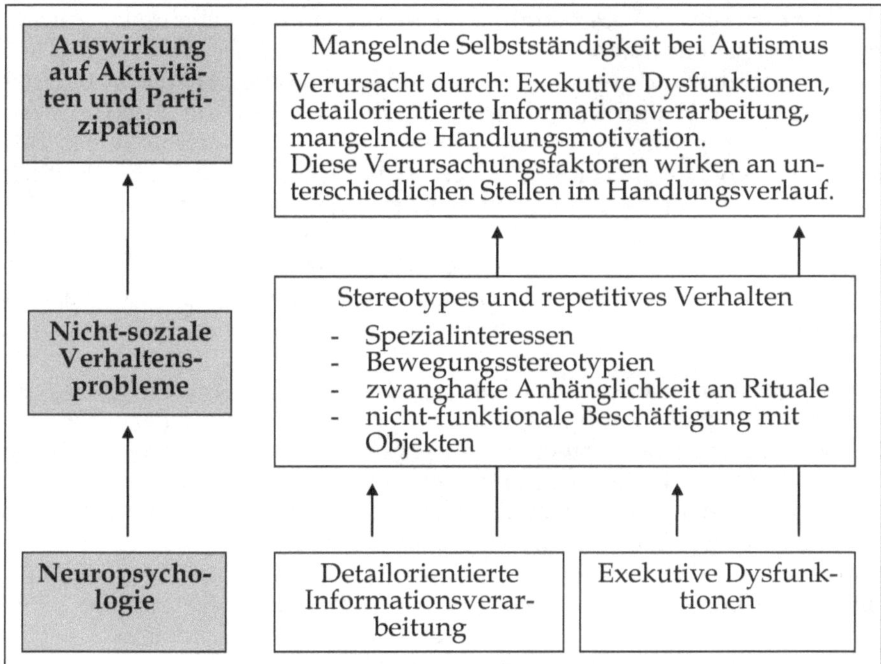

Abbildung 6: Zusammenfassung des ersten und zweiten Kapitels – Autismus, nicht-soziale Verhaltensprobleme und Auswirkungen auf nicht-soziale Aktivitäten und Partizipation

Die im Kapitel zu den ***nicht-sozialen Verhaltensproblemen*** bei Autismus vorgestellten Erkenntnisse stellen eine Vertiefung des Wissens über die Symptome des Autismus dar.
Es wurde deutlich, dass Menschen mit Autismus sich bevorzugt mit ihren Spezialinteressen und Stereotypien beschäftigen. Dabei ist ein hoher Grad an Wiederholung erkennbar, sodass eine Weiterentwicklung der Aktivitäten verhindert wird. Weiterhin bestehen autistische Menschen auf die Ausführung von nicht-funktionalen Routinen und zeigen eine Abneigung gegenüber Veränderungen. Viele Tätigkeiten führen sie in einer Art und Weise aus, die dem intendierten Zweck widerspricht, beispielsweise indem sie aus Farbblättchen Muster legen, anstatt diese instruktionsgemäß nach der Farbe zu ordnen. Die aufwärtsgerichteten Pfeile in Abbildung 6 verdeutlichen, dass vor allem exekutive Dysfunktionen und der detailorientierte Informationsverarbeitungsstil wichtige

Zugänge zu einem Verständnis des stereotypen und repetitiven Verhaltens bei Autismus darstellen.
Eine wesentliche nicht-soziale Auswirkung dieses begrenzten Aktivitätsspektrums stellt die ***mangelhafte Selbstständigkeit*** autistischer Menschen dar. Von dieser Behinderung betroffene Erwachsene zeigen oftmals ein Niveau an selbstständiger Lebensbewältigung, das deutlich unter ihren kognitiven Fähigkeiten liegt. Dies beeinträchtigt ihre Möglichkeiten, Aktivitäten auszuführen, die von der ICF als lebensnotwendig zur Partizipation an der Gesellschaft angesehen werden. Demzufolge wird von Fachleuten der Entwicklung von Selbstständigkeit als Förderziel eine hohe Bedeutung beigemessen.

Für diese Arbeit wurde das Förderziel Selbstständigkeit anhand von alltagsnahen Beobachtungen definiert. Das Handeln einer Person wurde als selbstständig bezeichnet, wenn diese eine umschriebene Aufgabe zweckgemäß und ohne die Hilfe einer anderen Person ausführt. Die Definition benennt damit zwei Teilaspekte von Selbstständigkeit. Die ***Aufgabenbezogenheit*** beinhaltet die Orientierung der Person auf die Aufgabe und das richtige Ausführen der Tätigkeit, die ***Personenunabhängigkeit*** bezeichnet das nicht (mehr) Angewiesen-Sein auf personelle Hilfe. Mit diesen beiden Fähigkeitsanteilen kann der Grad an Selbstständigkeit direkt beobachtet werden.

Im Anschluss an diese Definition wurden die ***nicht direkt beobachtbaren Komponenten*** von Selbstständigkeit bei Autismus betrachtet. Die mangelnde Selbstständigkeit autistischer Menschen kann vor allem mit dem Wirken exekutiver Dysfunktionen, einer detailorientierten Informationsverarbeitung und motivationaler Probleme erklärt werden.
Diese Hintergründe der mangelnden Selbstständigkeit bei Autismus wurden anhand des Rubikon-Modells den einzelnen Phasen des Handlungsverlaufs zugeordnet. Hieraus ist zu ersehen, dass in der Abfolge von Handlungsplanung, -ausführung und -bewertung spezifische Defizite bei Autismus für die mangelnde Selbstständigkeit verantwortlich sind. Insgesamt besteht aber noch erheblicher Forschungsbedarf, um die Beziehung von Modellen zur Motivation/Volition im Handlungsverlauf und Problemen im selbstständigen Handeln autistischer Menschen zu ergründen.

Nachdem nun allgemeine Grundlagen zu den Symptomen, Ursachen und neuropsychologischen Symptomen des Autismus dargelegt und einzelne untersuchungsrelevante Aspekte vertieft betrachtet wurden, widmen sich die folgenden Kapitel den Interventionen bei Autismus.

Dabei ist es wie in den vorangegangenen Kapiteln zur Vorbereitung des empirischen Teils dieser Arbeit günstig, zuerst Interventionen bei Autismus allgemein zu betrachten (Kap. 3) und dann einzelne untersuchungsrelevante Fragestellungen zu vertiefen (Kap. 4).

3. Interventionsforschung bei Autismus – Allgemeiner Überblick

Bereits in der Erstbeschreibung des Autismus äußerte Kanner (1943) Überlegungen zu den Ursachen des Autismus und vermutete ein biologisch begründbares Geschehen. Indem er aber dezidiert den familiären Status der Eltern beschrieb (*„They all come of higly intelligent families.“* Kanner 1943, 248) und speziell die Mütter als „unterkühlt“ bezeichnete, ebnete er den Boden für die Theorie der „psychogenen Verursachung des Autismus“. Diese sollte theoretische Grundlage für eine der ersten, umfassenden Interventionen bei Autismus werden.

Bettelheim (1967) gilt als der maßgebliche Vertreter dieser ***„psychogenen Ursachentheorie des Autismus“***. Er nahm an, dass der Autismus infolge einer (unbewussten) Ablehnung des Kindes vor der Geburt sowie einer lieblosen Erziehung mit übertriebenen Ansprüchen der Eltern entsteht.
Ausgehend davon entwickelte Bettelheim eine Intervention, die im Kern aus der psychoanalytischen Behandlung der Mütter und einer Aufbewahrung der Kinder in Heimen bestand. Dies sollte zu einer „Wiedergeburt“ der Kinder führen und eine Überwindung der autistischen Symptomatik bewirken (Pollack 1997).
Die Eltern wurden somit für den Autismus ihrer Kinder verantwortlich gemacht. Sie mussten aufreibende Psychoanalysen über sich ergehen lassen und die Trennung von ihren Kindern verkraften. Der Erfolg dieser Behandlung wurde anhand anekdotischer Beschreibungen und den in der Psychoanalyse üblichen Falldarstellungen belegt.

Erst die erdrückende Beweislast empirischer Befunde führte weltweit zu einer ***Abkehr von der psychogenen Ursachentheorie des Autismus***.
So widerlegten Schopler, Andrews und Strupp (1979) die Theorie, dass Autismus gehäuft bei Akademikern vorkommt. Inzwischen gibt es zwar Belege, dass Autismus mehr als zufällig in Familien auftritt, in denen die Väter Ingenieure sind (Baron-Cohen, Bolton, Wheelwright et al. 1998; Baron-Cohen & Wheelwright 2001). Diese Beobachtung steht jedoch im Zusammenhang mit der vermuteten Vererbung des Autismus von väterlicher Seite („Male-brain-theory“, Baron-Cohen 2002) und nicht in Verbindung mit psychischen Störungen der Eltern, so wie sie Bettelheim postulierte.
Weiterhin belegten Studien eine ungleiche Geschlechterverteilung bei Autismus (Rutter & Bartak 1971), eine höhere Epilepsiewahrscheinlichkeit (Deykin & McMahon 1979) und größere Konkordanzraten für Autismus bei eineiigen Zwillingen gegenüber zweieiigen Zwillingen (Fol-

stein & Rutter 1977). Dies alles deutete auf einen hohen genetischen Verursachungsanteil hin.

Aus diesen empirischen Befunden folgte, dass psychogene Ursachentheorien und daraus abgeleitete Behandlungsformen, zu der auch die Bettelheim-Therapie gehörte, als widerlegt galten. Daraufhin gewannen zunehmend andere Therapieformen an Bedeutung. So konnten Schopler und Mitarbeiter in der von ihnen 1972 gegründeten „Division-TEACCH" empirisch nachweisen, dass ein „Strukturiertes Unterrichten" Verhaltensprobleme bei Autismus reduziert (Schopler, Brehm, Kinsbourne et al. 1971; s. Kap. I.3.3.2). Weiterhin wurde der Erfolg verhaltenstherapeutischer Interventionen bei Autismus empirisch nachgewiesen, was die Anwendung solcher Förderprogramme anregte (z. B. Lovaas, Berberich, Perloff et al. 1966; Lovaas, Koegel, Simmons et al. 1973).

Insgesamt verdeutlicht das Beispiel der Bettelheim-Therapie und deren Überwindung, dass es bei Autismusintervention nicht ausreichend ist, sich auf Intuition und Erfahrung zu verlassen. Stattdessen müssen in die Entscheidung für oder gegen eine Intervention die Ergebnisse empirischer Forschung einbezogen werden, um nutzlose oder gefährliche Interventionen von solchen zu unterscheiden, die nachweislich einen Behandlungserfolg erbringen.

Diese Erkenntnis hat in der heutigen Zeit noch an Bedeutung gewonnen. Es werden einerseits sehr viele Autismusinterventionen angeboten, die jedoch selten einer empirischen Überprüfung unterzogen wurden oder dieser nicht standhalten konnten (Weiß 2002). Die Wirksamkeit einer Intervention wird stattdessen oft aus Erfahrungsberichten abgeleitet, die, wie das Beispiel der Bettelheim-Therapie zeigte, ungeeignet sind, um übertragbare und zuverlässige Erfolge zu beweisen.
Andererseits suchen Eltern autistischer Menschen dringend nach Hilfen. Sie sind mit einer schwerwiegenden und lebenslang andauernden Verhaltensproblematik ihrer Kinder konfrontiert, die das gesamte Familienleben beeinträchtigt (Marcus, Kunce & Schopler 2005). Der damit verbundene hohe Leidensdruck leistet einer mitunter unkritischen Anwendung neuer Therapien Vorschub. Es ist deshalb eine beständige Suche von Eltern und involvierten Fachleuten nach Interventionen zu verzeichnen, die mit einfachen Mitteln eine möglichst große und umfassende Veränderung der Verhaltensproblematik in Aussicht stellen.

Herbert et al. (2002) setzen sich mit dieser Affinität von Eltern und Fachleuten zu Autismusinterventionen, die einen möglichst großen Erfolg versprechen, auseinander und beschreiben folgende Hintergründe:

> „*The diagnosis of autism is typically made during the preschool years and, quite understandably, is often devastating news for parents and families. Unlike most other physical or mental disabilities that affect a limited sphere of functioning while leaving other areas intact, the effects of autism are pervasive, generally affecting most domains of functioning. Parents are typically highly motivated to attempt any promising treatment, rendering them vulnerable to promising 'cures.' The unremarkable physical appearance of autistic children may contribute to the proliferation of pseudoscientific treatments and theories of etiology. Autistic children typically appear entirely normal (...). The normal appearance of autistic children may lead parents, caretakers, and teachers to become convinced that there must be a completely 'normal' or 'intact' child lurking inside the normal exterior.*" (Herbert et al. 2002, 25)

Die umfassenden und häufig tiefgreifenden Beeinträchtigungen, die mit dem Autismus des Kindes verbunden sind, stehen nach Herbert et al. (2002) somit im Gegensatz zu dem optisch unauffälligen Erscheinungsbild autistischer Kinder. Diesen Gegensatz anzuerkennen, stellt für Eltern und Fachleute immer wieder eine Herausforderung dar und macht beide Personengruppen empfänglich für Therapien, die eine Überwindung des Autismus versprechen.

In einer Übersichtsarbeit setzt sich Nußbeck (2009) mit „umstrittenen" und „alternativen" Autismustherapien auseinander. In Übereinstimmung mit Herbert et al. (2002) identifiziert sie als verbindendes Merkmal solcher fragwürdigen Therapien deren Hang zur ***„Pseudowissenschaftlichkeit"*** (s. auch Herbert 2003).

Folgende Merkmale sprechen nach Nußbeck (2009) für das Vorliegen einer pseudowissenschaftlichen Autismusintervention:

- Die Therapien basieren auf einfachen Erklärungsmustern, die für unterschiedliche Störungen universell angewendet werden.
- Das therapeutische Vorgehen wird nur ungenau beschrieben, die Ziele der Intervention werden sehr weit gefasst und es wird sich dem Prozess der empirischen Überprüfung und eventuellen Veränderung des Konzeptes entzogen.
- Die Titel der Veröffentlichungen im Internet oder in Buchform legen nahe, dass von der Intervention ein „Wunder" zu erwarten ist, das heißt, dass sich das autistische Verhalten schnell und umfassend verändert.

- Der theoretische Hintergrund der Intervention ist oftmals spekulativ und wurde aus wissenschaftlichen und alltagspsychologischen Erkenntnissen zusammengetragen.

Die beschriebenen Merkmale pseudowissenschaftlicher Autismusinterventionen können, vor allem wenn bei einer Intervention mehr als ein Merkmal zutrifft, als Alarmsignal fungieren und sollten bereits vor einer ausführlichen Begutachtung zur kritischen Betrachtung anregen.

Aktuell prominentestes Beispiel einer pseudowissenschaftlichen Autismusintervention, auf die alle der genannten Merkmale zutreffen, ist die „gestützte Kommunikation" (Facilitated communication, FC). Bei dieser Methode hilft ein „Stützer" einer Person mit Autismus durch Berührungen beim Verfassen von schriftlichen Texten auf einer PC-Tastatur oder einem Buchstabenbrett. Die Evaluation dieser Methode zeigte eindeutig, dass sich mit ihr keine unabhängige Kommunikation erreichen ließ (Nußbeck 2000; Nußbeck 2009; Biermann 1999; Jacobson, Foxx & Mulick 2005) und die Anwendung sogar gefährlich sein kann (Müller 2007c). Dennoch wird FC in Deutschland ausgiebig angewendet und mit pseudowissenschaftlichen Theorien unterlegt (siehe z. B. den Herausgeberband von Wegenke & Castañeda 2005).
Aber auch bei einigen anderen Autismusinterventionen finden sich gehäuft pseudowissenschaftliche Merkmale, z. B. bei der Delfintherapie sowie bei diversen Horch- und Klangtherapien (Nußbeck 2009; Romanczyk, Arnstein, Soorya et al. 2004).

In der Praxis verläuft der Übergang von pseudowissenschaftlichen zu wissenschaftlichen Methoden jedoch oftmals fließend (*„Science probably differs from pseudosience in degree rather then in kind."* Lilienfeld, Lynn & Lohr 2003, 5). Die Entscheidung darüber, ob eine Autismusintervention wissenschaftlich oder pseudowissenschaftlich ist, benötigt deshalb mehr Anhaltspunkte als die genannten Kriterien von Pseudowissenschaftlichkeit. Nußbeck (2009) orientiert sich in diesem Zusammenhang am Konzept der ***„evidenzbasierten Praxis"*** einer Philosophie, die die Bedeutung von empirischer Forschung in den Vordergrund rückt.

Das Konzept der „evidenzbasierten Praxis" ist geeignet, Interventionen für Menschen mit Autismus nicht nur erfahrungsbasiert, sondern auch vor dem Hintergrund der dazu erfolgten empirischen Forschung zu beurteilen. Fehleinschätzungen mit gravierenden Folgen, so wie sie am Beginn dieses Kapitels anhand der Bettelheim-Therapie beschrieben

wurden, lassen sich bei einer Orientierung an diesem Konzept vermeiden.
In den folgenden Kapiteln wird deshalb das Konzept der „evidenzbasierten Praxis" beschrieben (Kap. 3.1), auf den Autismusbereich übertragen (Kap. 3.2) und dann auf die Interventionsforschung bei Autismus angewendet (Kap. 3.3).

3.1. Grundlagen evidenzbasierter Praxis bei Autismus

Die *„evidenzbasierte Praxis"* (Evidence-based practice, EBP) ist ein umfassendes Konzept, das den Einbezug zuverlässiger Forschungsergebnisse über die Evidenz von Interventionen und Behandlungen in den Entscheidungsfindungsprozess präferiert (Schlosser & Raghavendra 2004).

Wesentlich für die EBP ist somit, dass diese die Ergebnisse empirischer Wirksamkeitsforschung höher bewertet als die individuellen Erfahrungen von Fachleuten. Die EBP ist einerseits ein praxisorientiertes Konzept, das den Anwendern von Interventionen ermöglichen soll, die Ergebnisse wissenschaftlicher Wirksamkeitsforschung nachzuvollziehen und für einen speziellen Klienten eine empirisch fundierte und angemessene Behandlung bzw. Therapie auszuwählen. Andererseits hat die EBP auch in der Gestaltung von Interventionsforschung Bedeutung, z. B. durch die qualitätsbezogene Hierarchisierung von Untersuchungsdesigns.

EBP basiert auf der Entwicklung der *„Evidence-based medicine"* (EBM). Diese wurde in den 1980er-Jahren populär (Raspe 2007; Guyatt & Rennie 2002). Hintergrund waren die umfangreichen Forschungen zur Wirksamkeit pharmazeutischer Präparate und medizinischer Techniken sowie der damit verbundenen Schwierigkeit, das bestmöglichste Medikament bzw. die beste Behandlungsmaßnahme zur Heilung einer speziellen Krankheit auszuwählen (Nußbeck 2007).

Die bekannteste Definition der EBM stammt von Sackett und Mitarbeitern (1996):

> *„Evidence based medicine is the conscientious, explicit, and judicious use of current best evidence in making decisions about the care of individual patients. The practice of evidence based medicine means integrating individual clinical expertise with the best available external clinical evidence from systematic research."* (Sackett, Rosenberg, Gray et al. 1996, 71)

Das Hauptanliegen der EBM ist somit, dass Mediziner die Evidenz wissenschaftlicher Forschung gemeinsam mit ihren individuellen Erfahrungen in die Entscheidung über die Behandlung von Patienten einfließen lassen sollten.

Im ***deutschen Sprachraum*** wurde der Begriff der EBM seit etwa 1995 angewendet (Klemperer 1995; Raspe 2007). Seit dieser Zeit besteht ein Übersetzungsproblem des Begriffs „evidence" (eigentlich: Nachweis, Beweis), für den von Beginn an das deutsche Wort „Evidenz" verwendet wurde. Evidenz steht im Deutschen jedoch für die *„unmittelbare, nicht auf Beweise gegründete Einsichtigkeit von Beobachtungen und Erkenntnissen..."* und bedeutet damit *„ungefähr das Gegenteil des englischen 'evidence', nämlich Beweis(e)..."* (Bock 2001, 300).
Trotz dieses Widerspruchs wird Evidenz in der Bedeutung des englischen Begriffs „evidence" verwendet, wobei dies nicht impliziert, dass der endgültige Beweis vorliegt. Vielmehr stellt Evidenz *„die nach gegenwärtigen Möglichkeiten beste empirische Absicherung eines Behandlungskonzeptes oder eine Intervention..."* dar (Nußbeck 2007, 147) und weist somit auf das kontinuierliche Streben nach einer Verbesserung der Befundlage hin.

Nachdem das Konzept der EBM im medizinischen Bereich rasch an Bedeutung gewann, wurde es auch in andere Sektoren des Gesundheitswesens übertragen. So wurden z. B. für die Physiotherapie (Helewa & Walker 2000), die Arbeits- und Beschäftigungstherapie/Ergotherapie (Law & Baum 1998) und die klinische Psychologie (Hunsley, Dobson, Johnston et al. 1999) Anwendungsbeispiele der EBM beschrieben.

Die Ausweitung der EBM auf Arbeitsfelder außerhalb ärztlicher Tätigkeiten führte dazu, dass nun vermehrt der Begriff „Evidence-based practice" (EBP) verwendet wurde. Einige Autoren aus dem Bereich der Psychologie bevorzugen jedoch den Begriff „Empirically supportet treatments" (EST), weil dies weniger den Anschein erweckt, dass die Evaluation einer Intervention beendet und eine abschließende Beurteilung möglich ist (s. z. B. Ollendick & King 2004).

Im deutschen Sprachraum wurde das Konzept der EBP, vergleichbar zur Entwicklung in den englischsprachigen Ländern, aus der Medizin in alle anderen Bereiche des Gesundheitswesens und der sozialwissenschaftlichen Bereiche übertragen (s. z. B. Hüttemann 2006; Wendt 2005; Nußbeck 2007; Schlosser & Wendt 2008).

Im ***Bereich der Sonderpädagogik*** engagierten sich vor allem Schlosser und Mitarbeiter, die, für den angloamerikanischen Raum verfassten

Leitlinien zur Umsetzung der EBP in der unterstützen Kommunikation (Schlosser 1999, 2003; Schlosser & Raghavendra 2004), nach Deutschland zu übertragen, z. B. durch die Veröffentlichung von Schlosser und Wendt (2008). Etwa zeitgleich setzten sich Jennessen (2006) mit der Bedeutung der EBP für die Körperbehindertenpädagogik sowie Nußbeck (2007) mit dem Stellenwert der EBP für die allgemeine Sonderpädagogik auseinander.

Insgesamt kommt Nußbeck (2007) nach einer Diskussion, ob die EBP eine empfehlenswerte Vorgehensweise für sonderpädagogische Arbeitsfelder darstellt, zu folgendem Fazit:

> *„In der Sonderpädagogik gibt es kein einheitliches Wissenschaftsverständnis, keine Orientierung an 'golden Standards' und eine Flut von mehr oder weniger gut begründeten Konzepten, wie mit den vielfältigen Problemen der Schüler, Klienten oder Betroffenen umzugehen sei. EBP kann eine größere Transparenz und eine Systematik der empirischen Forschungsergebnisse für den Praktiker bedeuten. (...)*
> *EBP bietet (...) eine Struktur systematischen und überprüfbaren Vorgehens für den Praktiker. Richtig verstanden und flexibel angewendet ist sie eine gute Möglichkeit, heilpädagogisches Handeln transparent und kontrollierbar zu machen."* (Nußbeck 2007, 153)

In späteren Veröffentlichungen wandte Nußbeck das Konzept der EBP an, um Methoden der unterstützen Kommunikation (Nußbeck 2008a) und umstrittene Autismustherapien (Nußbeck 2009) zu bewerten. Beide Übersichtsarbeiten bestätigen die generelle Anwendbarkeit der EBP in der Sonderpädagogik und belegen die Bedeutung der Evidenzorientierung bei der Auswahl von Fördermethoden.

Ausgehend von den Arbeiten von Nußbeck (2007, 2008a, 2009), die auf die Bedeutung der EBP für die Sonderpädagogik hinweisen, soll in den folgenden Kapiteln die Anwendung der EBP für den Bereich der Autismusinterventionen schrittweise erarbeitet werden.
Dazu wird zuerst eine auf die Belange von Autismusinterventionen zugeschnittene Definition der EBP erarbeitet (Kap. 3.1.1), die praktische Vorgehensweise dargestellt (Kap. 3.1.2) und dann die Kritik an der EBM/EBP erörtert (Kap. 3.1.3).

3.1.1. Definition der evidenzbasierten Praxis für Autismusinterventionen

Als ***Ausgangspunkt einer Definition der EBP*** für die Arbeit mit autistischen Menschen kann die Erweiterung gängiger EBM-Definitionen (z. B. der von Sackett et al. 1996) sowie den darauf aufbauenden EBP- Definitionen aus den sozialwissenschaftlichen Bereichen (z. B. Law & Baum 1998) dienen.

Schlosser und Wendt (2008) verfolgten diesen Weg bereits im Bereich der unterstützten Kommunikation (UK). Unter UK verstehen sie:

> *„ein breites Spektrum an klinischen und pädagogischen Techniken, deren Ziel es ist, die Beeinträchtigungen und Behinderungen von Menschen mit schweren expressiven Kommunikationsstörungen entweder vorübergehend oder fortdauernd zu kompensieren."* (Schlosser & Wendt 2008, 666)

Die evidenzbasierte Praxis in der UK wird von Schlosser und Wendt folgendermaßen definiert:

> *„Evidence-based Practice ist die Integration der gegenwärtig besten Forschungsergebnisse mit den Vorstellungen und Perspektiven aller Betroffenen sowie klinisch-pädagogischer Erfahrung und Expertise, um Entscheidungen herbeizuführen, die als effektiv und effizient für einen direkt Betroffenen gelten."* (Schlosser & Wendt 2008, 669)

Diese Definition der EBP bezieht ausdrücklich die ***Vorstellung aller von der Intervention betroffenen Personen*** (Klienten, Eltern, Fachleute etc.) in den Prozess der Entscheidungsfindung ein, während in der oben für die EBM genannten Definition von Sackett et al. (1996) die Entscheidung allein den Fachleuten überlassen wird (*„The practice of evidence based medicine means integrating individual clinical expertise with the best available external clinical evidence from systematic research."* Sackett et al. 1996, 71).

Weiterhin hebt die Definition von Schlosser und Wendt hervor, dass EBP die aktuellen Forschungsergebnisse integrieren sollte, um eine Intervention auswählen zu können, die sowohl ***effektiv als auch effizient*** ist. Der Begriff „effektiv" bedeutet hier, dass die Intervention auch in einem natürlichen Umfeld wirken sollte und nicht nur unter Laborbedingungen „Evidenz" erreicht. Dies lässt die Formulierung *„effektiv (...) für einen direkt Betroffenen..."* (s. o.) vermuten. (Zur Diskussion der Unterschiede von Evidenz, Effektivität im Alltag und Effizienz s. weiter unten).

Andere Definitionen aus der Sozialwissenschaft beziehen zwar den Effektivitätsaspekt einer Intervention ein, lassen aber den dritten bei

Schlosser und Wendt (2008) genannten Bestandteil, die Effizienz, außer Acht. So definieren z. B. Law und Baum (1998) EBP für die Arbeits- und Beschäftigungstherapie folgendermaßen:

> *„An evidence-based occupational therapy practice uses research evidence together with clinical knowledge and reasoning to make decisions about interventions that are effective for a specific client(s)."* (Law & Baum 1998, 131)

Schlosser und Wendt erweitern somit den Evidenzbegriff durch die Effektivität der Intervention im Alltag und die Effizienz.

Insgesamt sind für die Anwendung der EBP im Bereich der Interventionen bei Autismus folgende Elemente aus der zitierten Definition von Schlosser und Wendt wesentlich:

1. der empirische Wirksamkeitsnachweis einer Intervention in Kombination mit den Erfahrungen der Fachleute,
2. der erweiterte Evidenzbegriff sowie
3. der Einbezug aller von der Intervention betroffenen Personen in den Prozess der Entscheidungsfindung.

Die aufgezählten Bestandteile der Definition von EBP für die UK sind, nach Auffassung des Autors der hier vorliegenden Arbeit, auch im Bereich der Autismusinterventionen von Bedeutung. Diese Hypothese soll im Folgenden, parallel zu einer ausführlicheren Beschreibung der drei aufgezählten Bestandteile, begründet werden.

zu 1.) Empirischer Wirksamkeitsnachweis und Erfahrungen der Fachleute
Der erste, in der Definition der EBP für die unterstützte Kommunikation angesprochene Aspekt betrifft die Beurteilung der Intervention vor dem Hintergrund der aktuell besten Forschungsergebnisse. Dies legt den Schwerpunkt auf die Evidenz einer Intervention, *„also die empirisch nachgewiesene Wirksamkeit von Behandlungsmethoden."* (Nußbeck 2007, 148). Die Orientierung an der Evidenz einer Intervention stellt den Kern der EBP dar.

Gleichwohl sollen auch die Erfahrungen und Einschätzungen der Fachleute Einfluss auf die Entscheidung für oder gegen eine Intervention haben. Diese ordnen sich jedoch den Ergebnissen der empirischen Forschung zur Evidenz unter, da die Definition von Schlosser und Wendt (s. o.) durch die Abfolge der Kriterien auch eine Hierarchie vorgibt:
Ganz oben stehen die Befunde der empirischen Forschung (*„EBP ist die Integration der gegenwärtig besten Forschungsergebnisse…"*), dem folgt der Einbezug der Meinung aller von der Intervention betroffenen Personen

(*„mit den Vorstellungen und Perspektiven aller Betroffenen…"*) und am rangniedrigsten steht die persönliche Meinung der Fachleute (*„sowie klinisch-pädagogischer Erfahrung und Expertise…"*).

In der UK im deutschsprachigen Raum hat diese Hierarchie und die damit verbundene Hervorhebung von empirischer Forschung große Bedeutung. Viele Methoden aus dem Spektrum der UK werden zwar häufig eingesetzt und für wirksam gehalten, ihre Wirkung und Überlegenheit gegenüber anderen Methoden ist jedoch fraglich, abgesehen davon, dass Verfahren Klienten auch schädigen können.
Nußbeck (2008a) kam in einer Metaanalyse von häufig verwendeten Methoden der UK zu dem Schluss, dass keines der bisher verwendeten Verfahren in seiner Wirksamkeit empirisch nachgewiesen werden konnte. Eine Ausnahme stellt das Übergeben von Bildkarten nach dem „Picture-exchange-communication-system" (PECS) dar, welches Nußbeck als „potenziell wirksames" Verfahren bewertete. Hauptgrund der mangelnden Evidenz der UK-Methoden war zumeist die geringe Zahl an qualitativ guten empirischen Untersuchungen.
Es ist im Bereich der unterstützten Kommunikation somit fraglich, ob sich die persönlichen Überzeugungen der Fachleute zur Wirksamkeit von Interventionen mit den Ergebnissen der empirischen Wirksamkeitsforschung decken (würden) - soweit ausreichend Wirksamkeitsforschung durchgeführt wurde.

Dieses Dilemma, bestehend im Widerspruch zwischen den subjektiven Überzeugungen der Fachleute und den Ergebnissen empirischer Forschung, lässt sich in vergleichbarer Weise im Autismusbereich finden. Prominentes Beispiel ist die oben bereits genannte Methode der FC als Methode der Kommunikationsförderung für überwiegend autistische Personen, die keinem Wirksamkeitsnachweis standhielt. Ebenso basierte die Bettelheim-Therapie auf der Überzeugung von Therapeuten über eine Verursachungstheorie des Autismus und dementsprechenden Behandlungsmöglichkeiten. Dass weder die vermuteten Ursachen zutrafen, noch die Behandlung erfolgreich war, konnte erst mithilfe empirischer Forschung nachgewiesen werden (s. o.).

Auch bei anderen Autismustherapien lässt sich die Überzeugung der Fachleute über die Wirksamkeit der Methode nicht mit empirisch gewonnenen Daten belegen, bzw. widersprechen diese den subjektiven Urteilen. Dies trifft, neben FC, auch auf Horch- und Klangtherapien, die Irlen-Brillen, die Delfintherapie, die viel verwendte sensorische Integration und die Festhaltetherapie zu (Nußbeck 2009).

Insgesamt wäre es somit sowohl in der UK als auch im Autismusbereich angebracht, bei der Anwendung einer Methode zuerst nach deren Evidenz zu fragen und eigene subjektive Überzeugungen der „Datenlage" unterzuordnen.

Die Definition von Schlosser und Wendt für die EBP in der unterstützten Kommunikation hat also in diesem Aspekt Relevanz für die praktische Arbeit mit autistischen Menschen.

zu 2.) Erweiterter Evidenzbegriff

Der zweite Aspekt der Definition von Schlosser und Wendt (2008; s. o.) betrifft die Erweiterung des Evidenzbegriffs. Schlosser und Wendt verbinden in ihrer Definition die Evidenz mit dem Nachweis der Effektivität und der Effizienz (*„die als effektiv und effizient für einen direkt Betroffenen gelten."*).

Die Erweiterung der Nachweisführung um die Effizienz begründen sie damit, dass für die unterstützte Kommunikation oftmals mehrere Methoden als gleichrangig beurteilt werden. Aus diesem Grund kann bei der Entscheidung für oder gegen eine Intervention auch die Frage nach den Kosten, dem Aufwand etc. (also der Effizienz) eine Rolle spielen (Schlosser & Wendt 2008; Schlosser & Raghavendra 2004).

Nußbeck (2007) verwendet für die Frage nach der Evidenz einer Intervention, drei Begriffe: „Efficacy" (interne Validität), „Efficiency" (Effizienz) und „Effectiveness" (Effektivität, Gesamtwirksamkeit).
Bei Schlosser und Wendt (2008) tauchen diese Begriffe ebenfalls auf, jedoch werden sie weniger deutlich abgegrenzt. So impliziert die Formulierung *„der Integration der gegenwärtig besten Forschungsergebnisse..."*, dass die Untersuchungen eine hohe interne Validität haben sollten (Efficacy). Die Unterteilung von Nußbeck (2007) benennt dagegen sehr klar die verschiedenen Bereiche zur Beurteilung der Evidenz einer Intervention. Auch andere Autoren verwendeten diese Einteilung (z. B. Singh & Oswald 2004). Aus diesen Gründen folgt die weitere Erklärung der Begriffe der Einteilung von Nußbeck (2007).

Efficacy umfasst die Beurteilung der entscheidenden forschungsmethodischen Aspekte (Nußbeck 2007). Dies betrifft zuallererst die „interne Validität" als notwendige Voraussetzung einer überzeugenden Aussagekraft der Interventionsstudie. Chambless und Hollon (1998) definieren Efficacy folgendermaßen:

„Treatment efficacy must be demonstrated in controlled research in which it is reasonable to conclude that benefits observed are due to the effects of the treatment and not to chance or confounding factors such as passage of time, the effects of psychological assessment, or the presence of different types of clients in the various treatment conditions." (Cambless & Hollon 1998, 7)

Um die von Chambless und Hollen angesprochenen Voraussetzungen (Kontrollierte Forschung, Effekte müssen auf die Intervention und nicht auf konfundierende Faktoren zurückzuführen sein) nachvollziehen zu können, ist es notwendig, die Anforderungen an kontrollierte psychologische Forschung zur Messung der Wirksamkeit einer Intervention zu beachten. Diese werden im Folgenden beschrieben.

Üblicherweise benötigt eine Interventionsstudie eine ***Experimental- und eine Kontrollgruppe***. In der Experimentalgruppe werden bestimmte Personeneigenschaften (unabhängige Variable) durch genau definierte (manualisierte) Einflussgrößen (hier das Förder- oder Therapieprogramm) verändert. In der Kontrollgruppe erfolgt keine solche Therapie oder Förderung. Nach Beendigung des Experimentes werden die aufgetretenen Veränderungen (abhängige Variable) in beiden Gruppen gemessen. Die Differenz zwischen der Merkmalsausprägung in der Experimental- und der Kontrollgruppe stellt das Maß für die Effektstärke der Therapie oder Förderung dar. Ob diese Differenz einen echten Unterschied zwischen den Gruppen darstellt und nicht auf zufällige Merkmalsveränderungen zurückzuführen ist, muss mit statistischen Methoden (Signifikanzprüfung) nachgewiesen werden.
Ein wesentliches Gütekriterium einer Untersuchung mit Experimental- und Kontrollgruppe stellt nun die ***interne Validität*** (Efficacy) dar. Die interne Validität einer Untersuchung ist hoch, wenn Alternativerklärungen für das Vorliegen oder die Ausprägung der Effekte weitgehend ausgeschlossen werden können. Dementsprechend haben Experimente eine geringe interne Validität, bei denen nicht durch ein geeignetes Design oder Kontrolle der Störvariablen das Wirken anderer Variablen als die der eingesetzten Intervention ausgeschlossen wurde.

Ein „starkes" Untersuchungsdesign mit einer hohen internen Validität zeichnet sich auch durch eine ***hohe Parallelität zwischen der Experimental- und der Kontrollgruppe*** aus (Rost 2005). Dieses betrifft die Vergleichbarkeit der Gruppen hinsichtlich einflussreicher Merkmale wie Geschlecht, Alter, Intelligenz, Art und Ausprägung der Störung usw. Diese Vergleichbarkeit wird in der Regel dadurch erreicht, dass die teilnehmenden Probanden einer Untersuchung zufällig auf die Gruppen verteilt werden (Randomisierung). Solch ein Forschungsdesign wird als „Randomized controlled trial“ (RCT) bezeichnet.

Einen weiteren Einfluss auf die Qualität der Effektivitätsuntersuchung hat die ***Auswahl und Größe der Stichprobe***. Idealerweise sollten aus der Grundpopulation (das hieße hier z. B. aus der Gesamtheit der autistischen Personen einer Altersgruppe) zufällig so viele Probanden ausgewählt werden, dass die Stichprobe bezüglich Art und Verteilung der Merkmale die Grundpopulation repräsentiert. Bei sehr heterogener Merkmalsausprägung (hohe Varianz) muss die Stichprobe entsprechend größer sein. Außerdem steigt die Aussagekraft der statistischen Parameter mit der Größe der Stichprobe. Letztendlich hängt es von der Stärke des zu messenden Effektes ab, ob sich auch mit einer kleineren Stichprobe ein signifikanter Gruppenunterschied nachweisen lässt (Stelz 2005). Rost (2005) empfiehlt eine Stichprobengröße von N=70 bei zu erwartenden größeren Effekten. Bei schwächeren Effekten, die in der Interventionsforschung eher die Regel sind, muss die Stichprobe entsprechend größer sein, um noch signifikante Ergebnisse zu erreichen. Soll eine Varianzanalyse den statistischen Nachweis der Effektivität erbringen, muss die Größe der Gruppe mindestens N=20 sein.

Die Güte der Effektivitätsstudie wird weiterhin durch die erreichte ***Standardisierung der Untersuchungsbedingungen*** bestimmt. Dies betrifft z. B. den Untersuchungsort. So lassen sich in einem „Untersuchungslabor“ die Umfeldbedingungen meist leichter konstant halten als in einem Klassenraum. Der Untersuchungsleiter und die handelnden Therapeuten müssen einem Manual folgen und in der Auswertung der Ergebnisse gleiche Maßstäbe anlegen (Durchführungs- und Auswertungsobjektivität). Wenn Therapieeffekte über Beobachtung und Beurteilung gewonnen werden, ist es notwendig, externe Beurteiler einzusetzen, die keine Kenntnisse über das Untersuchungsdesign etc. haben („Einfach-Blindheit“). So könnten z. B. schon die unterschiedlichen Erwartungen des Versuchsleiters an den Ausgang des Experimentes das Ergebnis in die eine oder andere Richtung verfälschen (Seligman 1995).

Der zweite von Nußbeck (2007) aufgeführte Aspekt von Evidenz stellt die ***Effizienz*** dar. Diese bezeichnet das Verhältnis von Aufwand sowie Kosten und Erfolg der Intervention (Nußbeck 2007). Im Autismusbereich könnte man z. B. fragen, ob die gleiche Wirkung, die das Schwimmen mit einem Delfin hat, eventuell auch durch das Spazierengehen mit einem Hund zu erreichen wäre, was wesentlich weniger aufwendig und kostengünstiger wäre.

Interventionen sind deshalb umso effizienter, je geringer der Aufwand und die Kosten bei einem gesicherten Interventionseffekt (Efficacy, s. o.) sind. Die Effizienz ist jedoch der Efficacy immer nachgeordnet, das heißt, eine schwach wirksame oder methodisch schlechte Untersuchung wird nicht dadurch besser, weil sie besonders kostengünstig ist.

Ein Abwägen des Verhältnisses von Effizienz und Efficacy ist in der sonderpädagogischen Praxis immer geboten. Meist muss es darum gehen, für ein Problem die kostengünstigste und am wenigsten aufwendige Lösung zu finden, wobei mitunter aufwendigere und kostenintensivere Varianten bessere Erfolge erbringen. Die Beziehung zwischen Effizienz und Efficacy ist jedoch nicht linear, das heißt, effektive Methoden sind nicht zwangsläufig aufwendiger.

Natürlich sollte der Einsatz einer gut wirksamen Methode nicht an den Kosten scheitern. Bei nüchterner Betrachtungsweise ist jedoch festzustellen, dass die Mittel der Kostenträger von Autismusinterventionen (Sozial- und Jugendämter, Krankenkassen) begrenzt sind. Eine Autismusintervention, die viel kostet, reduziert deshalb immer auch die Mittel, die für andere Interventionen ausgegeben werden können.

Die Effizienz von Interventionen ist jedoch meist nicht ganz einfach zu beurteilen (Singh & Oswald 2004). So enthalten viele Interventionsstudien keine Angaben zu den mit der Intervention verbundenen Kosten, vermutlich, weil solche wirtschaftlichen Aspekte generell als unwesentlich angesehen werden (Drummond, Cooke & Walley 1997). Hierbei lässt sich in Zukunft hoffentlich eine Verbesserung erreichen, z. B. indem Interventionsstudien Angaben zu den Kosten enthalten, aber auch Berechnungen zu den Ersparnissen gegenüber anderen Vorgehensweisen aufgestellt werden (Singh & Oswald 2004).

Dritter Aspekt der Definition von Evidenz nach Nußbeck (2007) stellt die „Effectiveness" dar. Diese bezeichnet die ***„Gesamtwirksamkeit"*** eines Konzeptes. Während der Nachweis der internen Validität (Efficacy) also zeigt, ob eine Intervention prinzipiell wirksam ist (*„Can it work?"*) und die Effizienz hilft, das Kosten-Aufwand-Nutzen-Dreieck zu bewerten (*„It is worth it?"*), soll durch die Beurteilung der Gesamtwirksamkeit geklärt werden, ob die Intervention auch im Alltag die angezielte Wirkung zeigt (*„Does it work?"* Singh & Oswald 2004, 75).

Demzufolge haben Untersuchungen eine höhere Gesamtwirksamkeit, wenn diese auch unter Alltagsbedingungen bei dem vorhandenen, unausgelesenen Klientenstamm erfolgreich sind:

> *„Studies that evaluating the effectiveness of a treatment generally include a more heterogeneous population and seek to more closely replicate the conditions under that a treatment is likely to be routinely used."* (Singh & Oswald 2004, 75)

Oftmals verhält sich die Gesamtwirksamkeit gegenläufig zur internen Validität. Das heißt: Je mehr man die „Laborbedingungen" verlässt und die Untersuchung alltagsnah gestaltet, umso schwieriger wird es, eine hohe interne Validität aufrecht zu erhalten.
Ob ein, unter kontrollierten Bedingungen erzielter Interventionseffekt auch im Alltag wirksam ist, kann mit einer Prüfung der Generalisierung untersucht werden. Hierbei wird festgestellt, inwieweit die Probanden das unter „Laborbedingungen" erlernte Verhalten in den Alltag übertragen, also auch dort anwenden (Singh & Oswald 2004).
Weiterhin werden oft Follow-up-Messungen durchgeführt, mit denen die Nachhaltigkeit des Therapieerfolges beurteilt werden kann.

Die Gesamtwirksamkeit einer Intervention kann weiterhin durch die Erarbeitung und Veröffentlichung eines Therapiemanuals verbessert werden. Praktiker können mit diesem Manual die Intervention leichter aus der Untersuchungssituation in den Alltag übertragen und gegebenenfalls dort evaluieren. Außerdem verbessert ein Therapiemanual wesentlich die interne Validität, weil sich damit die Intervention als unabhängige Variable genauer definieren lässt (Carroll & Rounsaville 2007).

Nußbeck (2007) empfiehlt zusätzlich zu den genannten Maßnahmen auch den direkten Vergleich zweier Interventionen, um bessere Aussagen zur Gesamtwirksamkeit treffen zu können.

In der UK spielt die Frage nach der Gesamtwirksamkeit einer Intervention eine bedeutsame Rolle. Schlosser und Lee (2000) bemängeln, dass die meisten UK-Interventionsstudien nach dem „Train and hope"-Prinzip verfahren und die Autoren darauf vertrauen, dass sich die in der Therapie erlernten Fähigkeiten in den Alltag übertragen, ohne dies zu überprüfen. Schlosser und Lee (2000) fordern deshalb die aktive Anregung von Generalisierungsnachweisen, unter anderem durch eine Manualisierung der Intervention.

In Zusammenfassung der Ausführungen zur Efficacy, der Effizienz und der Gesamtwirksamkeit lässt sich der ***erweiterte Evidenzbegriff*** folgendermaßen definieren:

Eine gute interne Validität, ein angemessenes Verhältnis von Aufwand, Kosten und Nutzen und eine erfolgreiche Übertragung der Fördermethode in den Alltag der Betroffenen stellen die wesentlichen Bestandteile der Evidenz einer Intervention dar.

Der erweiterte Evidenzbegriff ist vermutlich nicht nur für den Bereich der UK von Bedeutung, für den Schlosser und Raghavendra (2004) ihre Definition der EBP formulierten. Auch im Bereich der Interventionen bei Autismus bestehen zur UK vergleichbare Herausforderungen, sodass die Definition auch für den Bereich der Autismusinterventionen gültig sein dürfte. Folgende Gründe sprechen für eine enge Verbindung von Interventionen in der UK und im Bereich des Autismus und damit auch für eine Übertragbarkeit der Definition der EBP.

Die erste Gemeinsamkeit besteht darin, dass es im Bereich des Autismus ebenso wie in der unterstützen Kommunikation sehr viele Interventionsansätze gibt. Praktisch alle Autismusinterventionen haben eine Verbesserung der Verhaltenssymptomatik zum Ziel, werden aber durch Studien mit ganz unterschiedlicher interner Validität belegt und unterscheiden sich im Aufwand und in den Kosten sehr voneinander (z. B. das genannte Schwimmen mit einem Delfin vs. Spazierengehen mit einem Hund). Es ist deshalb sowohl in der UK als auch im Bereich der Autismusinterventionen, neben der grundlegenden Voraussetzung einer guten internen Validität der vorliegenden Studien, auch von Bedeutung, den Aspekt der Effizienz des Förderansatzes einzubeziehen.

Zweitens ist es sowohl im Bereich der UK als auch bei Autismusinterventionen sinnvoll, nach den Erfolgen der Intervention unter alltäglichen Bedingungen zu fragen. Die in Kapitel I.2.2.2 beschriebenen Schwierigkeiten autistischer Menschen, erworbenes Verhalten in ein neues Umfeld zu übertragen, unterstreichen z. B. die Bedeutung, die die Generalisierung von Fähigkeiten bei Autismusinterventionen hat.
Ebenso ist die langfristige Wirksamkeit von Fördermethoden (Nachhaltigkeit) sowohl bei unterstützt kommunizierenden Menschen als auch bei autistischen Klienten wichtig. Personen beider Zielgruppen sind durch eine lebenslange Behinderung beeinträchtigt und benötigen deshalb langandauernde Hilfe. Aus diesem Grund sollten auch Interventionen langfristig wirken.

Somit kann davon ausgegangen werden, dass der erweiterte Evidenzbegriff, so wie er von Schlosser und Wendt (2008) für die UK vorgelegt wurde, auch für den Autismusbereich Gültigkeit hat.

zu 3.) Einbeziehung aller von der Intervention betroffenen Personen

Der dritte Aspekt in der von Schlosser und Wendt vorgenommen Definition der EBP für die UK betrifft den ausdrücklichen Einbezug der Meinung aller von der Intervention betroffenen Personen. Dies ist in der unterstützen Kommunikation wie auch in vielen anderen pädagogisch-psychologischen Therapien deshalb von Bedeutung, weil, neben der Mitarbeit des Betroffenen, auch die Mitarbeit anderer Bezugspersonen (Familie, Betreuer etc.) einen entscheidenden Einfluss auf die Effekte der Intervention haben. Diese Mitarbeit der Bezugspersonen ist nur dann gegeben, wenn diese von der Richtigkeit und der Angemessenheit der Fördermethode überzeugt sind und damit eine ausreichende Therapiemotivation vorliegt. Ohne diese Motivation der Beteiligten wird auch eine positiv evaluierte Fördermaßnahme nur wenig wirksam sein.
Weiterhin ist in einer Intervention aus dem Bereich der unterstützten Kommunikation zumeist nicht nur der Betroffene einbezogen, wie das bei einem Medikament oder einer Operation der Fall ist. So verändert der Einsatz einer elektronischen Kommunikationshilfe den gesamten Familienalltag, während eine medizinische Maßnahme vor allem den einzelnen Patienten betrifft.

Die Meinungsbildung der Bezugspersonen hinsichtlich z. B. einer Methode der UK, wird von mehreren Faktoren beeinflusst. Neben sachlichen Erwägungen (z. B. den notwendigen Veränderungen im Familienalltag) bestimmen beispielsweise allgemeine Lebenshaltungen wie religiöse Werte, das Interesse an bestimmten Merkmalen einer Therapie (Musiktherapie in einer Familie mit musikalischem Interesse), die Überzeugungskraft des Anbieters einer Therapie, der „Auftritt“ einer Therapie in den Medien und anderes mehr die Haltung der Eltern zu einer Fördermethode.
Es ist deshalb auch nicht ungewöhnlich, dass Fachleute eine Intervention anders beurteilen, als dies Eltern tun. So gibt es beispielsweise im Bereich der UK bisher keine Hinweise darauf, dass das PECS die Entwicklung der Verbalsprache negativ beeinflusst (Millar, Light & Schlosser 2006). Trotzdem haben viele Eltern derartige Befürchtungen und stehen dieser Methode entsprechend skeptisch gegenüber (Schlosser & Raghavendra 2004).

Aus dem bisher Dargelegten wird deutlich, dass es in der UK nicht ausreicht, auf die empirisch gesicherte Evidenz einer Intervention hinzuweisen und die Umsetzung im Lebensumfeld des Betroffenen außer Acht zu lassen. Jede evidente Intervention muss individuell angepasst und so modifiziert werden, dass alle von der Intervention betroffenen Personen dieser positiv gegenüberstehen.

Weiterhin genügt es im Dialog mit den Bezugspersonen häufig nicht, eine Fördermethode lediglich mit Verweis auf den Forschungsstand als unwirksam zu bezeichnen. Stattdessen muss den Bezugspersonen am Einzelfall gezeigt werden, warum z. B. eine Methode wie FC keine unabhängige Kommunikation erbringen wird. Gleichzeitig dazu sollten alternative Fördermethoden vorgestellt werden (Schlosser & Raghavendra 2004).

Bei der Förderung autistischer Menschen sind die Bezugspersonen in einem ähnlichen Maße wie bei der UK in den Förderprozess involviert. Oft haben Autismusinterventionen Verhaltensänderungen im Familienalltag zum Ziel, was nur in enger Zusammenarbeit mit den Familien der Betroffenen gelingen kann (s. z. B. Schatz & Schellbach 2008a).

Weiterhin erfordert die Schwere der autistischen Behinderung zumeist eine hohe Therapiefrequenz. Dazu müssen häufig auch die Eltern als Co-Therapeuten gewonnen werden, was nur gelingt, wenn alle Beteiligten von der Fördermethode positiv überzeugt sind (Lovaas 1981).

Das Einbeziehen aller von der Intervention betroffenen Personen in den Förderprozess, so wie dies von Schlosser und Wendt (2008) für die EBP in der UK definiert wurde, ist somit gleichermaßen für Interventionskonzepte im Bereich des Autismus gültig.

Zusammenfassend ist zu diesem Kapitel festzuhalten, dass sich die eingangs geäußerte Hypothese bestätigt hat. Es bestehen im Bereich der UK wie auch beim Autismus gleiche spezifische Erfordernisse an die Gestaltung einer EBP.

Aus diesem Grund soll die Definition von Schlosser und Wendt (2008) mit den drei wesentlichen Aspekten der Kombination des empirischen Wirksamkeitsnachweises mit der Erfahrungen der Fachleute, dem erweiterten Evidenzbegriff und dem Einbezug aller betroffenen Personen in den Entscheidungsprozess, auch in der hier vorliegenden Forschungsarbeit aus dem Autismusbereich als Grundlage der EBP dienen.

3.1.2. Ablauf der evidenzbasierten Praxis

Der hier dargestellte Ablauf der EBP bezieht sich auf die konkrete Anwendung des Konzeptes in der Praxis. Dabei steht die Bewertung bereits vorhandener Interventionsstudien im Vordergrund. Die Bedeutung der EBP für die Gestaltung neuer Interventionsstudien, also die Anwendung des Konzeptes durch forschend tätige Wissenschaftler, wird am Ende dieses Kapitels dargestellt.

Der ***Ablauf der EBP*** wird durch verschiedene Autoren beschrieben (z. B. Sackett, Straus, Richardson et al. 2000; Gibbs & Gambrill 2002; Schlosser & Raghavendra 2004; Nußbeck 2007), wobei die Erläuterungen weitgehend übereinstimmen. Es finden sich vor allem fachspezifische Ergänzungen (z. B. der ausdrückliche Einbezug der Bezugspersonen durch Schlosser und Raghavendra [2004] im Gegensatz zur Darstellung von Sackett et al. [2000]) und unterschiedliche fachspezifische Formulierungen, z. B. solche mit medizinischem oder pädagogischem Vokabular.

Da die Anwendbarkeit der Definition von EBP durch Schlosser und Wendt (2008) für den Autismusbereich bereits belegt wurde (s. das vorangegangene Kap. 3.1.1), sind auch die folgenden Ausführungen zum Ablauf der EBP an die Veröffentlichungen von Schlosser und Mitarbeitern (Schlosser 2002; Schlosser & Raghavendra 2004; Schlosser, Koul & Costello 2005) angelehnt. Der von Schlosser und Raghavendra (2004) vorgegebene Ablauf wird durch Erklärungen und Beispiele mit Bezug zu der hier vorliegenden Forschungsarbeit ergänzt. Evidenzbasierte Praxis läuft folgendermaßen ab:

1. ***Ausarbeitung einer gut formulierten Fragestellung***
   Eine gut formulierte Forschungsfrage enthält mindestens folgende Bestandteile (Schlosser, Koul & Costello 2005):
   - Eine Beschreibung des Klienten und eventuell der relevanten Diagnostikergebnisse.
   - Die Darstellung der gegebenen und zukünftigen sächlichen sowie personellen Ressourcen.
   - Eine explizite Beschreibung des zu lösenden Problems.
   - Eine Spezifizierung des anzustrebenden Erfolgs.

   Ein Beispiel für eine solche Forschungsfrage könnte folgendermaßen lauten:

   „Christian ist ein 17-jähriger Jugendlicher mit Autismus und einer zusätzlichen geistigen Behinderung. Er kann sich verbalsprachlich bisher nicht verständigen. Um seine Bedürfnisse auszudrücken, zieht er seine

Bezugspersonen an der Hand zu dem gewünschten Objekt, z. B. der Schaukel im Garten. Gelingt es seinen Eltern nicht, seinen Wunsch zu erraten, wird Christian wütend und reagiert autoaggressiv. Seine Eltern wünschen sich, dass er zu Hause effektivere Möglichkeiten entwickelt, Bedürfnisse zu zeigen und sich dadurch mitzuteilen. Weiterhin haben sie die Hoffnung, dass auch andere Bereiche, vor allem die Schule, von der Erweiterung der Fähigkeiten sich mitzuteilen, profitieren können. Die Eltern interessieren sich deshalb für folgende Frage: Welche Methode der unterstützten Kommunikation ist geeignet, um Christian mehr Möglichkeiten zu geben, sich auszudrücken und gleichzeitig das herausfordernde Verhalten zu reduzieren? Wie aufwendig ist die Methode und kann diese in die Schule übertragen werden?"

2. ***Erstellen von Kriterien zur Auswahl der adäquaten Forschungsliteratur***
   Bevor nun in Datenbanken nach Interventionsstudien gesucht wird, die relevant für die Fragestellung sind, müssen Auswahlkriterien festgelegt werden. Die bevorzugte Vorgehensweise basiert auf dem exklusiven Einbezug von vorselektierten Studien (Schlosser, Wendt, Angermeier et al. 2005). Dies bedeutet zumeist, dass nur Studien, die in Fachzeitschriften mit Gutachtersystem („Peer-review") veröffentlicht wurden, einbezogen werden, weil diese ein Mindestmaß an methodischer Qualität erwarten lassen. Andere Veröffentlichungen, wie z. B. in Zeitschriften von Elternvereinen oder im Internet, sind dagegen weniger zuverlässig und sollten mit Vorsicht betrachtet werden (Nußbeck 2007).
   Üblicherweise werden als Suchkriterien die Beschränkung auf eine Zeitperiode (z. B. Veröffentlichung der Jahre 2000-2008) und eine Suchstrategie (z. B. die Angabe von Suchbegriffen und die durchsuchten Datenbanken) angegeben.

3. ***Systematische, den aufgestellten Kriterien entsprechende Literatursuche***
   Die anschließende systematische Literatursuche basiert vor allem auf der Recherche in Datenbanken. Die wichtigsten sind „PsychINFO", „ERIC" und „MEDLINE" sowie „OVID", das mehrere Datenbanken verlinkt. Üblicherweise versucht man alle veröffentlichten Studien zu erfassen („Exhausitive search"; Schlosser, Wendt, Angermeier et al. 2005). Günstig ist es, zuerst Synthesen von Forschungsergebnissen mit quantitativem Ansatz (Metaanalysen) auszuwählen. Dies reduziert den Arbeitsaufwand für den Praktiker. Zusätzlich, oder wenn Metaanalysen nicht vorhanden sind, werden einzelne Studien einbezogen (Schlosser & Raghavendra 2004).

4. ***Bewertung der aufgefundenen Forschungsergebnisse***
   Dieser Schritt hat nach Schlosser und Wendt (2008) im Ablauf der EBP die größte Bedeutung. Sie begründen diese Gewichtung mit der unterschiedlichen Qualität der Forschungsbefunde im Bereich der UK, die zur Folge hat, dass sich die Aussagekraft der Interventionsstudien zum Teil erheblich voneinander unterscheidet. Dementsprechend unterschiedlich sind auch die praktischen Implikationen der Untersuchungen und die damit verbundenen Konsequenzen zum Einsatz einer Intervention.
   Das Hervorheben dieses Schrittes im Ablauf der EBP entspricht der grundlegenden Ausrichtung dieses Ansatzes, da sich die Auswahl und Anwendung von Interventionen in erster Linie danach richtet, welche dieser Interventionen die größte Evidenz aufweist (s. o.). Im Anschluss an die Darstellung des Ablaufes der EBP erfolgt deshalb eine vertiefende Erläuterung zur Bewertung von Forschungsergebnissen.

5. ***Anwendung der Ergebnisse auf den Einzelfall***
   Im Anschluss an die Literatursuche und die Bewertung der Studien werden die Ergebnisse den Bezugspersonen des Klienten vorgestellt und diskutiert. Beispielsweise könnte die Recherche erbracht haben, dass das PECS für Christian (s. o.) das passendste, effizienteste und übertragbarste Kommunikationsverfahren ist. Diese Methode wird dann den Bezugspersonen erläutert und mit Christian erarbeitet.
   Manchmal entspricht das Urteil der Fachleute nicht der Auffassung der Eltern, so wie dies bereits im Zusammenhang mit dem Merkmal evidenzbasierter Praxis „Einbezug aller von der Intervention betroffenen Personen" diskutiert wurde. Es müsste in diesem Fall für Christian z. B. mit der gleichzeitigen Anwendung zweier Fördermaßnahmen darüber entschieden werden, welche die angemessenere ist.

6. ***Evaluation der angewendeten Fördermethode***
   Ist die Intervention implementiert, das heißt z. B., dass Christian mit dem PECS kommunizieren lernt, sollte die Anwendung dieses Verfahrens evaluiert werden. Dies kann üblicherweise mit einem Design der kontrollierten Einzelfallforschung erfolgen (Nußbeck 2007).
   Schlosser (1999) weist zusätzlich auf die Bedeutung der sozialen Validität beim Einsatz der Fördermethode hin. Es ist deswegen immer auch zu überprüfen, welche Wirkungen die Bezugspersonen der Methode zuschreiben und wie sie die Fortschritte einschätzen.

7. ***Publizieren der gewonnenen Erfahrungen***
Um die gewonnenen Erfahrungen auch für andere Anwender zugänglich zu machen, ist es erstrebenswert, die Ergebnisse der Evaluation in einer Fachzeitschrift zu veröffentlichen. Viele Fachzeitschriften bieten eine vereinfachte Publikationsform für weniger aufwendige, praxisorientierte Untersuchungen an.

Als wichtigsten und komplexesten Zwischenschritt im Ablauf der EBP in der UK bezeichnen Schlosser und Wendt (2008) den vierten Schritt, die *„Bewertung der aufgefundenen Forschungsergebnisse"*. Als Entscheidungshilfe wurden eine Reihe von praktischen Qualitätsrichtlinien und eine Taxonomie der Interventionsziele veröffentlicht (Nußbeck 2007).

Im deutschsprachigen Raum wurden von der „Deutschen Gesellschaft für Kinder- und Jugendpsychiatrie" (DGKJP) Evidenzkriterien erarbeitet (Deutsche Gesellschaft für Kinder- und Jugendpsychiatrie und Psychotherapie; Bundesarbeitsgemeinschaft Leitender Klinikärzte für Kinder- und Jugendpsychiatrie und Psychotherapie & Berufsverband der Ärzte für Kinder- und Jugendpsychiatrie und Psychotherapie 2003). Diese geben an, *„wie zuverlässig eine Intervention in verschiedenen Studien als wirksam belegt wurde..."* (Nußbeck 2007, 150). Folgende Unterteilung wurde vorgenommen (s. Tab. 2).

Grad der Evidenz	Art der Evidenz
I	Harte Evidenz beruhend auf mindestens einem systematischen Review, das verschiedene gute randomisierte Studien mit gutem Design einschließt
II	Harte Evidenz beruhend auf mindestens einer kontrollierten randomisierten Studie angemessener Größe mit gutem Design
III	Evidenz beruhend auf nicht-randomisierten Studien mit gutem Design, einzelne Gruppen vor/nach Intervention, Kohortenstudie, Serien in zeitlicher Folge oder Fall-Kontroll-Studien
IV	Evidenz beruhend auf nicht-experimentellen Studien und gutem Design und von mehr als einem Zentrum oder mehr als einer Forschergruppe durchgeführt
V	Meinung respektierter Experten, beruhend auf kritischer Evidenz, deskriptive Studien oder Berichte von Expertenkomitees

Tabelle 2: Klassifikation der Grade von Evidenz (DGKJP 2003, VII)

Diese Abstufung der Grade von Evidenz hebt die Bedeutung von randomisierten Vergleichsgruppenuntersuchungen (RCTs) hervor. Diese wurden bereits in Kapitel I.3.1.1 als bevorzugtes Design zum Erreichen einer hohen internen Validität beschrieben. Alle anderen Forschungsdesigns, wie z. B. die kontrollierte Einzelfallforschung (Grad IV), werden in Tabelle 2 auf einem deutlich niedrigeren Rang von Evidenz geführt.

Vergleichbar zu den Leitlinien der DGKJP wurden ebensolche Bewertungsrichtlinien von der „American Psychological Association" veröffentlicht. Diese Richtlinien wurden 1993 unter der Leitung von Chambless erstellt und sind deshalb unter dem Namen „Chambless-Kriterien" geläufig (Task Force on Promotion and Dissemination of Psychological Procedures 1993). In den darauf folgenden Jahren wurde der Report in zwei Neuauflagen teilweise verändert (Chambless, Sanderson, Shoham et al. 1996; Chambless, Baker, Baucom et al. 1998).
In der letztmaligen, grundlegenden Neugestaltung dieser Kriterien durch Chambless et al. (1996) werden folgende Grundsätze aufgestellt (Abb. 7):

Criteria for Empirically-Validated Treatments

Well-Established Treatments

I. At least two good between group design experiments demonstrating efficacy in one or more of the following ways:

A. Superior to pill or psychological placebo or to another treatment.

B. Equivalent to an already established treatment in experiments with adequate statistical power (about 30 per group; cf. Kazdin & Bass, 1989).

OR

II. A large series of single case design experiments (n ≥9) demonstrating efficacy. These experiments must have:

A. Used good experimental designs and

B. Compared the intervention to another treatment as in I.A.

FURTHER CRITERIA FOR BOTH I AND II:

III. Experiments must be conducted with treatment manuals.

IV. Characteristics of the client samples must be clearly specified.

V. Effects must have been demonstrated by at least two different investigators or investigatory teams.

Probably Efficacious Treatments

I. Two experiments showing the treatment is more effective than a waiting-list control group.

OR

II. One or more experiments meeting the Well-Established Treatment Criteria I, III, and IV, but not V.

OR

III. A small series of single case design experiments (n ≥3) otherwise meeting Well-Established Treatment Criteria II, III, and IV.

Abbildung 7: „Chambless-Kriterien" (Chambless et al. 1996, 8)

Im Unterschied zu den Leitlinien der DGKJP unterscheiden die Chambless-Kriterien nicht nach einem „Grad der Evidenz", sondern geben Mindestanforderungen für „gut etablierte Interventionen" und „möglicherweise wirksame Interventionen" an.

In beiden Kategorien ist auffällig, dass mehreren gut kontrollierten Einzelfallstudien mit Vergleichen zwischen Interventionen eine ebenso hohe Aussagekraft zugeschrieben wird wie guten Vergleichsgruppenstudien (*„At least two good between group design experiments… OR… A large series of single case design experiments [n ≥9]…"*). Damit reagieren die Chambless-Kriterien auf ein bei psychologischen Interventionen weitverbreitetes Problem, das darin besteht, nicht ausreichend geeignete Probanden für eine aussagekräftige Vergleichsgruppenstudie mit hoher interner Validität rekrutieren zu können (Task Force on Promotion and Dissemination of Psychological Procedures 1993).

Die Evidenzkriterien der DGKJP sind zweifelsohne strenger als die Chambless-Kriterien und favorisieren deutlicher RCTs. Die Kriterien der DGKJP stammen allerdings auch aus medizinisch orientierten Arbeitsfeldern. In diesem Bereich ist es leichter möglich, RCTs mit einer großen Gruppe von Personen mit gleicher Diagnose durchzuführen, beispielsweise zur Wirksamkeit von Medikamenten bei psychiatrischen Krankheitsbildern.
RCTs im pädagogisch/psychologischen Bereich sind bezüglich des Umfangs der Stichprobe, Standardisierung des Therapieprozesses usw. wesentlich aufwendiger und störanfälliger (s. auch Kap. 3.2.1). Aufgrund dieser Probleme finden sich im Bereich der Sonderpädagogik kaum aussagekräftige RCTs (Grünke 2006), ebenso nicht im Autismusbereich (Ospina et al. 2008).

Insgesamt entsprechen die Chambless-Kriterien somit eher der Forschungsrealität bei Autismus als die Leitlinien der DGKJP. Es sollen deshalb im weiteren Verlauf der hier vorliegenden Forschungsarbeit die Chambless-Kriterien und nicht die Richtlinien der DGKJP verwendet werden.

Für die Verwendung der Chambless-Kriterien in dieser Arbeit spricht außerdem, dass für diese bereits Erfahrungen vorliegen. Rogers und Vismara (2008) verwendeten die Chambless-Kriterien, um in einer systematischen Übersichtarbeit den Effekt von Autismusinterventionen zu beurteilen. Für die Leitlinien der DGKJP liegen bisher keine Anwendungen in systematischen Reviews vor.

Indem das Konzept der EBP empirische Wirksamkeitsnachweise favorisiert, regt es zu weiteren Forschungsbemühungen in diesem Bereich an. Für forschend tätige Wissenschaftler stellt die EBP ebenso Richtlinien und Entscheidungshilfen bereit, z. B. indem in der EBP die Bedeutung eines Therapiemanuals hervorgehoben wird oder Untersuchungsdesigns durch die Chambless-Kriterien hierarchisiert werden.

Der Übergang von der praxisorientierten Anwendung der EBP zur ***Gestaltung neuer Forschungsprojekte*** erfolgt fließend. Die „Evaluation der angewendeten Fördermethode“ und das „Publizieren der gewonnenen Erfahrungen“ (Punkte 6 und 7, s. o.) stellen den direkten Übergang von der praktisch angewandten EBP zur Interventionsforschung dar. Ebenso sind aber auch weitere Elemente aus dem praktischen Ablauf der EBP für die Interventionsforschung bedeutsam. Beispielsweise unterstützt die Hierarchisierung von Forschungsdesigns sowohl Praktiker bei der Bewertung von Interventionsstudien als auch forschend tätige Wissenschaftler bei der Auswahl eines guten Untersuchungsdesigns zur Gestaltung einer neuen Studie. In diesem Sinne stellt die EBP sowohl ein Konzept für die Praxis als auch für die Forschung dar.

Ebenso wie die Übergänge in der EBP fließend erfolgen, ist die Kontinuität zwischen Praxis und Forschung kennzeichnend für dieses Konzept. Die Erfahrungen der Praktiker generieren neue Forschungsthemen, die Ergebnisse neuer Interventionsstudien verbessern anschließend die Entscheidungsgrundlage der Praktiker usw. Trotz dieser hohen Praxisrelevanz der EBP ist dieses Konzept vielfältig kritisiert worden. Einige wesentliche Kritikpunkte an der EBM/EBP sollen im nun folgenden Kapitel herausgearbeitet und erörtert werden.

3.1.3. Auseinandersetzung mit der Kritik zur evidenzbasierten Praxis

Die Konzepte der EBM und die EBP werden seit Längerem diskutiert, vor allem im medizinischen Bereich (z. B. Raspe 1996) und hinsichtlich der Wirksamkeit von Psychotherapien (z. B. Bohart, O'Hara & Leitner 1998; Zurhorst 2003; Heekerens & Ohling 2005).
Aus dem (sonder-) pädagogischen Bereich gibt es, da das Konzept der EBP dort relativ neu ist, bisher keine dem Autor dieser Arbeit bekannten Veröffentlichungen, die sich mit diesem Thema erfahrungsbasiert auseinandersetzen.

Es sollen deshalb in dieser Forschungsarbeit die wesentlichen Kritikpunkte an der EBM/EBP aus benachbarten Disziplinen aufgeführt werden und deren Bedeutung für die Sonderpädagogik und den Autismusbereich aufgezeigt werden. In Kapitel VI.3, der „Einordnung der Untersuchung in die evidenzbasierte Praxis“, werden dann die Kritikpunkte noch einmal aufgegriffen und vor dem Hintergrund der Erfahrungen mit empirischer Forschung bei Autismus diskutiert.

Die Kritik an der EBM/EBP verläuft entlang zweier Diskussionsstränge. Einerseits wird die generelle Praxis der Gestaltung von Wirksamkeitsstudien kritisiert. Dies betrifft vor allem die hohe Gewichtung der Aussagekraft von empirischen Vergleichsgruppenstudien und die Abwertung der klinischen Erfahrungen. Andererseits geht es in der Kritik zur EBM/EBP auch um die Wahrnehmung dieser Konzepte in der Öffentlichkeit und die damit verbundene Beeinflussung von Entscheidungen im Gesundheitswesen.

Innerhalb des ersten Bereiches, der konzeptuellen Kritik, wird der EBM teilweise vorgeworfen, einer ***„Kochbuchmedizin"*** Vorschub zu leisten, die für jedes Problem ein festgelegtes „Rezept" (Behandlungsmaßnahme, Therapiemanual) favorisiert. Damit ist der Anwender auf eine vorgegebene Betrachtungsweise des Problems festgelegt und wendet, unter Vernachlässigung des eigenen Erfahrungswissens, die Methode an, die sich für einen durchschnittlichen Patienten als wirksam erwiesen hat. Dabei wird die Individualität eines jeden einzelnen Patienten allerdings missachtet (Raspe 1996).

Dieser Vorwurf hat auch im Bereich der Sonderpädagogik Bedeutung. Während es im medizinischen Bereich, z. B. bei einem Armbruch, überwiegend klare und singuläre Diagnosen gibt, auf die ein festgelegtes Behandlungsschema folgen kann, ist in der Sonderpädagogik vielmehr der umgekehrte Fall die Regel: Menschen mit Behinderung haben meist mehrere (teilweise auch Verdachts-) Diagnosen, wie z. B. Proband 2 der hier vorliegenden Forschungsarbeit (fokale Epilepsie, mittelgradige Intelligenzminderung und frühkindlicher Autismus, s. Kap. III.6.2). Für den Erfolg einer pädagogischen Förderung sind außerdem Persönlichkeitseigenschaften mitverantwortlich, die nicht in einer Diagnose erfasst werden, bzw. generell nur sehr schwer exakt zu erfassen sind. Dieses Problem zeigt sich auch bei der Gestaltung von Vergleichsgruppenkontrollstudien, bei der eine möglichst homogene Gruppe von Probanden Voraussetzung ist. Dies wird im nächsten Kapitel (3.2.1) für den Autismusbereich thematisiert.
Wegen dieser hohen Variabilität in den Erscheinungsformen autistischer Störungen können „Therapierezepte" niemals für alle Betroffenen gleichermaßen anwendbar bzw. erfolgreich sein.

Weiterhin kann vermutet werden, dass zwischen den Probanden einer wissenschaftlichen Untersuchung aus dem sonderpädagogischen Bereich und den Klienten, bei denen die Fördermethode später angewendet wird, häufig eher weniger als mehr Überschneidungen hinsichtlich der Diagnosen und therapierelevanten Persönlichkeitseigenschaften bestehen. Es ist deshalb in der Sonderpädagogik weniger gut voraussagbar, ob eine Person mit Behinderung von einer bestimmten (evidenten) Fördermethode in der Praxis profitiert. Ylvisaker, Coelho, Kennedy et al. (2002) formulieren diesen Zusammenhang für den Bereich der klinischen Sprachtherapie folgendermaßen:

„There is an inverse relation between the heterogeneity of a clinical population and the usefulness of population evidence (however strong or weak) in clinical decision making. That is, the more diverse a clinical population, the greater the likelihood that a specific patient will not resemble in critical ways the members of the sample used in the clinical trials." (Ylvisaker et al. 2002, 30)

Anknüpfend an das Zitat stellt Autismus eine „klinische Population" mit einer hohen Diversität dar, das heißt, Mehrfachdiagnosen sind die Regel und Menschen mit Autismus haben sehr unterschiedliche kognitive, soziale sowie alltagspraktische Fähigkeiten (s. Kap. I.1.1).
Da es dennoch bei Autismus unbedingt notwendig ist, empirische Beweise für die Wirksamkeit einer Fördermethode zu erbringen (s. Kap. I.3), sollten entsprechende Wirksamkeitsstudien eher einen individuellen Zugang als einen Gruppenvergleich wählen. Die Nachteile von Vergleichsgruppenstudien und Möglichkeiten, dennoch empirisch zu forschen, werden im nächsten Kapitel (I.3.2) ausführlicher diskutiert.

Festzuhalten ist an dieser Stelle, dass mit einer EBP bei Autismus nicht eine „Rezeptsammlung" angestrebt werden kann, sondern dass die entsprechenden Forschungsvorhaben sehr wohl die individuellen Voraussetzungen der Klienten, des Therapeuten und des Settings beachten müssen.

Neben dem Vorwurf, die EBP strebe ein „Kochbuch" an, werden weiterhin die ***geringen Unterschiede in den Effektstärken*** wirksamer Psychotherapien diskutiert. Diese gelten für die Kritiker der EBP als Beleg für die geringe Bedeutung von Effektivitätsuntersuchungen.
In der Psychotherapie, einer Nachbardisziplin der Sonderpädagogik, wird dieses Problem evidenzbasierter Wirksamkeitsforschung mit dem „Dodo-bird-verdict" illustriert. Darunter wird der erstmals von Rosenzweig (1936) beschriebene Vergleich der Wirksamkeit von Psychotherapien mit einer Szene aus „Alice im Wunderland" verstanden: Nachdem einige Protagonisten aus „Alice im Wunderland" um einen See gelaufen sind, um ihre Kleidung zu trocknen, sagt der Vogel „Dodo" auf die Frage, wer gewonnen habe: „Jeder hat gewonnen und alle sollten einen Preis bekommen."

Dieser Ausschnitt erinnerte Rosenzweig an die Schwierigkeit, die Wirksamkeit von Psychotherapiemethoden untereinander zu vergleichen. Oftmals unterscheiden sich die Effektstärken einzelner Psychotherapien trotz unterschiedlicher Vorgehensweise nicht wesentlich voneinander („alle gewinnen"), was durch eine Überprüfung der Effektstärken von Psychotherapien nachgewiesen wurde (siehe z. B. Wampold, Mondin,

Moody et al. 1997; Luborsky, Rosenthal, Diguer et al. 2002; Lambert & Ogles 2004). So errechneten Luborsky et al. (2002), ausgehend von 17 Metaanalysen, die Psychotherapien miteinander verglichen, dass ein lediglich zehnprozentiger Unterschied im Erfolg der verschiedenen Psychotherapien besteht.

Die Argumentation von Luborsky et al. basiert vor allem auf Studien, die Verfahren zur Behandlung psychischer Störungen bei Erwachsenen untersuchten. In der Kinder- und Jugendlichenpsychotherapie sind dagegen nach Auffassung einiger Autoren deutlichere Unterschiede in den Effektstärken einzelner Verfahren nachweisbar (s. z. B. Weisz, Weiss, Han et al. 1995). Es wird hier eine deutliche Überlegenheit kognitiv-behavioraler Verfahren gegenüber nicht-behavioralen Methoden angenommen (Weiss & Weisz 1995; Döpfner 2003). Allerdings blieb diese Auffassung nicht unwidersprochen (s. z. B. die Repliken zu Döpfner 2003: Berns & Berns 2004; Fröhlich-Gildhoff 2004).

Aus dieser weiterhin bestehenden Diskussion ergibt sich die Frage, ***wer oder was dann für den Erfolg einer Psychotherapie*** verantwortlich ist. Schätzungen, die auf der Grundlage von Meta-Analysen durchgeführt wurden, ergaben, dass nur zwischen 15% und 1% der Varianz von Psychotherapieergebnissen auf Unterschiede in der Technik zurückzuführen sind (Beutler, Malik, Alimohamed et al. 2004; Wampold 2001). Lambert (1992) schätzte weiterhin, dass 40% der Varianz von Psychotherapieergebnissen sich auf Voraussetzungen der Klienten und weitere 30% auf die therapeutische Beziehung zurückführen lassen, was oft unter dem Begriff der „Passung“ zwischen Klient und Therapeut diskutiert wird (Orlinsky, Grawe & Parks 1994).

Obwohl psychotherapeutische und pädagogische Interventionen nicht unbedingt miteinander vergleichbar sind, treffen einige aus der Psychotherapieforschung kommende Kritikpunkte an der EBP auch im ***pädagogischen Bereich*** zu.

Auch in der Sonderpädagogik dürfte davon auszugehen sein, dass der direkte Vergleich zweier wirksamer Methoden kaum eindeutige Ergebnisse erbringt.

Weiterhin sind nicht alle Wirkfaktoren erfassbar und unterliegen nicht unbedingt einem linearen Ursache-Wirkungs-Zusammenhang, wie z. B. die „Passung“. So ist es nicht unwahrscheinlich, dass der Erfolg einer Fördermethode für autistische Menschen, die wesentlich auf einer trag-

fähigen Beziehung zwischen dem Klienten und dem Therapeuten basiert, auch von der „Passung“ zwischen Therapeuten und Klienten abhängt, wie dies bei psychotherapeutischen Verfahren der Fall ist.
Beim „Konzept zum Aufbau von Handlungsmotivation“ (KAHM) für Menschen mit Autismus, das im weiteren Verlauf der Forschungsarbeit als Teil der unabhängigen Variable dargestellt wird, stellt der Aufbau und die Beibehaltung einer guten Beziehung zum Klienten die wichtigste Voraussetzung zum Gelingen der Förderarbeit dar. Somit ist beim KAHM auch die Beziehung verantwortlich für den Erfolg der Förderung. Sicherlich ist diese Einflussgröße beim KAHM und anderen pädagogischen Interventionen weniger stark wirksam als z. B. bei der Psychotherapie, da es bei pädagogischen Interventionen sehr viel strukturierter und zielgerichteter um den Aufbau von Fähigkeiten und Fertigkeiten geht.

Das Dodo-bird-verdict (alle Methoden wirken gleich) vernachlässigt jedoch einen Zusammenhang: Jede Therapiemethode ist hinterlegt mit einem bestimmten Menschenbild und einem Störungsmodell. Davon ist abhängig, was bei einer Person überhaupt als gestört angesehen wird, welche Ursachen angenommen und welche Veränderungen als Erfolg gewertet werden.
Beispielsweise begreift ein Therapeut, der die (nachgewiesen schädliche) „Festhaltetherapie“ (Prekop 1999) anwendet, Autismus als eine Störung, bei der zu wenig Bindung entwickelt wurde. Die autistischen Symptome werden nach diesem Modell schwächer oder überwunden, wenn mehr Bindung entwickelt wird, was durch ein gewaltsames Festhalten des autistischen Kindes erreicht werden soll. Möglicherweise gilt die Therapie für die Anhänger der Festhaltetherapie als erfolgreich, wenn die Kinder das Festhalten zulassen, was als Indikator für Bindungsfähigkeit angesehen wird.
Gerade in der Sonderpädagogik ist daher bei der Mitteilung von Effekten immer zu fragen, welche Verhaltensänderungen angezielt wurden und ob diese echte Entwicklungsfortschritte darstellen und im weitesten Sinn der selbstbestimmten Lebensbewältigung dienen. Das Beispiel zeigt, dass die Mitteilung von Erfolgen nur unzureichend über eine Therapiemethode informiert.

Das Dodo-bird-verdict wird auch an anderer Stelle kritisiert, beispielsweise von Chambless (2002). Sie versucht vor allem die Allgemeingültigkeit der Aussage, dass es keine bedeutsamen Unterschiede in der Effektivität von Psychotherapien gibt (so wie von Luborsky et al. 2002 angenommen) zu widerlegen. Chambless (2002) weist auf die Bedeutung empirischer Wirksamkeitsforschung und der EBP hin, beispielsweise, wenn es zu einer Methode sehr viele Wirksamkeitsbelege gibt, zu einem Alternativverfahren aber keine oder negative Belege. In solch einem Fall wäre es unprofessionell und ethisch bedenklich, das Alternativverfahren anzuwenden.

Auch diese Argumentation hat für den Autismusbereich Bedeutung. Wie in Kapitel I.3.3 noch beschrieben wird, gibt es durchaus Methoden mit nachgewiesener Wirksamkeit, wie z. B. verhaltenstherapeutische Ansätze. Es ist deshalb fachlich nicht zu vertreten, anstatt dieser Verfahren eine unwirksame oder potenziell schädliche Methode anzuwenden - auch dies wurde bereits ausführlich begründet.

Möglicherweise ist eine besondere Rolle der EBP in der Sonderpädagogik denkbar. Es ist in dieser Disziplin aufgrund der häufig unzureichenden Datenlage zum Vergleich mehrerer wirksamer Fördermethoden selten erreichbar, die Überlegenheit einer Fördermethode gegenüber einer anderen festzustellen (s. z. B. Nußbeck 2008a im Hinblick auf Methoden der UK). Für kontrovers diskutierte Methoden liegen aber bisweilen umfangreichere Daten vor, z. B. zur FC (s. z. B. Nußbeck 2000). Weiterhin benötigt es eine weniger breite Datenbasis, um eine Intervention als evident bzw. nicht evident zu beurteilen, als wenn es gilt, aus zwei evidenten Fördermethoden die wirksamere auszuwählen.
Aus diesen Gründen kann es eine besondere Aufgabe der EBP in der Sonderpädagogik sein, unwirksame und schädliche Fördermethoden zu identifizieren. Möglicherweise könnte die mit diesem Baustein begonnene Integration der EBP in die Sonderpädagogik einen Prozess in Gang setzen, der die Gestaltung neuer empirischer Untersuchungen anregt, somit die Datenlage verbessert und letztlich auch den abgesicherten Vergleich mehrerer Fördermethoden zulässt.
Weiterhin ist es vermutlich auch denjenigen Therapeuten, die ihre Autonomie durch die EBP gefährdet sehen, leichter vermittelbar, dass sie zuallererst vor unwirksamen und schädlichen Methoden geschützt werden sollen. Aus diesen Gründen sind weitere Veröffentlichungen wie die von Nußbeck (2009) zu umstrittenen Autismustherapien wünschenswert und der Integration der EBP in die Sonderpädagogik dienlich.

Außerhalb der inhaltlichen Diskussion zur EBM/EBP haben sich verschiedene Autoren mit der Auswirkung dieser Konzepte auf politische Entscheidungsprozesse im Gesundheits- und Sozialwesen befasst.

So besteht die Gefahr, dass durch Kostenträger die EBM/EBP lediglich als Mittel zur ***Kostenreduktion*** missbraucht wird (Zurhorst 2003). Im Bereich der Psychotherapien gibt es seit langem Bestrebungen, die Mittel für eine Reihe von psychotherapeutischen Verfahren einzuschränken und stärker die Verhaltenstherapie zu alimentieren, weil diese als evidenzbasierter gilt (Heekerens & Öhling 2005).

Ohne dies umfassend erörtern zu wollen, kann festgestellt werden, dass sich manche Therapien/Fördermethoden besser zur Wirksamkeitsüberprüfung, vor allem mit Vergleichsgruppenstudien (RCTs), eignen als andere. So ist es generell leichter, Methoden, die einem streng naturwissenschaftlichen Paradigma folgen, zu überprüfen. Aus diesem Grund gibt es die meisten (positiven) Wirksamkeitsnachweise zu verhaltenstherapeutischen Interventionen - sowohl in der Psychotherapie (s. z. B. Döpfner 2003) als auch im Autismusbereich (s. Kap. I.3.3.1). Allein daraus abzuleiten, dass eine Methode die bisher (noch) nicht empirisch überprüft ist, weniger geeignet ist (und deshalb möglicherweise nicht mehr finanziert werden sollte), ist daher höchst fraglich.
Festzuhalten ist, dass die EBM/EBP kein Mittel zur Kostenkontrolle sein kann, weil die Beurteilung der Wirksamkeit einer Therapie/Fördermethode nicht nur von empirischen Studien, die zumeist nur die „Laborwirkung" belegen, abhängig gemacht werden kann. Stattdessen wird oft gefordert, die ***„ökologische Validität"***, also die Wirksamkeit der Methode unter Alltagsbedingungen, in den Mittelpunkt der EBP zu rücken (s. auch Kap. I.3.1.1 zur Gesamtwirksamkeit) und ebenso qualitative Forschung einzubinden (z. B. zur Psychotherapie: Zurhorst 2003; Legewie 2000). Qualitative Forschung innerhalb der EBP wird für die Sonderpädagogik z. B. von Nußbeck (2007) angeregt. Sie empfiehlt diese z. B. bei Klienten mit geistiger Behinderung, wenn es *„um das Verstehen eines speziellen Phänomens mit seinen Entstehungsbedingungen und den Veränderungsmöglichkeiten geht…"* (Nußbeck 2007, 153).

Im Autismusbereich ist die mangelhafte ökologische Validität vieler Vergleichsgruppenstudien ebenso zu kritisieren. Gerade hier besteht die Forderung, die Therapie der Klienten alltagsnah zu gestalten (s. Autismus Deutschland 2008). Dagegen sind häufig zitierte Wirksamkeitsstudien weitgehend unter „Laborbedingungen" entstanden (z. B. die von Lovaas 1987).
Insofern ist es auch im Autismusbereich unzureichend, den Wirksamkeitsnachweis allein auf einen im Labor gemessenen Methode-Effekt-Zusammenhang zu reduzieren. Stattdessen sollte eine EBP bei Autismus die (langfristigen!) Effekte einer Fördermethode unter Beach-

tung der Individualität der Klienten und der Therapeuten sowie der Alltagsbedingungen in den Mittelpunkt stellen, so wie es in Kapitel I.3.1.1 im Zusammenhang mit dem erweiterten Evidenzbegriff gefordert wurde.

Die unterschiedliche Eignung von Autismustherapien zur empirischen Wirksamkeitsüberprüfung und die Bedeutung der ökologischen Validität werden in Kapitel I.3.3.1 in einem Exkurs weitergeführt. Im folgenden Kapitel 3.2 soll es um ein forschungsmethodisches Problem gehen: Die Möglichkeiten, Verhaltensänderungen autistischer Menschen aufgrund einer Intervention nachzuweisen.

3.2. Herausforderungen bei Interventionsstudien mit autistischen Probanden

Der empirische Nachweis der Wirksamkeit einer Intervention ist im Konzept der EBP zentral, um aussagekräftige Ergebnisse für die Praxis zu erlangen. Die unterschiedliche Rigidität der Qualitätsrichtlinien (DGKJP-Leitlinien vs. Chambless-Kriterien) zeigt, dass in spezifischen Arbeitsfeldern mitunter „weichere" Kriterien notwendig sind, um überhaupt Interventionsstudien gestalten zu können. Diese Herausforderung besteht auch im Bereich des Autismus, einer seltenen und tiefgreifenden Entwicklungsstörung.
In den folgenden Kapiteln werden deshalb zuerst die Probleme bei der Gestaltung aussagekräftiger Studien mit Vergleichsgruppen im Autismusbereich diskutiert (Kap. 3.2.1). Anschließend wird die kontrollierte Einzelfallforschung als alternatives Forschungsdesign vorgestellt (Kap. 3.2.2).

3.2.1. Vergleichsgruppenstudien mit autistischen Probanden

Bei Interventionsstudien mit Experimental- und Kontrollgruppe im Bereich des Autismus stellt die ***Größe der Stichprobe*** eine Herausforderung dar. In Anbetracht der niedrigen Prävalenz des Autismus von 13 Fällen auf 10.000 (s. Kap. I.1.1) ist die Anzahl der verfügbaren Probanden in einer Region sehr niedrig. Es ist somit auch für große Einrichtungen wie Universitäten schwierig, ausreichend Probanden mit Autismus zu rekrutieren. Dies verdeutlichen die geringen Teilnehmerzahlen an Interventionsstudien mit autistischen Probanden (z. B. Lovaas 1987: n=19/19/21; Ozonoff & Cathcart 1998: n=11/11; Panerai, Ferrante & Zingale 2002: n=8/8). Diese lagen teilweise sogar unter den von Rost (2005) empfohlenen Mindestzahlen für Untersuchungen mit Varianzanalysen. Dementsprechend sind die Aussagekraft und die Allgemeingültigkeit der Ergebnisse eingeschränkt.

Ein weiteres Problem hinsichtlich der Rekrutierung einer ausreichend großen Zahl an Probanden hängt mit dem Fehlen geeigneter Therapieplätze für Menschen mit Autismus und die mit dem Autismus des Kindes verbundene Belastung für die Familien zusammen. Sollen nun neue Fördermöglichkeiten evaluiert werden, ist es ethisch kaum vertretbar, die Hälfte der Probanden z. B. einer Wartekontrollgruppe, in der keine Förderung erfolgt, zuzuordnen.
Mit dieser Schwierigkeit, so wird berichtet, hatte auch Lovaas (1987) zu kämpfen, der ursprünglich randomisierte Gruppen bilden wollte. Auf Druck der Eltern rückte er davon ab und vergab einen Platz in der Expe-

rimentalgruppe, sobald ein Therapeut dies ermöglichen konnte (Noller 2008). Durch diese „per Hand“ vorgenommene Zuordnung der Kinder zu den Gruppen wurden die Untersuchungsergebnisse möglicherweise verfälscht (Gresham et al. 1998). Andere Untersuchungen, wie z. B. die von Smith, Groen & Wynn (2000) verwendeten randomisierte Gruppen, hatten aber „schlechtere“ Ergebnisse als Lovaas (1987). Andere Autoren konnten die Ergebnisse von Lovaas mit randomisierten Gruppen replizieren, mussten jedoch dessen Hypothese verwerfen, dass eine hohe Stundenzahl mit einem größeren Fördererfolg einhergeht (Sallows & Graupner 2005).

Neben der Auswahl einer geeigneten Stichprobengröße sind Gruppenuntersuchungen bei Autismus noch mit anderen Problemen konfrontiert. So ist es aufgrund des tiefgreifenden Charakters der Entwicklungsstörung Autismus und den unterschiedlichen und eingeengten Spezialinteressen der Betreffenden äußerst erschwert, einen standardisierten Zugang zu ihnen zu finden und ein festgelegtes Manual anzuwenden. Solch ein ***Therapiemanual*** stellt jedoch ein wichtiges Kriterium für eine Replikation der Studie dar und ist ebenso der Gesamtwirksamkeit einer Fördermethode dienlich (s. Kap. I.3.1.1).
Das Problem der mangelnden Beschreibung der Intervention zeigte sich z. B. in den bekanntesten Wirksamkeitsuntersuchungen zum TEACCH-Ansatz von Ozonoff und Cathcart (1998) sowie von Panerai et al. (2002). Beide Autorengruppen geben nur sehr ungenau die Methodik an und verweisen nicht auf ein Therapiemanual. Die Replikation ihrer Untersuchungen ist somit erschwert. Weiterhin ist eine Bewertung darüber, inwieweit die Therapie selbst und nicht Störvariablen für den beobachtbaren Effekt verantwortlich waren, nicht möglich, da nicht definiert wurde, was der Therapeut genau tat. Das Ergebnis könnte somit nicht unwesentlich von der Persönlichkeit des Therapeuten abhängen (mangelnde Förderungsintegrität).

Eine weitere Schwierigkeit bei Gruppenuntersuchungen mit autistischen Menschen betrifft das ausgeprägte ***Misstrauen von Eltern*** der Betroffenen gegenüber „psychologischen Experimenten“. Dies führt zu unterschiedlichen Bewertungen von Fachleuten und Eltern und stellt ein wesentliches Hindernis in der Umsetzung einer EBP bei Autismus dar.
Beispielsweise schreibt der „Regionalverband Südbaden“ (2004, 3) in einer Handreichung für Eltern, dass die *„Wissenschaft bisher keine Großtaten für Menschen mit Autismus vollbracht hat…“*. Es wird daher empfohlen, dass die Auswahl der Therapie von den Eltern erfolgen sollte. Die Frage der „Wissenschaftlichkeit“ hätte dabei nur begrenzte Bedeutung.

Es ist somit aufwendig, Eltern die Bedeutung von Interventionsforschung zu erklären und ihnen den Nutzen wissenschaftlicher Erkenntnisse für sehr viele Menschen mit Autismus nahe zu bringen, auch wenn in einer entsprechenden Studie nur vergleichsweise wenige Probanden benötigt werden.

Insgesamt ist es somit erheblich erschwert, aussagekräftige RCTs mit autistischen Probanden auf den Weg zu bringen. Um trotzdem Daten über die Wirksamkeit von Interventionen zu gewinnen, muss auf andere forschungsmethodische Ansätze ausgewichen werden. Auch hier lohnt der Blick auf benachbarte sonderpädagogische Bereiche, die mitunter ebenso die Förderung autistischer Klienten zum Ziel haben, z. B. die UK. So ist es auch in der UK erschwert, genügend große Stichproben für ein RCT zusammenzustellen (Schlosser 2003). Aus diesem Grund werden in der UK überwiegend kontrollierte Einzelfallstudien, teilweise parallel mit mehreren Probanden, durchgeführt (Nußbeck 2009).

Im folgenden Kapitel wird die kontrollierte Einzelfallforschung als Alternative zur Vergleichsgruppenforschung dargestellt und als mögliches Forschungsdesign für Interventionsstudien mit autistischen Probanden beschrieben.

3.2.2. Kontrollierte Einzelfallforschung mit autistischen Probanden

Einzelfallforschung entwickelte sich historisch aus zwei Richtungen. Zum einen ist die Darstellung von Einzelfällen und die damit verbundene Interpretation des Verhaltens typisch für die ***psychoanalytische Vorgehensweise***. Ein Beispiel dafür, wie aus verallgemeinerten Erkenntnissen von Einzelfällen eine Ursachentheorie und Behandlung hervorging, ist die „psychogene Theorie" von Bettelheim (s. Kap. I.3). Das Beispiel Bettelheim zeigte eindrücklich, welch große Gefahr mit der Übertragung von subjektiv gewonnenen Erkenntnissen über vereinzelte Personen auf eine ganze Gruppe von Menschen verbunden ist. Wissenschaftlich gesehen sind deshalb diese, mit deskriptiven Verfahren gewonnenen Erkenntnisse, wertlos (Rost 2005).

Neben der Verwendung von Einzelfalldarstellungen in der Psychoanalyse wurden in anderen Bereichen von Psychologie und Biologie systematischere Methoden verwendet, um das Verhalten eines Lebewesens zu erforschen. So entwickelte Pawlow 1904 die mit dem Nobelpreis geehrten Experimente zur Konditionierung. Seine Methode beruhte unter anderem auf einer systematischen Beschreibung des Verhaltens und der

Replikation des Experiments. Nach Entwicklung des „Behaviorismus" durch Watson (1913), der postulierte, dass nur Verhalten, das durch andere beobachtet werden kann, für die psychologische Forschung relevant ist, beschrieb Skinner 1958 die „Experimentelle Analyse des Verhaltens" (s. Skinner 1982). Die damit verbundene Quantifizierung des Verhaltens einzelner Personen, die Messwiederholungen innerhalb einer Untersuchung und Replikationen der Studien wurden zur Grundlage der ***kontrollierten Einzelfallforschung*** (Kennedy 2005). Diese unterscheidet sich wesentlich von den psychoanalytischen Einzelfalldarstellungen, da sie sich als *kontrollierte* Einzelfallforschung versteht und damit ausdrücklich auf die Verankerung in den empirischen Wissenschaften Wert legt.

Heute stellt die kontrollierte Einzelfallforschung in der Verhaltensmodifikation die am häufigsten verwendete Methode dar (Julius, Schlosser & Goetze 2000). Eine Definition der kontrollierten Einzelfallforschung schlägt Kern (1997) vor:

> *„Die (kontrollierte) Einzelfallstudie ist eine quasi-experimentelle Studie, in der mindestens eine Verhaltensweise (AV*[2]*) durch systematische Variation der UV*[3] *bei einem Probanden intensiv untersucht und meist quantitativ ausgewertet wird."* (Kern 1997, 62)

Die Bezeichnung „kontrolliert" unterstreicht das systematische Vorgehen bei Planung, Durchführung und Auswertung der Studie. Dazu gehören vor allem die genaue Definition der Variablen, inklusive der Störvariablen, die Auswahl eines geeigneten Untersuchungsdesigns sowie eine zuverlässige Auswertung und theoriegeleitete Interpretation der Ergebnisse (Kennedy 2005).

Allen Formen von Untersuchungsdesigns der kontrollierten Einzelfallforschung ist gemeinsam, dass die Messung des Verhaltens wiederholt durchgeführt wird. Weiterhin werden die Untersuchungsbedingungen systematisch variiert. Die Überprüfung der Hypothese(n) erfolgt durch eine quantitative Auswertung.

Die kontrollierte Einzelfallforschung stellt nach Kern (1997) und Julius et al. (2000) eine quasi-experimentelle Methode dar. Andere Autoren, wie z. B. Rost (2005), rechnen sie jedoch nicht zu diesen Methoden. Dies wird damit begründet, dass die Störvariablen nicht durch Randomisie-

---

[2] Abhängige Variable

[3] Unabhängige Variable

rung und statistische Verfahren (Korrelationsberechnungen) aktiv kontrolliert werden. Stattdessen setzt man darauf, den Einfluss der Störvariablen durch Konstanthaltung der Untersuchungsbedingungen eliminieren zu können. Die Befürworter von Einzelfallexperimenten sind der Ansicht, dass die wichtigsten Störvariablen wie Reifung, Intelligenz und Erwartungseffekte in allen Untersuchungsphasen wirksam sind und somit einen gleichbleibenden Einfluss auf die abhängige Variable ausüben (Kern 1997).

Kontrollierte Einzelfalluntersuchungen werden mit verschiedenen ***Versuchsplänen*** durchgeführt.

Das einfachste Design ist ein ***AB-Versuchsplan,*** wobei mit „A" die Grundratenphase und mit „B" die nachfolgende Interventionsphase bezeichnet wird. In der A-Phase wird das zu untersuchende Verhalten des Probanden ohne Intervention mehrmals mit einem geeigneten Messinstrument erfasst (oft mithilfe einer standardisierten Beobachtung). In der B-Phase wird dann die Intervention (unabhängige Variable) eingeführt und das gleiche Verhalten (abhängige Variable) weiter beobachtet. AB-Designs sind sehr anfällig für Verletzungen der internen Validität, da nur ein einziges Mal der Zusammenhang von unabhängiger und abhängiger Variable erfasst wird. Die Intervention kann in diesem Fall nur eine von vielen Faktoren sein, die zur Ausprägung des Verhaltens in der B-Phase führte.

Die interne Validität wird mit einem ***$A_1B_1A_2B_2$-Design*** deutlich verbessert, da hier die Intervention zweimal ein- und ausgeblendet wird. Dies erlaubt es, die Ausprägung der abhängigen Variable als (nur) durch die Intervention bedingt zu interpretieren. Die Fußnoten $_1$ und $_2$ geben an, ob es sich um die erste oder zweite Grundraten- bzw. Interventionsphase handelt.
In Abbildung 8 ist solch ein $A_1B_1A_2B_2$-Design, einschließlich einer fiktiven Kurve, dargestellt.

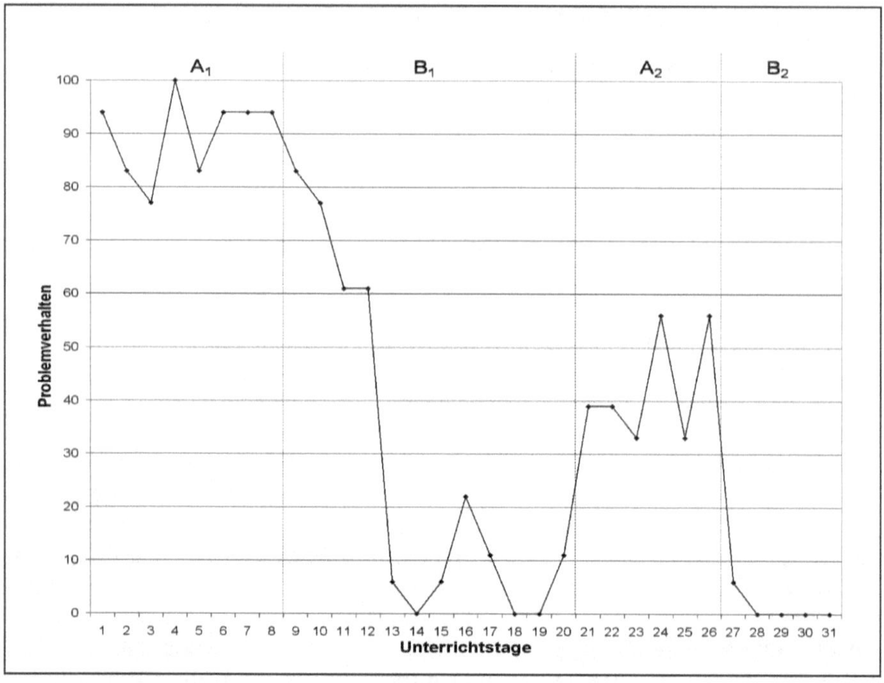

Abbildung 8: Beispiel für ein $A_1B_1A_2B_2$-Design

In Abbildung 8 wird auf der y-Achse die Ausprägung der abhängigen Variable dargestellt, in diesem Beispiel bestehend aus dem Auftreten eines „Problemverhaltens". Auf der x-Achse wird der zeitliche Verlauf, in diesem Fall die „Unterrichtstage", angegeben.

Das Ein- und Ausblenden der unabhängigen Variable, der Intervention, wird in Abbildung 8 durch eine zusätzliche Unterteilung auf der x-Achse dargestellt. Im Abschnitt A_1 (der ersten Grundratenphase) wird die Ausprägung des Problemverhaltens ohne das Wirken der Intervention gemessen. In Abbildung 8 erfolgte dies vom ersten bis zum achten „Unterrichtstag".

Am neunten „Unterrichtstag" wurde die Intervention eingeführt und die abhängige Variable fortlaufend erfasst. In Abbildung 8 wird dieser Phasenwechsel durch die senkrechte Linie gekennzeichnet und die erste Interventionsphase mit B_1 bezeichnet.

Das Ende der Interventionsphase am 20. Unterrichtstag wurde ebenfalls durch eine senkrechte Linie verdeutlicht. Zu diesem Zeitpunkt wurde die Intervention wieder ausgeblendet und das Problemverhalten unter den Grundratenbedingungen beobachtet. Die Phase wird dementsprechend als A_2 bezeichnet.

Ab dem 27. Unterrichtstag wurde bei dem in Abbildung 8 dargestellten Beispiel die Intervention wieder eingeführt, hier als Phase B_2 bezeichnet.

Anhand des Kurvenverlaufs ist visuell erkennbar, wie häufig das Problemverhalten innerhalb der festgelegten Zeit, z. B. in einer Unterrichtsstunde von 45 Minuten, auftrat. Setzt man diese Messwerte in Beziehung zur An- oder Abwesenheit der Intervention, lässt sich grob abschätzen, ob ein Kausalzusammenhang zwischen Intervention und abhängiger Variable bestand. Beispielsweise kam in der in Abbildung 8 dargestellten Grafik das Problemverhalten während der Grundratenphasen A_1 und A_2 sichtbar häufiger vor als in den Interventionsphasen B_1 und B_2. Dies deutet darauf hin, dass die Intervention die Ausprägung der abhängigen Variable beeinflusste.
Diese erste Analyse des Kurvenverlaufs wird als „visuelle Inspektion" bezeichnet. Damit werden im Wesentlichen der Vergleich des Kurvenverlaufs zwischen Grundraten- und Interventionsphasen und eine Analyse eventueller Trends bezeichnet. Die visuelle Inspektion sollte durch quantitative Verfahren, wie die Berechnung des „Prozentsatzes der nicht überlappenden Datenpunkte" (PND), ergänzt werden. Der PND ist das Äquivalent zur Messung der Effektstärke bei Vergleichsgruppenuntersuchungen. Er wird berechnet, indem die Anzahl der Datenpunkte der Interventionsphase, die sich nicht mit denen der Grundratenphase überlappen, durch die Gesamtzahl der Datenpunkte in der Interventionsphase dividiert wird. Das Ergebnis multipliziert man mit 100. Werte über 90% sprechen für sehr reliable Interventionseffekte, Werte über 70% sprechen für reliable Interventionseffekte und Werte unter 50% für unreliable Effekte (Scruggs, Mastropieri, Cook et al. 1986).

Ein ***Nachteil des $A_1B_1A_2B_2$-Designs*** besteht darin, dass die in der B_1-Phase erlernten Verhaltensweisen manchmal in die folgende A_2-Phase übertragen werden („Übertragungseffekt" oder „Carry-over-Effekt").
Beispielsweise lässt sich bei dem in Abbildung 8 dargestellten Kurvenverlauf vermuten, dass das „Problemverhalten" in der Phase A_2 seltener als in A_1 auftrat, weil sich die Veränderung des Verhaltens durch die Intervention in der Phase B_1 nicht wieder vollständig rückgängig machen ließ.
Diese in der Praxis durchaus erwünschte Generalisierung erschwert die Interpretation der Daten bei der Untersuchung. Ein Übertragungseffekt kann vermutet werden, lässt sich im Nachhinein jedoch nicht belegen. Insgesamt wird somit der Kausalzusammenhang zwischen unabhängiger und abhängiger Variable verwischt, weil, wie im Beispiel in Abbil-

dung 8 sichtbar, das Problemverhalten in Phase A_2 auch ohne das Wirken der Intervention deutlich weniger auftrat (im Vergleich zu A_1).

Neben der Problematik des Übertragungseffektes kann es außerdem ethisch bedenklich sein, eine erfolgreiche Intervention wieder zurückzunehmen. Dies ist z. B. bei schweren Verhaltensstörungen der Fall.

Um diese Nachteile auszugleichen, wurden Versuchspläne mit multiplen Grundraten (***Multipler-Grundraten-Versuchsplan***) entwickelt. Bei diesen wird beispielsweise die Grundrate in verschiedenen Situationen unterschiedlich lang gestaltet. Kommt es in den verschiedenen Situationen ausschließlich bei der Einführung der Intervention zu einer deutlichen Verhaltensänderung, kann ein Zusammenhang von unabhängiger und abhängiger Variable angenommen werden. Ein Problem bei der Anwendung dieses Versuchsplanes besteht darin, dass z. B. mehrere völlig gleiche Therapiesituationen kaum herstellbar sind. Dies schränkt die interne Validität ein.

Weitere seltener verwendete Versuchspläne sind solche, bei denen die Intervention bestimmte Teilziele erreichen soll (***„Veränderungs-Kriterium-Versuchsplan“***) und zwei Interventionen miteinander verglichen werden (***„Parallel-Treatment-Design“***, ***„Alternierender Versuchsplan“***).

Die kontrollierte Einzelfallforschung weist einige ***generelle Nachteile*** auf. Rost (2005, 96) ordnet sie den „vorexperimentellen“ Designs zu und beschreibt deren Aussagekraft als *„wissenschaftlich wertlos, da diese – wenn überhaupt – nur rein illustrativen Zwecken dienen.“* Allerdings bezieht sich Rost vor allem auf die erwähnten psychoanalytischen Falldarstellungen, die jedoch nicht den kontrollierten Einzelfallstudien zuzuordnen sind (s. o.). Den kontrollierten Einzelfalluntersuchungen in der Verhaltensmodifikation räumt Rost zumindest eine Sonderstellung ein. Er schreibt:

> *„Zusammen mit den in der Verhaltensmodifikation üblichen Replikationen (…) gelingt es in der Tat, viele mit dem Behandlungseffekt konkurrierende Störfaktoren interpretativ auszuschließen und ursächliche Aussagen zu treffen.“* (Rost 2005, 97f.)

Die Vorbehalte von Rost stehen in Zusammenhang mit einer anhaltenden Diskussion über Vergleichsgruppen- vs. Einzelfalldesigns.

So betrifft z. B. ein Hauptkritikpunkt an der Einzelfallforschung die ***mangelnde Übertragbarkeit*** der Ergebnisse. Darauf antworten Befürworter der Einzelfallforschung, dass die in Vergleichsgruppenstudien ge-

wonnenen Ergebnisse ebenso nicht für jedes Individuum gelten müssen (Kern 1997). Weiterhin lässt sich auch bei Einzelfallstudien, wenn mehrere Replikationen durchgeführt wurden, ein höherer Grad an Allgemeingültigkeit der Ergebnisse erreichen.
Es lässt sich somit feststellen, dass beide Methoden Vor- und Nachteile haben und die Nachteile bisher nicht zufriedenstellend ausgeglichen werden konnten (Kennedy 2005; s. Tab. 3 weiter unten). Entgegen der Auffassung von Rost (2005) wird die Einzelfallforschung in ihrer Bedeutung für die Evaluierung von psychologischen Therapien von anderer Seite der Vergleichsgruppenforschung gleichgestellt (s. Chambless-Kriterien in Abb. 7).

Eine weitere schon erwähnte Einschränkung der Einzelfallforschung betrifft die Übertragbarkeit der Ergebnisse (Generalisierung). Diese ist bei Einzelfallstudien mit n=1 Probanden naturgemäß gering. Die Ergebnisse haben deshalb nur für das untersuchte Individuum Aussagekraft. Alle weiteren Schlüsse, z. B. „XY ist eine wirksame Intervention für Kinder mit Autismus", sind unzulässig.
Um die Klientengeneralität dennoch zu erhöhen, werden in der Einzelfallforschung systematische Replikationen durchgeführt. So werden meist mehrere Einzelfalluntersuchungen parallel durchgeführt oder bereits vorhandene Studien, mit Übernahme der unabhängigen und abhängigen Variablen, wiederholt. Die Ergebnisse werden umso allgemeingültiger, je mehr Einzelfalluntersuchungen mit möglichst unterschiedlichen Probanden durchgeführt wurden. Zur Ableitung von allgemeinen Aussagen zur Effektivität empfehlen Chambless und Hollon (1998) die in Abbildung 7 genannte Replikation mit neun Probanden durch zwei unterschiedliche Forschergruppen und zur Klärung der Spezifität den Vergleich mit einer anderen Behandlung (s. das nachfolgende Zitat).

> *„Our categorization of the results of single-case experiments, like those of group designs, rests on the number and independence of replications. We consider a treatment to be possibly efficacious if it has proved beneficial to at least 3 participants in research by a single group. Multiple replications (at least three each) by two or more independent research groups are required before we consider a treatment's efficacy as established (each in the absence of conflicting data). If, during the baseline phase (or phases), the client is engaged in an alternative treatment controlling for expectancy and attention as well as assessment effects, we consider the effects to be specific."* (Chambless & Hollon 1998, 13f.)

Die Voraussetzung für eine systematische Replikation von Einzelfalluntersuchungen ist eine hohe ***Förderungsintegrität***. Mit diesem Begriff

wird das Ausmaß bezeichnet, mit dem eine Fördermethode in der Weise durchgeführt wird, wie dies ursprünglich beabsichtigt wurde (Nußbeck 2009).
Eine hohe Förderungsintegrität lässt sich dadurch erreichen, dass die Fördermethode genau manualisiert ist und die Umsetzung während der Förderung durch einen externen Beobachter überprüft wird (Schlosser & Wendt 2008). Die Manualisierung ist somit Voraussetzung für die Durchführung exakter Replikationen. Außerdem sollten für eine hohe Förderungsintegrität von Einzelfallstudien alle Einflussgrößen, wie z. B. die Probanden, die Variablen, das Design, die Materialien und die Rahmenbedingungen, so detailliert beschrieben werden, dass echte Replizierungen möglich sind (Nußbeck 2009).

Ein weiteres, mit kontrollierten Einzelfallstudien verbundenes Problem bezieht sich auf die ***Auswertung der Daten***. Im Gegensatz zu den statistischen Methoden der Vergleichsgruppenforschung ist in der kontrollierten Einzelfallforschung die visuelle Inspektion (s. o.) das primäre Auswertungsinstrument.
Die alleinige Auswertung des Kurvenverlaufs anhand der Datenpunkte und möglichen Interpretationshilfen aus der Literatur ist jedoch fehleranfällig. Beispielsweise werden Trends im Kurvenverlauf häufig nicht ausreichend genug ausgewertet. So schreibt Fisch (2001) in der Schlussfolgerung seiner Überblicksarbeit zu diesem Thema:

> *„Experiments that use single subject designs and rely only on visual inspection to evaluate the efficacy of interventions often miss treatment effects and, to a much greater extent, trends in the data."* (Fisch 2001, 152f.)

Es ist somit wichtig, bei der visuellen Inspektion nicht nur die durchschnittlichen Niveaus der Messgrößen zwischen den einzelnen Phasen zu vergleichen, sondern auch dezidiert Trends im Kurvenverlauf zu identifizieren und zu beschreiben.
Weiterhin sollte die visuelle Inspektion unbedingt durch quantitative Verfahren ergänzt werden. Wichtigstes Instrument ist die Berechnung des PND (s. o.).
Fisch (2001) nennt noch weitere statistische Verfahren, die geeignet sind, die Auswertung quantitativ zu erweitern. Allerdings müssen für diese Methoden sehr viele Messpunkte erfasst werden, was in der Praxis nicht immer möglich ist (Julius et al. 2000).

Insgesamt stellt die Kombination aus der visuellen Inspektion, inklusive einer Analyse der Trends und der Berechnung des PND, nach Überzeugung der meisten Autoren eine zuverlässige Auswertungsmethode dar.

Diese Kombination ist in der überwiegenden Zahl der kontrollierten Einzelfallstudien ausreichend, um unabhängig von subjektiven Urteilen des Auswerters den Zusammenhang von abhängiger und unabhängiger Variable zu bestimmen (Kennedy 1995; Kern 1997; Julius et al. 2000).

In Tabelle 3 werden charakteristische Merkmale von Einzelfall- und Vergleichsgruppenstudien zusammenfassend einander gegenübergestellt.

	Einzelfallstudie	**Vergleichsgruppenstudie**
Design	Umkehrversuchsplan oder Multipler-Grundraten-Versuchsplan	Experimental- und Kontrollgruppe
Probanden	Meist 1 bis 4 Probanden	Mindestens 20 Probanden
Hypothese	Hypothese wird getestet und bestätigt oder verworfen	
Flexibilität des Designs	Erlaubt Veränderungen im Verlauf der Untersuchung, z. B. Hinzunahme abhängiger Variablen, Veränderung des Designs	Keine Veränderungen im Verlauf möglich
Messung der Unterschiede	Individuell	Gruppe
Messpunkte	Viele	Wenige
Übertragbarkeit der Ergebnisse auf andere Personen	Bei ähnlichen Einzelfällen wahrscheinlich, bei vielen Replikationen höher	Ergebnisse sind auf ähnliche Gruppen übertragbar
Kosten/ Aufwand bei Rekrutierung der Probanden	Geringe Kosten und geringer Aufwand (n=1-4)	Üblicherweise hohe Kosten und hoher Aufwand (N>20)
Statistische Auswertung	Wenig Möglichkeiten	Signifikante Unterschiede zwischen den Gruppen, beobachten von Subtypen, Faktorenanalysen

Tabelle 3: Merkmale von Einzelfall- vs. Vergleichsgruppenstudien

Die Merkmale von kontrollierten Einzelfallstudien (Tab. 3) lassen erkennen, dass dieser Forschungsansatz für Untersuchungen mit autistischen Probanden geeignet ist und die in Kapitel I.3.2.1 aufgeführten for-

schungsmethodischen Probleme bei Autismus weitgehend vermieden werden können.
So dienen in kontrollierten Einzelfallstudien die Probanden als eigene Kontrollgruppe. Dies ermöglicht es, eine Autismusintervention anhand mehrerer autistischer Probanden, die von ihren Voraussetzungen her (Alter etc.) unterschiedlich sind, überprüfen zu können, ohne auf eine Parallelisierung und eine große Stichprobe angewiesen zu sein.
Weiterhin ist der finanzielle und personelle Aufwand bei der kontrollierten Einzelfallforschung im Kontrast zu Vergleichsgruppenuntersuchungen geringer.
Zudem lassen sich Eltern und andere Bezugspersonen autistischer Klienten wahrscheinlich eher von kontrollierter Einzelfallforschung als von einer Vergleichsgruppenuntersuchung überzeugen. Einzelfallforschung ähnelt eher der Therapiesituation als eine Vergleichsgruppenuntersuchung mit unbehandelter Kontrollgruppe. Vor dem Hintergrund der knappen Therapieplätze für autistische Menschen und dem Wunsch von Eltern, alle Probanden an der Intervention partizipieren zu lassen, wird Einzelfallforschung wahrscheinlich eher akzeptiert als eine Studie mit zwei Gruppen. Dass bei Vergleichsgruppenstudien insgesamt viel mehr Klienten behandelt werden, spielt für Eltern eine untergeordnete Rolle, da trotzdem die Hälfte der Probanden überwiegend unbehandelt bleibt.

Insgesamt scheint die kontrollierte Einzelfallforschung in besonderem Maße zur Anwendung bei Interventionsstudien mit autistischen Probanden geeignet zu sein.

Inzwischen konnten in vielen pädagogischen und psychologischen Bereichen ***Erfahrungen mit kontrollierter Einzelfallforschung*** gewonnenen werden. Diese Erfahrungen beschränken sich allerdings fast ausschließlich auf den angloamerikanischen Sprachraum. So sind z. B. Nußbeck (2009) in ihrer Überblicksarbeit zur UK nur anekdotische Berichte aus dem deutschsprachigen Raum bekannt, jedoch keine kontrollierten Einzelfallstudien. Auch in der Autismusforschung kommen die Einzelfalluntersuchungen nach Kenntnis des Autors dieser Arbeit bisher ausschließlich aus dem angloamerikanischen Sprachraum.

Einzelne Veröffentlichung aus anderen sonderpädagogischen Bereichen, wie z. B. die Sammlung von Einzelfallstudien aus der Geistigbehindertenpädagogik von Mühl (2002), zeugen von dem Bemühen, dieses Forschungsdesign im deutschsprachigen Raum zu etablieren. Alle von Mühl gesammelten Einzelfallstudien wiesen jedoch methodische Mängel auf. Es war daher bei keiner der auf studentischen Examensarbeiten basierenden Einzelfallstudien möglich, einen eindeutigen Kausalzusammenhang zwischen abhängiger und unabhängiger Variable nachzuweisen. Eine mangelnde Qualität vieler Einzelfallstudien in der UK wurde auch im angloamerikanischen Sprachraum festgestellt (Alant, Bornman & Lloyd 2006; Schlosser 2003).

Es existieren somit Unterschiede in der ***Qualität der bisher veröffentlichten kontrollierten Einzelfallstudien***, die über die generellen Vor- und Nachteile einzelner Untersuchungsdesigns, so wie sie im vorangegangenen Text beschrieben wurden, hinausgehen. Im Folgenden soll deshalb der Frage nachgegangen werden, welche Vorgehensweise bei der Einzelfallforschung geeignet ist, um qualitativ hochwertige und aussagekräftige Untersuchungen zu erstellen und welche Fehlerquellen vermieden werden sollten.

Um systematische Erkenntnisse für den Bereich des Autismus zu gewinnen, ist es auch hierbei hilfreich, sich an der UK zu orientieren, für die das Problem der Qualität von Einzelfallstudien bereits diskutiert wurde (s. z. B. Schlosser & Raghavendra 2004; Nußbeck 2009). Für die Anwendung von Einzelfallstudien im Autismusbereich liegt solch eine Diskussion nach Kenntnis des Autors dieser Arbeit bisher nicht vor.

Ausgehend von den Erfahrungen aus der Gestaltung von Einzelfallforschung in der UK und beim Verfassen von Metaanalysen nennen Schlosser und Wendt (2008) drei Merkmale, die bei der Bewertung von Einzelfallstudien im Rahmen der EBP eine entscheidende Rolle spielen.

Erstes und wichtigstes Merkmal betrifft den ***Versuchsplan*** der Einzelfallstudie. Vergleichbar zur Hierarchisierung von Gruppendesigns (s. z. B. DGKJP 2003) haben Schlosser und Raghavendra (2004) Einzelfallversuchspläne in eine Rangfolge gebracht.

An oberster Position dieser Hierarchie stehen Metaanalysen von mehreren guten Einzelfallstudien. Dem folgen, mit geringerer Aussagekraft, verschiedene Einzelfalldesigns für eine Intervention oder zum Vergleich mehrerer Interventionen.
Wird nur eine Intervention angewendet, haben Multiple-Grundraten-Versuchspläne die höchste Aussagekraft, dem folgen das $A_1B_1A_2B_2$-Design und dann das $A_1B_1A_2$-Design (Schlosser & Raghavendra 2004). Die Priorisierung von Multiplen-Grundraten-Versuchsplänen erfolgt aufgrund der häufigen Übertragungseffekte beim $A_1B_1A_2B_2$-Design, die es teilweise erschweren, den Zusammenhang von abhängiger und unab-

hängiger Variable zu bestimmen (s. Kap. I.3.2.2). Andere Autoren bewerten das $A_1B_1A_2B_2$-Design als äquivalent zum Multiplen-Grundraten-Versuchsplan, z. B. Chambless und Hollon (1998).

Es ist somit davon auszugehen, dass sowohl das $A_1B_1A_2B_2$-Design als auch ein Multipler-Grundraten-Versuchsplan in der Lage sind, Ergebnisse mit hoher interner Validität zu erbringen. Je nach Forschungsgegenstand und Klientengruppen kann ein Versuchsplan geeigneter als der andere sein. Ist vorauszusehen, dass hohe Übertragungseffekte auftreten werden, ist ein Versuchsplan mit multiplen Grundraten eher als Untersuchungsdesign geeignet. Lassen sich gleiche Situationen, in denen die Intervention nach und nach eingeblendet wird, nur schwer herstellen, ist ein $A_1B_1A_2B_2$-Design die bessere Wahl.

Neben den Versuchsplänen zur Untersuchung einzelner Interventionen haben Schlosser und Raghavendra (2004) auch Designs zum Vergleich mehrerer Interventionen hierarchisiert. An oberster Stelle ordneten sie das Parallel-Treatment-Design an, eine Erweiterung eines Versuchsplanes mit multiplen Grundraten für zwei Interventionen. Dem folgen Versuchspläne mit alternierendem Design, bei denen die Interventionen im Wechsel ein- und ausgeblendet werden.
Nicht-metaanalytische, narrative Übersichtsarbeiten, Einzelfallstudien mit AB-Design sowie Expertenmeinungen können nach Schlosser und Raghavendra (2004) nicht zur empirischen Absicherung einer Fördermethode herangezogen werden.

Wichtigstes Qualitätsmerkmal einer hohen internen Validität einer Einzelfallstudie, ganz gleich welchen Designs, ist die Zurückführung des Fördereffektes (abhängige Variable) auf die Fördermethode (unabhängige Variable). Dazu ist es notwendig, alle anderen konfundierenden Variablen (Störvariablen) zu kontrollieren, was häufig bedeutet, deren Einfluss in allen Phasen der Einzelfalluntersuchung konstant zu halten (Kern 1997). Eine wichtige Störvariable kann das Verhalten des Therapeuten darstellen, der, oftmals in Kenntnis des Versuchsplanes oder als Urheber der unabhängigen Variable (der Fördermethode), sein Verhalten während der Untersuchungsphasen verändert und damit möglicherweise als zusätzliche unabhängige Variable wirkt. Dies kann vermieden werden, indem z. B. das Therapeutenverhalten standardisiert und fortlaufend durch einen Beobachter kontrolliert wird (Kennedy 1995).
Um bei hinreichend ausgeschlossenen Störvariablen die Effektivität einer Intervention beurteilen zu können, sollte weiterhin der PND berechnet werden (s. o.). Der PND kann später, wenn die Einzelfallstudie repliziert

wurde, in Metaanalysen verwendet werden und als Maß der Wirksamkeit einer Fördermethode dienen.

Zweites Merkmal bei der Beurteilung von Einzelfallstudien stellt nach Schlosser und Wendt (2008) die ***Förderungsintegrität*** dar. Obwohl die Bedeutung der Förderungsintegrität bekannt ist, lässt sich, zumindest für die UK, feststellen, dass nur wenige Autoren von Einzelfalluntersuchungen die Vorgehensweise manualisieren und die korrekte Umsetzung der unabhängigen Variable kontrollieren (s. z. B. die Bewertung von Methoden der UK von Nußbeck 2009). Hilfreich zur Beurteilung der Förderungsintegrität einer Einzelfallstudie kann die Checkliste von Schlosser (2002) sein.

Drittes Merkmal einer qualitativ hochwertigen Einzelfallstudie stellt nach Schlosser und Wendt (2008) die Zuverlässigkeit der Messung der abhängigen Variable dar (***Reliabilität***). Bei der Untersuchung von Fördermethoden wird der Fördererfolg (abhängige Variable) in der Regel über aus Beobachtungen gewonnenen Schätzurteilen erfasst. Diese sind naturgemäß subjektiv beeinflusst, was die Reliabilität vermindert. Um dennoch eine hinreichend objektive Beurteilung der Messergebnisse zu erreichen, sollten mindestens zwei unabhängige Beobachter die Ausprägung der abhängigen Variablen bewerten. Für eine hohe Reliabilität der Messung spricht es, wenn die Beobachter in ihrem Urteil in mehr als 80% übereinstimmen (DeProspero & Cohen 1979).

Insgesamt ergibt sich somit die Güte von Einzelfallstudien aus der Qualität des Versuchsplanes, der Förderungsintegrität und der Reliabilität (Schlosser & Wendt 2008; s. auch Schlosser & Sigafoss 2002). Die genannten Autoren teilen anhand dieser Kriterien Einzelfallstudien in vier Qualitätsstufen ein:
„Schlüssig" („conclusive") sind Einzelfalluntersuchungen mit gutem Versuchsplan sowie hinreichender Förderungsintegrität und Reliabilität. „Überwiegend schlüssig" („preponderant") sind Einzelfalluntersuchungen mit geringen Mängeln im Versuchsplan, deren Ergebnis dennoch als wahrscheinlich gelten kann, sowie mit hinreichender Förderungsintegrität und Reliabilität. „Wenig schlüssig" („suggestive") sind Untersuchungen, die zwar nur geringe oder keine Mängel im Versuchsplan haben, aber eine nicht ausreichende Förderungsintegrität und/oder Reliabilität besitzen. „Nicht schlüssig" („inconclusive") sind Ergebnisse, bei denen schwerwiegende Fehler im Versuchsplan bestehen, die es unmöglich machen, einen Kausalzusammenhang zwischen abhängiger und unab-

hängiger Variable herzustellen. Dabei ist es unerheblich, wie gut oder schlecht die Förderungsintegrität und die Reliabilität waren.

Die Leitlinien der Chambless-Kriterien und die, für die Einzelfallforschung vorgenommenen Spezifizierungen von Schlosser und Mitarbeitern, lassen sich in folgender Übersicht zusammenfassen (Abb. 9).

Chambless-Kriterien

„Gut etablierte Behandlungen"

- Mindestens zwei erfolgreiche und gute Gruppenstudien mit Vergleichen zu anderen Behandlungen
- Serien von erfolgreichen und guten Einzelfallstudien (n>9) mit Vergleichen zu anderen Behandlungen →

Und: Manualisierung, genaue Probandenbeschreibung, Ergebnisse von mehreren Forschungsgruppen

„Möglicherweise erfolgreiche Behandlungen"

- Mindestens zwei erfolgreiche und gute Gruppenuntersuchung mit Wartekontrollgruppe
- Kriterien einer gut etablierten Behandlungen werden erfüllt, die Ergebnisse kommen aber nur von einer Forschungsgruppe
- Kleine Serien von erfolgreichen und guten Einzelfallstudien (n>3) mit Manualen und Vergleich zu anderen Methoden →

Qualitätskriterien für Einzelfalluntersuchungen

1. ***Versuchsplan***
   - Hohe interne Validität (z. B. $A_1B_1A_2B_2$-Design oder Multipler-Grundraten-Versuchsplan)
   - Kontrolle/Gleichhaltung von Störvariablen
   - Auswertungsobjektivität, z. B. Errechung des PND
2. ***Förderungsintegrität***
   - Manualisierung
   - Kontrolle der korrekten Umsetzung der Intervention
3. ***Reliabilität der Messung***
   - Prüfung der Beobachterübereinstimmung

Zusätzlich: Erfassung der Generalisierung und der Nachhaltigkeit der erworbenen Fähigkeiten

Abbildung 9: Zusammenfassung der Chambless-Kriterien und der Leitlinien zur Bewertung von Einzelfalluntersuchungen

Die von Schlosser und Mitarbeitern vorgenommenen Spezifizierungen zur Beurteilung der Qualität von Einzelfallstudien für die UK dürften auch im ***Bereich der Autismusforschung*** gültig sein. Dafür sprechen folgende Gründe:
Das Erscheinungsbild von Kommunikationsstörungen und Autismus weist Parallelen und Überschneidungen auf. Eines der wesentlichen Symptome des Autismus sind die qualitativen Beeinträchtigungen der

Kommunikation. Deshalb sind Menschen mit Autismus auch Zielgruppe der UK, was zur Entwicklung spezieller Kommunikationshilfen für autistische Menschen, wie z. B. dem PECS, führte.
Weiterhin bestehen sowohl in der UK als auch im Bereich des Autismus ähnliche methodische Probleme bei der Entwicklung und Evaluierung von Interventionen, wie z. B. die Verbesserung der Förderungsintegrität und das Übertragen der erworbenen Kompetenzen in den Alltag (Generalisierung).
Ebenso ist den Interventionsstudien zu UK und Autismus gemeinsam, dass Vergleichsgruppenuntersuchungen aufgrund des Mangels an Probanden und der hohen Variabilität des Störungsbildes kaum möglich sind und die kontrollierte Einzelfallforschung deshalb die Methode der Wahl darstellt.
Da die Allgemeingültigkeit der Ergebnisse von kontrollierten Einzelfalluntersuchungen begrenzt ist, hängt die Aussagekraft in besonderem Maße von solchen Qualitätskriterien, wie sie Schlosser und Mitarbeiter entwickelt haben, ab. Diese Kriterien sollen deshalb auch in der hier vorliegenden Forschungsarbeit aus dem Bereich des Autismus Anwendung finden.

Im folgenden Kapitel wird die EBP auf Interventionen bei Autismus angewendet. Zwei Fördermethoden, die Applied Behavior Analysis (Kap. 3.3.1) und der TEACCH-Ansatz (Kap. 3.3.2), werden genauer beschrieben und ihre Wirksamkeitsnachweise vorgestellt. Anschließend erfolgt eine Zusammenfassung der bisherigen Ausführungen zu den Autismusinterventionen (Kap. I.3.4).

3.3. Evidenzbasierte Praxis bei Autismusinterventionen

Es lassen sich eine Reihe von älteren Übersichtsarbeiten über die Wirksamkeit von Autismusinterventionen finden, die aber nicht konkret auf das Modell der EBP Bezug nehmen. Im angloamerikanischen Sprachraum sind dies z. B. die Reviews von Erba (2000) und Rogers (2000).
Neuere Arbeiten beziehen sich dagegen häufiger auf das Konzept der EBP, z. B. die Veröffentlichungen von Case-Smith und Arbesman (2008), von Ospina et al. (2008) sowie von Rogers und Vismara (2008). Im deutschsprachigen Raum finden sich nur wenige vergleichbare Veröffentlichungen über Interventionen bei Autismus (z. B. Weiß 2002), von denen zumindest eine Bezug zur EBP nimmt (Bölte & Poustka 2002).

Kennzeichnend für ***Übersichtsarbeiten mit Orientierung an der EBP*** sind vor allem die genaue Angabe der Bewertungskriterien bzw. die Orientie-

rung an allgemeingültigen Leitlinien, wie z. B. den Chambless-Kriterien. So verglichen Rogers und Vismara (2008) die Evidenz von umfassenden Förderprogrammen für autistische Menschen und verwendeten als Leitlinie die Chambless-Kriterien.
Den bisher umfangreichsten Überblick über Interventionen bei Autismus mit Bezug zur EBP veröffentlichte „Research Autism". Research Autism ist eine englische Stiftung, deren Ziel es ist, die Wirksamkeit von Interventionen für autistische Menschen zu erforschen (Research Autism 2008a). Die bisherigen Ergebnisse sind in Abbildung 10 und 11 dargestellt.

1. Quality rating

Very strong, positive evidence
2 or more Grade A studies or
1 Grade A study and 3 or more Grade B studies
The majority of these studies show significant positive effects

Strong, positive evidence
2 or more Grade B studies
The majority of these studies show significant positive effects

Limited, positive evidence
At least 1 Grade B study or
2 or more Grade C (cases series) studies,
The majority of these studies show significant positive effects.

Insufficient/Mixed evidence
Some Grade B/C studies but findings inconsistent or
Some Grade D studies or less than 2 Grade C studies only.

0 No evidence
We have been unable to identify any studies of this intervention being used to help people with autism spectrum disorders published in peer-reviewed journals

Some negative evidence
At least 1 Grade B study or
2 or more Grade C (cases series) studies case series studies showing no significant effects

Strong negative evidence.
1 Grade A study or
2 or more Grade B studies
The majority of these studies show no significant effects.

Very strong negative evidence.
More than 1 Grade A study showing no significant positive effects or
3 or more Grade B studies showing no significant positive effects or
1 Grade A study plus more than 2 Grade B studies showing no significant effects.

2. Not graded ratings

U Ungraded
We have provided some information about this intervention but we have not yet had the opportunity to rate the scientific evidence for its effectiveness.

NA Not Applicable
It is not possible to provide a rank for this intervention. This is usually because the intervention described, such as speech and language therapy, incorporates a wide range of other interventions, methods and techniques.

3. Hazard ratings

Limited evidence of harmful effects.
Any Grade D studies indicating adverse/harmful effects

Strong evidence of harmful effects.
Any Grade C studies indicating adverse/harmful effects

Very strong evidence of harmful effects.
Any Grade A or B studies indicating adverse/harmful effects

Grading each study

Grade A: Random control trials.
Grade B: Well conducted clinical trial (involving multiple baseline or ABAB or crossover/reversal/withdrawal design or matched comparison group) (may not necessarily involve blind ratings).
Grade C: Case series study (minimum 3 cases) conducted by researchers independent of intervention. Comparative case-control study but inadequate experimental design (groups poorly matched, inadequate base line data etc). Group study. – AB design only.
Grade D: Single case study/or case series conducted by researchers involved in developing the therapy

Abbildung 10: Bewertungskriterien von Research Autism (2008b)

Advocacy/Self Advocacy NA Animal Therapies (?) Anti-Convulsants U ⚠⚠⚠ Anti-Depressants ✓✓ ⚠⚠⚠ Anti-Fungal Drugs and Supplements (?) Aripiprazole U Art and Art Therapy U Assistance Dogs 0 Auditory Integration Training ✗✗ Chelation (?)⚠⚠⚠ Cognitive Behavioural Therapy ✓✓ Coloured Filters (?) Computer Applications U Daily Life Therapy (?) Dietary Supplements NA Digestive Enzymes U DIR Method U Discrete Trial Training U DMG ✗✗✗ Dolphin Therapy (?)⚠⚠⚠ Dore Programme 0 Drama Therapy 0 Early Intensive Behavioural Intervention ✓✓✓ Essential Fatty Acids U Facilitated Communication ✗✗✗⚠⚠⚠ Functional Communication Training U Gentle Teaching U Glutathione 0	Gluten-free, Casein-free Diet ✓ Holding Therapy U Hyperbaric Therapy (?) Immune Globulin (?) ⚠⚠⚠ Incidental Teaching U Joint Action Routines U Ketogenic Diet U LEAP (?) Lightwave Stimulation 0 Melatonin ✓✓ Milieu Training U Multi-Vitamin and Mineral Supplements U Music Therapy U Occupational Therapy NA Olanzapine U Online Communities U Opioid Antagonists U Oxytocin U Patterning Therapies ✗ Physiotherapy NA Picture Exchange Communication System ✓✓✓ Pivotal Response Training U Play therapy U Quetiapine U Relationship Development Intervention (?) Responsiveness Training U Risperidone ✓✓✓⚠⚠⚠ SCERTS Model U	Secretin ✗✗✗ Sensory Integrative Therapy (?) Short Breaks U Social Groups 0 Social Skills Groups U Social Stories™ ✓ Son-Rise™ Programme 0 Special Diets NA Specific Carbohydrate Diet 0 Speech and Language Therapy NA Stimulant Medication U Sulphation 0 Supported Employment U TEACCH ✓ Testosterone Regulation (?) ⚠⚠⚠ Theory of Mind Training U Video Modeling U Visual Schedule U Vitamin A 0 Vitamin B6 and Magnesium U Vitamin B9 (Folic Acid) (?) Vitamin C U Vitamin D 0 Voice Output Communication Aids U Weighted Items U Yeast-Free Diets 0 Ziprasidone U

Abbildung 11: Bewertung von Interventionen für Menschen mit Autismus durch Research Autism (2008b)

Zu ähnlichen Bewertungen wie Research Autism kommen auch die in Fachzeitschriften veröffentlichten systematischen Reviews. In der bisher umfangreichsten Arbeit konnten Ospina et al. (2008) lediglich bei der „Early intensive behavioral intervention“ einen signifikanten Unterschied zur Nichtbehandlung feststellen. Der Vorteil von Research Autism gegenüber der Arbeit von Ospina et al. (2008) besteht darin, dass die Bewertungen in Abhängigkeit von neuen Forschungsergebnissen kontinuierlich aktualisiert werden. Aus diesem Grund wird in der hier vorliegenden Forschungsarbeit die Bewertung durch Research Autism favorisiert und im Weiteren verwendet.

Die Bewertung von Research Autism macht deutlich, dass lediglich wenige Interventionen für Menschen mit Autismus empirisch nachweisbare Evidenz aufweisen, bzw. bisher auf ihre Evidenz hin untersucht wurden. Dass es nicht nur nachgewiesen unwirksame, sondern sogar eine Reihe von ***potenziell schädigenden Verfahren*** gibt (z. B. die „Dolphin therapy" [Delfintherapie], s. Abb. 11), unterstreicht zum wiederholten Mal die Bedeutung einer Evidenzorientierung bei der Auswahl von Autismusinterventionen.
Volkmar et al. (2005a) erweitern diesen Gedanken zu folgender Empfehlung:

> *„Only when the objective data about benefits and dangers are available should a potential treatment be undertaken (...). One aspect of showing respect for individuals with autism and other disorders is to assure that interventions stand the test of rigorous investigation, publication of findings for peer-review, and replication."* (Volkmar et al. 2005a, 861)

Um Menschen mit Autismus mit dem von Volkmar et al. geforderten Respekt zu begegnen, sie bestmöglich zu unterstützen und vor schädigenden Einflüssen zu schützen, ist die Einbettung der Entscheidung für oder gegen eine Fördermaßnahme in den Prozess einer EBP unbedingt notwendig.

Nach der im vorangegangenen Kapitel dargelegten Definition und dem Ablauf der EBP sind die *„Integration der gegenwärtig besten Forschungsergebnisse..."* (Schlosser & Raghavendra 2004, 3) und eine Hierarchie der Aussagekraft von Forschungsergebnissen (s. Abb. 9) die zentralen Bestimmungsstücke einer EBP. Research Autism bediente sich dieser Leitlinien und bewertete folgende Interventionen aus dem pädagogisch-psychologischen Bereich als positiv (s. Abb. 11):

- Early intensive behavioral intervention („Very strong, positive evidence")
- PECS („Very strong, positive evidence")
- Cognitive behavioural therapy („Strong, positive evidence")
- Social stories („Limited, positive evidence")
- TEACCH („Limited, positive evidence")

Diese als ***positiv bewerteten Förderansätze*** unterscheiden sich in ihrer Zielstellung und Komplexität voneinander. Das PECS ist im Wesentlichen ein hoch strukturiertes Training, das zum Ziel hat, durch das Übergeben von Bildkarten die spontane Kommunikation autistischer Menschen zu fördern (Frost & Bondy 2002).

Ebenso wie das PECS sind die von Gray und Mitarbeitern (Gray & Garand 1993) initiierten „Sozialgeschichten“ (Social stories) eine spezifische Methode mit einem umschriebenen Ziel: Menschen mit Autismus sollen, durch das gemeinsam mit einem Therapeuten erfolgende Verfassen von Comicgeschichten, in die Lage versetzt werden, soziale Zusammenhänge nachvollziehen zu können. Dies soll eine Verhaltensänderung in ähnlichen Situationen anregen und soziale Kompetenzen entwickeln.

Im Gegensatz zu PECS und den Sozialgeschichten stellen die anderen als wirksam bewerteten Interventionen eher umfassende Förderansätze dar, deren Ziel eine Verbesserung der kommunikativen, sozialen und alltagsbezogenen Kompetenzen ist.

Die „Early intensive behavioral intervention“ ist in Deutschland als „Intensive frühe Verhaltenstherapie“ bekannt (Cordes 2006) und basiert auf der Applied Behavior Analysis (ABA; Kearney 2008). Die ABA wird in Kapitel I.3.3.1 ausführlich dargestellt. Die intensive frühe Verhaltenstherapie beinhaltet, wie der Name schon ausdrückt, eine möglichst frühzeitige verhaltenstherapeutische Förderung mit hoher Therapiefrequenz. Zielgruppe sind somit vor allem sehr junge Kinder mit Autismus, Research Autism gibt als Altersgruppe null- bis vierjährige Kinder an.

Die „Cognitive behavioral therapy“ (Kognitive Verhaltenstherapie) ist dagegen in ihrer Wirksamkeit ausschließlich für Jugendliche und Erwachsene mit Asperger-Syndrom und High-functioning-Autismus belegt und dient vor allem der Behandlung von Ängsten und einer Verbesserung des Sozialverhaltens (Research Autism 2008b).

Der umfassendste Förderansatz, den Research Autism als wirksam bewertete, ist das TEACCH-Programm. TEACCH stellt ein auf lebenslange Begleitung ausgerichtetes Unterstützungssystem für Menschen mit Autismus in North Carolina (USA) bereit (Degner, Häußler & Tuckermann 2008) und beinhaltet deshalb sowohl Förderprogramme für Kinder als auch Ansätze zur Unterstützung erwachsener Menschen mit Autismus (z. B. das „TEACCH supportet employment program“; Keel, Mesibov & Woods 1997). Methodisch orientiert sich TEACCH grundlegend an der kognitiven Verhaltenstherapie, ist aber vor allem auch für die vielen Strukturierungs- und Visualisierungshilfen bekannt (Mesibov et al. 2005).

Im Folgenden sollen zwei, von Research Autism positiv bewertete Förderansätze ausführlicher dargestellt werden. Dies sind das ***TEACCH und*** *die ABA*, die beide auf eine umfassende Förderung autistischer Menschen abzielen. Die anderen von Research Autism als wirksam bewerteten Methoden haben entweder eine eng umschriebene Zielstellung und/oder zielen auf die Verbesserung sozialer Fähigkeiten ab, was nicht Gegenstand dieser Forschungsarbeit ist.

Mit der Darstellung von TEACCH, einschließlich der bisher erfolgten Wirksamkeitsnachweise, soll auch nachvollziehbar werden, warum Research Autism diesen Ansatz bisher lediglich als „begrenzt positiv" bewertete und weitere Forschungsbemühungen zu TEACCH fordert. Weiterhin dient die ausführliche Darstellung von TEACCH als Vorbereitung auf die empirische Untersuchung der hier vorliegenden Forschungsarbeit, in der die Wirksamkeit einer Methode aus dem TEACCH-Ansatz überprüft wird.

In Kontrastierung zu TEACCH sollen zusätzlich die Grundlagen der ABA vorgestellt werden. Die ABA stellt im Autismusbereich eine Intervention dar, die für sich in Anspruch nimmt, die größte Evidenz zu besitzen (Lovaas & Wright 2006). Dies wird auch von anderer Seite bestätigt, wie die Bewertung von Research Autism (2008b) und die Empfehlungen von Fachleuten zeigen (s. z. B. Bristol, Cohen, Costello et al. 1996; Remschmidt 2008; Poustka et al. 2008; Weiß 2002).

In den folgenden beiden Kapiteln erfolgen zuerst eine Charakterisierung der ABA und die Diskussion der wesentlichen Studien zur Evidenz (Kap. 3.3.1). Dem folgt eine ausführlichere Vorstellung von TEACCH, die ebenso eine Bewertung der bisherigen Interventionsstudien enthält (Kap. 3.3.2).

3.3.1. Applied Behavior Analysis

Verhaltenstherapeutische Methoden wurden im Bereich des Autismus in den 1950er Jahren als Gegenbewegung zu der Behandlung nach Bettelheim eingeführt. Als Erste konnten Ferster und DeMyer (1961) nachweisen, dass Kinder mit Autismus durch kontingente Verstärkung neue Fähigkeiten erlernten. Heute gibt es zu vielen verhaltenstherapeutischen Techniken empirische Belege (Überblick bei: Schreibman 1988).

Neben den auf spezifische Fähigkeiten ausgerichteten Techniken existieren inzwischen umfassende verhaltenstherapeutische Curricula. Das bekannteste Curriculum ist die bereits erwähnte ABA (Schreibman & Ingersoll 2005). Die ABA dient als Grundlage vieler verhaltenstherapeu-

tischer Förderprogramme, so auch der frühen intensiven Verhaltenstherapie (Cordes 2006).
Für ein ABA-Programm ist nach Green (2001) folgende ***Abfolge*** kennzeichnend:

1. Der Entwicklungsstand des Kindes wird sehr genau erfasst.
2. Es wird eine verhaltenstherapeutische Technik eingeführt, die unterschiedlich hoch strukturiert sein kann.
3. Der Einsatz der Intervention wird genau überwacht und
4. eventuell angepasst.
5. Die erworbenen Fähigkeiten werden in ein neues Umfeld übertragen.

Diese Abfolge kann unterschiedlich implementiert werden, wobei vor allem die ***Auswahl der verhaltenstherapeutischen Technik*** (2.) von entscheidender Bedeutung ist. Die bekannteste hochstrukturierte Technik ist das „Discrete trial training" (DTT) von Lovaas (1981). Bei diesem wird das Zielverhalten mittels einer Aufgabenanalyse in kleinste Elemente zerlegt und schrittweise in einem strukturierten Umfeld eingeübt. Das Kind wird bei der Erfüllung der Aufgabe unterstützt, indem erwünschtes Verhalten sofort durch nicht-aufgabenbezogene Verstärker (z. B. Süßigkeiten) belohnt wird. Unerwünschtes Verhalten wird ignoriert. Die Aufgaben werden vom Lehrer ausgesucht und wenig variiert. Wesentlicher Bestandteil der Förderung ist eine hohe Therapiefrequenz, die zwischen 20 und 40 Wochenstunden liegt (Delprato 2001).
Das DTT hat sich als effektiv erwiesen, um neue Fähigkeiten zu vermitteln, ist aber mit erheblichen Übertragungsschwierigkeiten in das „normale", weniger strukturierte Umfeld verbunden (Schreibman & Ingersoll 2005). Aus diesem Grund werden heute vor allem weniger strukturierte Verfahren, die als „naturalistische Techniken" bezeichnet werden, angewandt. So wird beispielsweise bei dem „Pivotal response training" (Koegel, O'Dell & Koegel 1987) im natürlichen Umfeld des Kindes gearbeitet, die Initiative des Kindes zur Beschäftigung mit einem Material abgewartet und stärker auf eine sinnvolle Verbindung zwischen erfüllter Aufgabe und Verstärkung geachtet.

Zum Nachweis der ***Wirksamkeit der ABA*** werden von den Vertretern dieser Methode eine große Anzahl an wissenschaftlichen Studien aufgeführt. So verweisen Lovaas und Wright (2006) auf „über 500 Studien", die die Wirksamkeit der ABA belegen. Diese Einschätzung stimmt mit der Bewertung von Research Autism überein (s. Abb. 11). Wichtigste und aufgrund des Umfangs in der Interventionsforschung zu Autismus beinahe einmalige Studien sind jene von Lovaas (1987) und das Follow-up von McEachin, Smith und Lovaas (1993).

Lovaas (1987) ordnete 19 Kinder (Durchschnittsalter: 35 Monate) einer Experimentalgruppe zu, die 40 Stunden pro Woche verhaltenstherapeutisch gefördert wurde. Neunzehn weitere Kinder kamen in eine Kontrollgruppe mit reduzierter Stundenzahl (10 Stunden Förderung) und 21 Kinder wurden einer zusätzlichen Kontrollgruppe zugeordnet, die Förderung außerhalb des Projektes erhielt.
Die Ausgangsbedingungen der Gruppen werden als vergleichbar beschrieben, allerdings wurden die Probanden weder zufällig aus allen vorhandenen autistischen Kindern ausgewählt, noch zufällig auf die Gruppen verteilt (fehlende Randomisierung).
Bei der Nachuntersuchung, die nach Schuleintritt der Kinder stattfand, zeigten sich dramatische Verbesserungen in der Untersuchungsgruppe. So nahm der IQ der Kinder in der Experimentalgruppe um durchschnittlich 30 IQ-Punkte mehr als in den Kontrollgruppen zu. 47% der Kinder, die intensiv gefördert wurden, erreichten ein „normales intellektuelles Funktionsniveau" und bewältigten die erste Klasse der Grundschule. Weitere 40% verbesserten ihre Fähigkeiten erheblich und nur 10% der Kinder der Experimentalgruppe mussten in Spezialklassen verbleiben. Im Vergleich dazu erreichten nur 2% der Kinder beider Kontrollgruppen normales intellektuelles Funktionsniveau.

McEachin et al. (1993) untersuchten beide Gruppen nochmals mit 10 Jahren (Kontrollgruppe) und 13 Jahren (Experimentalgruppe). Sie fanden einen nachhaltigen Interventionseffekt, der sich unter anderem darin zeigte, dass acht Kinder der Experimentalgruppe nach Aussage der Autoren nicht von Gleichaltrigen ohne Autismus zu unterscheiden waren.

Die Methodik der Studie von Lovaas (1987) wurde stark kritisiert. Hauptkritikpunkte waren die Vorauswahl der Kinder und die nicht vergleichbaren Kontrollgruppen, die von Beginn an ein schwächeres Niveau als die Experimentalgruppe aufwiesen. Weiterhin wurde Lovaas vorgeworfen, die Ergebnisse post hoc an die Untersuchungsbedingungen angepasst zu haben (Schopler, Short & Mesibov 1989; Gresham & MacMillan 1998; Gernsbacher 2003). In der Tat zeigten sich in methodisch verbesserten Studien weniger dramatische Veränderungen (Smith et al. 2000; Cohen, Amerine-Dickens & Smith 2006). Letztlich ist die Wirksamkeit der ABA bisher auch nur für sehr junge Kinder belegt (0-4 Jahre; s. Research Autism 2008b). Autismus stellt jedoch eine schwerwiegende und lebenslange Beeinträchtigung dar, sodass davon betroffene Personen oftmals lebenslang Unterstützung und Förderung benötigen. Ob dazu auch die ABA geeignet ist, bleibt bisher offen.

Eine generelle ***Kritik an der ABA*** ist deren defizitär orientiertes Verständnis des Autismus und die Zielsetzung, diesen „überwinden zu wollen" („recover from autism"). Diese Auffassung wird von Menschen mit Autismus stark kritisiert. Sie fordern stattdessen, Autismus als eine „Kultur" zu begreifen und dementsprechend Möglichkeiten zur Integration autistischer Menschen in die Gesellschaft zu schaffen (Dawson 2008).

Mit den Zielen der ABA und der daraus abgeleiteten Interventionsforschung setzten sich auch andere Fachleute auseinander, z. B. Schopler (2005, 2001). Als Exkurs sollen im Folgenden die Darlegungen von Schopler referiert werden.
Schopler (2005) merkte an, dass es bei der Schwere und Seltenheit der Behinderung Autismus unmöglich ist, die Effektivität eines Programms nur aus den Ergebnissen von RCTs abzuleiten, auch wenn diese für die Interventionsforschung bei Autismus große Bedeutung haben. RCTs beziehen sich stets auf zeitlich begrenzte Therapiemaßnahmen mit einem möglichst klar definierten Ziel. In der Realität geht es bei autistischen Menschen jedoch um eine lebenslange Unterstützung, wobei die Ziele sich mit steigendem Alter verändern können. Ebenso werden, wenn man die gesamte Entwicklung der Person mit Autismus im Blick hat, meist komplexe Ziele verfolgt.

Aufbauend auf dieser Argumentation diskutierte Schopler den Zusammenhang zwischen der Ausrichtung einer Intervention, der Orientierung der Effektivitätsforschung sowie der Einstellung von Konsumenten und Fachleuten. Diese Betrachtungsweise hebt auf die „ökologische Validität" der Forschung ab (s. Kap. I.3.1.3). Schopler unterscheidet drei Gruppen:

1. *„Consumers and professionals who see autism primarily as a condition too devasting to be tolerated, with symptoms to be suppressed or eliminated..."* (Schopler 2005, 1186). Diese Gruppe unterstützt dementsprechend Therapien und Forschungsprojekte, die (einzelne) autistische Verhaltensweisen reduzieren, auch wenn dies mit hohen Kosten oder ungewissen Nebenwirkungen verbunden ist.

2. *„Habilitation category"* (Schopler 2005, 1186). Dieser Kategorie ordnet Schopler Personen zu, die Autismus als eine lebenslang bestehende Behinderung akzeptiert haben und ihr Wirken darauf ausrichten, den Betreffenden ein erfülltes Leben in der Gemeinschaft zu ermöglichen. Ob diese Art, mit autistischen Menschen umzugehen, erfolgreich ist, ließe sich mit experimenteller Forschung nur schwer bestimmen. Der Erfolg sollte nach Schopler (2005) vielmehr anhand der Lebensqualität, der Selbstbestimmung und dem Niveau der Anpassung an die Gemeinschaft gemessen werden.

3. *„Interventions of culture"* (Schopler 2005, 1186). Hierzu rechnet der Autor Strömungen, die Autismus nicht als eine Behinderung, sondern als eine „Kultur" ansehen. Diese unterscheide sich von den anderen „Kulturen" in einer Gesellschaft, besitze aber einen eigenen Wert. Besonders hervorgehoben werden die Stärken autistischer Menschen. Dementsprechend diskutieren die Befürworter dieser Ansicht nicht behinderungsspezifische Fragen, sondern kulturelle Aspekte, wie z. B. den Begriff der „Neurodiversität".

Die beschriebene ABA lässt sich der ersten Kategorie von Schopler zuordnen. Die klar definierten Zielsetzungen und die Einstellung der Konsumenten erleichtert es, Wirksamkeitsforschung zur ABA durchzuführen. Diese werden jedoch nur von solchen Konsumenten wahrgenommen und als wichtig empfunden, die sich mit den Zielen und Prinzipien der ABA identifizieren.
Nach Schopler (2005) tendiert der überwiegende Teil der Eltern jedoch zur zweiten Kategorie. Die dort beschriebenen Ziele einer bestmöglichen Integration und einer größtmöglichen Selbstbestimmung lassen sich schlechter in messbare Variablen überführen als die auf einzelne Symptome ausgerichteten Ziele der ABA. Dies ist unter anderem der Grund dafür, dass es in der zweiten Kategorie viel weniger Evidenzuntersuchungen gibt.

Wichtigster Förderansatz aus der zweiten Kategorie, der „Habilitation category", ist der von Schopler und Mitarbeitern entwickelte TEACCH-Ansatz. Dieser wird im folgenden Kapitel beschrieben.

3.3.2. TEACCH-Ansatz

Der ***TEACCH-Ansatz*** basiert auf einer Reihe von Prinzipien. Diese finden Anwendung sowohl in der TEACCH-Methodik (z. B. im „Strukturierten Unterrichten") als auch im TEACCH-Programm. Folgende

Grundsätze bilden nach Häußler (2005) die „Philosophie" des TEACCH-Ansatzes:

1. Verständnis der typischen Schwierigkeiten von Menschen mit Autismus
2. Individuelle Diagnostik und Förderung
3. Kooperation mit den Eltern und Familien
4. Optimierung der Fähigkeit, sich in seiner Lebenswelt zurechtzufinden
5. Ganzheitlichkeit
6. Kompetenzorientierung und Respekt vor der Andersartigkeit
7. Strukturierung und Bevorzugung kognitiver Ansätze und der Lerntheorie

Vom TEACCH-Ansatz wird der Begriff ***„TEACCH-Programm"*** („Division TEACCH") abgegrenzt. Das TEACCH-Programm geht auf ein Mitte der 1960er Jahre an der University of North Carolina at Chapel Hill (USA) durchgeführtes Forschungsprojekt zurück, das 1972 in die Gründung von „Division TEACCH" mündete (Schopler 2005). Heute stellt das TEACCH-Programm im Bundesstaat North Carolina ein umfassendes und auf lebenslange Begleitung ausgerichtetes Unterstützungssystem für Menschen mit Autismus bereit (Degner et al. 2008).

Kern des TEACCH-Programms bilden neun dezentrale Diagnose- und Beratungszentren. Hinzu kommen eine große Zahl von Einrichtungen, Schulen, Werkstätten, Wohnstätten etc., die mit TEACCH kooperieren. Neben der Bereitstellung von direkten und umfassenden Hilfen für von Autismus betroffene Menschen und deren Angehörigen stellen die wissenschaftliche Forschung und Ausbildung einen weiteren Baustein des TEACCH-Programms dar (Schopler & Mesibov 2000).

Das TEACCH-Programm ist somit vor allem ein sozialer Träger mit einem umfassenden und auf lebenslange Begleitung ausgerichteten Hilf- und Stützsystem, während der TEACCH-Ansatz die in der praktischen Arbeit verwendeten Prinzipien und Konzepte vereint.

Die ***Pädagogik des TEACCH-Ansatzes*** basiert auf einer Diagnostik mit verschiedenen, altersabhängigen Testverfahren. Bei jungen Kindern wird unter anderem der PEP-3 (Schopler et al. 2005) verwendet. Ausgehend von den Testergebnissen wird ein individueller Entwicklungsplan erstellt, der im so genannten „Strukturierten Unterrichten" in der praktischen Förderung umgesetzt wird.

Dieses „Strukturierte Unterrichten" stellt eine universell einsetzbare Methodik dar, da die unter diesem Begriff subsumierten Strategien in allen Bereichen von Therapie und Förderung Anwendung finden. Zum Beispiel werden auch im „TEACCH-communication-curriculum" (Watson, Lord, Schaffer et al. 1989) die für das „Strukturierte Unterrichten" typischen Strategien der Strukturierung und Visualisierung angewendet. Aus diesem Grund wird vom „Strukturierten Unterrichten" auch als der „TEACCH-Methode" gesprochen (Degner et al. 2008).

Die vier Hauptelemente des ***„Strukturierten Unterrichtens"*** sind:

1. Räumliche Strukturierung, z. B. die
   - räumliche Trennung von Arbeits- und Freizeitbereich sowie eine
   - Reizabschirmung.
2. Zeitliche Strukturierung, z. B. ein
   - visueller Tagesplan,
   - Übergangshinweise, z. B. ein Schuh, der dem Kind gegeben wird und verdeutlicht, dass es die Schuhe anziehen soll sowie
   - Hilfen, um eine Zeitdauer anzugeben, z. B. eine Sanduhr.
3. Strukturierte Arbeitssysteme, die visuell sichtbar beantworten:
   - Was soll gemacht werden?
   - Wie lange dauert die Arbeit?
   - Wie sieht man den Fortschritt und wann ist die Arbeit zu Ende?
   - Was kommt danach?
4. Visuell strukturierte Aktivitäten, die möglichst
   - selbsterklärend sind und
   - visuell eindeutig sind, das heißt übersichtlich und reizarm gestaltet werden.

Weitere Prinzipien des Strukturierten Unterrichtens sind das Anstreben von Voraussagbarkeit (z. B. durch die genannten Tagespläne), um Ängste zu reduzieren und der Person mit Autismus Sicherheit zu geben, sowie die Entwicklung von flexiblen Routinen (Mesibov et al. 2005). In Anhang 2, Abbildung 1 bis 9 finden sich Fotobeispiele und Erläuterungen zum Strukturierten Unterrichten.

Die ***theoretischen Bezugspunkte*** des Strukturierten Unterrichtens und somit auch dessen praktische Umsetzung, veränderten sich seit der ersten Anwendung in den 1970er Jahren.
So existierte zu dieser Zeit ein deutlicher Bezug zum Behaviorismus. In der Praxis zeigte sich dies in der Steuerung des Verhaltens durch Belohnung und Strafen. Durch den Einfluss der sozial-kognitiven Lerntheorie (Bandura 1976) veränderte sich diese Arbeitsweise. Es wurde erkannt,

dass innerpsychische Prozesse, wie Gedanken und Erwartungen an eine Situation, die persönliche Bedeutung der Situation etc., ebenso das Verhalten beeinflussen wie behavioristische Lernprinzipien. Inzwischen ist das Ziel, die Umwelt für Menschen mit Autismus bedeutungsvoll und berechenbar zu machen, beim Strukturierten Unterrichten wichtiger geworden als die Verhaltenssteuerung durch Konsequenzen (Mesibov et al. 2005).

Einen weiteren theoretischen Hintergrund des Strukturierten Unterrichtens bildet der Bezug zur Entwicklungspsychologie. In Orientierung an typischen Entwicklungsschritten und am Lebensalter werden adäquate Aufgaben für Menschen mit Autismus entwickelt. Im Unterschied zu anderen Therapieansätzen folgt das Strukturierte Unterrichten jedoch nicht einem stufenweisen Curriculum. Stattdessen werden die individuellen besonderen Fähigkeiten genutzt, um weniger gut entwickelte Kompetenzen zu erweitern. Ebenso wird berücksichtigt, dass Menschen mit Autismus nicht unbedingt von einer Entwicklungsstufe zur nächsthöheren vorankommen und Sprünge eher üblich als selten sind.
Insgesamt ist somit für das Strukturierte Unterrichten ein stark individualisiertes Vorgehen mit realistischen Anforderungen kennzeichnend (Mesibov et al. 2005).

Die Notwendigkeit eines Strukturierten Unterrichtens wird aus der Theorie-Praxis-Verbindung, das heißt, aus der Fundierung dieser Methode in der Grundlagenforschung zu Autismus abgeleitet. Daneben wurden Einzelfall- und Vergleichsgruppenstudien durchgeführt, die Teile des Strukturierten Unterrichtens, des TEACCH-Ansatzes und des TEACCH-Programms empirisch belegen.

Der ***Bezug zur Grundlagenforschung*** ist, in Anlehnung an Quill (1997), in Tabelle 4 dargestellt. Diese gibt einen Überblick über den Zusammenhang von wissenschaftlichen Erkenntnissen und den Strategien des Strukturierten Unterrichtens. Anzumerken ist, dass die dargestellten Ergebnisse vor allem für Menschen mit Autismus und zusätzlicher geistiger Behinderung Relevanz haben, da die in der Tabelle zitierten empirischen Untersuchungen vor allem diesen Personenkreis betreffen. Die praktische Erfahrung lässt jedoch vermuten, dass sich auch bei autistischen Menschen mit über- oder durchschnittlicher Intelligenz viele der beschriebenen Stärken und Schwächen finden lassen.

	Stärken/nicht beeinträchtigte Funktionen	Schwächen/ beeinträchtigte Funktionen	Umsetzung im Strukturierten Unterrichten
Intelligenztests (Dennis, Lockyer, Lazenby et al. 1999; Lincoln, Allen & Kilman 1995; Siegel, Minshew & Goldstein 1996)	- Visuo-räumliche Kompetenzen (Aufgaben, die eine Aufgliederung der Gestalt voraussetzen)	- Sprache - Abstraktes Denken - Soziale Kognition	- Weitgehendes Ersetzen sprachlicher Informationen durch sichtbare Anweisungen, z. B. visuelle Zeitpläne, Arbeitssysteme, bei denen die Länge der Aufgaben sichtbar ist etc.
Gedächtnis (Prior & Chen 1976; Sigman, Ungerer, Mundy et al. 1987; Minshew & Goldstein 1993)	- Mechanische Gedächtnisfunktionen - Erinnern mit Abrufhilfe (Cued recall) - Assoziatives Gedächtnis	- Abruf sprachlichen Materials - Abruf komplexer und abstrakter Informationen - Kurzzeitgedächtnis - Vernetzung der Informationen im Langzeitgedächtnis (anhand perzeptueller anstatt konzeptueller Merkmale) - Erinnern ohne Abrufhilfe (Free recall)	- Sprache wird durch Visualisierungen ersetzt - Raumgestaltung hilft, sich an die Funktion zu erinnern (z. B. befinden sich im Arbeitsraum ausschließlich Möbel, die mit dem Thema „Arbeit“ in Verbindung stehen) - Zerlegung von Handlungen in Teilschritte und Visualisierung (z. B. einen Plan zum Anziehen) - Visualisierungen als Gedächtnisstützen, z. B. ein Foto, das zeigt, wo der Schulranzen hingehört
Informationsverarbeitung (Hermelin & O'Connor 1975; Tanguay 1984; Lincoln et al. 1995; Müller 2008b)	- Simultane Informationsverarbeitung - Detailorientierte Wahrnehmung	- Analytische, abstrakte und sequenzielle Informationsverarbeitung - Spontane Orientierung an Bedeutungen	- Verwendung von Visualisierungen (Fotos, Objekte, Piktogramme), die die Information zusammenhängend, anstatt wie in der Verbalsprache sequenziell vermitteln - Funktionen der Räume durch spezielle Raumeinrichtung visuell verdeutlichen (s. o.), Reizabschirmung

Aufmerksamkeit (Courchesne et al. 1994; Ciesielski et al. 1990; Garretson, Fein & Waterhouse 1990)	- Lang anhaltende Aufmerksamkeit	- Schnelles Wechseln der Aufmerksamkeit - Selektive Aufmerksamkeit - Orientierung der Aufmerksamkeit - Joint attention	- Visualisierungen (Arbeitssysteme, Fotopläne) sind beständiger als verbale Informationen, das heißt, die Klienten haben länger und mehrfach die Möglichkeit zur Informationsaufnahme
Exekutive Funktionen (Rogers & Pennington 1991; Ozonhoff 1995; Rogers & Bennetto 2000)		- Handlungsplanung - Impulshemmung - Mentale Flexibilität	- Handlungsplanung wird durch Strukturierung unterstützt, z. B. werden Arbeitsmittel in der Reihenfolge angeordnet, in der sie benötigt werden - Voraussagbarkeit, z. B. durch einen Zeitplan

Tabelle 4: Denkbesonderheiten autistischer Menschen und deren Einbeziehung in das Strukturierte Unterrichten

Die ***Wirksamkeit des TEACCH-Ansatzes*** wurde mit verschiedenen Forschungsmethoden untersucht. Einzelne Elemente des Strukturierten Unterrichtens, wie z. B. die Strukturierung des Raums, visuelle Zeitpläne und strukturierte Arbeitssysteme, waren Themen von kontrollierten Einzelfalluntersuchungen. Teile des TEACCH-Programms, wie z. B. die häusliche Frühförderung, wurden mit Vergleichsgruppenstudien überprüft.
Im Folgenden sollen die Forschungsergebnisse in der genannten Reihenfolge dargestellt und anschließend vor dem Hintergrund der Prinzipien der EPB diskutiert werden.

Schopler et al. (1971) konnten schon in den Anfängen der empirischen Autismusforschung nachweisen, dass sich eine ***Strukturierung des Raums*** positiv auf das Verhalten autistischer Kinder auswirkte. Sie untersuchten mit einem Umkehrversuchsplan ($A_1B_1A_2B_2$-Design) die Interaktionen zwischen fünf Kindern (4-8 Jahre) und ihren Betreuern in einer strukturierten vs. unstrukturierten Umgebung. Die Analyse des Datenverlaufs ergab, dass alle Kinder in der strukturierten Umgebung mehr Kontakt zu den Betreuern aufnahmen bzw. zuließen.
Duker und Rasing (1989) untersuchten mit einem Umkehrversuchsplan (AB-Design), inwieweit sich die Gestaltung des Klassenraumes (Reduzierung der visuellen Reize, z. B. Verdecken von Bildern) auf die abhän-

gigen Variablen: Aufgabenbezogenheit, Verhalten, Stereotypien und Inaktivität auswirkte. Sie fanden bei drei Jugendlichen mit Autismus (16, 16 und 26 Jahre) eine deutliche Zunahme aufgabenbezogenen Verhaltens in den Interventionsphasen.

Neben der Raumstrukturierung sind ***visuelle Zeitpläne*** und die Verwendung von Übergangshinweisen in ihrer Wirksamkeit für viele unterschiedliche Klienten mit Autismus belegt. Die initiale Studie in diesem Bereich wurde von MacDuff, Krantz und McClannahan (1993) durchgeführt. Sie unterrichteten vier Jungen mit Autismus (9-14 Jahre) darin, visuelle Zeitpläne zu benutzen, indem sie schrittweise die Hilfestellungen reduzierten. Diese Vorgehensweise wurde mit einem Manual genau beschrieben. Mit einem Multiplen-Grundraten-Versuchsplan konnten sie ein höheres Aufgabenengagement in den Zeitplan-Phasen nachweisen. Diese Ergebnisse wurden in weiteren Einzelfalluntersuchungen bestätigt (Pierce & Schreibman 1994; Hall, McClannahan & Krantz 1995; Massey & Wheeler 2000; Bryan & Gast 2000; Morrisson, Sainato, Benchaaban et al. 2002; O'Reilly, Sigafoos, Lancioni at al. 2005; Harrison 2005; Zimbelman, Paschal, Hawley et al. 2007; Ganz & Flores 2008).

Eine erste kontrollierte Einzelfallstudie zur Wirksamkeit von ***Strukturierten Arbeitssystemen*** liegt von Hume und Odom (2007) vor. Sie untersuchten den Effekt eines Strukturierten Arbeitssystems auf die selbstständigen Spiel- und Arbeitsfähigkeiten von zwei Kindern (6 und 7 Jahre) und einem Erwachsenen (20 Jahre) mit Autismus. Mit einem $A_1B_1A_2B_2$-Design konnten sie eine deutliche Verbesserung der Selbstständigkeit feststellen. Die Förderungsintegrität wurde kontrolliert, jedoch liegt kein Manual zur Vorgehensweise bei Einführung des Arbeitssystems vor.

Im Bereich der ***Frühförderung*** untersuchten Ozonoff und Cathcart (1998) den Effekt einer TEACCH-Förderung im häuslichen Umfeld. Sie ordneten 22 Kinder, parallelisiert nach Alter, Entwicklungsniveau und Schweregrad des Autismus, jeweils einer Experimental- und einer Kontrollgruppe zu. Nach vier Monaten zeigte sich ein Zuwachs im Gesamtwert des „Psychoeducational Profile - Revised" (PEP-R; Schopler, Reichler, Bashford et al. 1990), der in der Interventionsgruppe zwischen drei- und viermal höher als in der Kontrollgruppe ausfiel. Die Unterschiede zwischen Experimental- und Kontrollgruppe erwiesen sich als signifikant.

Im ***schulischen Bereich*** konnten Panerai, Ferrante, Caputo et al. (1998) in einer Pilotstudie bei 18 Kindern und Jugendlichen mit Autismus (7-18

Jahre) zeigen, dass sich mit einer Förderung nach dem TEACCH-Ansatz die Alltagsfähigkeiten und die Lernkompetenzen verbesserten. Allerdings fehlte der Untersuchung eine Vergleichsgruppe.
Diesen Mangel beseitigten Panerai et al. (2002), indem sie die Effektivität des Strukturierten Unterrichtens mit der einer unspezifischen Methodik (Integration in eine reguläre Klasse) verglichen. Die Autoren verteilten 16 Kinder in zwei, nach Alter, Entwicklungsalter, Geschlecht und Ausprägung des Autismus vergleichbare Gruppen und untersuchten sie zu Beginn und nach einem Jahr Förderung mit dem PEP-R und den „Vineland Adaptive Behavior Scales" (VABS; Sparrow, Balla & Cicchetti 1984). In der Experimentalgruppe zeigten sich nach einem Jahr in beiden Testverfahren signifikant bessere Ergebnisse als in der Kontrollgruppe.

Die Wirksamkeit des ***Beschäftigungsprogramms*** von Division-TEACCH evaluierten Keel et al. (1997) anhand der Beschäftigungszahlen autistischer Personen auf dem ersten Arbeitsmarkt. Bis zu diesem Zeitpunkt konnte Division-TEACCH 96 Arbeitsplätze für Menschen mit Autismus vermitteln. Allerdings wurden keine Gesamtzahlen der Hilfe suchenden Klienten angegeben, die Autoren sprechen von „über Hundert". Die Abbruchquote lag bei lediglich 11 Prozent.
Ähnlich positiv wurden TEACCH-orientierte ***Wohnprogramme*** evaluiert. Persson (2000) berichtete in einer Langzeitstudie aus Schweden von einer messbaren Verbesserung der Lebensqualität und Selbstständigkeit von sieben Männern mit Autismus.
Aus Griechenland berichteten Siaperas und Beadle-Brown (2006) von den positiven Auswirkungen des Strukturierten Unterrichtens in einem Wohnheim.
Van Bourgondien et al. (2003) evaluierten das Wohnprogramm von Divison-TEACCH in North Carolina. Sie verglichen 35 Erwachsene aus einer Interventionsgruppe (n=6) und drei Kontrollgruppen (Wohnheim, Familie, andere Einrichtungen). Die Anwendung des TEACCH-Ansatzes führte zu einer besseren autismusspezifischen Förderung (Strukturierung, Visualisierungshilfen etc.). Dies bedingte eine signifikant höhere Zufriedenheit der Familien mit dem TEACCH-orientierten Wohnprogramm.

Letztlich zeigte eine Reihe von Studien den positiven Einfluss der ***Einbeziehung der Eltern***, sowohl auf die Entwicklung ihrer Kinder mit Autismus als auch auf die eigene psychische Gesundheit. Beispielsweise konnten Schopler und Reichler (1971) die Effektivität einer TEACCH-orientierten Autismusförderung nachweisen, die Eltern als Co-Therapeuten ausbildete.

Short (1984) erweiterte die Untersuchung zur Effektivität der Ausbildung von Eltern als Co-Therapeuten und fand, dass sich dieses Modell positiv auf ein angemessenes Verhalten des Kindes auswirkte.
Bristol, Gallagher und Holt (1993) berichteten von einer Abnahme mütterlicher Depressionen als Ergebnis einer Förderung nach dem TEACCH-Ansatz.
Häußler (1998) kam in einem Vergleich der Einstellung der Eltern in Deutschland, Dänemark und USA zu dem Schluss, dass mit der Einführung des TEACCH-Ansatzes unter anderem ein besseres Verständnis für den Autismus, eine bessere Eltern-Fachleute-Zusammenarbeit und eine angemessenere Therapie einherging.

Trotz der hier referierten Untersuchungen wurde die ***Evidenz des TEACCH-Ansatzes*** von Research Autism als „begrenzt positiv" eingeschätzt (s. Abb. 11). Diese Einschätzung beruht auf der Tatsache, dass methodisch hochwertige Untersuchungen zur Wirksamkeit, trotz der im Vergleich zur Evaluation anderer Autismustherapiekonzepte relativ intensiven Forschungsarbeit, bisher nur begrenzt vorliegen.
Lediglich die Gruppenstudien von Ozonoff und Cathcart (1998) sowie Panerai et al. (2002) erfüllten einige der hoch angesetzten Gütekriterien wie vergleichbare Experimental- und Kontrollgruppen. Andere Bedingungen wie eine höhere Probandenzahl, Zufallsauswahl und Zufallsverteilung der Probanden waren nicht gegeben. Beide Untersuchungen waren somit keine RCTs, was dazu führte, dass Research Autism ihre Aussagekraft herabstufte.
Ein weiterer methodischer Mangel dieser beiden Studien bestand darin, dass die konkrete Anwendung der TEACCH-Methodik nicht beschrieben wurde und keine Manuale vorlagen (mangelnde Förderungsintegrität). Die erzielten Effekte können damit auch von anderen Variablen (Rahmenbedingungen, Ausbildung und Engagement der Therapeuten) abhängen, was Research Autism als weiteren Grund zur Herabstufung angab (*„And we also have concerns that the outcomes may depend to a large extent on the skills and experience of individual staff involved in TEACCH."* [Research Autism 2008b]).

Weiterhin hatten einige der Studien lediglich explorativen Charakter und beschrieben individuelle Entwicklungen ohne experimentelle Kontrolle. Dieses trifft z. B. auf die Veröffentlichung von Persson (2000) sowie Siaperas und Beadle-Brown (2006) zu. Diese sind zur Beurteilung der Evidenz nicht zu verwerten.
Letztlich wurde die Studie von Van Bourgondien et al. (2003) von den Urhebern der Intervention selbst verfasst, was ihre Aussagekraft für

Research Autism ebenfalls herabstuft. Zudem wurden die Ziele („Zufriedenheit der Eltern") von Research Autism als zu unspezifisch bezeichnet.

Die Bewertungspraxis von Research Autism, die auf den Grundsätzen der EBP basiert, macht noch einmal deutlich, dass nur qualitativ hochwertige Interventionsstudien als Evidenznachweise eines Förderansatzes Gültigkeit haben. Zur Evaluation des TEACCH-Ansatzes sind deshalb weitere Untersuchungen, die die Qualitätsstandards empirischer Untersuchungen im Rahmen der EBP erfüllen, notwendig.

Research Autism bewertete unter der Rubrik „TEACCH" allerdings nur solche Untersuchungen, die das TEACCH-Programm als Ganzes evaluierten. Studien zu speziellen Methoden des TEACCH-Ansatzes, wie z. B. zu visuellen Zeitplänen, wurden nicht TEACCH, sondern einer eigenen Kategorie zugeordnet („Visual schedules", s. Abb. 11). Deshalb soll, ergänzend zur Bewertung des gesamten TEACCH-Pogramms, auch die ***Bewertung einzelner methodischer Bestandteile von TEACCH*** hier angeführt werden.

So gab es eine initiale Untersuchung zur Wirksamkeit von Strukturierung von Schopler et al. (1971). Diese bezog allerdings lediglich vier Einzelfälle ein und wurde bisher nicht repliziert. Die Aussagekraft beschränkt sich somit auf die damals untersuchten Probanden. Gleiches gilt für die Untersuchung von Hume und Odom (2007) zum Strukturierten Arbeitssystem. Diese Autoren verwendeten ein aussagekräftiges Design und kontrollierten die Förderungsintegrität. Bis eine Replizierung erfolgt, ist die Aussagekraft der Ergebnisse jedoch auf die Einzelfälle beschränkt. Die Studie von Duker und Rasing (1989) verwendete mit einem AB-Design einen Versuchsplan, der nicht geeignet ist, einen Kausalzusammenhang von abhängiger und unabhängiger Variable nachzuweisen.

Im Gegensatz zu diesen Einzelfallstudien wurde in einer relativ großen Serie von Untersuchungen die Evidenz von visuellen Zeitplänen nachgewiesen (s. o.). In einer neueren Version der Übersicht von Research Autism wird deshalb die Evidenz dieser Methode auch mit „begrenzt positiv" bewertet (Research Autism 2009). Kritisiert wird, dass bisher nur Einzelfallstudien vorliegen, die überwiegend von Wissenschaftlern verfasste wurden, die zudem auch an der Entwicklung dieser Methode beteiligt waren. Dies verhinderte eine bessere Bewertung durch Research Autism.

Für die weitere Evaluation des TEACCH-Ansatzes ist es wahrscheinlich günstiger, nicht das komplexe Gesamtprogramm, sondern einzelne Bestandteile gesondert zu überprüfen, wie dies in den zuletzt referierten Untersuchungen geschah.

Bei allen Untersuchungen zur Evidenz des TEACCH-Programms bzw. von Methoden aus dem Strukturierten Unterrichten fällt auf, dass diese fast ausschließlich aus dem angloamerikanischen Sprachraum stammen. Dies widerspricht der weltweiten Anwendung von TEACCH (s. z. B. Schopler & Mesibov 2000) und dem vom Autor dieser Arbeit wahrgenommenen großen Bekanntheitsgrad von TEACCH im deutschsprachigen Raum. So gibt es inzwischen verschiedene deutschsprachige Lehrbücher zu TEACCH (Degner & Müller 2008; Häußler 2005), Sammlungen von Praxisbeispielen (Gottesleben 2004; Häußler, Happel, Tuckermann et al. 2003; Schatz & Schellbach 2003; Adam 2003) und umfangreiche Fortbildungsangebote zu diesem Ansatz.

Nach Ansicht des Autors der hier vorliegenden Forschungsarbeit geht das Wissen über TEACCH jedoch bisher nicht mit einer kontinuierlichen Anwendung einher. Es bestehen einige „Modelleinrichtungen", die langjährige Erfahrungen mit TEACCH besitzen, z. B. die „Autea gGmbH" in Gelsenkirchen. Außerhalb dieser Einrichtungen wird TEACCH im deutschsprachigen Raum nach persönlicher Wahrnehmung dagegen eher sporadisch angewendet. Dieses Missverhältnis aus Bekanntheitsgrad und der Umsetzung von TEACCH hat vermutlich folgende Gründe:

1. Die TEACCH-Methode ist in einem Fortbildungsseminar gut zu vermitteln. Die Umsetzung in der Praxis erfordert aber zusätzlich häufig tiefgreifende Änderungen der Sicht auf Menschen mit Autismus („die Stärken nutzen") und eine fundierte Kenntnis der Entwicklungspsychologie und Pädagogik.
2. TEACCH beinhaltet viele allgemeine Strategien (z. B. Strukturierung und Visualisierung), es fehlt jedoch ein „TEACCH-Curriculum", das schrittweise vorgibt, wie z. B. ein visueller Zeitplan einem Klienten mit Autismus zu vermitteln ist.
3. Eine langfristige Begleitung von „TEACCH-Anwendern", unter anderem mit einer Supervision, existiert bisher nicht.
4. Die Einführung von TEACCH erfordert Umstrukturierungen in den Einrichtungen und zumindest zu Beginn einen erhöhten Personaleinsatz.

Die nur begrenzte Anwendung von TEACCH im deutschsprachigen Raum und das Fehlen breiter praktischer Erfahrungen dürfte auch dazu beigetragen haben, dass hierzulande bisher keine Interventionsstudien zu TEACCH initiiert wurden.

Die Bewertung durch Research Autism hat indirekt bereits auf einige forschungsmethodische Probleme bei TEACCH hingewiesen, indem z. B. der konfundierende Einfluss der Therapeuten bemängelt wurde. Dieser entsteht durch das Fehlen einer einheitlichen Vorgehensweise im Sinne einer Manualisierung.

Eine Interventionsstudie zu TEACCH sollte deshalb nicht nur die bestehende Datenlage verbessern, sondern auch die Methodik dieses Ansatzes konkretisieren, z. B. durch ein Manual, das eine übertragbare und einheitliche Vorgehensweise bei der Arbeit mit TEACCH ermöglicht.

3.4. Resümee

Wie bereits aus den vorangegangenen Resümees bekannt, wird der Verlauf des Kapitels I.3 durch eine schematische Darstellung verdeutlicht. Diese fasst die Inhalte des Kapitels I.3 zusammen und weist außerdem durch eine vergrößerte Schrift auf die für diese Forschungsarbeit relevanten Themen hin (Abb. 12).

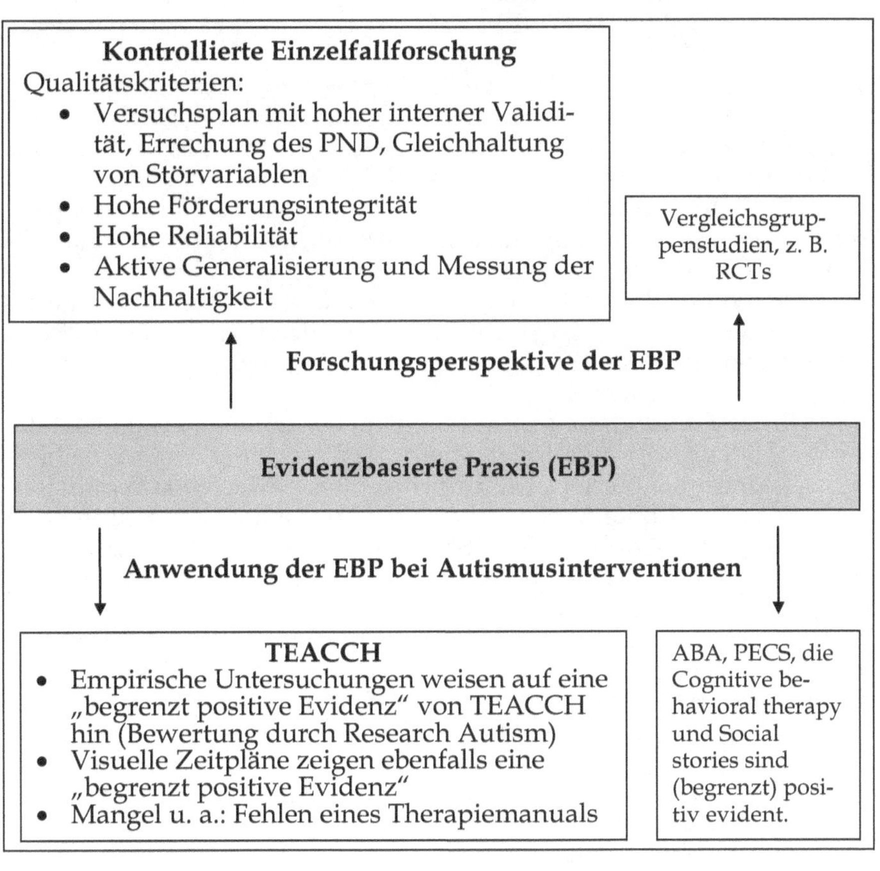

Abbildung 12: Zusammenfassung des Kapitels I.3 – EBP bei Autismus

Das dritte Kapitel wurde mit einer kritischen Darstellung der Bettelheim-Therapie eingeleitet. Davon ausgehend konnte anschließend die Notwendigkeit der Wirksamkeitsüberprüfung von Autismusinterventionen abgeleitet werden. Die Bewertung einer Intervention aufgrund der empirisch geprüften Wirksamkeit stellt die Grundlage des Konzeptes der ***evidenzbasierten Praxis*** (EBP) dar. Ursprünglich aus der Medizin kommend, gewinnt dieses Konzept zunehmend auch in der Sonderpädagogik an Bedeutung.

Die Erfahrungen aus der EBP wurden in der hier vorliegenden Arbeit als Grundlage zur Auswahl eines geeigneten Untersuchungsdesigns für Interventionsstudien mit autistischen Probanden genutzt (s. Abb. 12: ***Forschungsperspektive der EBP***).

Normalerweise wird vor allem randomisierten ***Vergleichsgruppenstudien*** (RCTs), eine hohe Aussagekraft hinsichtlich der Evidenz einer Fördermethode zugeschrieben. Bei Autismus erschweren spezifische Probleme den Einsatz solch eines Designs. Dies beruht auf dem hohen Aufwand für ein RCT, dem seltenen Auftreten des Autismus, behinderungsspezifischen Eigenarten (Rückzug, Spezialinteressen etc.), der begrenzten Zahl an Therapeuten und Therapieplätzen sowie Vermittlungsproblemen hinsichtlich dieser Forschungsmethode. Aus diesen Gründen ist kontrollierten Einzelfallforschung bei Autismus, nach den Kriterien der EBP, als ebenfalls geeignete Untersuchungsmethode anzusehen.

Kontrollierte Einzelfallstudien sind im Hinblick auf die Komplexität des Störungsbildes Autismus zur Effektivitätsforschung wahrscheinlich sogar geeigneter als Vergleichsgruppenstudien. Sie lassen sich individuell anpassen und unterliegen dabei weniger methodischen Einschränkungen. Weiterhin sind Einzelfallstudien leichter dem Umfeld zu vermitteln, weil alle teilnehmenden Probanden gefördert werden und es keine (unbehandelte) Kontrollgruppe gibt.
Die wichtigsten Voraussetzungen für aussagekräftige Einzelfallstudien sind ein Versuchsplan mit hoher interner Validität ($A_1B_1A_2B_2$-Design oder ein Multipler-Grundraten-Versuchsplan), eine hohe Förderungsintegrität (vor allem durch eine Manualisierung der Intervention) und eine hohe Reliabilität, die unter anderem durch Mehrfachbeurteilungen unabhängiger Beobachter erreicht werden kann. Die Qualität einer Einzelfallstudie wird zusätzlich durch die Prüfung der Generalisierung und der Nachhaltigkeit verbessert.

Neben der Verwendung der EBP zur Auswahl eines passenden Untersuchungsdesigns für eine zukünftige Interventionsstudie mit autistischen Probanden wurde dieses Konzept auch angewendet, um bisherige Interventionsstudien zum Autismus zu beurteilen (s. Abb. 12: ***Anwendung der EBP bei Autismusinterventionen***).

Wichtigstes Werkzeug zur Beurteilung der Evidenz von Interventionen sind die Richtlinien der deutschen und amerikanischen Interessenverbände. Während die zitierten Richtlinien der deutschen Gesellschaft für Kinder- und Jugendpsychiatrie vor allem RCTs bevorzugen, tragen die (amerikanischen) Chambless-Kriterien den Problemen psychologischer Interventionsforschung Rechnung und lassen auch kontrollierte Einzelfallforschung zum Nachweis der Wirksamkeit zu.

In einer Überblicksarbeit von Research Autism (2008b) wurde eine große Anzahl von Autismusinterventionen anhand der Chambless-Kriterien evaluiert. Dabei zeigte sich, dass lediglich fünf Ansätze als „sehr positiv wirksam" bis „begrenzt positive wirksam" beurteilt wurden. Zwei dieser Ansätze die ABA und TEACCH wurden genauer dargestellt.

Bei der ***ABA*** werden verhaltenstherapeutische Techniken (z. B. das operante Konditionieren) eingesetzt, um spezifisches Verhalten zu fördern bzw. unerwünschtes Verhalten zu löschen. Die Wirksamkeit der ABA ist umfassend untersucht worden, die sehr positiven Effekte der anfänglichen Studien wurden durch nachfolgende Studien etwas relativiert.

Der ***TEACCH-Ansatz*** ist umfassend ausgerichtet und hat das maßgebliche Ziel, Menschen mit Autismus zu befähigen, so selbstbestimmt wie möglich in der Gesellschaft zu leben. Kern der TEACCH-Methode ist das Strukturierte Unterrichten, das auf den Erkenntnissen der Grundlagenforschung zum Autismus basiert.
Im Gegensatz zur ABA ist TEACCH bisher nicht umfassend empirisch evaluiert. Es erscheint aufgrund der Komplexität des Gesamtprogramms sinnvoller, eher einzelne Methoden des TEACCH-Ansatzes mit kontrollierten Einzelfalluntersuchungen zu untersuchen, als den Erfolg des gesamten TEACCH-Programms zu messen. Diese Evaluation einzelner Bestandteile von TEACCH ist durch das Fehlen einer genauen Beschreibung der Methodik in den bisherigen Effektivitätsuntersuchungen noch unzulänglich.

Die unterschiedliche ***pädagogische Ausrichtung*** der ABA und TEACCH sowie die damit zusammenhängenden Möglichkeiten empirischer Interventionsforschung wurden in einem Exkurs am Ende des Kapitels 3.3.1 ansatzweise dargestellt. Folgt man den dort vorgetragenen Argumenten von Schopler (2005), wird die ABA vorrangig von Konsumenten benutzt, deren Ziel es ist, die Symptome des Autismus weitgehend zu eliminieren. TEACCH gehört dagegen zur „Habilitation category", deren Konsumenten den Autismus als lebenslang bestehende Beeinträchtigung akzeptieren und den von dieser Behinderung betroffenen Personen ein möglichst sinnerfülltes Leben in der Gemeinschaft ermöglichen möchten.

Die hier vorliegende Arbeit bewegt sich methodisch und hinsichtlich der Zielsetzungen in der „Habilitation category".

Setzt man TEACCH und die Ziele der „Habilitation category" (Integration und Selbstbestimmung) in einen Zusammenhang, so wäre es sinnvoll zu überprüfen, ob sich mit TEACCH diese Ziele auch erreichen lassen. Um dies empirisch zu untersuchen, müssten zuerst die allgemeinen Ziele von TEACCH in konkret messbare Variablen überführt werden. Hierzu bietet sich als Grundlage der Begriff der Selbstständigkeit an, dessen Operationalisierungen als Erfolgskriterium der TEACCH-Förderung dienen können. Dies entspricht auch der Zielsetzung des TEACCH-Programms. So wird als oberstes pädagogisches Ziel des TEACCH-Programms angegeben:

> *„To enable individuals with autism to function as meaningfully and as independently as possible in the community."* (Division TEACCH 2009)

Weiterhin stellt die mangelnde Selbstständigkeit ein wichtiges Problem erwachsener Menschen mit Autismus dar und wird deshalb auch von Elternverbänden als Zielsetzung hervorgehoben (s. Kap. I.2.2).

Von Forschungsinteresse ist es deshalb, zu überprüfen, ob sich mit Methoden aus dem TEACCH-Ansatz die Selbstständigkeit autistischer Menschen verbessern lässt.

Offen bleibt bei diesem Forschungsdesiderat, ob nicht auch andere Methoden als solche aus dem TEACCH-Ansatz zu einer Verbesserung der Selbstständigkeit führen können. Diese „untersuchungsrelevante Frage" ist unter anderem Thema des nächsten Kapitels.

4. Interventionsforschung bei Autismus – Untersuchungsrelevante Aspekte

Ausgehend von der Ausrichtung des Forschungsinteresses auf den TEACCH-Ansatz und die Selbstständigkeit bei Autismus als Interventionsziel, sollen in diesem Kapitel wesentliche Ergebnisse der Interventionsforschung zu diesen Aspekten diskutiert und neue Fördermethoden beschrieben werden.

Zuerst betrifft dies den Stand der Interventionsforschung zur Selbstständigkeit. Die Fähigkeit, aufgabenbezogen und personenunabhängig zu handeln, wurde in Kapitel I.2.2.1 als Voraussetzung selbstständigen Handelns definiert. Dass dies eine erhebliche Schwierigkeit bei Autismus darstellt, wurde ebenso deutlich (Kap. I.2.2.2).
Um, ausgehend von diesen Vorannahmen, eine Intervention zur Förderung der Selbstständigkeit zu entwickeln, ist es notwendig, die Wirksamkeit bisheriger Förderansätze mit dieser Zielsetzung zu rezipieren. Im Verlauf der EBP wird dies als „systematische, den aufgestellten Kriterien entsprechende Literatursuche" bezeichnet (s. Kap. I.3.1.2). Dem folgt eine Bewertung der aufgefundenen Ergebnisse. Diese beiden Schritte sind Inhalt des Kapitels 4.1.
Im darauf folgenden Kapitel 4.2 wird ausführlich eine Förderstrategie beschrieben, die sich nach der Literaturrecherche als ansatzweise wirksam erwiesen hat und einer weiteren Überprüfung bedarf. Es handelt sich dabei um die „Strukturierung der Arbeit", einer Teilmethode des Strukturierten Unterrichtens aus dem TEACCH-Ansatz.
Anschließend wird ein Manual vorgestellt, das zur Einführung des TEACCH-Ansatzes entwickelt wurde (Kap. 4.3).
Das vierte Kapitel wird mit einem Resümee beendet (4.4).

4.1. Interventionen zur Förderung der Selbstständigkeit

Der Überblick über Methoden zur Förderung der Selbstständigkeit wird durch die inflationäre Verwendung des Begriffs „Selbstständigkeit" als Zielsetzung fast aller Autismustherapien erschwert. So verspricht z. B. auch die gestützte Kommunikation eine höhere Selbstständigkeit (s. z. B. Crossley 2005), obwohl die mit der Methode verbundene dauerhaft notwendige Anwesenheit einer Hilfsperson (des „Stützers") die Personenunabhängigkeit nicht fördert.
Bei dem folgenden ***Überblick über Interventionsprogramme zur Förderung der Selbstständigkeit*** sollen deshalb nur solche berücksichtigt wer-

den, die explizit eine Methode zur Selbstständigkeitsentwicklung bei Autismus empirisch untersuchten.
Dazu wurde eine Recherche in der Datenbank „PsycINFO" durchgeführt. Folgende Suchkriterien wurde eingegeben: „(on task) OR (task engagement) OR (task orientation) OR (independence) OR (independent) OR (prompt) AND (autism)". Als zusätzliche Bedingungen wurden „Begriff an beliebiger Stelle" und „nur Zeitschriftenaufsätze" angegeben. Die genaue Angabe dieser Kriterien entspricht dem Standard der EBP und macht die Suche nachvollziehbar.

Nach Reduzierung der Ergebnisse auf empirische Studien aus dem pädagogisch-psychologischen Bereich, die als Ziel hatten, die Selbstständigkeit bzw. deren Teilfertigkeiten zu fördern, blieben 39 Untersuchungen übrig (Stand 20.10.2007). Diese lassen sich nach folgenden Schwerpunkten einteilen:

1. Körperbezogene Interventionen/Wahrnehmungsförderung
2. Verhaltenstherapie
3. Interventionen mit visuellen oder auditiven Hilfen

Im Folgenden sollen die entsprechenden Studien geordnet nach dem Datum der Veröffentlichung dargestellt und insgesamt bewertet werden. Diese Bewertung wird anhand der Kriterien einer evidenzbasierten Praxis erfolgen, so wie sie in Abbildung 9 dargestellt wurden.

zu 1.) Körperbezogene Interventionen/Wahrnehmungsförderung
Marholin, Steinman, Luiselli et al. (1979) erreichten eine schwache Verbesserung der Aufgabenbezogenheit bei fünf Jugendlichen mit Autismus (11-19 Jahre) durch eine vorausgehende progressive Muskelrelaxation. Zur experimentellen Kontrolle verwendeten sie einen Multiplen-Grundraten-Versuchsplan. Allerdings kam es zu keinem überdauernden Effekt.

Kern, Koegel, Dyer et al. (1982) ließen sieben Kinder mit Autismus (4-7 Jahre) vor der Bearbeitung von Aufgaben kurze Zeit joggen. Durch ein mehrfach durchgeführtes AB-Design konnte eine leichte Verbesserung in der Aufgabenbezogenheit nach dem Joggen nachgewiesen werden.

Burleson, Center und Reeves (1989) führten vier Einzelfallstudien ($A_1B_1A_2B_2$-Design) mit fünf- bis siebenjährigen Kindern durch. Diese hatten zum Ziel, den Effekt von Hintergrundmusik auf die Fähigkeit, eine Sortieraufgabe zu bewältigen, zu untersuchen. In der Zusammenschau aller vier Einzelfallstudien fanden sie einen schwachen Zusammenhang von Hintergrundmusik und einer höheren Aufgabenbezogenheit.

Powers, Thibadeau und Rose (1992) ließen einen achtjährigen Jungen mit Autismus und geistiger Behinderung vor strukturierten Spielsituationen zehn Minuten Rollerskates fahren. Mit einem $A_1B_1A_2B_2$-Design konnten sie eine höhere Aufgabenbezogenheit in den Spielsituationen nachweisen, wenn der Klient vorher Rollerskates fuhr.

Field, Lasko, Mundy et al. (1997) untersuchten bei 22 Kindern mit Autismus die Auswirkung einer Massage, die vor allem in einem Reiben verschiedener Körperteile durch einen Helfer bestand. Im Vergleich zur Kontrollgruppe, in der die Kinder lediglich auf dem Schoß des Helfers saßen, zeigte sich kein verändertes Niveau der Aufgabenbezogenheit, allerdings eine signifikante Verbesserung im Sozialverhalten.

Escalona, Field, Singer-Strunck et al. (2001) trainierten Eltern von Kindern mit Autismus (N=20, 3-6 Jahre) in der Massage ihrer Kinder vor dem Schlafengehen. Im Vergleich zur Kontrollgruppe, die eine Geschichte vorgelesen bekam, zeigte sich unter anderem eine Verbesserung der Aufgabenbezogenheit in Spielsituationen am nächsten Schultag.

Hartshorn, Olds, Field et al. (2001) führten eine Vergleichsgruppenstudie mit 38 autistischen Kindern (3-7 Jahre) durch, die zum Ziel hatte, den Effekt einer Bewegungstherapie zu zeigen. Sie fanden unter anderem eine Verbesserung der Aufgabenbezogenheit im Vergleich zur Kontrollgruppe, die nicht an der Bewegungstherapie teilnahm.

Fertel-Daly, Bedell und Hinojosa (2001) statteten fünf Kinder mit Autismus (2-4 Jahre) mit einer „schweren Weste" aus. Mit einem $A_1B_1A_2B_2$-Design untersuchten sie die Auswirkung auf die Aufgabenbezogenheit und das stereotype Verhalten. Die Aufgabenbezogenheit nahm zwar in der Interventionsphase zu, ließ sich aber nach Ausblenden der Intervention nicht auf Grundratenniveau absenken. Somit konnte kein Zusammenhang von unabhängiger und abhängiger Variable nachgewiesen werden.

Wilczynski, Fusilier, Dubard et al. (2005) untersuchten mit einem $A_1B_1A_2B_2$-Design den Zusammenhang von körperlicher Nähe und Aufgabenbezogenheit. Sie konnten verdeutlichen, dass ein 15-jähriger Jugendlicher mit Autismus bei größerer Distanz zum Experimentator aufgabenbezogener als bei körperlicher Nähe arbeitete.

Kaplan, Clopton, Kaplan et al. (2006) ließen vor der Bearbeitung von Aufgaben drei Schüler mit Autismus, geistiger Behinderung und ausgeprägten Verhaltensauffälligkeiten den Snozelenraum besuchen. Sie fanden mit einem $A_1B_1A_2B_2$-Design bei zwei Schülern eine Verbesserung der Aufgabenbezogenheit, allerdings nur im direkten Anschluss an das Snozelen.

Kern, Wakeford und Aldridge (2007) begleiteten einen dreijährigen Jungen beim Ausführen von Alltagsaufgaben (z. B. Händewaschen) durch Lieder. Im Vergleich zu einer verbalen Präsentation konnten die Autoren mit einem alternierenden Versuchsplan keinen Unterschied zu einer verbalen Präsentation der Aufgaben feststellen. Gleichwohl wirkten sich beide personellen Hilfestellungen positiv auf die Selbstständigkeit aus.

Insgesamt lässt sich den körperbezogenen Interventionen bei Autismus bisher keine nennenswerte Evidenz zuordnen. Diese Einschätzung basiert auf der Nicht-Erfüllung der Chambless-Kriterien für „möglicherweise erfolgreiche Behandlungen“ (s. Abb. 7).

Die Untersuchungen mit Kontrollgruppen ergaben schwache oder negative Effektstärken. Es existieren somit bisher nicht „mindestens zwei erfolgreiche und gute Gruppenuntersuchungen mit Wartekontrollgruppe“, so wie es die Chambless-Kriterien fordern.

Die Einzelfallstudien verwendeten ausnahmslos einen validen Versuchsplan, sodass zumindest ein wesentliches Kriterium von Schlosser und Raghavendra (2004) erfüllt wurde (s. Abb. 9). Allerdings müssen alle angegebenen Einzelfalluntersuchungen der Kategorie „wenig schlüssig“ zugeordnet werden (s. Kap. I.3.2.2), da sie zwar einen Kausalzusammenhang herstellen konnten, aber kein Manual verwendeten (mangelnde Förderungsintegrität) und keine unabhängige Erfassung der Ergebnisse gegeben war (mangelnde Reliabilität).
Die Ergebnisse der Einzelfallstudien zeigten zudem nicht durchgängig einen Kausalzusammenhang zwischen Intervention und einer verbesserten Selbstständigkeit. So konnten z. B. Kaplan et al. (2006) nur bei zwei der drei Probanden eine Verbesserung der Aufgabenbezogenheit feststellen. Kern et al. (2007) konnten die Selbstständigkeit zwar verbessern, fanden aber keinen Zusammenhang zur Intervention. Fertel-Daly et al. (2001) konnten durch einen starken Übertragungseffekt ihre Ergebnisse nicht interpretieren. Obwohl einige Einzelfallstudien einen zumindest schwach positiven Zusammenhang zwischen körperbezogenen Interventionen und einer verbesserten Aufgabenbezogenheit zeigten (Marho-

lin et al. 1979; Kern et al. 1982; Burleson et al. 1989; Powers et al. 1992; Wilczynski et al. 2005), wurde keine dieser Untersuchungen repliziert. Die Ergebnisse haben damit auch nur für die untersuchten Probanden Aussagekraft.

Konzeptionell ist zu kritisieren, dass alle Untersuchungen lediglich die Aufgabenbezogenheit förderten. Es fehlen Untersuchungen zur Verbesserung der zweiten Komponente von Selbstständigkeit, der Personenunabhängigkeit.
Teilweise widersprechen sich auch die Ergebnisse zu körperbezogenen Interventionen. Einige Untersuchungen zeigten, dass eher eine Form von Entspannungstechnik die Aufgabenbezogenheit positiv beeinflusste („Progressive Muskelrelaxation", Marholin et al. 1979; „Snozelen", Kaplan et al. 2006; „Massage", Field et. al. 1997, Escalona et. al. 2001). Andere Untersuchungen zeigten hingegen, dass eher eine körperliche Aktivität die Aufgabenbezogenheit erhöhte („Rollerskates", Powers et al. 1992; „Joggen", Kern et al. 1982). Für die Zukunft erscheint es somit lohnenswert, zwei Methoden aus diesen Bereichen direkt miteinander zu vergleichen.

zu 2.) Verhaltenstherapie
Holman und Baer (1979) unterrichteten drei Kinder mit Autismus in der Verwendung einer Prozedur zur Steuerung des Verhaltens. Sie belegten durch ein Multiples-Grundraten-Design eine verbesserte Aufgabenbezogenheit bei allen drei Probanden.

Dunlap und Johnson (1985) verglichen bei drei autistischen Kindern (5-12 Jahre) die Auswirkung einer regelmäßigen vs. unregelmäßigen Kontrolle auf die Fähigkeit, aufgabenbezogen zu arbeiten. Durch ein Multiples-Grundraten-Design konnten sie zeigen, dass bei einer unregelmäßigen Kontrolle die Aufgabenbezogenheit höher war.

Mangus, Henderson und French (1986) setzten Peer-Tutoren ein, die das Verhalten von fünf Kindern mit Autismus (7-11 Jahre) bei sportlichen Aktivitäten durch Token bewerteten. Als Design verwendeten sie einen $A_1B_1A_2B_2$-Versuchsplan. Ein durchgängig positiver Effekt konnte aus der grafischen Inspektion der Daten nicht abgeleitet werden.

Matson, Manikam, Coe et al. (1988) belohnten drei Jugendliche mit Autismus (12-14 Jahre) mit sozialer Verstärkung und Süßigkeiten, wenn sie Blickkontakt zeigten, auf dem Platz sitzen blieben und sich ihrer Aufgabe zuwandten. Mit einem AB-Design konnten sie einen positiven Effekt der Verstärkung auf alle drei Verhaltensweisen nachweisen.

Symons und Davis (1994) untersuchten bei einem 16-jährigen Jugendlichen mit einem $A_1B_1A_2B_2$-Design die Auswirkung von verbalen und gestischen Hinweisen auf die Fähigkeit, Aufgaben zu beenden und stereotypes Verhalten zu reduzieren. Letzteres konnte durch verbale und gestische Hinweise erreicht werden. Die Fähigkeit Aufgaben zu beenden, verbesserte sich jedoch nicht.

Lasater und Brady (1995) nutzen ein Videofeedback, um die Kompetenzen von zwei 14 und 15 Jahre alten Jugendlichen mit Autismus im Bereich der Selbstversorgung zu verbessern. Durch einen Multiplen-Grundraten-Versuchsplan konnten sie eine positive Auswirkung der Intervention auf die Aufgabenbezogenheit nachweisen.

Duker und Schaapveld (1996) unterbrachen durch Hilfestellungen die stereotypen Verhaltensweisen von fünf Menschen mit Autismus (5-31 Jahre). Mit einem AB-Design konnten sie eine Zunahme der Aufgabenbezogenheit nachweisen, wenn die Stereotypie unterbrochen wurde.

Charlop-Christy und Haymes (1998) untersuchten die Verwendung von bevorzugten Objekten (z. B. einem Foto der Comicserie „Thomas, die Eisenbahn“) vs. gewöhnlichen Verstärkern (z. B. einem Sticker mit fröhlichem Gesicht) in ihrer Wirksamkeit als Token. Mit einem Multiplen-Grundraten-Design konnten sie bei drei Kindern mit Autismus (8-9 Jahre) eine höhere Aufgabenbezogenheit nachweisen, wenn interessenbezogene Objekte als Token verwendet wurden.

Callahan und Rademacher (1999) untersuchten bei einem achtjährigen Schüler mit High-functioning-Autismus die Auswirkung von Verstärkung und Hinweisen zur Selbststeuerung auf die Aufgabenbezogenheit. Mit einem Multiplen-Grundraten-Design konnten sie nachweisen, dass, wenn beide Interventionsanteile vorhanden waren, die Aufgabenbezogenheit deutlich höher als in der Grundraten-Phase ausfiel.

Pelios et al. (2003) untersuchten mit einem Multiplen-Grundraten-Design, inwieweit die Kombination aus einer verzögerten Verstärkung bzw. Bestrafung, einer schrittweisen Reduzierung der Hilfestellung und einer unsystematischen Kontrolle die Aufgabenbezogenheit und Personenunabhängigkeit förderten. Beide Variablen veränderten sich bei drei Kindern (7-9 Jahre) in den Interventionsphasen positiv.

Mechling, Gast und Cronin (2006) gelang es bei zwei Mittelschülern mit Autismus, die Bearbeitungszeit einer Aufgabe zu reduzieren. Dies wurde durch die Verstärkung mit interessenbezogenen Gegenständen auf einem Bildschirm und der Möglichkeit einer Auswahl der Aufgabe erreicht. Experimentelle Kontrolle war durch ein $A_1B_1A_2B_2$-Design gegeben.

Insgesamt lässt sich feststellen, dass in den Studien verschiedene Verstärker überwiegend erfolgreich eingesetzt wurden. Nach den Chambless-Kriterien wird die grundlegende Bedingung für eine „möglicherweise wirksame Intervention" bei diesem verhaltenstherapeutischen Vorgehen erfüllt (s. Abb. 9).

Offen bleibt, ob der Zusammenhang von abhängiger und unabhängiger Variable nicht auf die konkrete Untersuchungssituation und die Probanden begrenzt bleibt, da keine der Einzelfalluntersuchungen bisher repliziert wurde. Dies stellt nach den Kriterien zur Bewertung von Einzelfallstudien nach Schlosser und Raghavendra (2004) einen Mangel dar, aufgrund dessen die Verallgemeinerung der Ergebnisse nicht zulässig ist.

Weiterhin wurden teilweise nicht aussagekräftige Designs angewendet (AB-Pläne bei Duker und Schaapveld 1996 sowie Matson et al. 1988), sodass diese Einzelfallstudien nicht in die Bewertung einfließen können. Alle weiteren Einzelfalluntersuchungen wiesen, ergänzend zu der vorhandenen internen Validität auch eine hinreichende Reliabilität auf. Das heißt, dass die abhängige Variable durch mehrere Beobachter erfasst wurde und die Beobachterübereinstimmung ausreichend war. Hinsichtlich der Förderungsintegrität wurde in allen Untersuchungen konkret genug beschrieben, wie die unabhängige Variable eingesetzt wurde. Allerdings wurde die korrekte Umsetzung in keiner der Untersuchungen kontrolliert.

Nach den Kriterien von Schlosser und Raghavendra sind somit die Untersuchungen von Duker und Schaapveld (1996) sowie Matson et al. (1988) „nicht schlüssig" und die Studien von Dunlap und Johnson (1985), Mangus et al. (1986), Symons und Davis (1994), Lasater und Brady (1995), Charlop-Christy und Haymes (1998), Callahan und Rademacher (1999), Pelios et al. (2003) sowie Mechling et al. (2006) „überwiegend schlüssig". Dies rechtfertigt die oben aufgeführte, leicht positive Bewertung der Einzelfallstudien nach den Chambless-Kriterien („möglicherweise wirksame Interventionen").

Analog zu den körperbezogenen Interventionen besteht auch bei den verhaltenstherapeutischen Förderprogrammen weiterer Forschungsbedarf. So belegten fast alle Untersuchungen, dass Belohnungen effektiv sind („Computer und Auswahl", Mechling et al. 2006; „Lob", Pelios et al. 2003; „Token und interessenbezogene Gegenstände", Charlop-Christy & Haymes 1998; „Lob und Süßigkeiten", Matson et. al. 1988; „Token durch Peer-Tutoren", Mangus et al. 1986).
In einem direkten Vergleich schnitten jedoch die interessenbezogenen Verstärker besser als die interessenunabhängigen Token ab (Charlop-Christy & Haymes 1998). Dieses Verhältnis sollte durch weitere vergleichende Untersuchungen von interessenbezogenen vs. interessenunabhängigen Verstärkern näher bestimmt werden.

Weiterhin steht die Effektivität von Verstärkern in gewisser Konkurrenz zu den Möglichkeiten, die Aufgabenbezogenheit durch Selbstkontrolle und Selbststeuerung zu verbessern („Videofeedback", Lasater & Brady 1995; „Verhaltensregeln", Holman & Baer 1979). In einem Vergleich beider Methoden durch Callahan und Rademacher (1999) zeigte sich keine Überlegenheit einer einzelnen. Die größte Effektivität war jedoch bei der Kombination aus Methoden zur Selbststeuerung und Verstärkung vorhanden. Auch dies sollte durch weitere Untersuchungen geklärt werden.

Besonders hervorzuheben ist die Untersuchung von Pelios et al. (2003), die neben einer verbesserten Aufgabenbezogenheit auch explizit die Personenunabhängigkeit förderte. Dies stellt, im Hinblick auf die Abhängigkeit von Schlüsselreizen als spezifisches Problem des Autismus (s. Kap. I.2.2.2), ein beachtliches und bisher einzeln stehendes Ergebnis dar. Es ist somit insgesamt weiter fraglich, ob Verhaltenstherapie geeignet ist, die Selbstständigkeit mit den beiden Komponenten Aufgabenbezogenheit und Personenunabhängigkeit zu fördern.

zu 3.) Interventionen mit visuellen und auditiven Hilfen
MacDuff et al. (1993) unterrichteten vier Jungen mit Autismus (9-14 Jahre) darin, mit schrittweise reduzierter Hilfestellung, visuelle Zeitpläne zu benutzen. Mit einem Multiplen-Grundraten-Design konnten sie ein höheres Aufgabenengagement in den Zeitplan-Phasen nachweisen.

Krantz, MacDuff und McClannahan (1993) konnten auch im häuslichen Umfeld mit einem Multiplen-Grundraten-Versuchsplan belegen, dass drei Kinder mit Autismus (6-8 Jahre) durch visuelle Zeitpläne eine höhere Aufgabenbezogenheit und weniger herausforderndes Verhalten zeigten.

Pierce und Schreibman (1994) unterrichteten drei Kinder mit Autismus (6-9 Jahre) in der Verwendung von visuellen Zeitplänen. Ziel war es, ihr Verhalten bei der Ausführung von Alltagsaufgaben zu steuern und die Personenunabhängigkeit zu fördern. Mit einem Multiplen-Grundraten-Design konnten sie eine deutliche Verbesserung der Selbstständigkeit und einen Rückgang des herausfordernden Verhaltens in den Interventionsphasen belegen.

Sweeney und LeBlanc (1995) untersuchten bei fünf Kindern mit Autismus im Alter von sieben bis acht Jahren den Einfluss des Aufgabenumfangs auf die Aufgabenbezogenheit. Alle Kinder arbeiteten bei kürzeren Aufgaben aufgabenbezogener als bei langen Aufgaben und zeigten zudem bei kürzeren Aufgaben weniger herausforderndes Verhalten.

Hall et al. (1995) untersuchten bei drei Kindern mit Autismus (7-8 Jahre) die Wirkung von visuellen Zeitplänen auf die Personenunabhängigkeit. Mit einem Multiplen-Grundraten-Design konnten sie eine deutliche Reduzierung der Hinweise von Betreuern in den Interventionsphasen nachweisen.

Dunlap, Foster-Johnson, Clarke et al. (1995) hielten in einer Untersuchung mit drei autistischen Kindern (9-13 Jahre) die Aufgabenstellung konstant, veränderten aber die Darstellung der Aufgabe. Diese bezog sich in einer Phase auf die Interessen der Kinder und war in einer anderen Phase interessenunabhängig. Sie konnten zeigen, dass interessenbezogenes Material die Aufgabenbezogenheit positiv beeinflusste.

Taber, Seltzer, Heflin et al. (1999) ersetzten die Hilfestellungen des Lehrers durch einen selbstgesteuerten auditiven Hinweisgeber. Dies führte bei einem zwölfjährigen Schüler mit Autismus zu einer deutlichen Reduzierung der Lehrerhinweise und einer Verbesserung der Aufgabenbezogenheit. Experimentelle Kontrolle wurde durch ein Multiples-Grundraten-Design erreicht.

Dettmer et al. (2000) benutzten visuelle Hilfen, um den Übergang zwischen einzelnen Aktivitäten zu erleichtern. Mit einem $A_1B_1A_2B_2$-Design konnten sie bei zwei Kindern mit Autismus (5 und 7 Jahre) feststellen, dass diese in den Interventionsphasen schneller zwischen den Aktivitäten wechseln konnten und weniger Hilfestellung des Lehrers benötigten.

Bryan und Gast (2000) führten bei vier Kindern mit High-functioning-Autismus (7-8 Jahre) mit einer schrittweise reduzierten Hilfestellung visuelle Zeitpläne ein. Durch ein $A_1B_1A_2B_2$-Design konnten sie nachweisen, dass in den Interventionsphasen, in denen der Zeitplan angewendet wurde, die Aufgabenbezogenheit höher als in den Kontrollphasen war.

Massey und Wheeler (2000) untersuchten bei einem vierjährigen Jungen mit Autismus den Effekt eines visuellen Zeitplans. Mit einem Multiplen-Grundraten-Design konnten die Autoren nachweisen, dass der Proband in den Interventionsphasen eine höhere Aufgabenbezogenheit zeigte.

Williams, Wright, Callaghan et al. (2002) untersuchten in einer Pilotstudie, inwieweit traditioneller Leseunterricht oder ein Computerprogramm dazu geeignet sind, um Lesefähigkeiten zu vermitteln. Acht Kinder von drei bis fünf Jahren wurden der Buch- oder der Computergruppe zugeordnet. Nach zehn Wochen wurden die Gruppen getauscht. Es zeigte sich, dass alle Kinder deutlich länger aufgabenbezogen arbeiteten, wenn sie am Computer lesen lernten.

Morrisson et al. (2002) wendeten ein Multiples-Grundraten-Design an, um bei vier Kindergartenkindern (2;6 bis 6 Jahre) die Auswirkung eines visuellen Zeitplans auf die Selbstständigkeit in Spielsituationen zu erfassen. Sie fanden bei allen vier Kindern eine Zunahme der Aufgabenbezogenheit und einen Rückgang der Lehrerhinweise in den Interventionsphasen.

Watanabe und Sturmey (2003) ergänzten visuelle Zeitpläne mit Auswahlmöglichkeiten. Drei Erwachsene mit Autismus konnten selber die Abfolge der Aktivitäten auf ihrem visuellen Zeitplan festlegen. Dieses wurde mit einem Multiplen-Grundraten-Design zur Grundratenphase verglichen, in der die Betreuer die Reihenfolge festlegten. Insgesamt erwies es sich als effektiv, die autistischen Personen selbst die Reihenfolge auswählen zu lassen, um Aufgabenbezogenheit zu fördern.

Ivey, Heflin und Alberto (2004) benutzten Sozialgeschichten, um drei Kinder mit atypischem Autismus auf neue Situationen vorzubereiten. Mit einem $A_1B_1A_2B_2$-Design konnten sie nachweisen, dass sich die Aufgabenbezogenheit und andere Fähigkeiten (z. B. die Aufmerksamkeit) leicht verbesserten, wenn die Kinder mit einer Sozialgeschichte auf die neue Situation vorbereitet wurden.

O'Reilly et al. (2005) unterrichteten einen zwölfjährigen Jungen mit Autismus und selbstverletzendem Verhalten in der Anwendung eines visuellen Zeitplans. Mit einem $A_1B_1A_2B_2$-Design konnten sie nachweisen, dass der Zeitplan das schulische Engagement deutlich verbesserte und gleichzeitig herausforderndes Verhalten reduzierte.

Hume und Odom (2007) untersuchten die Wirksamkeit eines Strukturierten Arbeitssystems hinsichtlich der selbstständigen Spiel- und Arbeitsfähigkeiten von zwei Kindern (6 und 7 Jahre) und einem Erwachsenen (20 Jahre) mit Autismus. Mit einem $A_1B_1A_2B_2$-Design konnten sie eine deutliche Verbesserung der Selbstständigkeit feststellen (s. Kap. I.3.3.2).

Insgesamt stellen visuelle Zeitpläne nach den Bedingungen der Chambless-Kriterien eine „möglicherweise wirksame Intervention" dar. Dies entspricht auch einer neueren Bewertung durch Research Autism (2009).

Die erstmalig von MacDuff et al. (1993) durchgeführte Untersuchung wurde von Krantz et al. (1993), Pierce und Schreibman (1994), Hall et al. (1995), Massey und Wheeler (2000), Bryan und Gast (2000), Morrisson et al. (2002) und O'Reilly et al. (2005) repliziert und erweitert. Es liegen somit positive Ergebnisse von 23 Kindern mit Autismus auf verschiedenen Funktionsniveaus vor. Diese wurden durch unterschiedliche Forschergruppen erbracht. Die genannten Untersuchungen verwendeten ausschließlich Designs mit hoher Validität und ließen die Effekte durch mehrere Beobachter erfassen (gute Reliabilität). Die Förderungsintegrität ist ausreichend, da beschrieben wurde, wie die Zeitpläne den Probanden vermittelt wurden. Allerdings erfolgte keine Kontrolle der korrekten Umsetzung bei den genannten Untersuchungen. Nach der Einteilung von Schlosser und Raghavendra (2004) sind somit die genannten Untersuchungen „überwiegend schlüssig" und deshalb für eine evidenzbasierte Praxis verwertbar.

Untersuchungen zu anderen visuellen und auditiven Hilfen wurden bisher nicht repliziert, sodass die Ergebnisse als vorläufig und auf die untersuchten Probanden beschränkt gelten müssen. Dies betrifft die Untersuchung von Sweeney und LeBlanc (1995) zur Reduzierung des Aufgabenumfangs, die Studie zu den Vorteilen der Verwendung interessenbezogenen Materials (Dunlap et al. 1995), die Untersuchung zur Wirksamkeit einer auditiven Erinnerungshilfe von Taber et al. (1999) und die Ergebnisse zur Wirksamkeit von Sozialgeschichten (Ivey et al.

2004). Auch die Pilotstudie von Williams et al. (2002) zu Leselernmethoden bei Autismus bezog zu wenige Probanden ein, um als aussagekräftig zu gelten.

Eine Sonderrolle nimmt dagegen die Untersuchung von Hume und Odom (2007) ein. Diese erweiterte die für die visuellen Zeitpläne belegte Methodik (Strukturierung und Visualisierung) auf andere Förderbereiche, indem sie diese Methodik nutzte, um eine Abfolge von Arbeitsaufgaben zu verdeutlichen. Es erfolgte somit keine direkte Replikation der Studien zu den visuellen Zeitplänen, jedoch ein sinnvolles Aufgreifen der (möglicherweise wirksamen) Methodik.
Diesen Ansatz verfolgt auch die hier vorliegende Forschungsarbeit. Im nächsten Kapitel soll deshalb die Strukturierung der Arbeit nach TEACCH genauer beschrieben werden.

4.2. Strukturierung der Arbeit nach TEACCH

Die Strukturierung der Arbeit nach TEACCH beinhaltet einerseits die Gestaltung des Arbeitsplatzes und andererseits die Organisation und den Aufbau von Arbeitsmaterialien.

Individuelle Arbeitsplätze sollten so gestaltet sein, dass der Betreffende optisch erkennen kann:

- Was soll gemacht werden?
- Wie lange dauert die Arbeit?
- Wie sieht man den Fortschritt und wann ist die Arbeit zu Ende?
- Was kommt danach? (s. auch Kap. I.3.3.2)

Diese visuelle Verdeutlichung der Aufgabenstellung und des Arbeitsverlaufes kann auf unterschiedlichen ***Symbolisierungsstufen*** geschehen. Mesibov et al. (2005) unterscheiden Arbeitssysteme mit schriftlichen Anweisungen von solchen, die mit „konkreteren" Strukturierungshilfen die vier oben genannten Fragen beantworten. „Konkretes Arbeitssystem" heißt in diesem Zusammenhang, dass, je nach Verständnisfähigkeit des Klienten, grafische Symbole, Fotos oder Objekte zur Verdeutlichung genutzt werden.

In Anhang 2, Abbildung 6 ist als Beispiel ein Arbeitsplatz dargestellt, der allein durch Objekte strukturiert ist. In diesem Fall werden somit durch die Raumeinrichtung und die Anordnung der Arbeitsmaterialien die vier genannten Fragen zum Arbeitssystem beantwortet: Alle zu erledigenden Aufgaben stehen in dem Regal auf der linken Seite. Der Klient sieht so, was er machen soll und wie lange er arbeiten muss. Er nimmt sich nacheinander die Aufgaben auf den Tisch, erledigt diese und legt sie dann in der Fertigkiste auf der rechten Seite ab. Dies verdeutlicht die Dauer und den Fortschritt der Arbeit. Sind alle Aufgaben erledigt, nimmt sich der Klient den Übergangshinweis. Dieser symbolisiert die nachfolgende Aktivität.

Für Klienten, die bildhafte Abbildungen oder Piktogramme verstehen, können Arbeitssysteme auf einem höheren Symbolisierungsniveau gestaltet werden. In Anhang 2, Abbildung 7 sieht man solch ein Arbeitssystem. Auf dem Tisch ist eine Reihenfolge von Zahlsymbolen mit Klettband befestigt. Die gleichen Zahlsymbole befinden sich an Aufgaben, die in einem Regal stehen. Der Klient nimmt das oberste Zahlsymbol vom Tisch ab und sucht die entsprechende Aufgabe mit dem gleichen Symbol. Dann klettet er das Zahlsymbol an die Aufgabe an, nimmt diese mit zum Tisch und löst sie. Anschließend legt er die Aufgabe in der Fertigkiste ab. Als letztes Symbol sieht er eine Karte, auf der „Rollbrett“ steht. Diese Karte zeigt ihm die nachfolgende Aktivität an.

Auf der höchsten Abstraktionsebene verdeutlichen „To-do-Listen“ die Art, Dauer und den Fortgang von Arbeitsaufgaben. Anhang 3, Abbildung 10 zeigt solch eine Aufgabenliste. Der Klient kann auf der Liste erlesen, was er nacheinander tun soll. Durch das Abhaken der erledigten Aufgaben in den viereckigen Kästchen am Ende der Zeile erkennt er den Fortschritt der Arbeit. Die zuletzt gegebene Aufforderung weist auf die nachfolgende Aktivität hin.

Die für die Gestaltung von Arbeitsplätzen beschriebenen Strukturierungshilfen können ebenso in vielen anderen Lebensbereichen eingesetzt werden. So bietet sich in der Küche die Einrichtung von Arbeitssystemen bei der Zubereitung von Mahlzeiten an, z. B. von „Hamburgern“: Links stehen in Kisten verteilt alle für „Hamburger“ zu verwendenden Zutaten. Die Reihenfolge der Kisten gibt dabei die Abfolge der Zubereitung des „Hamburgers“ vor. „Fertige Hamburger“ werden auf ein rechts stehendes Backblech abgelegt und dann in den Backofen geschoben.
Ebenso könnten im Sportunterricht fünf Bälle in einer Kiste liegen, die einzeln entnommen und in den Basketballkorb geworfen werden. Von dort fallen sie dann in eine Fertigkiste.

Zweiter wichtiger Bestandteil der Strukturierung der Arbeit nach TEACCH ist die ***Organisation und der Aufbau von Arbeitsmaterialien***.

Mesibov et al. (2005) geben vor, dass bei der Gestaltung von strukturierten Lern- oder Arbeitsaufgaben darauf zu achten ist, dass:

- diese visuell übersichtlich organisiert sind,
- die Materialanordnung oder eine zusätzliche Hilfe erkennen lassen, was zu tun ist, und
- wichtige Aspekte hervorgehoben sowie unwichtige Details weggelassen werden.

Diese Gestaltungshinweise werden von Häußler (2005) als visuelle Organisation, visuelle Instruktion und visuelle Deutlichkeit bezeichnet. Analog zur Gestaltung des Arbeitssystems lassen sich diese Hinweise auch bei der Gestaltung der Lern- und Arbeitsaufgaben auf unterschiedlichen Symbolisierungsstufen umsetzen.

Hinsichtlich der ***visuellen Organisation*** können mehrere Aufgabenformate unterschieden werden.
„Korb-Aufgaben" bezeichnen eine Materialorganisation, bei der alle zu verwendenden Arbeitsmittel in Körben vorstrukturiert werden. Der Klient muss, eventuell mit einer visuellen Hilfe, die Körbe auf dem Tisch auspacken und dann die Aufgabe lösen. In Anhang 3, Abbildung 11 und 12 ist solch eine Korbaufgabe mit einer zusätzlichen visuellen Hilfe dargestellt.
Werden die Aufgabenkörbe auf einer Unterlage befestigt, spricht man bei TEACCH von „Tablett-Aufgaben" (Beispiel in Anhang 3, Abbildung 13). Die Befestigung von Körben oder anderen Behältern auf einer Arbeitsunterlage, z. B. auf einem Holzbrett, macht die Selbstorganisation des Materials überflüssig. Der Klient muss nur das Tablett auf den Tisch ziehen und kann sofort beginnen zu arbeiten. Tablett-Aufgaben können zusätzlich strukturiert werden.
Werden die Körbe oder Behälter in einer Box versenkt, spricht man von „Schuhkarton-Aufgaben", weil als Material meist solche Kartons verwendet werden. Der Klient sieht bei Schuhkarton-Aufgaben nicht mehr mehrere hochstehende Körbe, sondern hat eine gerade Arbeitsfläche, bei der das Material in Vertiefungen liegt. Dies kann den Umgang mit der Aufgabe erleichtern (Häußler 2005).
Wird zweidimensionales Material, also z. B. Buchstaben oder Bildkarten verwendet, sind „Aufgabenmappen" das wichtigste Strukturierungsmittel. Bei diesen werden die zu verwendenden Wörter oder Bilder auf der linken Seite oder der Vorderseite der Mappe in Umschlägen aufbewahrt oder mit Klettband befestigt. In der Mappe findet sich dann meist auf der rechten Innenseite die zu erledigende Aufgabe. Anhang 3, Abbildung 14 zeigt solche eine Aufgabenmappe.

Der Begriff der ***visuellen Instruktion*** beschreibt, wie schon erwähnt, die Verdeutlichung der Aufgabenstellung durch visuelle Hilfen. Dies kann z. B. geschehen, indem es bei der Aufgabe nur eine Möglichkeit gibt, das Material zu verwenden. Anhang 3, Abbildung 15 zeigt solch eine Aufgabe. Bei dieser können die Knöpfe nur in die Flasche eingesteckt werden. Die rote Markierung am Flaschenhals gibt einen zusätzlichen Hinweis, wo die Knöpfe einzustecken sind.

Eine andere Möglichkeit stellt das Vorgeben des Endproduktes dar. Enthält der Behälter für das fertige Material bereits ein vorgefertigtes Muster, kann der Klient optisch erkennen, was er tun soll. Dieses Muster kann auch symbolisch dargestellt werden, beispielsweise in Form eines Fotos des Endproduktes, auf das dieses dann nach Fertigstellung gelegt wird. Man spricht in diesem Fall von einer Schablone (Häußler 2005).

Der dritte wichtige Aspekt der Umgestaltung von Lern- und Arbeitsaufgaben betrifft die ***visuelle Deutlichkeit,*** also das Weglassen unwichtiger Details und das Hervorheben aufgabenrelevanter Merkmale. Dem Klienten soll es ermöglicht werden, seine Aufmerksamkeit auf die wesentlichen Aspekte der Aufgabe zu konzentrieren (Häußler 2005). Dies geschieht zuallererst durch die oben genannten unterschiedlichen Möglichkeiten, die Instruktion visuell zu verdeutlichen. Bei der Gestaltung der Aufgaben ist dann zusätzlich darauf zu achten, dass möglichst kein ablenkendes Material verwendet wird. So ist es z. B. denkbar, dass sich ein Klient eher für den klein gedruckten Strichcode auf einer Aufgabenmappe als für die darin enthaltene Leseaufgabe interessiert. In diesem Fall würde man den Strichcode in einer neuen Aufgabe verwenden (Motivation durch Interessenbezug, s. Kap. I.4.3) und bei der Leseaufgabe überkleben. Weiterhin können wichtige Aufgabenteile durch Markierungen, Pfeile oder Einrahmungen visuell hervorgehoben werden.

4.3. Konzept zum Aufbau von Handlungsmotivation

Das „Konzept zum Aufbau von Handlungsmotivation" wurde im Autismuszentrum „Kleine Wege" in Nordhausen von Schatz und Schellbach (2008b) erarbeitet.
Das Zentrum „Kleine Wege" ist ein Therapiezentrum und eine Beratungsstelle für Menschen mit Autismus und deren Angehöriger. Der Hauptsitz befindet sich in Nordhausen, eine Zweigstelle in Erfurt. Im Jahr 2008 wurden von zehn therapeutischen Mitarbeitern 140 Kinder, Jugendliche und Erwachsene mit Autismus aus Thüringen und den angrenzenden Bundesländern betreut.

Die Mitarbeiter des Zentrums „Kleine Wege" nutzen den TEACCH-Ansatz als grundlegende Fördermethode. Von besonderer Bedeutung bei den „Kleinen Wegen" ist die lebensbegleitende Unterstützung der autistischen Klienten und ihrer Bezugspersonen. Alle Ziele werden vor dem Hintergrund der erfolgreichen Umsetzung im Lebensalltag des Klienten gesetzt und evaluiert (Schatz & Schellbach 2008a). Um dies zu erreichen, arbeiten die Mitarbeiter der „Kleinen Wege" mit drei methodischen Grundbausteinen:

1. dem „Konzept zum Aufbau von Handlungsmotivation" (KAHM) zur Einführung des TEACCH-Ansatzes (Schatz & Schellbach 2008b; Schatz et al. 2007),
2. den „Unterstützerkreisen" (Schatz & Schellbach 2008c), um die Zusammenarbeit der Fachleute zu vernetzen sowie
3. den „Kompetenzmappen" (Schatz & Schellbach 2005), um die Stärken der Klienten mit Autismus hervorzuheben und Übergänge zu erleichtern.

Die Förderarbeit beginnt immer mit dem KAHM. Dieses stellt weiterhin das wichtigste „therapeutische Werkzeug" dar, während die anderen genannten Grundbausteine die Umfeldarbeit unterstützen. Aus diesem Grund steht in dieser Forschungsarbeit, die sich vorrangig mit der pädagogischen Förderung autistischer Menschen und nicht der Umfeldarbeit beschäftigt, das KAHM im Vordergrund.

Das KAHM hat generell zum ***Ziel***, den TEACCH-Ansatz der Person mit Autismus und seinen Begleitern zu vermitteln und langfristig im Lebensalltag zu etablieren. Dies geschieht unter Nutzung der intrinsischen Motivation des Klienten und mit dem schrittweisen Aufbau von Strukturierungshilfen.
In Anlehnung an die Veröffentlichung des Konzeptes durch Schatz und Schellbach (2008b) wird im Folgenden die ***Methodik*** des KAHM anhand eines praktischen Beispiels dargestellt.

Erster Schritt: „Den Interessen eine Bedeutung geben"
Bevor die Förderung beginnt, werden die Interessen des Klienten erfasst und analysiert. Dazu sollten möglichst alle Bezugspersonen befragt werden. Es können auch frühere Interessen für die Förderung von Bedeutung sein. Da ihre Interessen für Menschen mit Autismus ein wichtiger Lebensinhalt sind (s. auch Lange & Autismus Deutschland Regionalverband Südharz 2006), haben diese für die Beziehungsarbeit eine grundlegende Bedeutung.

Das Aufgreifen, Wertschätzen und Imitieren der Vorlieben, Interessen und Aktivitäten bildet das Fundament, auf dem sich später ein tragfähiges Lernsystem entwickeln kann. Förderziel ist hier, durch die gemeinsame Beschäftigung mit einem Interesse, eine initiale Kommunikation zwischen der Person mit Autismus und dem Therapeuten herzustellen. Folgende Teilschritte werden durchlaufen:

Interessenanalyse - Beobachten und Befragen des sozialen Umfeldes

> *Beispiel:*
> *Die Befragung der Bezugspersonen und die Beobachtung im häuslichen Umfeld ergaben, dass L. sich für folgende Gegenstände und Aktivitäten interessierte:*
> *Auspacken von Gegenständen,*
> *Öffnen und Schließen von Schränken und Schubladen sowie*
> *Aufreihen von Spielzeug, z. B. Autos.*

Spiegeln der Vorlieben, Interessen und Aktivitäten - gemeinsam aufmerksam sein

> *Beispiel:*
> *„Spiegeln" heißt, dass der Therapeut kleine Kommoden, Dosen, Kisten etc. mitbrachte, die man öffnen konnte. Gemeinsam mit L. suchte er in diesen nach verstecktem Spielzeug, holte die Spielsachen heraus und stellte sie gemeinsam mit L. in eine Reihe.*

Zweiter Schritt: „Handlungsmotivation entwickeln"

Das Spiegeln der Interessen sichert eine positive Beziehung zwischen der Person mit Autismus und dem Therapeuten. Im zweiten Schritt, der Entwicklung von Handlungsmotivation, werden die Interessen für die Förderarbeit genutzt, um ein Strukturierungsmerkmal einzuführen. Diese visuelle Strukturierungshilfe entstammt methodisch dem TEACCH-Ansatz. Die Person mit Autismus kann durch die Strukturierungshilfe leichter erkennen, was sie erwartet. Dies begünstigt aufgabenbezogenes und angemessenes Verhalten (Mesibov et al. 2005).
Diese visuelle Strukturierungshilfe wird als „situationsrelevantes Merkmal" bezeichnet. Als situationsrelevantes Merkmal muss ein Gegenstand oder eine Symbolisierung gewählt werden, die über den gesamten Förderprozess in verschiedenen Umfeldern eingesetzt werden kann. Ziel ist es, dass der Klient mit Autismus das situationsrelevante Merkmal sieht und damit eine positive Erfahrung verbindet. Diese Verknüpfung wird über folgende Schritte vermittelt:

Jetzt-Ebene – ein situationsrelevantes Merkmal einführen und die Interessen in einer neuen Raum- und Zeitstruktur erleben

Beispiel:
Für L. führte der Therapeut als situationsrelevantes Merkmal eine blaue Wachstuchdecke ein. Diese breitete er immer vor L. aus, bevor er begann, auf der Decke die Gegenstände zum Öffnen und Schließen abzustellen. Zum Ende der Fördereinheit faltete der Therapeut die blaue Decke langsam wieder zusammen. Das situationsrelevante Merkmal stellte somit schon ein einfaches Strukturiertes Arbeitssystem dar. Dieses verdeutlichte L., wo gearbeitet wurde, visualisierte, was L. erwarten konnte (blaue Decke heißt: es werden Kisten etc. geöffnet und Gegenstände aufgereiht) und strukturierte die Zeit (Anfang und Ende der Fördereinheit).

Jetzt-Ebene – altes „Spiel" mit neuem Material (oder neues „Spiel" mit altem Material)

Beispiel:
Als L. die Bedeutung des situationsrelevanten Merkmals verinnerlicht hatte, was er durch große Freude beim Ausbreiten der Decke zeigte, begann der Autismustherapeut, ein neues Spiel mit dem alten Material einzuführen. Er ergänzte das Spielmaterial um einen Tunnel, Häuser etc. L. holte jetzt viele Autos aus den Schubfächern und spielte dann gemeinsam mit dem Therapeuten einfache Straßenszenen.

Erst-Dann-Ebene – eine interessengebundene Übung vorschalten

Beispiel:
Im nächsten Schritt begann der Therapeut vor der Übung mit einem stark interessenbezogenen Material (wie dem Öffnen von Gegenständen), eine Aufgabe mit geringerem Aufforderungscharakter anzubieten. Der „Verstärkeraufgabe" wurde somit eine „Motivationsaufgabe" vorgeschaltet. Motivationsaufgaben sind ebenfalls interessenbezogen aber weniger reizvoll als Verstärkeraufgaben. Für L. hieß dies, farblich unterschiedliche Autos in die Garage mit der gleichen Farbe zu schieben. Die Reihenfolge der Aufgaben wurde durch die Anordnung der Aufgabenkisten verdeutlicht. In einem Regal stand oben eine Kiste mit der Garage für die Autos und darunter ein Kiste mit Gegenständen zum Öffnen.

Dritter Schritt: „Handlungsraum erweitern" – Erst-Dann-Ebene in einem neuen Handlungsraum und mit neuen Personen üben

Menschen mit Autismus haben häufig Schwierigkeiten, gelernte Kompetenzen in ein neues Umfeld zu übertragen oder in Anwesenheit anderer Personen auszuführen (mangelnde Generalisierung). Hintergrund ist vermutlich die Orientierung an für die Gesamtsituation irrelevanten

Reizen, die in der neuen Situation nicht vorhanden sind, sodass der Zusammenhang mit der ursprünglichen Situation nicht erkannt wird. Diese Schwierigkeit ist mit der Neigung autistischer Menschen, sich an Details zu orientieren und dem Nichterkennen der Bedeutung einer Situation zu erklären (s. Kap. I.1.2). Aus diesem Grund ist es wichtig, frühzeitig die räumlichen und personellen Bedingungen flexibel zu gestalten.

Den „Handlungsraum erweitern", das bedeutet, das situationsrelevante Merkmal und die Strukturierungshilfen in einem neuen Handlungsraum oder mit einer neuen Person darzubieten. Das Vorhandensein des situationsrelevanten Merkmals und der Strukturierungshilfen in einem neuen Umfeld schult den Menschen mit Autismus, sein Verhalten an diesen Hilfen auszurichten. Er lernt, sein Verhalten nicht von einer bestimmten Bezugsperson abhängig zu machen, sondern mit dem situationsrelevanten Merkmal zu verknüpfen. Zusätzlich stärkt die frühzeitige Übertragung der Hilfen aus der Autismusförderung in das Lebensumfeld des Betroffenen, das Verständnis der Bezugspersonen für das Lernsystem und motiviert sie, diese Hilfen ebenfalls anzuwenden.

Beispiel:
Zum ersten Unterstützerkreis für L. lud das Autismuszentrum dessen Eltern, die Kindergärtnerinnen sowie die Mitarbeiterin des Sozialamtes ein. Im Unterstützerkreis für L. wurden folgende Aufgaben festgelegt:
In der Förderung im Autismuszentrum soll L. lernen, bei der Förderarbeit am Tisch zu sitzen (Erweiterung des Handlungsraumes).
Anschließend üben zuerst der Therapeut und dann die Kindergärtnerin mit L. im Kindergarten die Anwendung der blauen Decke und der Aufgaben aus dem Autismuszentrum (neue Personen).
Die Umsetzung der Vereinbarungen aus dem Unterstützerkreis war erfolgreich. L. konnte nun auch im Kindergarten an einem Tisch mit blauer Decke strukturierte Aufgaben erledigen.

Vierter Schritt: Arbeitsroutinen und Zeitabläufe erfahren – eine ERST-Arbeitshandlung vorschalten

Während es in den vorherigen Schritten um die Vermittlung eines positiv besetzten Lernsystems ging, tritt nun das eigentliche Lernen und Arbeiten in den Vordergrund. Die Person mit Autismus übt nun, den Wunsch nach Beschäftigung mit interessenbezogenem Material für einen kurzen Zeitraum aufzuschieben. Dazu wird eine interessengelöste Aufgabe in das Arbeitssystem eingebunden. Diese sollte zu Beginn möglichst kurz sein, um das aufgebaute Arbeitssystem nicht durch Frustration negativ zu besetzen. Nach der interessengelösten Aufgabe folgen wieder die Motivations- und Verstärkeraufgaben, die nun qualitativ und

quantitativ deutlich erweitert werden können. Dies fördert die Ausdauer und Konzentration der Person mit Autismus in der Beschäftigung mit dem Arbeitssystem.
Gelingt es dem Betreffenden, sich auf eine Lern- bzw. Arbeitshandlung einzulassen, ist eine basale Handlungsmotivation aufgebaut. Das nun erworbene System kann schrittweise bis zur Integration, z. B. in die Einzelförderung im Kindergarten, ausgebaut werden.

Beispiel:
Für L. wurden typische Vorschulaufgaben als interessengelöste Aufgaben ausgewählt. Er lernte z. B., geometrische Formen zu sortieren und einen Turm aus Bausteinen zu bauen. Diese Aufgaben wurden in das bestehende Arbeitssystem integriert und in Kisten zusammengefasst. Durch ein Regal wurde die Reihenfolge vorgegeben:
Lernaufgabe: z. B. „Formen sortieren"
Motivationsaufgabe: z. B. „Autos nach Marken ordnen"
Verstärkeraufgabe: z. B. „Obst und Gemüse in eine Kommode einsortieren"

Fünfter Schritt: Erweiterung der Kompetenzen in den Entwicklungsbereichen Eigenständigkeit, Lernen, Arbeiten, Kommunikation und Verhaltensmanagement
Auf dieser Stufe der Entwicklung von Handlungsmotivation wird die Förderarbeit in neue Entwicklungsbereiche übertragen. Die erworbene Handlungsmotivation kann mit dem bekannten Arbeitssystem z. B. auch in den Bereichen Eigenständigkeit, Kommunikation und Verhaltensmanagement genutzt werden.
Die Auswahl der Ziele und Entwicklungsbereiche wird in den Vereinbarungen der Unterstützerkreise festgelegt. Wichtig ist es, immer wieder interessengebundene Aufgaben in die Förderung einzubeziehen, um die Handlungsmotivation und die positive emotionale Erfahrung mit dem Arbeitssystem aufrechtzuerhalten.

Beispiel:
Für L. legten die Unterstützer fest, dass die bekannten Strukturen auch in anderen Lebensumfeldern genutzt werden. So lernte er, sich zu Hause verschiedenen Beschäftigungsmaterialien zuzuwenden, die in Kisten geordnet und in einer bestimmten Reihenfolge angeboten wurden.

Mit diesem Schritt endet die Beschreibung des KAHM durch Schatz und Schellbach (2008b).

Die Entwicklung des KAHM erfolgte vor dem Hintergrund der Erfahrungen mit autistischen Menschen in Deutschland sowie der Literatur über Autismus und Entwicklungspsychologie. Im Folgenden sollen die theoretischen Bezugspunkte systematisch beschrieben werden. Eine besondere Rolle spielen dabei die Forschungen zu den Spezialinteressen autistischer Menschen, die motivationspsychologischen Grundlagen interessenbezogenen Lernens sowie die kognitiven Besonderheiten von Menschen mit Autismus.

Die ***Spezialinteressen*** autistischer Menschen sind je nach kognitiver Begabung unterschiedlich ausgeprägt, scheinen jedoch überdurchschnittlich häufig dem Bereich der „Folk physics“ („laienhafte Physik“) zu entstammen (Baron-Cohen & Wheelwright 1999). Dabei bezeichnet der Begriff „Folk physics“ sowohl die umschriebenen Interessen bzw. Kenntnisse von Menschen mit Asperger-Syndrom (z. B. ein sechsjähriger Junge mit Asperger-Syndrom, der die lateinischen Namen aller Dinosaurier auswendig kennt) als auch die einfachen Ursache-Wirkungs-Experimente, die Menschen mit Autismus und schwerer geistiger Behinderung wiederkehrend ausführen (z. B. Kisten auskippen, Sand durch die Finger rieseln lassen etc.).

Als ***Ursache für die exzessive Beschäftigung mit einem Spezialinteresse*** weisen einige Autoren auf die exekutiven Dysfunktionen bei Autismus und die Nähe der Spezialinteressen zu den Zwangstörungen hin (Russell 1997). Baron-Cohen und Wheelwright (1999) merken jedoch an, dass die Theorie des Zusammenhangs zwischen Spezialinteressen und exekutiven Dysfunktion die inhaltliche Häufung im Bereich der laienhaften Physik außer Acht lässt.

Die Forschungen von Baron-Cohen und Kollegen veränderten das Verständnis der Spezialinteressen und wiederkehrenden Verhaltensweisen bei Autismus. Während diese früher als behandlungsbedürftige Stereotypien galten, deren Abbau mit medikamentösen oder verhaltenstherapeutischen Interventionen erreicht werden sollte, begreifen moderne Förderansätze diese Interessen als Kompetenz autistischer Menschen. Großes Aufsehen erregte z. B. der in mehreren deutschen Zeitungen publizierte Artikel über eine dänische Firma, die die Stärken und Interessen von Menschen mit Autismus nutzt. Ausgehend von deren individuellen Begabungen vermittelt „Specialisterne“ Menschen mit Autismus an andere Unternehmen, z. B. zur Rechnungskontrolle (Sonne 2008).

In Abbildung 13 wird dargestellt, wie sich durch die Forschung von Baron-Cohen und anderen Wissenschaftlern die Sichtweise auf die Spezialinteressen autistischer Menschen im Laufe der Zeit verändert hat.

Anzumerken ist, dass Spezialinteressen auch gefährdenden oder destruktiven Charakter haben können, die Menschen mit Autismus erheblich beeinträchtigen, beispielsweise stereotypes selbst- oder fremdverletzendes Verhalten (s. Kap. I.2.1).

Spezialinteressen als Beeinträchtigungen
- Verengtes Interessenspektrum
- Abwehr anderer Aktivitäten
- Abkapselung von der Umwelt
- Dauernde und wiederholte Beschäftigung mit dem Interesse

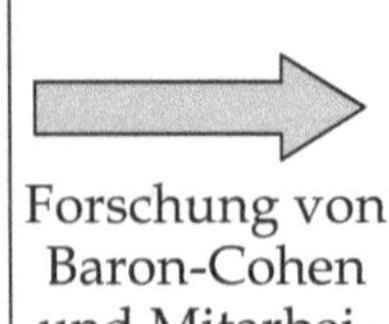

Forschung von Baron-Cohen und Mitarbeitern

Spezialinteressen als Kompetenz
- Interessen stellen eine Inselbegabung dar
- Menschen mit Autismus wenden sich Interessen eigenmotiviert zu
- Sie beschäftigen sich lange und ausdauernd mit ihren Interessen
- Laienhafte Physik

Abbildung 13: Veränderte Sichtweise auf die Spezialinteressen autistischer Menschen

Die in Abbildung 13 dargestellte Veränderung der Sichtweise auf die Spezialinteressen autistischer Menschen führt zu folgender Schlussfolgerung:

Interessen und Stereotypien autistischer Menschen müssen nicht primär abgewöhnt werden, sondern stellen einen motivationalen Faktor dar, der positiv in der Förderarbeit Anwendung finden kann.

Das KAHM greift diese Schlussfolgerung auf und setzt sie in einer methodischen Strategie um. Die Interessen bilden bei dieser Methode den Ausgangspunkt für die Aufmerksamkeitsfokussierung und den Beziehungsaufbau zwischen dem Klienten und dem Autismustherapeuten (Erster Schritt: Den Interessen Bedeutung geben). In weiteren Schritten werden dann Strukturierungshilfen eingeführt und die interessenbezogenen Aufgaben schrittweise durch interessenunabhängige Aktivitäten ergänzt.

Das KAHM zeigt somit einen Weg auf, mit dem es gelingen kann, die über die langjährige Beschäftigung mit den Interessen erfolgten Einschränkungen der Handlungsmotivation schrittweise aufzubrechen und zu lernen, sich interessenunabhängigen Tätigkeiten zuzuwenden. Damit stellt das KAHM einen der wenigen Ansätze dar, der die Forderung der großen Autismusverbände (Autism Society of America 2006; Autismus Deutschland 2008) nach einem Einbezug der Interessen und einer Kultivierung der Stärken aufgreift und dies zur Grundlage einer Fördermethodik macht.

Neben der generell positiven Sichtweise des KAHM auf Interessen und Stereotypien als Kompetenz haben diese auch eine motivationspsychologische Bedeutung. Im Folgenden soll gezeigt werden, in welcher Weise das KAHM auf Erkenntnissen der Motivationspsychologie basiert.

In der Motivationspsychologie steht der Begriff „Interesse" in einem engen Zusammenhang mit der ***„intrinsischen Motivation"***. Für eine Tätigkeit „intrinsisch" motiviert zu sein, bedeutet allgemein, dass der Anreiz zum Handeln aus der Tätigkeit an sich entsteht. Beispielsweise liegt bei der Beschäftigung mit einem „Hobby" fast immer eine hohe intrinsische Motivation der handelnden Person vor.
Im Gegensatz zur intrinsischen Motivation können Personen auch durch Anreize von außen (Belohnungen) zum Handeln angeregt werden. Diese Orientierung an den Folgen einer Handlung wird als ***extrinsische Motivation*** bezeichnet (Heckhausen & Heckhausen 2006).

Diese allgemeine Unterscheidung von intrinsisch und extrinsisch wird in der Motivationspsychologie in unterschiedlichen Modellen differenziert. Generell beziehen sich einige Modelle sehr konkret auf eine Handlung, während andere Modelle auch persönliche und universelle Faktoren berücksichtigen, um die Motivation einer Person zu erklären.

Ein sehr ***handlungsnahes Modell***, das intrinsisch und extrinsisch im Verlauf einer Tätigkeit unterscheidet, wurde von Rheinberg (2006) vorgelegt. Dementsprechend konkret auf die Aktivität bezogen ist seine Definition:

> *„‚Innen', also intrinsisch, wären demnach Anreize, die im Vollzug einer Tätigkeit liegen, ‚außen', also extrinsisch, wären die anreizbesetzten Ereignisse oder Vermutungen, die sich einstellen, wenn diese Tätigkeit erfolgreich erledigt ist."* (Rheinberg 2006, 333)

Der häufigste „Anreiz" zur intrinsischen Motiviertheit stellt das „Interesse" an einem Gegenstand dar. In Anlehnung an Sansone und Smith (2000) erklärt Rheinberg „Interesse" wie folgt:

„Interesse wiederum ist als kognitiv-affektive Erfahrung definiert, die bei positiver Erlebnistönung die Aufmerksamkeit auf die Tätigkeit bzw. Aufgabe lenkt und fokussiert." (Rheinberg 2006, 335)

Die Gegenüberstellung von intrinsischer und extrinsischer Motivation sowie die Definition von „Interessen" nach Rheinberg sind, wie bereits erwähnt, ausgesprochen handlungsnah und beziehen z. B. keine seit langem bestehenden Vorlieben oder tiefer liegenden Bedürfnisse ein. Andere Theorien stellen die Motivation einer Person in einen breiteren Kontext und ziehen universelle menschliche Grundbedürfnisse zur Erklärung heran. Dies trifft beispielsweise für die „Selbstbestimmungstheorie" von Deci und Ryan (1993) zu.
Die ***„Selbstbestimmungstheorie"*** postuliert, dass jeder Mensch ein angeborenes Bedürfnis nach Selbstbestimmung, dem Erleben der eigenen Kompetenz und nach sozialer Eingebundenheit hat. Die Ausprägung einer intrinsischen Motivation hängt damit vor allem davon ab, ob eine Person sich in einer Handlung als selbstbestimmt erlebt und ob sie das Gefühl hat, der Urheber der eigenen Leistung zu sein. Von außen herangetragene Aktivitäten können nach der Selbstbestimmungstheorie mit intrinsischer Motivation verbunden sein, wenn dadurch das Grundbedürfnis nach sozialer Eingebundenheit befriedigt wird.

Die unterschiedlichen Sichtweisen auf intrinsische und extrinsische Motivation spiegeln verschiedene Aspekte dieses Themas wieder und ergänzen sich. Sie beziehen sich einerseits auf die Ausprägung der Motivation, verbunden mit ganz speziellen Handlungen (Rheinberg 2006), und andererseits auf Grundbedürfnisse der handelnden Person (Deci & Ryan 1993). Abbildung 14 verdeutlicht dieses Ineinandergreifen beider Positionen.

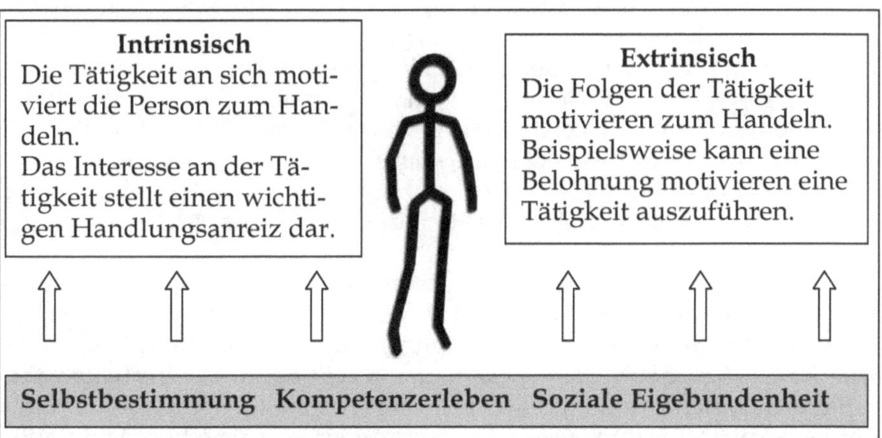

Abbildung 14: Intrinsische und extrinsische Motivation

Zur Unterscheidung der Begriffe extrinsisch und intrinsisch in Abbildung 14 ist anzumerken, dass in einer konkreten Handlung die Person ihre Motivation gleichzeitig sowohl aus der Tätigkeit an sich, als auch aus deren Folgen ziehen kann. In diesem Fall würde eine intrinsische Motivation durch extrinsische Anreize ergänzt werden. Weiterhin kann eine Tätigkeit, die von außen an eine Person herangetragen wird (und demnach mit einer extrinsischen Motivation verbunden ist), im Verlauf mehr und mehr zu einem Interesse der handelnden Person werden. Damit würde aus der ehemals extrinsischen eine intrinsische Motivation werden.

Mit diesem Übergang von einer äußeren zu einer inneren Motivation ist die Frage verbunden, welche dieser Motivationsformen die „Bessere" ist. Insgesamt zeigte sich, dass bestimmte Formen extrinsischer Motivation (z. B. verbales Lob) durchaus geeignet sind, um die Motivation einer Person für eine Aufgabe zu erhöhen. Extrinsische Anreize führen damit nicht per se zu einer „schlechteren" Motivation. Dennoch stellt eine intrinsische Motivation gewissermaßen die „höhere" Form der Motivation dar, da die Person aus eigenem Antrieb handelt, selbstständiger in der Bewältigung der Aufgabe ist und sich dabei wohler fühlt (Ryan & Deci 2000).

Bei Menschen mit Autismus wird diese Eigenmotivation in der Beschäftigung mit ihren Spezialinteressen und Stereotypien deutlich. Sie führen

diese allein zu ihrem Selbstzweck aus und nicht um eines äußeren Anreizes willen. Damit liegt eine hohe intrinsische Motivation vor.
In der Beschäftigung mit den Spezialinteressen wird bei Menschen mit Autismus sogar ein Phänomen sichtbar, das als ***„Flow-Erlebnis“*** bezeichnet wird. Dieses wurde erstmals von Csikszentmihaly (1975) beschrieben und bezeichnet das *„selbstreflexionsfreie, gänzliche Aufgehen in einer glatt laufenden Tätigkeit…“* (Rheinberg 2006, 345). Der „Flow“ stellt, vereinfacht ausgedrückt, die höchste Form intrinsischer Motivation dar.

Im Gegensatz zu der hohen intrinsischen Motivation für ihre Spezialinteressen, die bis zu einem „Flow“ führen kann, lassen sich Menschen mit Autismus nur schwer zur Beschäftigung mit anderen Aktivitäten bewegen. Eine Möglichkeit, dem zu begegnen, stellt die in der Verhaltenstherapie erfolgreich praktizierte Verstärkung von erwünschtem Verhalten dar (s. Kap. I.3.3.1 und Kap. I.4.1), was einer extrinsischen Motivation entspricht. Dass dazu auch die Interessen der Kinder genutzt werden können, zeigten z. B. Charlop-Christy und Haymes (1998). Mit der Schwerpunktsetzung auf eine extrinsische Motivation sind jedoch die beschriebenen autismusspezifischen Übertragungsprobleme verbunden.

Ein weiteres Problem extrinsischer Motivation stellt der so genannte ***„Korrumpierungseffekt“*** dar. Dieser beschreibt das motivationspsychologische Phänomen, dass eingeführte Belohnungen die Attraktivität der Aufgabe senken. Die belohnte Aktivität wird weniger reizvoll und seltener aus eigenem Antrieb ausgeführt (Rheinberg 2006). Die empirische Überprüfung zeigte, dass der Korrumpierungseffekt in seiner Wirkung überschätzt wurde (Eisenberger & Cameron 1996). In einer der letzten Metaanalysen wiesen Cameron, Banko und Pierce (2001) jedoch nach, das, wenn es zu einem Korrumpierungseffekt kommt, dieser vor allem im Zusammenhang mit vorhersehbaren materiellen Belohnungen auftritt.
Studien, die den Korrumpierungseffekt bei Menschen mit Autismus untersuchten, sind dem Autor dieser Arbeit nicht bekannt. Es kann deshalb nur gemutmaßt werden, dass sich dieser in ähnlicher Form auch bei Menschen mit Autismus entwickeln kann.

Aufgrund der dargestellten Probleme im Zusammenhang mit extrinsischen Anreizen erscheint es lohnenswert, nach Möglichkeiten zur ***Nutzung der intrinsischen Motivation zur Förderung autistischer Menschen*** zu suchen. Weiter oben wurde bereits die hohe intrinsische Motivation für die Spezialinteressen beschrieben. Ausgehend davon führten verschiedene Autoren Untersuchungen durch, die den Effekt einer individuellen, interessenorientierten Förderung evaluierten.

So erforschte Adams (2000) bei fünf drei- bis vierjährigen Kindern mit Autismus, welche Auswirkungen die Umstellung von interessenunabhängigen Aufgaben auf Aufgaben mit Bezug zum individuellen Spezialinteresse hatten. Dies führte, bei unverändertem Arbeitsverhalten, dazu, dass sich bei allen Kindern die Aufgabenbezogenheit verbesserte und weniger herausforderndes Verhalten auftrat. Zur experimentellen Kontrolle nutzte sie einen Multiplen-Grundraten-Versuchsplan. Damit bestätigte sie das Ergebnis von Dunlap et al. (1995). Diese konnten bei drei Jugendlichen mit Autismus nachweisen, dass sich bei einem Einbezug der Interessen die Aufgabenbezogenheit und das Verhalten verbesserten.

Boyd, Conroy, Mancil at al. (2007) untersuchten bei drei Kindern mit Autismus, welche Auswirkungen der Einbezug ihrer Spezialinteressen in Förderstunden zum Training sozialen Verhaltens mit Gleichaltrigen hatte. Mit einem alternierenden Design fanden sie, dass die Kinder mit Autismus schneller Kontakt zu Gleichaltrigen aufnahmen, wenn ihre Spezialinteressen in die Förderung eingebunden wurden und dieser Kontakt auch länger dauerte als bei interessenunabhängigen Themen.
Boyd et al. (2007) bestätigen damit die initiale Untersuchung von Baker, Koegel und Koegel (1998), die mit einem Multiplen-Grundraten-Design nachwiesen, dass sich bei einem Einbezug der Interessen in soziale Spiele, die Kontakte zwischen Kindern mit und ohne Autismus erhöhten. Baker (2000) zeigte denselben Effekt bei Aufgaben mit Interessenbezug in der Interaktion mit Geschwistern.

Abbildung 15 verdeutlicht zusammenfassend die unterschiedlichen Zugangswege, um Menschen mit Autismus zum Handeln zu motivieren.

Interessen werden in die Lerninhalte eingebunden (Intrinsische Motivation)	⟺	**Positives Lernverhalten wird belohnt (Extrinsische Motivation)**
Beispiel: Es wird mit Dinosaurierfiguren anstatt mit Stäbchen gerechnet. Autoren: Dunlap et al. (1995), Baker et al. (1998), Adams (2000), Baker (2000), Boyd et al. (2007)		Beispiel: Zehn Aufgaben mit Stäbchen rechnen, dann ein Dinosaurier-Token bekommen. Autoren: Charlop-Christy und Haymes (1998), Lovaas (1981)

Abbildung 15: Intrinsische und extrinsische Motivation in der Autismustherapie

Das KAHM lässt sich den Interventionen zuordnen, die die intrinsische Motivation der Klienten mit Autismus ausdrücklich nutzen und erhalten will. Diese intrinsische Motivation ist bei den Spezialinteressen gegeben.

Basis des KAHM ist die gemeinsame Beschäftigung mit den Interessen des Klienten. Dies soll zu einer gemeinsamen Aufmerksamkeitsfokussierung und einer guten zwischenmenschlichen Beziehung führen. Gleichzeitig begünstigt die Beschäftigung mit den Interessen die Ausprägung einer intrinsischen Motivation des autistischen Klienten, die aus der Tätigkeit erwächst und keine äußere Verstärkung benötigt. Die schrittweise Einführung von Strukturierungshilfen beachtet die Bedürfnisse der Person mit Autismus nach Selbstbestimmung und sorgt für das Erleben der eigenen Kompetenz. Das emotionale Wohlbefinden des Menschen mit Autismus wird durch den langsamen Beziehungsaufbau, die behutsame Einführung von Strukturen und den Interessenbezug positiv beeinflusst. Durch eine Verknüpfung des Arbeitssystems mit positiven emotionalen Erlebnissen soll dieses auch bei wechselnden Bezugspersonen und in neuen Umfeldern freiwillig und gerne benutzt werden.

Das KAHM begünstigt somit dezidiert die Ausprägung einer intrinsischen Handlungsmotivation. Weiterhin bezieht es die von Deci und Ryan (1993) dargestellten Grundbedürfnisse nach Selbstbestimmung und Kompetenzerleben in die Fördermethodik ein. Dies fördert eine lang

anhaltende intrinsische Motivation der Person mit Autismus in Bezug auf die Anwendung des Strukturierten Arbeitssystems.
Im Verlauf des KAHM werden jedoch auch „Verstärkeraufgaben" eingeführt. Zu Beginn bestehen diese aus den hochattraktiven, interessenbezogenen Aufgaben, die eine basale Handlungsmotivation bewirken. Durch das schrittweise Einführen von Strukturierungshilfen (Arbeitssystem) lernt die Person mit Autismus, das Bedürfnis nach Belohnung, das heißt nach dieser Verstärkeraufgabe, aufzuschieben und eine interessenunabhängige Tätigkeit zu erledigen. Diese Lern- oder Arbeitsaufgaben werden im zeitlichen Umfang und in der Menge schrittweise erweitert, sodass die Verstärkeraufgabe im zeitlichen Verlauf immer weiter hinausgezögert wird.
Das KAHM beinhaltet somit sowohl Anteile einer „Antecedent intervention" (z. B. im „situationsrelevanten Merkmal") als auch einer „Consequence-based intervention" (z. B. in den „Verstärkeraufgaben"). Dieser Mischform wird in der modernen Verhaltenstherapie bei Autismus die höchste Effektivität zugeschrieben (Bregman, Zager & Gerdtz 2005).

Die bisherigen Ausführungen zur theoretischen Verankerung des KAHM zeigen, dass dieses mit den Spezialinteressen eine Kompetenz autistischer Menschen zur Beibehaltung und zum Ausbau der intrinsischen Motivation nutzt. Ein letzter theoretischer Bezugspunkt stellt die Verankerung des KAHM in den ***kognitiven Theorien*** zum Autismus dar.

Die Forschungen zur ***Aufmerksamkeitslenkung*** zeigten, dass Menschen mit Autismus ihre Aufmerksamkeit lang anhaltend auf einen Gegenstand richten können, aber Schwierigkeiten haben, den Aufmerksamkeitsfokus zu wechseln (s. Kap. I.1.2). Diese einseitigen Aufmerksamkeitsfähigkeiten sind allerdings wenig entwicklungsfördernd, da die Aufmerksamkeit lange an (unwesentlichen) Details eines Gegenstandes hängen bleibt.
Im KAHM wird mit dem Spiegeln der Tätigkeiten über einen langen Zeitraum die Stärke in der lang anhaltenden Aufmerksamkeit genutzt, um diese schrittweise, mit visueller Strukturierung („situationsrelevantes Merkmal") auch auf neue Dinge zu lenken.

Das KAHM berücksichtigt auch den ***detailorientierten Informationsverarbeitungsstil*** (s. Kap. I.1.2) autistischer Menschen. So wird mit dem „situationsrelevanten Merkmal" ein visuelles Detail in den Förderprozess eingeführt, das eindeutig ist und besser als veränderliche Elemente der Umgebung verdeutlicht, welche Aktivität von dem Menschen mit Autismus erwartet wird. Es fällt den Klienten deshalb auch in Übertragungssituationen leichter, anhand des eingeführten visuellen Details die Fördersituation zu erkennen und sich auf die Aufgaben einzulassen.

Weiterhin wird im KAHM von Anfang an durch ***personenunabhängige Hilfsmittel*** eine Übertragung des TEACCH-Ansatzes in neue Räumlichkeiten und die Anwendung mit wechselnden Bezugspersonen vorbereitet. Das Fallbeispiel zeigt, wie z. B. eine blaue Decke als „situationsrelevantes Merkmal" in vielen verschiedenen Umfeldern eingesetzt werden kann. Die durch den Interessenbezug erhalten gebliebene intrinsische Motivation verhindert eine Kopplung von Belohnungen und Lernsituation, was bei einer Verhaltenstherapie häufig zu einer hohen Personenabhängigkeit führt (Dunlap & Johnson 1985).

Letztendlich wird im KAHM das Problem des ***Aufgabenumfangs*** berücksichtigt. Die Aufgaben werden hinsichtlich Dauer und Komplexität soweit reduziert, dass die Person mit Autismus diese ohne Schwierigkeiten und Frustrationserlebnisse lösen kann. Dieses Vorgehen wird in seiner positiven Wirkung durch Untersuchungen gestützt. So konnten Sweeney und LeBlanc (1995) zeigen, dass vier von fünf Kinder mit Autismus bei einer kürzeren Aufgabe mehr aufgabenbezogenes Verhalten zeigten als bei einer langen Aufgabe gleichen Anforderungsniveaus.

Die dargestellten Verbindungen des KAHM mit den Forschungsergebnissen weisen auf die Theoriebasiertheit dieser Methode hin. Im Gegensatz dazu ist jedoch die ***Wirksamkeit*** des KAHM bisher empirisch nicht belegt. Die praktischen Erfahrungen aus dem Zentrum „Kleine Wege" zeigen, dass es bisher bei vielen Klienten mit Autismus und teilweise schwerer geistiger Behinderung gelungen ist, mithilfe dieses Konzeptes den TEACCH-Ansatz einzuführen.

Eine wissenschaftliche Untersuchung der Wirksamkeit des KAHM scheint nur in Kombination mit dem TEACCH-Ansatz sinnvoll. Beide Methoden greifen ineinander und bedienen sich der gleichen methodischen Grundprinzipien. So stellt das Strukturierte Arbeiten nach TEACCH ein wesentliches Element des KAHM dar.

Das KAHM ist jedoch auch als ***Therapiemanual*** zu Einführung des TEACCH-Ansatzes dazu geeignet, einen Mangel bisheriger Untersuchungen zu TEACCH, die ohne Manualisierung durchgeführt wurden, zu beseitigen. Bereits Research Autism bemängelte bei TEACCH den unbekannten Einfluss der Therapeuten (s. Kap. I.3.3.2). Die Vorgaben der

EBP, z. B. in Form der Chambless-Kriterien, fordern ebenso ein Therapiemanual (s. Abb. 9).

Das KAHM stellt somit eine Möglichkeit dar, die Einführung des TEACCH-Ansatzes zu manualisieren.

Im folgenden Kapitel 4.4 werden die Erkenntnisse zu den untersuchungsrelevanten Aspekten zusammengefasst.

4.4. Resümee

Die Inhalte des Kapitels I.4 zu den untersuchungsrelevanten Aspekten bei Autismusinterventionen werden in dem in Abbildung 16 dargestellten Schema veranschaulicht.

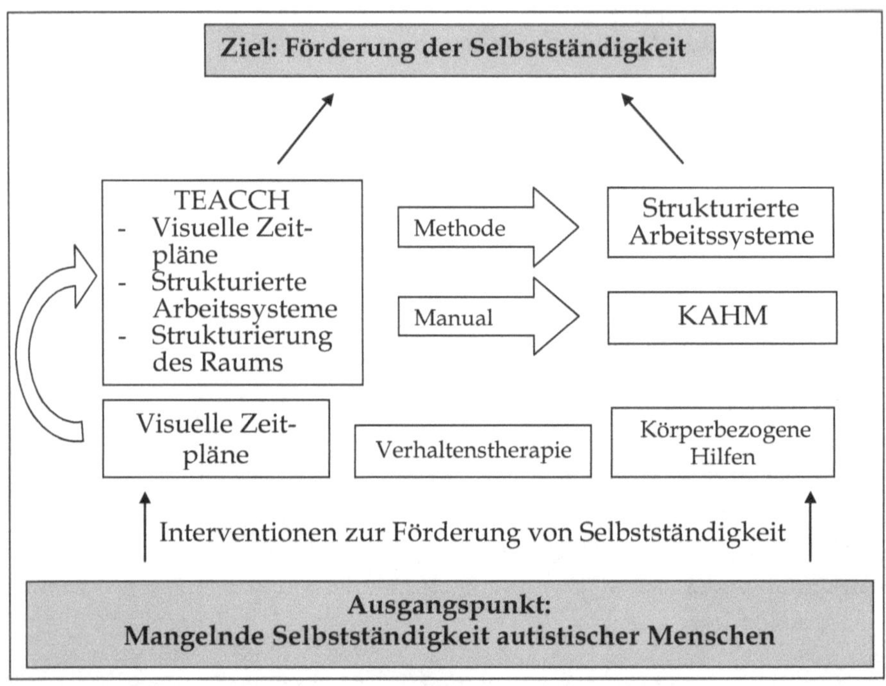

Abbildung 16: Zusammenfassung des vierten Kapitels - Interventionen zur Förderung der Selbstständigkeit, Strukturierte Arbeitssysteme und das KAHM

Ausgangspunkt des vierten Kapitels war die in den Kapiteln I.2.2. und I.2.2.2 herausgearbeitete ***mangelnde Selbstständigkeit autistischer Menschen***. Aus diesem Grund wurden verschiedene Interventionen zur Förderung der Selbstständigkeit im Rahmen einer EBP evaluiert. Dazu wurden die in den Kapiteln I.3.1.1 und I.3.1.2 erarbeiteten Inhalte und der Ablauf der EBP angewendet, um zu beurteilen, welche Interventionen zur Selbstständigkeitsförderung bei Autismus Evidenz besitzen.

Der Effekt vieler ***körperbezogener Interventionen*** wurde untersucht, die Ergebnisse sind aber widersprüchlich und nicht ausreichend, um nach den Chambless-Kriterien eine generelle Wirksamkeit oder die Wirksamkeit einer speziellen Methode abzuleiten.

Eindeutigere Befunde erbrachten die auf der ***Verhaltenstherapie*** basierenden Interventionen. Bei diesen zeigte sich eine durchgängige Wirksamkeit von Verstärkern. Dies rechtfertigt eine Zuordnung zu den „möglicherweise wirksamen Interventionen" nach den Chambless-Kriterien. Allerdings könnten auch die weniger aufwendigen Methoden zur Selbststeuerung ebenso effektiv sein.

Sowohl für die Verhaltenstherapie als auch für die körperbezogenen Interventionen gilt, dass diese fast ausschließlich die Aufgabenbezogenheit förderten und nicht die Personenunabhängigkeit (Ausnahme: Pelios et al. 2003).

Bei der Beschreibung von Forschungsbefunden zu den Interventionen mit visuellen und auditiven Hilfen zeigte sich, dass beide Teilkomponenten von Selbstständigkeit als Förderziel konzipiert wurden. Es konnte beispielsweise nachgewiesen werden, dass ***visuelle Zeitpläne*** sowohl die Aufgabenbezogenheit als auch die Personenunabhängigkeit verbessern konnten. Insgesamt liegen „robuste" Ergebnisse für die Wirksamkeit von Zeitplänen vor.
Die Jahreszahlen der Veröffentlichungen lassen erkennen, dass ein Schwerpunkt der neueren Untersuchungen eindeutig auf der Entwicklung von visuellen und auditiven Hilfen, wie z. B. visuellen Zeitplänen, lag. Im Gegensatz dazu ging z. B. das Forschungsinteresse an körperbezogenen Interventionen zurück.

Die visuellen Zeitpläne sind ein wesentlicher Bestandteil der ***TEACCH-Methode***. In Abbildung 16 wurden sie deshalb auch in diesen Ansatz eingeordnet.
Eine weitere Methode, die mit Strukturierung und Visualisierung die gleichen Strategien wie die Zeitpläne anwendet, sind ***Strukturierte Arbeitssysteme***. In einer ersten Untersuchung von Hume und Odom (2007) zeigte sich die grundlegende Wirksamkeit Strukturierter Arbeitssysteme, wobei diese Aussage noch Einschränkungen unterliegt. Diese betreffen vor allem die geringe Aussagekraft der Studie aufgrund bisher nicht erfolgter Replikationen und die fehlende Manualisierung der Methode.
Letzteres wurde in Kapitel I.4.3 aufgegriffen, in dem die Entwicklung des Konzeptes zum Aufbau von Handlungsmotivation (KAHM) be-

schrieben wurde. Das ***KAHM*** stellt ein Manual dar, mit dem es leichter möglich wird, Personen mit Autismus an den TEACCH-Ansatz heranzuführen. Weiterhin ermöglicht das KAHM ein standardisiertes Vorgehen der Therapeuten.
Die theoretische Fundierung des KAHM wurde anhand dreier Bereiche nachgewiesen: an einer neuen Sichtweise auf die Spezialinteressen und Stereotypien autistischer Menschen, an motivationspsychologischen Erkenntnissen und an den autismusspezifischen kognitiven Prozessen.

Das KAHM ist praktisch erprobt, jedoch nicht empirisch untersucht. Dies kann nur in Zusammenhang mit der empirischen Überprüfung einer TEACCH-Methode erfolgen, da das KAHM und TEACCH eng verzahnt sind (s. auch Abb. 16). Eine dergestaltige Untersuchung wird im nun folgenden Abschnitt II dieser Forschungsarbeit entworfen.

II. Entwicklung der Fragestellung

In Abschnitt II dieser Forschungsarbeit werden die Erkenntnisse aus den Kapiteln 1 bis 4 des Abschnitts I in operationalisierte Forschungsfragen überführt. Die „Ableitung der Forschungsfragen“ (Kap. 1) und die Entwicklung des „Forschungsdesign(s)“ (Kap. 2) dienen damit als Bindeglied zwischen dem Theorieteil und dem empirischen Teil der Forschungsarbeit, der die Beschreibung der Untersuchung (Abschnitt III), die Ergebnisdarstellung (Abschnitt IV) und -interpretation (Abschnitt V) sowie die Diskussion (Abschnitt VI) beinhaltet.

1. Ableitung der Forschungsfragen

Bei der Erarbeitung der Fragestellung soll als Erstes geklärt werden, welches Zielverhalten als Ergebnis der Förderung in der empirischen Untersuchung dieser Forschungsarbeit angestrebt wird. Aus diesem Interventionsziel soll dann die abhängige Variable formuliert werden.
Zweitens wird dargestellt, mit welcher Intervention dieses Zielverhalten erreicht werden soll. Diese Intervention wird als unabhängige Variable definiert.

Die Ableitung der Forschungsfragen soll mit der ***Bestimmung des Förderzieles*** und der Überführung dieses allgemeinen Zieles in eine untersuchungsfähige Variable beginnen.

Schwerpunkt dieser Arbeit sind die nicht-sozialen Besonderheiten im Verhalten autistischer Menschen. Es wurde festgestellt, dass deren Ausprägung im Lebensverlauf wesentlich zu einer mangelhaften Selbstständigkeit beitragen kann. Aus diesem Grund ist die Förderung der Selbstständigkeit ein wichtiges Ziel in der Unterstützung von Menschen mit Autismus.

In der Definition von Selbstständigkeit wurde deutlich, dass Aufgabenbezogenheit und Personenunabhängigkeit zwei unabdingbare Teilfertigkeiten dieser Fähigkeit darstellen. Beide Komponenten werden in ihrer Entwicklung durch behinderungsspezifische Probleme bei Autismus negativ beeinflusst. Deren Kenntnis ist notwendig, um angemessene Interventionen entwickeln zu können.

Erfolgskriterium der hier vorliegenden Untersuchung soll deshalb die Zunahme der Selbstständigkeit der Probanden sein. Die Selbstständigkeit kann über die Ausprägung der beiden Teilfertigkeiten Aufgabenbezogenheit und Personenunabhängigkeit gemessen werden.

Eine Verbesserung der Selbstständigkeit sollte nicht nur in der Untersuchungssituation erreicht werden, sondern ebenso im Alltag und unter veränderten räumlichen und personellen Bedingungen nachweisbar sein (Generalisierung) sowie zu einer überdauernden Kompetenz autistisch behinderter Menschen werden (Nachhaltigkeit).
Ausgehend von dieser Festlegung auf ein Zielverhalten wird im Folgenden erläutert, mit welcher ***Intervention*** die Selbstständigkeit gefördert werden soll.

Die Betrachtung der bisherigen Interventionen zur Förderung der Selbstständigkeit im Rahmen der EBP ließ erkennen, dass bei autistischen Menschen visuelle Zeitpläne die größte Evidenz besitzen, um sowohl Aufgabenbezogenheit als auch Personenunabhängigkeit erfolgreich zu fördern. Visuelle Zeitpläne entstammen der Methodik des Strukturierten Unterrichtens aus dem TEACCH-Ansatz. Damit bietet sich diese Methode in besonderem Maße für die geplante Untersuchung an.

Bei der genaueren Betrachtung des TEACCH-Ansatzes in Kapitel I.3.3.2 wurden weitere Vorteile deutlich, die für eine Anwendung dieses Förderansatzes sprechen. So wird im TEACCH-Programm die Entwicklung von Selbstständigkeit als oberstes Ziel genannt. Es ist somit sinnvoll zu überprüfen, inwieweit TEACCH diesem Anspruch auch wirklich gerecht wird.
Außerdem ist TEACCH als ein umfassendes Förderprogramm angelegt, das die Entwicklung der Gesamtpersönlichkeit autistischer Menschen im Blick hat und für eine lebenslange Begleitung geeignet ist. Dieses wird Personen mit Autismus am meisten gerecht, da diese Störung lebenslang bestehen bleibt und die Betroffenen daher auch fortwährend auf Unterstützung angewiesen sind. Oftmals zeigen sich die Auswirkungen einer mangelhaften Selbstständigkeit erst im Erwachsenenalter und schränken das Maß an selbstbestimmtem Leben erheblich ein. Es geht bei den Methoden des TEACCH-Ansatzes daher nicht um eine kurzfristige Verbesserung der Selbstständigkeit (z. B. für ein bestimmtes Tun), sondern um eine nachhaltige Verbesserung dieser Fähigkeit.
Weiterhin basiert die TEACCH-Methode (das Strukturierte Unterrichten) auf anerkannten neuropsychologischen Erkenntnissen zum Autismus. Von besonderer Bedeutung für diese Arbeit ist die Tatsache, dass im Strukturierten Unterrichten die Spezialinteressen autistischer Klienten aufgegriffen werden. Dieser ressourcenorientierte Ansatz erscheint gegenüber der defizitär ausgerichteten ABA vorteilhafter, da die mit den Spezialinteressen verbundene intrinsische Motivation in der Fördermethodik nutzbar gemacht wird. Dies begünstigt die Entwicklung von Selbstständigkeit.

Der TEACCH-Ansatz ist, im Gegensatz zur ABA, bisher wissenschaftlich nur unzureichend belegt. Es besteht somit noch erheblicher Forschungsbedarf, um die Evidenz des TEACCH-Ansatzes empirisch nachzuweisen. In der Beschreibung von TEACCH wurde dargelegt, dass, statt einer umfassenden Evaluation des gesamten Ansatzes, die empirische Überprüfung einzelner Programmbestandteile oder Arbeitsweisen forschungsmethodisch praktikabler ist. Innerhalb des TEACCH-Ansatzes wurden bisher die visuellen Zeitpläne überprüft und ihre Effektivität zur Förderung von Selbstständigkeit nachgewiesen.

Folgerichtig wäre es, nun auch zu untersuchen, inwieweit die anderen Bereiche des Strukturierten Unterrichtens, insbesondere die Strukturierung des Raums und der Arbeit, die Selbstständigkeit fördern.

Hume und Odom (2007) wiesen in einer ersten Untersuchung bereits darauf hin, dass die Strukturierung der Arbeit und dabei besonders das Strukturierte Arbeitssystem die Selbstständigkeit fördert. Es erscheint sinnvoll, die Ergebnisse dieser Arbeit im Rahmen einer EBP auf eine breitere empirische Basis zu stellen und deren Aussagen zu erweitern. Dies könnte wesentlich dazu beitragen, die Evidenz dieser Fördermethode besser beurteilen zu können, was dem Grundgedanken der EBP entspricht.

Für die Evaluation des Strukturierten Arbeitssystems zur Förderung der Selbstständigkeit sprechen weitere Gründe. So existiert bisher keine Vermittlungsstrategie für die Einführung der TEACCH-Methoden in die Förderarbeit. Dies ist hier jedoch besonders notwendig, da Menschen mit Autismus aufgrund ihrer Behinderung, Neuerungen oder Veränderungen in ihrem Umfeld (dies betrifft auch neue Fördermethoden) eher zurückweisen und darauf oft mit herausforderndem Verhalten reagieren.
Aus diesem Grund wurde im Zentrum „Kleine Wege“ das KAHM entwickelt. Diese Methodik beinhaltet im Wesentlichen die schrittweise Einführung eines Strukturierten Arbeitssystems und die nachfolgende Ergänzung durch andere TEACCH-Elemente, wie z. B. einen visuellen Zeitplan.

Als Intervention zur Förderung der Selbstständigkeit soll deshalb eine Kombination aus dem Strukturierten Arbeitssystem und dem KAHM angewendet werden.

Das KAHM erfüllt, indem es den TEACCH-Ansatz manualisiert, eine der wichtigsten Voraussetzungen empirischer Forschungsbemühungen. So fällt es wesentlich leichter, Interventionen, die einem Manual folgen, zu replizieren. Dies wiederum begünstigt eine breitere und qualitativ verbesserte Datenlage und erfüllt damit eine wesentliche Forderung der EBP. Somit könnte die in der Forschungsarbeit angewendete Kombination aus dem KAHM und dem Strukturierten Arbeitssystem dazu beitragen, die Evidenz dieser Fördermethode besser beurteilen zu können (s. o.) und weitere Replikationen anzuregen.

Aus den bisherigen Darlegungen ergeben sich folgende Forschungsfragen:

1. Führen die Anwendung des KAHM und des Strukturierten Arbeitssystems in der Förderung zu einer Zunahme aufgabenbezogenen Verhaltens?
2. Führen die Anwendung des KAHM und des Strukturierten Arbeitssystems in der Förderung zu einem Rückgang personeller Hilfestellung?
3. Lässt sich das Strukturierte Arbeitssystem in ein neues räumliches und personelles Umfeld übertragen? Wie wirkt sich dies auf Aufgabenbezogenheit und Personenunabhängigkeit aus?
4. Sind die erzielten Veränderungen der Aufgabenbezogenheit und Personenunabhängigkeit nachhaltig, das heißt, bleiben die Effekte bei weiterer Verwendung des Strukturierten Arbeitssystems bestehen?

Als abhängige Variable wird somit die Selbstständigkeit bestimmt. Unabhängige Variable ist die Kombination aus dem KAHM und dem Strukturierten Arbeitssystem. Beide Variablen werden in Abschnitt III genauer beschrieben.

2. Forschungsdesign

In den Kapiteln I.3.2.1 und I.3.2.2 wurden einige Forschungsmethoden zur Untersuchung psychologischer und pädagogischer Interventionen erörtert. Zur Auswahl einer geeigneten Forschungsmethode für die hier vorliegende Untersuchung waren folgende Gesichtspunkte wesentlich:
Ein ***Vergleichsgruppendesign*** nach den Vorgaben eines RCTs ist anderen Forschungsmethoden überlegen, bei Autismus aufgrund praktischer und ethischer Probleme aber nur schwer anwendbar. Ein ***kontrolliertes Einzelfalldesign*** hat dagegen für die hier bearbeitete Thematik einige entscheidende Vorteile: Die Rekrutierung der Probanden ist weniger aufwendig, Forschungsarbeit und Förderung der Probanden können verzahnt und das Vorgehen bei der Untersuchung kann individuell an die Probanden angepasst werden.

Somit soll in dieser Arbeit die empirische Untersuchung mithilfe der kontrollierten Einzelfallforschung erfolgen.

Um der mangelnden Übertragbarkeit von Einzelfallforschung entgegenzuwirken, sollen in der hier vorliegenden Arbeit ***mehrere Einzelfallstudien mit unterschiedlichen Probanden*** durchgeführt werden. Dies erhöht die Generalisierungsmöglichkeiten der Ergebnisse und verbessert die Reliabilität der Studie. Weiterhin soll ein Untersuchungsdesign mit hoher interner Validität verwendet werden.
Die Auswertung der Daten soll den Empfehlungen von Kennedy (2005), Kern (1997) sowie Julius et al. (2000) folgen. Diese umfassen die ***systematische und theoriegeleitete visuelle Inspektion*** sowie den Einbezug quantitativer Methoden, wie der Errechnung des ***PND***.

Diese Überlegungen führten in dieser Forschungsarbeit zur Auswahl eines ***$A_1B_1A_2B_2$-Umkehrversuchsplanes*** mit Generalisierungsphase und Messung der Nachhaltigkeit. Dieser Versuchsplan entspricht der Empfehlung von Chambless und Hollon (1998) und ebenso der Bewertung von Schlosser und Raghavendra (2004), die ihn als valides Design einstuften. Kennedy (2005) beschreibt die Vorteile dieses Versuchsplanes folgendermaßen:

> *„One design tactic that is at the heart of single-case designs in both frequency of use by researchers and how experimental control is established over behavior is the ABAB-design."* (Kennedy 2005, 124)

Die Vorzüge des $A_1B_1A_2B_2$-Designs werden auch von anderen Autoren bestätigt. So würden $A_1B_1A_2B_2$-Pläne durch *„zweifache Kontrolle der kon-*

fundierenden Variablen..." (Julius et al. 2000, 57) eine ***hohe interne Validität*** zeigen. Weiterhin schließt die Untersuchung mit einer Interventionsphase (B_2) ab, sodass die Kinder nicht „untherapiert" entlassen werden (Kern 1997). Die Grundratenphasen, in denen zur Vergleichbarkeit nicht gefördert wird (A_1und A_2), lassen sich überschaubar halten und sind den Eltern als Kompromiss zwischen einer pädagogischen Förderung und einer wissenschaftlichen Untersuchung gut zu vermitteln.

Nachteilig wirken sich bei $A_1B_1A_2B_2$-Designs die häufig auftretenden ***Übertragungseffekte*** aus (s. Kap. I.3.2.2). Dieser Übertragungseffekt ist bei Kindern mit Autismus aufgrund der mangelnden Generalisierungsfähigkeiten behinderungsspezifisch eher wenig ausgeprägt. Somit ist mit keinem zu starken Übertragungseffekt zu rechnen, der eine Interpretation der Daten erschweren würde.

Gegen ein $A_1B_1A_2B_2$-Design sprechen weiterhin gewisse ***ethische Bedenken***. Vor allem das Ausblenden einer augenscheinlich erfolgreichen Intervention ist problematisch. Das $A_1B_1A_2B_2$-Design stellt jedoch den kleinstmöglichen Eingriff in die normale Förderarbeit dar, sodass das Ausblenden der Intervention noch vertretbar erscheint. Weiterhin ist es aufgrund der langfristigen Bedeutung des Erkenntnisgewinns aus der Untersuchung und der damit zu erreichenden Verbesserung der Lebenssituation autistischer Menschen gerechtfertigt, die Intervention kurzzeitig zurückzunehmen. Nicht zuletzt betreffen die anvisierten Verhaltensweisen keine schwerwiegenden Verhaltenstörungen wie selbstverletzendes Verhalten. Es ist somit in der zweiten A-Phase nicht mit einem übermäßigen Auftreten von gefährlichen Verhaltensproblemen zu rechnen. Letztlich wird die Untersuchung mit einer zweiten Interventionsphase beendet, sodass die Kinder mit einer „Förderphase" aus der Untersuchung entlassen werden.

Eine valide Alternative zum $A_1B_1A_2B_2$-Design wäre ein ***Multipler-Grundraten-Versuchsplan***. Dieses Untersuchungsdesign verwendet einen AB-Plan, wobei die Intervention (unabhängige Variable) schrittweise in mehreren Bereichen oder bei mehreren Probanden eingeführt wird (Kern 1997). Vorteil der Messung mit multiplen Grundraten ist vor allem, dass die Intervention nur einmal eingeführt werden muss und dann beibehalten wird. Nachteilig sind die oftmals sehr verlängerten Grundraten, weil jeweils abgewartet werden muss, bis sich das Verhalten in einem Bereich stabilisiert hat. Weiterhin macht es die Methodik der Intervention möglicherweise schwer, diese nacheinander in einzelnen Bereichen einzuführen.

Ein Multipler-Grundraten-Versuchsplan wurde während des Vortests ausprobiert und ließ sich nicht realisieren (s. nachfolgendes Kap. III.1). Es zeigte sich, dass die Stabilisierung der Grundraten in einzelnen Situationen (Lernen am Tisch, Küche, Freizeit) zu lange dauerte, bis auch in diesen Bereichen mit der speziellen Förderung begonnen werden konnte. Dies hing vorrangig mit der Schwere des Autismus und der zusätzlichen geistigen Behinderung bei dem untersuchten Probanden zusammen.
Eine andere Variante des Multiplen-Grundraten-Designs, ein Versuchsplan mit mehreren Probanden, ließ sich nicht realisieren, da die rekrutierten Probanden zu unterschiedlich waren. Außerdem ist die Validität dieses Designs als begrenzt einzuschätzen, da im Prinzip nur ein AB-Plan durchgeführt wird.

Nachdem nun die Forschungsfragen erarbeitet und das Forschungsdesign begründet wurde, folgt in Abschnitt III dieser Arbeit die Darstellung der empirischen Untersuchung.

III. Untersuchung

In Abschnitt III dieser Forschungsarbeit wird die durchgeführte empirische Untersuchung umfassend beschrieben. Ausgehend von den in Abschnitt II entwickelten Fragestellungen und dem Forschungsdesign erfolgt eine Darstellung der Voruntersuchung (1.), des genauen Untersuchungsdesigns (2.), der abhängigen (3.) und unabhängigen Variablen (4.) sowie der Störvariablen (5.). Dem folgt die Beschreibung der Probanden (6.) und der Rahmenbedingungen, unter denen die Untersuchung stattfand (7.). In Kapitel 8 wird dann der Ablauf der Untersuchung beschrieben, wobei besonderes Augenmerk auf die genaue Darstellung der unterschiedlichen Untersuchungsphasen gelegt wird. Kapitel 9 (Erfassung der Beobachtungsdaten) und 10 (Soziale Validität) widmen sich der Prüfung der zur Erfassung und Auswertung der Messungen benutzten Methoden.

1. Voruntersuchung

Vom 01.07.2006 bis 30.10.2006 fand eine Voruntersuchung mit einem Probanden statt. Diese Voruntersuchung hatte zum Ziel, den Ablauf der Diagnostik und der Untersuchung zu erproben und die Eignung des Untersuchungsdesigns zu überprüfen.

Bei der Beschreibung der Voruntersuchung erfolgt teilweise ein ***Vorgriff auf Inhalte der noch folgenden Kapitel***. So werden z. B. die Interventionsmethodik und die Rahmenbedingungen, die auch in der Voruntersuchung realisiert wurden, erst in späteren Kapiteln detailliert beschrieben und hier nur insoweit dargestellt, wie es für das Verständnis der Voruntersuchung erforderlich ist. Es ist dennoch notwendig, die Voruntersuchung an dieser Stelle zu platzieren, weil wichtige Erkenntnisse, z. B. zu den Störvariablen und der Auswertung der Beobachtungen, aus den Erfahrungen dieser Untersuchungsphase resultieren.

Proband der Voruntersuchung war ein zu Untersuchungsbeginn 8;11-jähriger Junge mit folgenden Diagnosen *„frühkindlicher Autismus ICD-10: F84, schwere expressive Sprachstörung und motorische Entwicklungsstörung, schwere intellektuelle Behinderung im Sinne einer globalen geistigen Retardierung ICD-10: F72…"* (Sophien und Hufelandklinikum 2005, 1).

Als ***Intervention*** wurde die als unabhängige Variable (s. Kap. III.4) bereits benannte Kombination aus dem Strukturierten Arbeitssystem und dem Konzept zum Aufbau von Handlungsmotivation (KAHM) angewendet.
Abhängige Variable war die Selbstständigkeit mit den Teilfähigkeiten Aufgabenbezogenheit und Personenunabhängigkeit. War das Kind visuell auf die Aufgabe orientiert und löste diese richtig, wurde dies als aufgabenbezogen gewertet. Musste der Therapeut helfen, galt dies als Form der Personenabhängigkeit. Untersuchungsdesign war zu Beginn ein Multipler-Grundraten-Versuchsplan über Situationen. Untersucht werden sollte, ob die unabhängige Variable die Selbstständigkeit des Probanden verbessert.

Die Voruntersuchung wurde mit ***Grundratenphasen in drei verschiedenen Situationen*** begonnen: „Lernen am Tisch", „Küche" und „Freizeit". In der Lernsituation am Tisch wurden dem Probanden in einer unstrukturierten Umgebung verschiedene Aufgaben angeboten, die seinem Interesse und seinem Fähigkeitsniveau entsprachen. Dies war z. B. ein Holzkasten, in den man Würfel einstecken konnte. In der Küche sollte der Proband einfache Aufgaben, wie z. B. Salat reißen, durchführen. In der Freizeitsituation wurden dem Probanden Bücher angeboten. Die drei Situationen wurden von dem Probanden nacheinander in einer Zeitspanne von 30-45 Minuten durchlaufen. Das Verhalten wurde auf Video aufgezeichnet.

Nach vier Therapiestunden begann der Therapeut in der Situation „Lernen am Tisch" die ***Intervention*** mit dem ersten Schritt des KAHM einzuführen. Er spiegelte die Interessen des Probanden und begann, zusammen mit ihm Holzwürfel einzustecken. Die Einsteckaufgabe wurde in der Interventionsphase verändert. In der Holzkiste wurde eine Lampe befestigt, die die Aufmerksamkeit des Probanden auf die Aufgabe lenkte. Zusätzlich wurde die Aufgabe durch Vorgabe von sechs Holzklötzen überschaubarer gemacht. Nach den ersten beiden Therapiestunden der Interventionsphase führte der Therapeut als situationsrelevantes Merkmal eine blaue Decke ein und ließ die erledigten Aufgaben in einer Fertigkiste ablegen. Der Arbeitsplatz wurde zur Wand ausgerichtet, um das Reizniveau zu reduzieren.

Bereits zu diesem Zeitpunkt wurde deutlich, dass sich ein Multipler-Grundraten-Versuchsplan nicht realisieren ließ. Nachdem im Bereich „Lernen am Tisch" die Interventionsphase eingeführt wurde, musste in den anderen Situationen („Küche" und „Freizeit") die Grundratenphase weiterlaufen. Dort traten aber zunehmend Verhaltensprobleme wie Weglaufen und lautes Schreien des Probanden auf. Dies ließ ein nichteinführen der Intervention als ethisch bedenklich erscheinen. Weiterhin wurde ersichtlich, dass die Einführung des KAHM einige Zeit in Anspruch nimmt. Dies hätte in den anderen Situationen sehr verlängerte Grundratenphasen zur Folge gehabt.
Aus diesen Gründen wurde entschieden, das Untersuchungsdesign zu verändern und anstatt eines Multiplen-Grundraten-Versuchsplanes ein ***$A_1B_1A_2$-Design*** anzuwenden (die Phase B_2 entfiel in der Voruntersuchung). Dies hieß, dass für den Probanden das KAHM für die Situation „Lernen am Tisch" weiter durchgeführt wurde. Die anderen Lernsituationen („Freizeit" und „Küche") wurden beendet und durch ein Sprudelfußbad und eine „Wegeaufgabe" (Flaschen in den Keller bringen) ersetzt.
Nachdem für das „Lernen am Tisch" das situationsrelevante Merkmal und die Fertigkiste eingeführt wurden, begann der Therapeut, die interessenbezogene Aufgabe (Holzkasten) schrittweise mit anderen weniger interessenbezogenen Aufgaben zu ergänzen. Dies war z. B. eine Aufgabe, bei der man Kugeln von einem Pfeifenputzer abziehen musste.

Nach insgesamt zehn Therapiestunden, in denen der Proband am Tisch mit dem Strukturierten Arbeitssystem umgehen gelernt hatte, wurde die Interventionsphase beendet und zur ***Grundratenphase*** zurückgekehrt. Die Strukturierungsmerkmale (blaue Decke, Fertigkiste) wurden entfernt und auch die Aufgaben wurden nun wieder in weniger strukturierter Form angeboten. Nach vier Therapiestunden wurde die zweite Grundratenphase beendet.

Insgesamt konnte aus den Erfahrungen der Voruntersuchung die generelle Anwendbarkeit des Umkehrdesigns, welches hier als $A_1B_1A_2$-Plan Einsatz fand, abgeleitet werden. Es wurde deutlich, dass es praktisch möglich ist, bei einem Kind mit Autismus und geistiger Behinderung zwischen zwei verschiedenen Fördermethoden zu wechseln (hier: Phase A und B). Ebenso ließ die Auswertung keine bedeutsamen Übertragungseffekte aus der ersten Interventions- in die zweite Grundratenphase erkennen, was als typische Schwäche von Umkehrdesigns gilt (s. Kap. I.3.2.2).

In der ***Analyse der Videoaufnahmen*** zeigten sich jedoch Unklarheiten im Ablauf der Untersuchung. Diese betrafen vor allem das Wirken von konfundierenden unabhängigen Variablen, sogenannten Störvariablen. Es wurden deshalb für die Hauptuntersuchung das Verhalten des Therapeuten genauer definiert, die räumlichen Bedingungen und die Materialgestaltung während der Grundraten- und Interventionsphase konkretisiert und die abhängigen Variablen eindeutiger operationalisiert (s. nachfolgende Kapitel).

Weiterhin wurden in der Auswertung der Voruntersuchung verschiedene Formen der ***Erfassung der abhängigen Variablen*** erprobt (Messung von Intervallen vs. Messung der gesamten Zeit). Es zeigte sich, dass eine Erfassung der Personenunabhängigkeit in Intervallen und der Aufgabenbezogenheit über die gesamte Beobachtungszeit am genausten und praktikabelsten war.
Die ***methodischen Mängel der Voruntersuchung*** machen es unmöglich, erste Hinweise über den Zusammenhang zwischen abhängiger und unabhängiger Variable, also über die Effekte der Fördermethode, zu erhalten. Die Erkenntnisse aus der Voruntersuchung präzisierten jedoch die Gestaltung der Hauptuntersuchung. Diese wird in den folgenden Kapiteln beschrieben.

2. Untersuchungsdesign der Hauptuntersuchung

Die Entscheidung, als Forschungsmethode eine kontrollierte Einzelfalluntersuchung mit dem Untersuchungsdesign eines $A_1B_1A_2B_2$-Umkehrversuchsplanes zu verwenden, wurde in Kapitel II.2 begründet. Die Erfahrungen aus der Voruntersuchung ergaben, dass dieses Untersuchungsdesign neben den theoretischen Vorzügen auch im Hinblick auf die praktische Durchführbarkeit am besten dazu geeignet ist, die Forschungsfragen zu beantworten.

In den Grundratenphasen A_1 und A_2 wurden die Bedingungen des schulischen Lernumfeldes der Probanden, einschließlich der gewohnten Aufgaben, in die Untersuchung übertragen. In den Interventionsphasen B_1 und B_2 wurde als unabhängige Variable eine Kombination aus dem Strukturierten Arbeitssystem und dem KAHM eingeführt.
Der Umkehrversuchsplan wurde durch eine Generalisierungsphase in den Schulen der Probanden und einer Messung der Nachhaltigkeit ergänzt. Dieses entspricht der Empfehlung von Schlosser und Lee (2000) und soll statt einem „Train and hope" die aktive Übertragung der Fähigkeiten in das Lebensumfeld stimulieren.
Die praktische Realisierung dieser Forschungsmethode wird in Kapitel III.8 beschrieben.

Als Förderziel und damit als abhängige Variable wird eine größere Selbstständigkeit der Probanden angestrebt (s. Kap. II.1). Die Operationalisierung dieser abhängigen Variable wird im nächsten Kapitel dargestellt.

3. Abhängige Variablen

Die abhängige Variable erster Ordnung ist die Selbstständigkeit, die in Kapitel II.1 als Ergebnis eines aufgabenbezogenen und personenunabhängigen Verhaltens definiert wurde. Aufgabenbezogenheit stellt in der hier vorliegenden Untersuchungssituation teilweise die Voraussetzung für Personenunabhängigkeit dar, da z. B. Hilfestellung notwendig wird, wenn ein Kind vom Arbeitstisch aufsteht und wegläuft. Andererseits ist denkbar, dass sich das Kind nicht-aufgabenbezogen verhält (z. B. nicht visuell auf die Aufgabe orientiert ist) und dennoch keine Hilfestellung benötigt. Dies war jedoch in dieser Untersuchung sehr selten der Fall, da die Kriterien zum Therapeutenverhalten (s. Kap. III.5) in den meisten Fällen bei nicht-aufgabenbezogenem Verhalten ein Eingreifen vorgaben.

In dieser Untersuchung soll von Selbstständigkeit gesprochen werden, wenn keine Hilfestellungen mehr notwendig sind (Personenunabhängigkeit ist 100%) und die Aufgabenbezogenheit bei über 90% liegt.

Dies lässt es zu, kurzzeitige Ablenkungen im Arbeitsprozess zu tolerieren, vorausgesetzt, der Proband findet ohne die Hilfe eines Begleiters wieder zur Aufgabe zurück.
Im Folgenden sollen die beiden abhängigen Variablen zweiter Ordnung definiert werden.

3.1. Aufgabenbezogenheit

Der Begriff ***Aufgabenbezogenheit*** (Synonyme: „Aufgabenorientierung, Task orientation, Time on-task, Task engagement“) umfasst zwei Teilaspekte. Einerseits geht es um die Bezogenheit bzw. die Orientierung oder das Engagement bezüglich einer Tätigkeit, andererseits um die funktionsgerechte Verwendung des Materials (s. Kap. I.2.2.1). Gemessen wird Aufgabenbezogenheit meist über die Zeitspanne, in der sich eine Person einer Aufgabe zuwendet. So definiert Brock (2005) den Begriff „Time on-task“ folgendermaßen:

> *„Time on-task (also referred to as engaged learning time) refers to the amount of time a learner is actively engaged in the task at hand.“* (Brock 2005, 567)

Ähnlich definiert Ormrod (2006, 180) „Time on-task“ als: *„Amount of time that students are actively engaged in a learning activity.“*

Das Zeitkriterium erweist sich jedoch als wenig aussagekräftig, da das qualitative Beobachtungskriterium „aktive Beschäftigung“ zu ungenau ist.

In ***empirischen Studien mit autistischen Personen*** wurde der Begriff der „aktiven Beschäftigung“ deshalb genauer analysiert. Dabei zeigte sich, dass insbesondere die „visuelle Orientierung auf das Material“ und die „funktionsgerechte Beschäftigung mit dem Material“ wichtige Teilaspekte der Aufgabenbezogenheit darstellen (s. die Operationalisierungen von MacDuff et al. 1993; Krantz et al. 1993; Pierce & Schreibman 1994; Massey & Wheeler 2000; Bryan & Gast 2000; Hume & Odom 2007). Diese Kategorien, die zudem gut beobachtbar sind, sollen auch in dieser Arbeit zur Operationalisierung der Variable „Aufgabenbezogenheit“ angewendet werden. (Die Orientierung am sichtbaren Verhalten geht letztlich auf Skinner [1982] zurück.)

Der Begriff Aufgabenbezogenheit wird somit für diese Arbeit folgendermaßen operationalisiert:

Aufgabenbezogenheit lag vor, wenn das Kind:

1. visuell auf das vorgegebene Material oder das Arbeitssystem orientiert war,
2. sich mit dem Material und der Aufgabe beschäftigte oder
3. mit dem Arbeitssystem hantierte.

Als ***nicht-aufgabenbezogen*** wurde gewertet, wenn:

1. keine visuelle Orientierung auf das vorgegebene Material oder das Arbeitssystem vorlag,
2. sich das Kind mit dem Material, aber nicht mit der Aufgabe beschäftigte oder
3. weder mit dem Material noch mit dem Arbeitssystem hantierte.

Beide Verhaltenskategorien wurden zur Auswertung der Videos weiter operationalisiert (Anhang 4).

3.2. Personenunabhängigkeit

Personenunabhängigkeit entwickelt sich beim Erlernen einer Tätigkeit schrittweise, wie es am Beispiel des Fahrradfahrens verdeutlicht wurde (s. Kap. I.2.2.1). Nach Watson et al. (1989) lassen sich die Hilfestellungen, die beim Erwerb von Fertigkeiten gegeben werden, in folgender Hierarchie anordnen (Abb. 17):

Hohe Personenabhängigkeit

1. physische Hilfestellungen, wie z. B. Handführung
2. verbale Hilfestellungen, wie z. B. die Aufforderung: „Stecke alle roten Teile in den roten Behälter!"
3. gestische Hilfestellungen, wie z. B. eine Zeigegeste
4. visuelle Hilfen, wie z. B. eine Erinnerungskarte
5. proximale Hilfen, wie z. B. ein neben dem Tisch stehender Helfer.

Geringe Personenabhängigkeit

Abbildung 17: Hierarchie der Hilfestellungen

Watson und Kollegen entwickelten diese Hierarchie ursprünglich, um im Bereich der Kommunikationsförderung autistischer Menschen schrittweise spontane verbale Äußerungen anzubahnen. Es zeigte sich jedoch, dass die Hierarchie der Hilfestellungen auch bei der Entwicklung anderer Fähigkeiten, wie z. B. eines selbstständigen Arbeitsverhaltens der von Tätigkeiten der Selbstversorgung, anwendbar ist (Häußler 2005).

Ab welchem dieser Schritte Personenunabhängigkeit vorliegt, ist ***alters- sowie kulturabhängig*** und muss vor dem Hintergrund der konkreten Tätigkeit definiert werden.

Zum Beispiel gilt ein Vorschulkind auch dann als „personenunabhängig", wenn beim Anziehen der Schuhe die Erzieherin danebensteht. In der Schule erwartet man dagegen, dass eine verbale Aufforderung genügt und der Lehrer nicht mehr beim Anziehen der Schuhe anwesend sein muss.

Personenunabhängigkeit ist insofern kulturabhänging, als z. B. Familien aus arabischen Ländern bei ihren Kindern ein viel größeres Maß an Personenabhängigkeit als deutsche Familien tolerieren. So beschreibt z. B. Al-Saad (2000), dass in Kuwait von Kindern aus einheimischen Familien allgemein nicht erwartet wird, selbstständig zu werden, da es für alle notwendigen Haushaltstätigkeiten Angestellte gibt. Insofern ist zu erwarten, dass Kinder in Kuwait viel eher als „personenunabhängig" gelten als Kinder in Deutschland.

In der hier vorliegenden Forschungsarbeit wurde das Verhalten als personenunabhängig gewertet, wenn der Therapeut keine Hilfestellung geben musste. Dabei durfte sich der Therapeut allerdings in der Nähe des Kindes aufhalten. Dies erschien in Anbetracht des Alters der Probanden (7;6 und 6;8 Jahre, s. Kap. III.6.2) für die Beschäftigung mit Lernaufgaben am Tisch sowohl entwicklungsangemessen als auch kulturell akzeptiert.

Im Gegensatz zur Aufgabenbezogenheit lässt sich die Personenunabhängigkeit nur über den Ausschluss verschiedener Formen von Hilfestellungen definieren. Aus diesem Grund werden im Folgenden alle denkbaren Hilfestellungen des Therapeuten aufgelistet. Wenn eine dieser Hilfestellungen eingesetzt wird, liegt Personenabhängigkeit vor und Personenunabhängigkeit muss verneint werden. Theoretische Basis der Auflistung ist die „Hierarchie der Hilfestellungen" (s. o.).

Personenabhängigkeit lag demnach vor, wenn folgende Hilfen gegeben wurden:

1. körperliche Hilfestellung, wie z. B. ein Führen der Hand,
2. eine Demonstration der geforderten Handlung,
3. ein verbalsprachlicher Hinweis oder Lob sowie
4. eine nonverbale Geste, wie z. B. ein zustimmendes Kopfnicken oder eine Zeigegeste.

Weiterhin wurde das Verhalten als personenabhängig gewertet, wenn sich das Kind

5. nicht mehr am Arbeitsplatz aufhielt (in diesem Fall musste eine Person das Kind wieder zurückholen, was das Lernverhalten personenabhängig macht).

Die vorgenommenen Operationalisierungen der abhängigen Variablen bilden die Grundlage für die Bewertung und Zuordnung des während der Untersuchung gemessenen Verhaltens. Zweiter Grundbestandteil der empirischen Untersuchung ist die unabhängige Variable, also die während der Interventionsphase eingesetzte Fördermethode. Diese wird im folgenden vierten Kapitel aufgeführt.

4. Unabhängige Variable

Als unabhängige Variable in den ***Phasen B_1 und B_2*** wurde die Intervention definiert. Die Intervention bestand aus einer Kombination des Konzeptes zum Aufbau von Handlungsmotivation (KAHM) und dem Strukturierten Arbeitssystem als Element des Strukturierten Unterrichtens aus dem TEACCH-Ansatz (s. Kap. I.4.2 und I.4.3).

In den ***Grundratenphasen A_1 und A_2*** wurde als unabhängige Variable die Lernumgebung der Probanden, so wie sie in den Schulen vorgefunden wurde, repliziert. In den Phasen A_1 und A_2 wurde deshalb ein unstrukturierter Arbeitsplatz ohne visuelle Hilfen sowie Lernaufgaben, wie sie auch für Kinder ohne Autismus verwendet wurden, eingesetzt. Weiterhin wurde keine besondere Strategie zur Entwicklung von Lernmotivation verwendet.

Die genaue Vorgehensweise in den Grundraten- und Interventionsphasen wird ausführlicher in Kapitel III.8 („Ablauf der Untersuchung") dargestellt.

In der Voruntersuchung wurde deutlich, dass parallel zur erwünschten Wirkung der genannten unabhängigen Variable eine Reihe von konfundierenden unabhängigen Variablen die Ausprägung der Selbstständigkeit beeinflussten. Diese nicht erwünschten unabhängigen Variablen werden hier als Störvariablen bezeichnet und im nächsten Kapitel behandelt.

5. Störvariablen

Als Störvariablen konnten bei der Auswertung der Videoaufnahmen aus der Voruntersuchung folgende Faktoren identifiziert werden:

1. das Verhalten des Therapeuten im Kontakt mit den Probanden,
2. die Erlebnisse des Probanden vor Beginn der Fördereinheit, während der Förderung und bevorstehende Ereignisse nach der Förderung,
3. räumliche und zeitliche Veränderungen, wie z. B. ein zeitlich veränderter Therapiebeginn,
4. eine Veränderung der Lernaufgaben sowie
5. eine Veränderung in der Medikamentengabe.

Diese Störvariablen gehören zu den natürlichen Umfeldbedingungen der Untersuchung und sind fast ohne Ausnahme nicht zu eliminieren. Im Folgenden wird deshalb beschrieben, wie diese Einflussfaktoren „kontrolliert" wurden. Dies geschieht in kontrollierten Einzelfalluntersuchungen vor allem über ein Gleichhalten der Störvariablen in allen Phasen (Kern 1997). Es kann dann davon ausgegangen werden, dass diese Störvariablen sowohl in den Grundraten- als auch den Interventionsphasen wirken, während die erwünschte Wirkung der unabhängigen Variable nur in den Interventionsphasen das Verhalten der Probanden beeinflusst.
Außerdem konnte in der hier vorliegenden Untersuchung der Einfluss einiger der genannten Störvariablen minimiert werden.

zu 1.) Therapeutenverhalten
Die Förderung wurde bis auf die Generalisierungsphase und die Prüfung der Nachhaltigkeit vom Autor dieser Arbeit übernommen. Dies birgt einen Konflikt in sich, da die Kenntnis über die Ziele der Untersuchung das generelle Verhalten des Therapeuten in der Fördersituation, auch ungewollt, beeinflussen kann.

Die Voruntersuchung zeigte, dass diese Hypothese praktische Relevanz besaß. Das Verhalten des Therapeuten unterschied sich zwischen den Grundraten- und Interventionsphasen. Generell konnte in der Auswertung der Videoaufnahmen der Voruntersuchung in der B-Phase ein engagierteres Handeln des Therapeuten mit mehr Lob, Rückmeldung und Hilfestellungen als in den A-Phasen beobachtet werden. Dieser Unterschied machte es schwer zu beurteilen, was die Ausprägung der abhängigen Variable mehr beeinflusst hatte: die Intervention oder das Verhalten des Therapeuten.

Aus diesem Grund wurde das Therapeutenverhalten in den im Vortest beobachteten kritischen Bereichen für alle Untersuchungsphasen weitgehend standardisiert. Folgende Regeln wurden dazu aufgestellt:

1. Die Aufgaben werden präsentiert, dann wird mindestens 5 Sekunden gewartet, bevor durch Hilfestellung die Aufgabenbezogenheit wiederhergestellt wird.
2. Herausforderndes Verhalten wird ignoriert. Steht der Proband auf, wird er durch den verbalen Hinweis: „XY, wir wollen lernen!“, oder durch Zeigen einer visuellen Hilfe in den B-Phasen (Karte mit einer kleinen blauen Decke und der Beschriftung „Lernen“) wieder an den Platz geholt.
3. Lob wird nicht während der Aufgabe, sondern nur nach der Aufgabe gegeben.
4. Es wird keine Rückmeldung darüber gegeben, ob die Lösung der Aufgabe richtig oder falsch war.

Das Therapeutenverhalten wurde in allen Untersuchungsphasen anhand der Videoaufzeichnungen beurteilt. Die Durchführung der Beobachtung wird in Kapitel III.9 beschrieben. In den Kapiteln IV.1 und IV.2 werden die Ergebnisse der Beurteilung des Therapeutenverhaltens dargestellt und dann in den Kapiteln V.1 und V.2 interpretiert.

zu 2.) Ereignisse vor, während und nach der Untersuchung

In der Voruntersuchung war zu beobachten, dass die Leistung des Probanden unter anderem auch von der Tagesverfassung bestimmt wurde. Beispielsweise gab es Förderstunden, bei denen die Eltern des Probanden bei der Anfahrt im Stau standen. Der Proband hatte anschließend einen erhöhten Bewegungsdrang, da er länger als sonst im Auto sitzen musste. Dies beeinflusste seine Aufgabenbezogenheit und führte zu einem erhöhten Bedarf an personellen Hilfestellungen.

Weiterhin traten während der Voruntersuchung gelegentlich Störungen auf. Beispielsweise wurde der Proband in einem Untersuchungsraum von Fahrstuhlgeräuschen abgelenkt. Auch kam es immer wieder zu Unterbrechungen der Aufgabenbezogenheit durch Bauarbeiten im Haus oder durch den Postboten, der an der Tür klingelte.

Möglicherweise könnte das Verhalten einer Untersuchungsperson auch durch bevorstehende Ereignisse beeinflusst werden. Beispielsweise könnte das Versprechen der Eltern, dass nach Ende der Förderstunde ein Essen bei McDonalds geplant ist, den Probanden so beschäftigen, dass er während der Lernphase immer wieder nachfragt, ob dieses Ereignis auch wirklich stattfinden wird. Dies würde seine Selbstständigkeit beeinflussen und die Untersuchungsergebnisse dieser Förderstunde verzerren.

Die Ereignisse vor, während und nach der Untersuchung lassen sich nicht gleich halten oder in irgendeiner anderen Form beeinflussen. Es ist aber möglich, sie in gewissem Maß zu kontrollieren, indem mit einem Fragebogen die auftretenden Ereignisse erfasst werden. Zur Protokollierung dieser Besonderheiten wurde ein Fragebogen erstellt („Verhaltens-/Ereignisprotokoll"; s. Anhang 5) und vom Untersuchungsleiter anhand der Informationen der Eltern bzw. anderen Bezugspersonen vor jeder Förderstunde ausgefüllt. In der Diskussion der Untersuchungsergebnisse kann die Auswertung dieses Fragebogens dazu beitragen, die Ausprägung der abhängigen Variablen besser interpretieren zu können.

zu 3.) Räumliche und zeitliche Veränderungen
Es zu vermuten, dass jede Veränderung der räumlichen Gegebenheiten das Verhalten der Probanden positiv oder negativ beeinflusst. Beispielsweise könnte ein hoch- oder heruntergezogenes Rollo die Aufmerksamkeit des Probanden erwecken und zu einer veränderten Selbstständigkeit in der Lernphase führen. Es wurde deshalb auf gleichbleibende räumliche Gegebenheiten geachtet und auftretende Veränderungen, wie z. B. der Umzug in ein neues Autismuszentrum, in der Diskussion des Kurvenverlaufs berücksichtigt.

Einen weiteren Einfluss könnte die Verwendung zusätzlichen Materials außerhalb der untersuchungsrelevanten Lernphasen haben. So ist denkbar, dass es sinnvoll ist, für die Probanden Visualisierungshilfen, wie z. B. einen visuellen Zeitplan oder Übergangshinweise, einzusetzen. Auch hier haben pädagogische und forschungsmethodische Aspekte gleichrangigen Stellenwert. Der Einsatz zusätzlicher Hilfen soll deshalb möglich sein, allerdings müssen diese bereits während der ersten Grundratenphase eingeführt werden und über den gesamten weiteren Untersuchungsverlauf gleich gehalten werden.

Neben den räumlichen Veränderungen ist denkbar, dass eine Veränderung der Untersuchungszeit das Verhalten der Probanden beeinflusst. So könnten sie am Vormittag ein „Leistungshoch" haben, während bei einer Förderung am frühen Nachmittag schlechtere Leistungen zu erwarten wären. Diese Störvariable soll durch eine phasenübergreifende Gleichhaltung der Anfangszeiten ausgeschlossen werden.

Weiterhin ist vorstellbar, dass während längerer Unterbrechungen zwischen den Förderstunden eine Reifung der Probanden stattfindet, die dann für bessere Leistungen nach Wiederaufnahme der Untersuchung verantwortlich sein könnte. Diese Variable kann schwer beeinflusst werden, soll aber durch die genaue Datierung der Förderstunden erfasst werden.

zu 4.) Veränderung der Lernaufgaben
Es ist zu vermuten, dass jegliche Veränderungen des Aufgabenmaterials die Leistungen der Probanden beeinflussen. Konsequenterweise müssten deshalb in allen Phasen der Untersuchung identische Aufgaben verwendet werden, so wie es von Hume und Odom (2007) auch praktiziert wurde. Die Verwendung von gleichbleibenden Aufgaben widerspricht allerdings der Vorgehensweise des KAHM, das gezielt den Schwierigkeitsgrad der Aufgaben erhöht. Es ist auch aus Gründen der ökologischen Validität nicht sinnvoll, lange Zeit die gleichen Aufgaben zu verwenden, weil dies nicht der gewohnten (schulischen) Lernsituation entspricht. Letztendlich ist denkbar, dass es den Probanden schlicht langweilig wird, immer die gleichen Aufgaben zu bearbeiten und deshalb das Niveau an Selbstständigkeit absinkt.

Um den Widerspruch aus forschungsmethodischen Anforderungen und pädagogischen Notwendigkeiten zu verringern, sollen in der zweiten Grundraten- und Interventionsphase die Aufgaben inhaltlich aus der ersten Interventionsphase übernommen werden. Lediglich der Grad der Strukturierung der Aufgaben wird verändert, sodass diese entweder dem unstrukturierten Typ (A-Phasen) oder dem strukturierten Typ (B-Phasen) entsprechen (s. Kap. III.8). Diese Planung der Aufgabenverwendung sollte es weitgehend verhindern, dass die Aufgaben einen zu großen Einfluss auf die abhängigen Variablen haben.

zu 5.) Veränderung der Medikation
Der Proband der Voruntersuchung nahm fortlaufend folgende Medikamente ein: D-L-Amphetamin-Saft 0,1% bis zu 5ml morgens und Pipamperon (Dipiperon) 20mg zur Nacht. Nach Angaben der Eltern begannen der D-L-Amphetamin-Saft ungefähr eine Stunde nach Einnahme eine deutliche Wirkung zu zeigen. Ihr Sohn war vorher motorisch sehr aktiv, wurde dann aber relativ plötzlich ruhig, allerdings auch antriebsloser und weniger aufmerksam. Andererseits ließ die Wirkung der Medikamente später dann auch relativ plötzlich nach und der Proband wurde motorisch wieder deutlich aktiver.

Diese Einschätzung der Eltern konnte auch in der Untersuchungssituation beobachtet werden. Es kann somit vermutet werden, dass das Verhalten und die Leistung des Probanden beeinflusst wurde vom zeitlichen Beginn der Lernphase in Relation zum Zeitpunkt der Medikamenteneinnahme und außerdem eventuell davon, dass vergessen wurde, die Medikamente einzunehmen.
Es ist daher notwendig, in der Hauptuntersuchung zu erfassen, ob und zu welcher Tageszeit die Probanden Medikamente einnehmen und ob sich eventuell die Medikation im Verlauf der Untersuchung verändert. Dieser Sachverhalt wurde in das Verhaltens-/Ereignisprotokoll integriert (s. Anhang 5) und wird in der Darstellung und Diskussion der Ergebnisse aufgegriffen.

Insgesamt konnten anhand der Erfahrungen der Voruntersuchung und weiterführender Analysen folgende Störvariablen ermittelt werden (Tab. 5).

Störvariable	Kontrolle
1. Therapeutenverhalten	- Genaue Definition des Therapeutenverhaltens - Erfassung des Therapeutenverhaltens als Variable
2. Ereignisse vor, während und nach der Untersuchung	- Protokollierung mithilfe des Verhaltens-/Ereignisprotokolls
3. Räumliche und materielle Veränderungen	- Vermeidung und Erfassung aller räumlichen Veränderungen - Inhaltliche Gleichhaltung der Aufgaben in den Phasen B_1, A_2 und B_2 - Einführung zusätzlicher Hilfen bereits in A_1 und Gleichhaltung in den folgenden Phasen
4. Veränderung der Lernaufgaben	- Erfassung und Beschreibung aller Aufgaben - Übertragung der Aufgaben aus der ersten Interventionsphase in die folgenden Phasen
5. Veränderung der Medikation	- Erfassung der Medikamentengabe - Kontrolle einer evtl. veränderten Medikation

Tabelle 5: Mögliche Störvariablen und deren Kontrolle

Die in Tabelle 5 dargestellten Störvariablen wurden durch die ebenso in Tabelle 5 genannten Maßnahmen kontrolliert und dadurch in ihrem Einfluss auf das Untersuchungsergebnis ganz wesentlich begrenzt.

6. Probanden

Die an der Hauptuntersuchung teilnehmenden Probanden wurden über einen ***Handzettel*** geworben (Anhang 6). Dieser wurde vom Elternverein „Autismus Deutschland" in den Regionalverbänden „Erfurt" und „Südharz" verteilt. Es wurden keinerlei Einschränkungen hinsichtlich Alter, Schweregrad des Autismus und Intelligenzniveau gemacht. In Reaktion auf die Ausschreibung meldeten sich insgesamt vier Elternpaare von Kindern und Erwachsenen mit Autismus. Aufgrund organisatorischer Probleme, die die lange und regelmäßige Teilnahme an der Untersuchung betrafen, konnten letztlich drei Kinder an der Untersuchung teilnehmen. Eines der Kinder wurde der oben beschriebenen Voruntersuchung zugeordnet, da die Eltern dringend um Unterstützung baten. Die beiden anderen Probanden werden in der nachfolgenden Darstellung durchgehend mit „Proband 1" und „Proband 2" bezeichnet.

Nach der Rekrutierung wurden den Eltern in einem ***Erstkontakt*** nochmals ausführlich der Ablauf der Untersuchung erläutert und die für die Diagnostik verantwortlichen Studenten vorgestellt. Während dieses Erstgespräches wurden den Kindern verschiedene interessenbezogene Aktivitäten angeboten. Dies sollte sicherstellen, dass sich bei den Kindern ein positiver Bezug zu den Räumen des Autismuszentrums entwickelte. In den nächsten Sitzungen wurden parallel Testverfahren mit den Kindern und Interviews mit den Eltern durchgeführt. Der Ablauf unterschied sich bei beiden Probanden aufgrund individueller Voraussetzungen und organisatorischer Bedingungen.

6.1. Diagnostische Verfahren

Um die Probanden möglichst umfassend beschreiben zu können, wurde vor Beginn der Untersuchung eine ***ausführliche Diagnostikphase*** durchgeführt. Dies entspricht dem Standard der kontrollierten Einzelfallforschung (Kennedy 2005) und ist aus mehreren Gründen notwendig:

Kontrollierte Einzelfallforschung ist in der Lage, für einen Probanden ursächliche Zusammenhänge zwischen einer Intervention und einer Verhaltensänderung nachzuweisen. Die Ergebnisse können jedoch nicht ohne Weiteres auf andere Klienten, die ein Merkmal (z. B. Autismus) mit dem untersuchten Probanden teilen, übertragen werden. Umso mehr Übereinstimmungen jedoch zwischen dem Probanden und anderen Klienten hinsichtlich Behinderungsart und -grad sowie kognitiven, sozialen und adaptiven Fähigkeiten vorliegen, desto wahrscheinlicher ist es,

dass auch ein anderer Klient unter dem Einfluss der untersuchten Intervention eine dem Probanden ähnliche Verhaltensänderung zeigt.
Aus diesem Grund sollten die wesentlichen Persönlichkeitsmerkmale und Fähigkeiten des Probanden einer kontrollierten Einzelfalluntersuchung mit standardisierten Testverfahren beschrieben werden. Dies betrifft meist die schon erwähnte Art und Ausprägung der Behinderung sowie seine kognitiven, sozialen und adaptiven Fähigkeiten.

Eine umfassende Diagnostik ist weiterhin wesentliche Voraussetzung für eine Replikation der Untersuchung. In der Einzelfallforschung stellt die Wiederholung der Studie die beste Möglichkeit zur Generalisierung der Ergebnisse dar. Um die Untersuchungsergebnisse einer Studie replizieren oder erweitern zu können, muss bekannt sein, welche Fähigkeiten die untersuchten Probanden hatten. Mit dieser Kenntnis ist eine Entscheidung darüber möglich, ob man den Forschungsstand durch ähnliche Probanden erweitern möchte oder für Probanden mit ganz anderen Persönlichkeitsmerkmalen bzw. Fähigkeiten die Wirkung einer Intervention untersuchen will.

Weiterhin sichert eine ausführliche Diagnostik die Erfassung aller wesentlichen Persönlichkeitsmerkmale des Probanden (Variablen) und unterstützt somit die Interpretation der Forschungsergebnisse. Dies ist in der hier vorliegenden Arbeit deshalb von besonderer Bedeutung, weil parallel zwei Einzelfalluntersuchungen durchgeführt wurden. Um mögliche Ergebnisunterschiede zwischen den Probanden aufzuklären zu können, ist eine Kenntnis über deren Voraussetzungen hilfreich. Dies wird durch eine umfassende Diagnostik ermöglicht.

Grundlage der diagnostischen Untersuchung der Probanden in dieser Forschungsarbeit war die von Heubrock (2005) beschriebene Vorgehensweise zur neuropsychologischen Diagnostik bei geistig behinderten Menschen (Abb. 18). Heubrock bezieht in seiner Empfehlung von Testverfahren die besonderen Bedürfnisse geistig behinderter Menschen ein. Dies betrifft z. B. einfache Einstiegsaufgaben und eine flexible Testdurchführung. Da beide Probanden der hier vorliegenden Arbeit als geistig behindert bezeichnet wurden, sollen die Empfehlungen von Heubrock auch hier Anwendung finden.

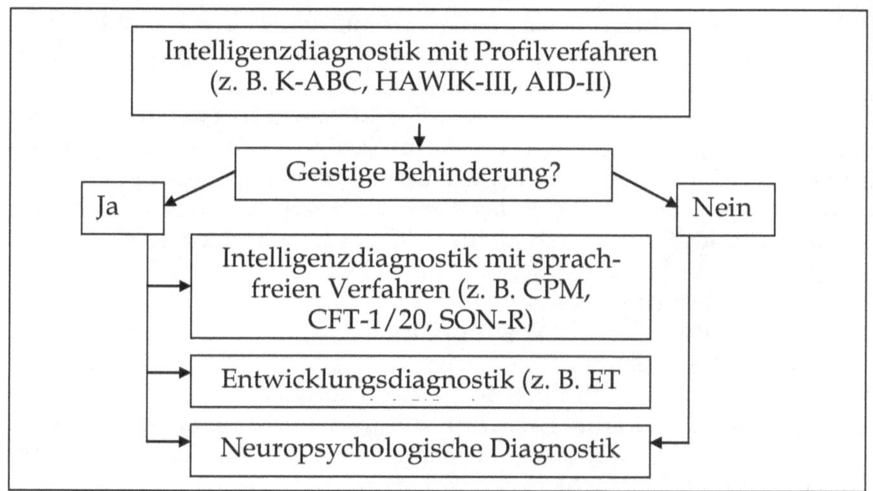

Abbildung 18: Neuropsychologische Diagnostik bei geistig behinderten Menschen (Heubrock 2005, 79)

Der in Abbildung 18 beschriebenen Vorgehensweise wurde eine ***Verhaltensbeobachtung*** vorangestellt. Der Untersuchungsleiter beobachtete die Probanden während des Erstkontaktes mit den Eltern, in der Schule und Proband 1 zusätzlich im Wohnheim. Mithilfe der Verhaltensbeobachtung sollten die persönlichen Voraussetzungen und die Herausforderungen aus pädagogischer Sicht erfasst werden.

Zur ***Intelligenzdiagnostik*** wurde die „Kaufman Assessment Battery for Children" (K-ABC) von Melchers und Preuß (2001) ausgewählt. Die K-ABC misst die Intelligenz und Fertigkeiten von Kindern. Innerhalb der K-ABC werden vier Skalen voneinander unterschieden: die Skala einzelheitlichen Denkens, die Skala ganzheitlichen Denkens, die Skala intellektueller Fähigkeiten, die sich aus den beiden erstgenannten zusammensetzt, sowie die Fertigkeitenskala (Melchers & Preuß 2001). Diese Einteilung folgt dem Intelligenzmodell von Cattell (Horn & Cattell 1966), das bei der Intelligenz in „fluide" (Skala der intellektuellen Fähigkeiten) und „kristalline" Bestandteile (Fertigkeitenskala) unterscheidet.
Die K-ABC ist von 2;6 bis 12;5 Jahre normiert. Für den Einsatz bei Kindern mit geistigen Behinderungen eignet sich die K-ABC aufgrund des niedrigen Einstiegsalters und dem damit verbundenen geringen Schwierigkeitsgrad der Einstiegsaufgaben sowie der guten Differenzierung im unteren Fähigkeitsbereich (Süss-Burghart 2005).

Als zweites Verfahren wurden die „Coloured Progressive Matrices" (CPM; Bulheller & Häcker 2002) angewandt. Bei der CPM müssen figurale Muster vervollständigt werden. Diese Fähigkeit gilt als Indikator für die so genannte „Grundintelligenz". Für Kinder mit schwerer geistiger Behinderung sind die CPM oftmals gut geeignet, da sie eine einfache Aufgabenstruktur haben und keine aktive verbale Sprache voraussetzen. Allerdings hängt die Leistung des Kindes sehr davon ab, ob es den Aufgabentyp grundsätzlich versteht oder nicht (Süss-Burghart 2005).
Die CPM wurde als „Boardform" verwendet, das heißt, die zu ergänzenden Teile des Musters konnten direkt in das Muster eingesetzt werden. Die Boardform der CPM wurde ursprünglich für körperbehinderte Kinder entwickelt, aber auch zur Anwendung bei Kindern mit Aufmerksamkeitsdefiziten und Problemen in der Fähigkeit, auf ein Muster zu zeigen, empfohlen. Damit bietet sich die Boardform für den Einsatz bei autistischen Kindern an, da deren mangelhafte Entwicklung des Zeigeverhaltens möglichst nicht deren Fähigkeit zur Lösung der Aufgaben beeinträchtigen sollte. Laut Handanweisung der CPM sind die Normen der Testheftversion auch für die Boardform anwendbar, wenn ausgesprochene Versuch-Irrtum-Lösungen nicht berücksichtigt werden (Bulheller & Häcker 2002).

Die ***Entwicklungsdiagnostik*** wurde mit einer unautorisierten deutschen Übersetzung des „Psychoeducational Profile - Third Edition" (PEP-3; Schopler et al. 2005) durchgeführt. Der PEP-3 erfasst den Entwicklungsstand von autistischen und entwicklungsverzögerten Kindern in den Bereichen Kognition, expressive und rezeptive Sprache, Grob- und Feinmotorik, Imitation, Affektivität und soziale Gegenseitigkeit. Weiterhin werden autismustypische motorische und verbale Stereotypien erfasst. Der PEP-3 beinhaltet zusätzlich einen Elternfragebogen, mit dem das Problemverhalten, die Selbstversorgung und das adaptive Verhalten erfasst werden.
Zur Auswertung werden die Bereiche Kognition sowie expressive und rezeptive Sprache zum „Communication Composite", die Bereiche Grob- und Feinmotorik sowie Imitation zum „Motor Composite" und die Affektivität, die soziale Gegenseitigkeit sowie die motorischen und verbalen Stereotypien zum „Maladaptive Behavior Composite" zusammengefasst.

Der PEP-3 wurde anhand einer Stichprobe von 148 normal entwickelten zwei- bis 7;5-jährigen Kinder normiert. Dies macht es möglich, die Leistungen autistischer und entwicklungsverzögerter Kinder mit den Fähigkeiten, die Kinder normalerweise in dem entsprechenden Alter zeigen, zu vergleichen. Möglich ist dieser Vergleich für die entwicklungsbezogenen Teilbereiche „Communication Composite", „Motor-Composite" und „Personal-Self-Care". Die Ausgabe des Wertes erfolgt im PEP-3 durch die Angabe eines Entwicklungsalters des untersuchten Kindes.

Zusätzlich wurde der PEP-3 anhand einer Stichprobe von 407 Kindern mit Autismusspektrumstörungen normiert. Dies erlaubt es, die Fähigkeiten des untersuchten Kindes mit den Leistungen anderer autistischer Kinder zu vergleichen. Die Ausgabe des Wertes erfolgt als Prozentrang. Alle psychometrischen Eigenschaften des PEP-3 (Reliabilität, Validität, Korrelationen mit anderen Verfahren) sprechen nach Aussage der Autoren für eine gute Qualität des Verfahrens (Schopler et al. 2005).

In Ergänzung zur Intelligenz- und Entwicklungsdiagnostik wurde untersucht, inwieweit die Probanden in der Lage sind, ihren Alltag selbstständig zu bewältigen. Das so bezeichnete ***adaptive Verhalten*** wurde mit einer unautorisierten deutschen Übersetzung der „Vineland Adaptive Behavior Scales II, Survey Form (VABS-II)" von Sparrow, Balla und Cicchetti (2005) erfasst. Adaptives Verhalten wird von den Autorinnen als *„the performance of daily activities required for personal and social sufficiency..."* definiert (Sparrow et al. 2005, 6).

Die VABS-II umfasst die Bereiche Kommunikation, Alltagsfähigkeiten und Sozialisation und bis zu einem Alter von sechs Jahren auch die motorischen Fähigkeiten. Optional kann das herausfordernde Verhalten erfasst werden. Die hier verwendete „Survey Form" besteht aus zwei Teilen: dem Überblicksinterview („Survey Interview Form") sowie der umfassenden Einschätzung von Eltern oder Betreuern („Parent Caregiver Rating Form").

Die VABS wurde anhand der Fähigkeiten von normal entwickelten Personen von 0 bis 90;11 Jahren normiert. Die allgemeine Bewertung des adaptiven Verhaltens erfolgt mit einem Standardwert (SW), dem „Adaptive Behavior Composite" (Mittelwert 100, Standardabweichung 15). Das herausfordernde Verhalten wird mit einem „V-Scale Score" bewertet. Dieser hat einen Mittelwert von 15 und eine Standardabweichung von 3. Ab einem Wert von 18 im „V-Scale Score" wird herausforderndes Verhalten als „erhöht" („elevated") bewertet, ab einem Wert von 21 als „klinisch signifikant" („clinically significant").

Zur Sicherung der ***Autismusdiagnose*** wurden primär die psychiatrischen Berichte herangezogen. Zusätzlich wurde der aktuelle Ausprä-

gungsgrad des Autismus mit der „Childhood Autism Rating Scale" (CARS; Schopler, Reichler, Rochen-Renner et al. 1988; deutsche unautorisierte Übersetzung: Schweißenthal 1996) bestimmt. Die CARS ist ein Beobachtungsbogen, mit dessen Hilfe autistisches Verhalten einer Person erfasst werden kann. Die Auffälligkeiten in den verschiedenen Bereichen (z. B. „Imitation" oder „Sensorische Auffälligkeiten") können hinsichtlich des Schweregrades mit vier Abstufungen bewertet werden. Diese Einteilung reicht von „unauffällig" (1) bis „hochgradig auffällig" (4). Die so entstandenen Rohwerte werden zu einem Gesamtwert addiert, anhand dessen die Verdachtsdiagnose einer autistischen Behinderung gestellt und deren Schweregrad eingeschätzt werden kann.
Die CARS hat sich bei entsprechender Beobachterqualifikation als ein valides Screening-Instrument für Autismusspektrumstörungen erwiesen (DiLalla & Rogers 1994; Filipek et al. 1999).

Die weiterführende „(neuro-) psychologische Diagnostik" (s. Abb. 18) wurde unter Einbeziehung der Besonderheiten bei Autismus und den Erfordernissen einer wissenschaftlichen Studie modifiziert. So sollten vor allem solche Auffälligkeiten erfasst werden, die möglicherweise die Leistung in den Grundraten- und Interventionsphasen beeinflussen. Bei Kindern mit Autismus sind dies bezogen auf diese Untersuchung vor allem der Schweregrad exekutiver Dysfunktionen und die Ausprägung des herausfordernden Verhaltens.

Das Vorliegen ***exekutiver Dysfunktionen*** kann mit dem „Behavior Rating Inventory of Executive Function" (BRIEF; Gioia, Isquith, Guy et al. 2000), einem Fragebogen für Eltern und Lehrer, überprüft werden. Bei der Sichtung des Tests zeigte sich jedoch, dass viele Fragen des BRIEF nicht dem Entwicklungsstand der Probanden gerecht wurden und somit zum größten Teil nicht beantwortbar waren. Die Vorschulversion des BRIEF, das „Behavior Rating Inventory of Executive Function – Preschool Version" (BRIEF-P; Gioia, Espy & Isquith 2003) erwies sich als geeigneter, weil die Fragen besser zum Entwicklungsniveau der Probanden passten. Aus diesem Grund wurde in der hier vorliegenden Forschungsarbeit eine unautorisierte deutsche Übersetzung des BRIEF-P angewendet.

Der BRIEF-P ist ebenso wie der BRIEF ein Fragebogen für Erzieher und Eltern und enthält 63 Items, die die verschiedenen Aspekte von exekutiven Funktionen messen: „Inhibition", „Shift", „Emotional Control", „Working Memory" sowie „Plan/Organize". Die Ergebnisse werden in drei Skalen zusammengefasst, dem „Inhibitory Self-Control Index", dem „Flexibility Index" und dem „Emergent Metacognition Index". Zusätzlich wird ein Gesamtwert, der „Global Executive Composite", errechnet. Der BRIEF-P wurde anhand einer Stichprobe von 762 Normalpersonen normiert und erfüllt nach Angaben der Autorinnen die gängigen psychometrischen Anforderungen.

Das ***herausfordernde Verhalten*** wurde mit der „Nisonger Child Behavior Rating Form" (NCBRF; Aman, Tasse, Rohjan et al. 1996; deutsch: Sarimski 2004) eingeschätzt. Der NCBRF beurteilt positives Sozialverhalten und problematisches Verhalten bei Kindern und Jugendlichen mit Entwicklungsstörungen. Der Fragebogen umfasst 71 Items, die jeweils auf einer vierstufigen Skala (0, 1, 2, 3) hinsichtlich des Ausprägungsgrades eingeschätzt werden.

Die Beurteilung auf der Ebene der Einzelmerkmale wird im Bereich des positiven Sozialverhaltens in zwei Subskalen zusammengefasst: (1) ruhig, kooperativ und (2) sozial angepasst. Das problematische Verhalten wird in folgenden Subskalen zusammengefasst: (1) oppositionell-aggressiv, (2) sozial unsicher, (3) hyperaktiv, (4) zwanghaft, (5) selbstverletzend, (6) reizempfindlich (Theilig 2006).
Die Normierung im deutschsprachigen Raum erfolgte mit einer Stichprobe von 246 Kindern mit geistiger Behinderung (Sarimski 2004). Die Normen liegen als Prozentränge vor.

Zur inhaltlichen Planung der Intervention wurden außerdem zwei förderorientierte Erhebungen durchgeführt. Mit einem ***Elternfragebogen*** wurden Interessen, Alltagsfähigkeiten, Freizeitbeschäftigungen, das Sozial- und Lernverhalten, die Wahrnehmungsbesonderheiten sowie die Kommunikationsfähigkeiten der Kinder erfasst. Mit einer TEACCH-basierten ***informellen Förderdiagnostik*** (s. auch Häußler 2008b) wurden die relevanten Förderziele bestimmt und die Kompetenzen in den einzelnen Bereichen genauer festgestellt.

Vor und während der Förderung wurden auftretende Ereignisse mit einem Verhaltens-/Ereignisprotokoll ***protokolliert*** (Anhang 5). Der Protokollbogen beinhaltete auch die Möglichkeit, der Fördereinheit nachfolgende Ereignisse zu notieren. Weiterhin wurde die Medikamentengabe erfragt. Insgesamt soll die Protokollierung die quantitative Auswertung erweitern und die Interpretation der Ergebnisse unterstützen. Außerdem stellt sie ein Mittel zur Kontrolle möglicher Störvariablen dar (s. Kap. III.5).
Für Proband 1 wurden die Mitarbeiter des Wohnheims bei der Übergabe befragt, ob Besonderheiten im Verhalten am entsprechenden Morgen

aufgetreten waren, welche außergewöhnlichen Ereignisse sich seit dem letzten Untersuchungstermin ereignet hatten und was am Nachmittag eventuell noch für Unternehmungen geplant waren. Nach der Förderung wurde bei der Übergabe in der Schule die Verfassung in der letzten Schulwoche mit den Lehrern besprochen und notiert.
Bei Proband 2 wurde die Mutter im Anschluss an die Förderung über Ereignisse und Verhaltensprobleme vor und nach der Fördereinheit befragt. In regelmäßigen Telefonkontakten mit den Lehrerinnen wurden diese Informationen ergänzt.

Der überwiegende Teil der diagnostischen Arbeit wurde an Studenten der Universität Leipzig (Institut für Förderpädagogik, Fachbereich Geistigbehindertenpädagogik) vergeben. Die Studenten wurden vom 01.05.2006 bis zum 30.01.2007 mit regelmäßigen Kolloquien betreut. Alle Studenten hatten mehrere Seminare zum Thema „psychologische Diagnostik" besucht und zum Teil schon Erfahrungen mit den verwendeten Testverfahren gesammelt. Unabhängig davon erprobten sie die Tests bei mindestens zwei Klienten mit Autismus und wurden in der Testdurchführung kontrolliert und beraten. Im Verlauf entstanden dabei acht „Wissenschaftliche Arbeiten zur Ersten Staatsprüfung für das Lehramt an Förderschulen".
Im Folgenden werden die Ergebnisse dieser Arbeiten für beide Probanden zusammenfassend dargestellt.

6.2. Ergebnisse der Diagnostik

Proband 1

Proband 1 war ein zu Untersuchungsbeginn (November 2006) 7;6-jähriger Junge. Proband 1 besuchte eine Förderschule mit dem Förderschwerpunkt „geistige Entwicklung" (ehemals „Schule für geistig Behinderte"). Über diese Schule hatten die Eltern die Ausschreibung erhalten. Die Eltern erhofften sich eine Reduzierung des herausfordernden Verhaltens und eine Zunahme der Selbstständigkeit ihres Sohnes.

Zur Familie des Probanden gehören beide leiblichen Elternteile und eine ältere Schwester. Die Familie ist deutscher Nationalität. Während der Woche wohnt Proband 1 in einem heilpädagogischen Wohnheim und besucht die genannte Förderschule im selben Ort. An den Wochenenden wird er in aller Regel von den Eltern nach Hause geholt.

Die Verhaltensbeobachtung zeigte von Beginn an, dass der Autismus bei Proband 1 in einer sehr typischen Form ausgeprägt ist. Proband 1 hatte

bisher keine verbale Sprache erworben und zeigte während der Beobachtungen nur selten kommunikative Impulse, wie z. B. ein Ziehen an der Hand. Er beschäftigte sich stereotyp mit vorgegebenem Material, das er bevorzugt ordnete und sortierte. Dies geschah in einer schulischen Situation beispielsweise mit Knöpfen, die er auffädeln sollte, aber stattdessen nach der Farbe sortierte.
Auf Unterbrechungen oder Korrekturen während einer Beschäftigung reagierte Proband 1 mit herausforderndem Verhalten. Er fing sehr schnell an zu weinen und laut zu protestieren. Oftmals war zu beobachten, dass der Proband sich auch bei einem kleinen Hinweis (z. B. wo ein Puzzleteil hingehört), in solch eine Verhaltensproblematik hineinsteigerte und nur schwer zu beruhigen war. In Konflikten neigte er auch zu selbstverletzendem Verhalten, wie einem Beißen in die Hand.

Der Schulalltag ließ sich mit Proband 1 nur schwer bewältigen. Es war zu beobachten, dass der Proband auf kleinste Abweichungen von seinen Routinen mit Wutanfällen reagierte. So war es z. B. nicht möglich, mit dem Probanden eine andere als die gewohnte Treppe zum Klassenraum zu gehen. In solch einem Fall warf er sich auf den Boden, biss sich und weinte, bis ihn die Klassenlehrerin in den Klassenraum trug.
Ein vergleichsweise hoher Bedarf an personeller Begleitung war auch während anderer Alltagsaktivitäten beobachtbar. In den Unterrichtsstunden musste immer eine Person neben dem Probanden sitzen, da er sonst aufstand und weglief. Während der Einzelförderung benötigte Proband 1 ebenso die intensive Zuwendung einer Lehrerin, die ihm z. B. die Hand führen musste. Er bestand auf diesen Berührungsimpuls und begann ansonsten nicht zu arbeiten. Bei kleinsten Unklarheiten in der Aufgabe oder einem auch nur geringen Mangel an Struktur entzog sich der Proband den Anforderungen. Es war dann nicht mehr möglich, ihn zum Weiterlernen zu bewegen.

Die dargestellten Schwierigkeiten behinderten den Probanden erheblich in seiner Selbstständigkeit und führten zu vielen und massiven Konflikten mit seinen Bezugspersonen. Dennoch konnten auch einige Stärken und Entwicklungsansätze festgestellt werden.

So zeigte Proband 1 eine außerordentlich schnelle Auffassungsgabe für (visuelle) Details und bewies ein gutes Gedächtnis. Er bemerkte beispielsweise einmal sofort, dass im Klassenraum eine Blumenvase umgestellt worden war und räumte diese wieder zurück. An die Fahrstrecke vom Autismuszentrum zur Schule konnte er sich nach nur einer Fahrt erinnern und wurde wütend, als der Fahrer an einer Kreuzung anders abbog. Aufgaben, die Proband 1 einmal verstanden hatte und richtig ausführte, konnte er bei weiteren Versuchen sofort und fehlerfrei erledigen.

Die Verhaltensbeobachtung wurde durch einen Elternfragebogen ergänzt (Weißmeyer 2007). Die Auswertung ergab, dass Proband 1 einen Lerncomputer mochte, an dem er wiederholt die Wirkung von Handlungen ausprobierte. Weiterhin interessierten ihn Autos, Zahlenpuzzles und Kataloge. Spielmaterial sortierte er vorrangig. Proband 1 ging gerne spazieren und baden. Sein Essverhalten war auf bestimmte Speisen wie Brötchen, Laugenbrezeln und (kalte) Fischstäbchen beschränkt. Warme Speisen nahm er nicht zu sich. Er konnte alleine zur Toilette gehen, benötigte aber sonst bei den gesamten alltäglichen Tätigkeiten Unterstützung.

Proband 1 beschäftigte sich am liebsten allein und reagierte mit herausforderndem Verhalten (Beißen), wenn sich andere Kinder oder Erwachsene an seinem Spiel beteiligen wollten. Sein Lernverhalten war abhängig von der Struktur der Aufgaben. Diese mussten sehr kurz und einschrittig sein (z. B. Sortieren). Proband 1 konnte dabei nur seine eigene Ordnung akzeptieren und sich nicht auf Vorgaben einlassen. Seine kommunikativen Fähigkeiten waren erheblich eingeschränkt. Er konnte sich bisher nur über das Ziehen am Ärmel und das Hinlaufen zur gewünschten Tätigkeit verständlich machen. Seine Eltern schätzten das verbale Sprachverständnis als gut ein.

Am 04.07.2001 wurde durch das Helios-Klinikum Erfurt die Diagnose „Entwicklungsstörung mit autistischen Zügen…“ gestellt (Helios-Klinikum 2001a, 1). Bei einer Wiedervorstellung im Sozialpädiatrischen Zentrum derselben Klinik am 24.08.2001 führte die Anamnese und Verhaltensbeobachtung zur Diagnose „V. a frühkindlicher Autismus…“ (F84.0 nach ICD 10; Helios-Klinikum 2001b, 1). Im weiteren Verlauf wurde diese Einschätzung zu keinem Zeitpunkt während der halbjährlichen Wiedervorstellung verändert.
Am 01.12.2006 wurde zur Überprüfung der Diagnose die CARS angewandt. In der Auswertung der CARS konnte Proband 1, bei Erreichen eines Punktwertes von 52, als „schwer autistisch“ (Punktwerte von 37-60) eingestuft werden.
Proband 1 nahm während der gesamten Untersuchung keine Dauermedikamente ein.

Das herausfordernde Verhalten wurde mit der NCBRF erfasst (Theilig 2007). Für Proband 1 füllten die Eltern und die Lehrerin gemeinsam mit der Sonderpädagogischen Fachkraft (SPF) den Fragebogen aus. In der Tabelle 6 sind die Ergebnisse zusammengefasst.

	Eltern	**Lehrerin/SPF**
Problemverhalten	Prozentrang	
Oppositionell-aggressiv	<25	70-80
Sozial unsicher	<25	25
Hyperaktiv	<25	70-80
Zwanghaft	50	80
Selbstverletzend	60	25-50
Reizempfindlich	<25	25-50
Positives Sozialverhalten	Rohwert	
Ruhig, kooperativ	10 (von 18)	7 (von 18)
Sozial angepasst	4 (von 12)	3 (von 12)

Tabelle 6: Ergebnisse der NCBRF für Proband 1

Die Interpretation der Ergebnisse wird durch die unterschiedlichen Angaben der Eltern gegenüber den Mitarbeiterinnen der Schule (Lehrerin/SPF) erschwert. Es ist unklar, ob diese divergierenden Bewertungen durch individuell differierende Beurteilungsmaßstäbe zustande gekommen sind oder sich der Proband in unterschiedlichen Situationen (zu Hause vs. Schule) anders verhält. Aus diesem Grund soll vor allem eine qualitative Auswertung vorgenommen werden und die Ergebnisse immer vor dem Hintergrund des Umfeldes und der bewertenden Person interpretiert werden.

Die Ergebnisse weisen insgesamt darauf hin, dass Proband 1 vor allem oppositionell-aggressives, hyperaktives und zwanghaftes Verhalten zeigte. Dieses war nach Einschätzung der Mutter zu Hause wenig und nach Einschätzung der Lehrerin/SPF in der Schule sehr deutlich ausgeprägt. Die Lehrerin und die SPF führten als Beispiele Wutanfälle, sein Bestehen auf Ritualen, das schnelle „Aufbrausen" und die ständige Unruhe an. Sozial unsicheres oder selbstverletzendes Verhalten trat nach Einschätzung der Bewerterinnen weniger auf. Lediglich aus der häuslichen Umgebung berichtete die Mutter von solchen Verhaltensweisen, wie z. B. dem Schlagen und Beißen auf Körperteile. Die Reizempfindlichkeit wurde sowohl von der Mutter als auch den Mitarbeiterinnen der Schule als gering eingeschätzt.
Für das positive Sozialverhalten liegen keine Prozentränge vor. Die inhaltliche Auswertung ergab, dass sich Proband 1 vor allem während der

Einzelarbeit in der Schule bei einigen Aufgaben kooperativ und sozial angepasst verhielt.

Die ***Entwicklungsdiagnostik*** erfolgte für Proband 1 am 01.12.2006 mit dem PEP-3 (Mühl 2007). Die Ergebnisse sind in Tabelle 7 dargestellt.

	Entwicklungsalter in Monaten	Prozentrang
Communication-Composite	15	<1
Motor-Composite	25	6
Maladaptive-Behavior-Composite	-	1
Personal-Self-Care	41	43

Tabelle 7: Leistungen des Probanden 1 im PEP-3

Im Vergleich zu den Fähigkeiten normal entwickelter Kinder entsprechen die Leistungen des Probanden im „Communication-Composite" denen eines 15 Monate alten Kindes und im Bereich des „Motor- Composite" denen eines 25 Monate alten Kindes. Im Bereich der mit dem Elternfragebogen erfassten „Personal-Self-Care" liegen die Fähigkeiten des Probanden in etwa auf dem Niveau eines 41 Monate alten Kindes.

Im Vergleich zu der autistischen Normstichprobe liegen die Leistungen des Probanden in allen Bereichen unterhalb eines Prozentranges von 15, ausgenommen der „Personal-Self-Care" (PR 43). Damit zeigt er im Vergleich zu anderen autistischen Kindern deutlich unterdurchschnittliche Leistungen. Zusammengefasst ergibt der „Communication-Composite" einen Prozentrang von <1, der „Motor-Composite" einen PR von 6 und der „Maladaptive-Behavior-Composite" einen PR von 1. Letztgenannter Index bestätigt, dass die Autismusdiagnose zutreffend ist (PR>90 spricht für eine Autismusspektrumstörung, s. Schopler et al. 2005) und der Proband, im Vergleich zu anderen Kindern mit Autismus, sehr schwer von den autistischen Symptomen betroffen ist.

Im Vergleich der Testleistungen in den Untertests des PEP-3 fällt eine relative Stärke im Bereich der Feinmotorik auf (Entwicklungsalter 31 Monate, PR 15). Teilweise gekonnte Fähigkeiten („Emerging scores") zeigen sich in den Bereichen Kognition, Sprachverständnis, Fein- und Grobmotorik, Imitation sowie Selbstversorgung. Hier sind Entwicklungsansätze zu erkennen, an denen die Förderung ansetzen sollte.
Zur Feststellung der ***Intelligenz*** wurde zuerst auf bekannte Ergebnisse aus der testpsychologischen Untersuchung vom 22.02.2005 zurückgegriffen. Dabei kam die revidierte Fassung des „Snijders-Oomen nonverbalen

Intelligenztests" für zweieinhalb- bis siebenjährige Kinder zum Einsatz (SON-R 2½-7; aktuelle Fassung: Tellegen, Winkel & Wijnberg-Williams 2007). Proband 1 erreichte dabei Werte, die *„formal einer leichten Intelligenzminderung entsprechen..."* (Sozialpädiatrisches Zentrum Reifenstein 2005, 2).

Am 08.12.2006 wurde die K-ABC durchgeführt. Dabei konnte Proband 1 jedoch in keinem Untertest der Sinn der einfachsten Items vermittelt werden, sodass die Untersuchung abgebrochen werden musste (Hausmann 2007).

Als Alternative kamen die CPM zum Einsatz. Proband 1 erreichte in den CPM einen PR von 13, umgerechnet entspricht dies einem IQ von 83. Dieser Wert spricht für eine leicht unterdurchschnittliche Intelligenz.

Der mit der CPM gemessene IQ entspricht dem Worturteil der Ergebnisse des SON-R (leichte Intelligenzminderung), unterscheidet sich jedoch von den Leistungen im PEP-3. Diese Unterschiede könnten mit Umfeldbedingungen und besonders der Person des Diagnostikers zusammenhängen. Wahrscheinlicher ist jedoch, dass dem Probanden die visuelle Präsentation der Aufgaben im SON-R und in der CPM entgegenkam und er deshalb dort bessere Ergebnisse erlangte als im PEP-3. Diese Hypothese wird gestützt durch das völlige Testversagen in der K-ABC, die ja bereits in den Einstiegsaufgaben Sprachverständnis erfordert. Es ist dennoch überraschend, welch unterschiedliche Testleistungen der Proband 1 in verbalen (K-ABC) und nonverbalen Intelligenztestverfahren (SON-R, CPM) erreichte.

Die VABS-II zur Messung des ***adaptiven Verhaltens*** wurden von Ritter (2007) durchgeführt, die dazu die Eltern interviewte. Die Ergebnisse sind in Tabelle 8 dargestellt.

	Standardwert (SW)	V-Scale Score
Kommunikation	53	-
Alltagsfähigkeiten	58	-
Sozialisation	53	-
Adaptive Behavior Composite	56	-
Herausforderndes Verhalten	-	20

Tabelle 8: Leistungen des Probanden 1 in den VABS-II

Proband 1 erreichte im Bereich Kommunikation einen SW von 53, im Bereich Alltagsfähigkeiten einen SW von 58 und im Bereich Sozialisation einen SW von 53.
Insgesamt ergibt dies einen „Adaptive Behavior Composite" von 56. Das Verhalten liegt damit in allen drei Bereichen und im Gesamtwert etwa drei Standardabweichungen unter dem Mittelwert.
Dies zeigt eine deutliche Beeinträchtigung des adaptiven Verhaltens, das nur noch von ca. 0,2% der Kinder innerhalb der Altersgruppe unterschritten wird. Im Bereich des herausfordernden Verhaltens erreichte Proband 1 einen V-Scale Score von 20. Dies entspricht einem „erhöhten" Auftreten herausfordernden Verhaltens.

Die ***exekutiven Dysfunktionen*** wurden mit dem BRIEF-P gemessen (s. Flögel 2007). Proband 1 war zum Testzeitpunkt 7;5 Jahre alt. Zum Vergleich mussten die Normen für bis 5;11-jährige Kinder (älteste Normierungsgruppe dieses Vorschultests) herangezogen werden. Die im Folgenden aufgeführten Normwerte (T-Werte) zeigen demnach, wie sich die Leistungen des Probanden in die Gruppe der unter 6-Jährigen einordnen würden. Höhere T-Werte weisen auf eine stärkere Ausprägung der exekutiven Dysfunktionen hin, wobei nach Angaben der Autoren des Tests ab einem T-Wert von 60 von exekutiven Dysfunktionen ausgegangen werden muss. Die Ergebnisse für Proband 1 werden in der nachfolgenden Tabelle 9 aufgeführt.

	T-Wert (Normen für unter 6-Jährige)
Inhibitory Self-Control Index	72
Flexibility Index	71
Emergent Metacognition Index	69
Global Executive Composite	73

Tabelle 9: Leistungen des Probanden 1 im BRIEF-P

Im „Inhibitory Self-Control Index", erreichte Proband 1 einen T-Wert von 72 (Normen für unter 6-Jährige). Dies liegt gut zwei Standardabweichungen über dem Durchschnitt und entspricht damit einer deutlichen Beeinträchtigung in diesem Bereich. Insgesamt war bei Proband 1 die Fähigkeit, seine Reaktions- und Verhaltensweisen durch Mechanismen der Selbstkontrolle zu modulieren, erheblich eingeschränkt. Dies wurde unter anderem im unruhigen und rastlosen Verhalten des Probanden sowie dem Auftreten zahlreicher emotionaler Ausbrüche auch bei geringen Anlässen deutlich.
Der „Flexibility Index" zeigt allgemein, wie gut es einer Untersuchungsperson gelingt, das Verhalten veränderten Umweltsituationen anzupassen. Proband 1 erreichte einen T-Wert von 71 (Normen für unter 6-Jährige). Dies entspricht einer schwer ausgeprägten exekutiven Dysfunktion, die vor allem in einer hohen Rigidität deutlich wird. So konnte Proband 1 sein Verhalten nur gering an neue Situationen und Umgebungen anpassen und reagierte in solchen Konstellationen mit emotionalen Ausbrüchen.

Der „Emergent Metacognition Index" vereint die Fähigkeiten des Kindes zum vorausschauenden Denken, Planen und Handeln. Proband 1 erreichte einen T-Wert von 69 (Normen für unter 6-Jährige), was einer schwer ausgeprägten exekutiven Dysfunktion entspricht. Proband 1 hatte in diesem Bereich vor allem Probleme, Handlungen selbstständig zu initiieren.

Im „Global Executive Composite", der die Ergebnisse alle Skalen vereint, erreichte Proband 1 einen T-Wert von 73 (Normen für unter 6-Jährige). Dies entspricht einer schwer ausgeprägten Beeinträchtigung der exekutiven Funktionen.

Insgesamt ist Proband 1 ein Junge mit einem sehr typisch ausgeprägten Autismus. Dafür spricht unter anderem das unebene Entwicklungsprofil mit Stärken in kognitiven Bereichen (CPM, PEP-3) und Schwächen im adaptiven Verhalten (VABS-II). Proband 1 konnte bisher keine verbale

Sprache erwerben und kann seine Wünsche auch kaum nonverbal ausdrücken (PEP-3). Diese „Kommunikationsnot" führte wahrscheinlich zu vielen Konflikten mit starken Wutausbrüchen des Probanden (NCBRF). Die Anpassung an den Alltag wurde durch das Festhalten an Routinen und die geringe Flexibilität zusätzlich erschwert (BRIEF-P).

Proband 2

Proband 2 war ein zu Untersuchungsbeginn 6;8-jähriger Junge. Er besuchte eine Förderschule mit dem Förderschwerpunkt „geistige Entwicklung" und nahm ebenso wie Proband 1 auf Initiative der Schule an der Untersuchung teil. Grund waren massive Verhaltensprobleme (s. unten: Verhaltensbeobachtung), die eine Beschulung nach Angaben der Lehrerinnen erschwerten. Seine Mutter nahm deshalb Kontakt zum Autismuszentrum auf und erklärte sich mit den Untersuchungsbedingungen einverstanden.
Proband 2 ist das einzige Kind zusammenlebender Eltern, beide deutscher Nationalität. Während des Untersuchungszeitraumes besuchte er eine Förderschule (s. o.), seit September 2007 wird er integrativ in einer Grundschule beschult.

Die ***Verhaltensbeobachtung*** offenbarte deutliche Unterschiede zu Proband 1. Proband 2 konnte sich verbalsprachlich ausdrücken. In den Beobachtungssituationen während des Erstkontaktes und in der Schule verwendete er Dreiwortsätze, um Bedürfnisse und Wünsche auszudrücken. Zur Kontaktaufnahme mit neuen Personen verwendete Proband 2 überwiegend Schimpfwörter und sagte z. B.: „Hallo du...!" Er beobachtete die Reaktion des Kommunikationspartners und beschimpfte bei Zurechtweisung auch andere Personen wie die Mutter oder die Lehrerin.

Weiterhin zeigte sich ein stereotyper Sprachgebrauch. Proband 2 äußerte des Öfteren Forderungen wie „Fenster aufmachen!", allerdings ohne sich mit dieser Formulierung an einen Kommunikationspartner zu wenden. Er wiederholte solche Äußerungen oft, wobei die Sprechlautstärke sich zunehmend steigerte. Wies die Lehrerin ihn darauf hin, dass das Fenster schon offen sei, rief der Proband 2 laut „Nein!", und steigerte sich in einen Wutanfall hinein.

Diese Wutanfälle traten als herausforderndes Verhalten sehr oft während der Beobachtungssituationen auf, so z. B. bei dem beschriebenen Nichtbefolgen der Wünsche des Probanden, beim Stellen von Arbeitsaufträgen, vor allem aber auch in Situationen, in denen der Proband anscheinend den Überblick verlor. Letztgenanntes Problem trat oft bei

Veränderungen auf, wie z. B. bei Übergängen von einer Aktivität zu einer anderen oder der spontanen Auslassung bzw. Ergänzung von Aktivitäten.

Die Wutanfälle äußerten sich darin, dass Proband 2 begann, hektisch Luft zu holen. Meist konnte er von diesem Hyperventilieren nicht mehr abgelenkt werden, sodass sich dies zu einem „Luftanhalten" ausweitete. Proband 2 hörte dann so lange auf zu atmen, bis er blass bzw. blau im Gesicht wurde und ohnmächtig zu Boden sank. Für das Umfeld war dieses Verhalten in hohem Maße belastend.

Während der Beobachtung fiel außerdem auf, dass Proband 2 eine ungewöhnliche Kopfhaltung und abweichende Augenbewegungen zeigte. Er bewegte sich meist mit schräg gehaltenem Kopf und nach oben gerichteten Augen. Seine Aufmerksamkeit war häufig auf Muster an der Decke oder in der Ferne gerichtet. Diese benannte er zumeist auch, z. B.: „Ein roter Streifen!" Dem Probanden fiel es schwer, selbstständig laufend Hindernisse zu überwinden. Er stockte bei kleinen Absätzen (Teppichkanten) und konnte Treppen nur mit Hilfe steigen. Eine Sehhilfe verwendete er nach Angaben der Mutter nicht mehr, da er beim Tragen der Brille noch viel unsicherer gewesen sei.

Hervorstechende Begabungen wurden während der Verhaltensbeobachtungen im Bereich der Formen- und Buchstabenkenntnisse sowie der Kenntnis von Verkehrsschildern ersichtlich. Proband 2 konnte schon auf weite Entfernung Verkehrszeichen entdecken und benennen. Weiterhin erkannte er in der Form von Gebäuden, Bäumen etc. sofort Buchstaben („Das Haus ist ein D!"). Im Alltag suchte Proband 2 überall nach diesen Formen bzw. darin versteckten Buchstaben und war begeistert, wenn man mit ihm darüber redete.

Mit einem ***Elternfragebogen*** (Weißmeyer 2007) wurden die mit der Verhaltensbeobachtung erfassten Stärken und Schwächen des Probanden durch die Angaben der Bezugspersonen über vorhandene Kompetenzen in verschiedenen Entwicklungsbereichen ergänzt. Proband 2 interessierte sich vor allem für Verkehrsschilder, insbesondere Stoppschilder, Autos und Küchengeschirr. Im Alltag benötigte er bei vielen Handlungen Unterstützung, so z. B. beim Toilettengang, dem An- und Ausziehen, dem Zähneputzen etc.

Seine Mutter beschrieb weiterhin ein auffälliges Sozialverhalten. Proband 2 bekam Wutanfälle, wenn „etwas nicht nach seinem Kopf läuft", oder etwas Ungeplantes passierte. Er hielt dann die Luft an, bis die Lippen und das Gesicht blau wurden. Manchmal sei er schon kurzzeitig zu Boden gefallen und bewusstlos geworden. Seine Mutter gab an, dass das Ignorieren dieses Verhaltens die beste Reaktion sei und bereits zu einem leichten Rückgang dieser Wutanfälle im häuslichen Bereich geführt habe.

Proband 2 wurde leicht durch optische Reize, wie z. B. Lichtveränderungen oder Verkehrsschilder, sowie durch auditive Reize, wie z. B. eine Feuerwehrsirene oder Werkzeuggeräusche, abgelenkt. Er konnte sich verbal mitteilen und hatte nach Angaben der Mutter ein gutes Sprachverständnis.

Am 04.07.2005 wurde durch das Sozialpädiatrische Zentrum des Helios-Klinikums Erfurt (2005, 1) die ***Diagnose*** einer *„Mehrfachbehinderung auf Grundlage einer angeborenen Hirnfehlbildung…“* gestellt. Nach einem Erstkontakt im Autismuszentrum „Kleine Wege“ in Nordhausen wurde der Verdacht auf eine Autismusspektrumstörung geäußert und die Diagnostik mit ADI-R und ADOS in einer spezialisierten Einrichtung empfohlen. Diese wurde durch das Sozialpädiatrische Zentrum des Eichsfeld-Klinikums in Reifenstein 2006 durchgeführt und führte im Abschlussbericht vom 18.05.2006 zu den Diagnosen:

> *„Fokale Epilepsie G 40.1 nach ICD-10, Z. n. Neugeborenenanfällen P 90 nach ICD, V. a. mittelgradige Intelligenzminderung mit deutlichen und behandlungsbedürftigen autistischen Verhaltensweisen F 71.1 nach ICD bzw. frühkindlicher Autismus F 84.0 nach ICD.“* (Sozialpädiatrisches Zentrum Reifenstein 2006, 1)

Während des Untersuchungszeitraumes war der Proband anfallsfrei. Das seit dem 18.05.2006 gegebene antikonvulsive Medikament (Wirkstoff: Oxcarbazepin, Produktname:Trileptal-Saft) war bereits vor Untersuchungsbeginn abgesetzt worden.

Am 01.12.2006 wurde die Diagnose nochmals mit der CARS (Schopler et al. 1988) überprüft. Proband 2 erreichte einen Gesamtwert von 43 Punkten. Dies entspricht der Einstufung „schwer autistisch“ (37-60 Punktwerte).

Das ***herausfordernde Verhalten*** von Proband 2 wurde mit der NCBRF erfasst. Diesen füllten die Mutter, die Lehrerin und die Sonderpädagogische Fachkraft (SPF) aus. Die Ergebnisse sind in Tabelle 10 dargestellt.

	Eltern	Lehrerin	SPF
Problemverhalten	Prozentrang		
Oppositionell-aggressiv	60	60-70	60
Sozial unsicher	50	80	80
Hyperaktiv	65	25-50	50-60
Zwanghaft	25	80	90
Selbstverletzend	0	25-50	50
Reizempfindlich	<10	90	80-90
Positives Sozialverhalten	Rohwert		
Ruhig, kooperativ	11 (von 18)	9 (von 18)	8 (von 18)
Sozial angepasst	7 (von 12)	5 (von 12)	4 (von 12)

Tabelle 10: Ergebnisse der NCBRF für Proband 2

Tabelle 10 zeigt, dass Proband 2 in fast allen Verhaltenskategorien erhöhte Werte aufweist, entweder in der Schule oder in der Familie. Dies bedeutet, dass das herausfordernde Verhalten stärker ausgeprägt ist, als dies im Mittel der Gruppe geistig behinderter Kinder der Fall ist. Allerdings zeigen sich teilweise große Unterschiede zwischen der Einschätzung der Mutter und denen der Mitarbeiterinnen der Schule. Dabei ist, vergleichbar zu Proband 1, nicht endgültig zu klären, ob dies an situativen Unterschieden oder einem differenten Bewertungsverhalten lag.

Im Bereich des oppositionell-aggressiven Verhaltens wurde der Schweregrad von allen Beteiligten ähnlich bewertet. Neben den Kategorien der NCBRF wurde als häufigste Verhaltensauffälligkeit das lange Luftanhalten beschrieben. Dieses Verhalten belastete sein Umfeld und erschwerte die Beschulung (s. o.).

Die soziale Unsicherheit war nach Angaben der Lehrerin und der SPF in der Schule größer ausgeprägt als zu Hause. Vor allem der Umgang mit Gleichaltrigen, der in der Schule häufiger vorkam, schien dafür verantwortlich zu sein. Dies lässt die schriftliche Ergänzung der Lehrerin vermuten („Viele Konflikte mit Klassenkameraden"). Die Hyperaktivität war in der Schule etwas größer als zu Hause ausgeprägt. Im Bereich des zwanghaften Verhaltens lassen sich sehr deutliche Unterschiede zwischen dem häuslichen und schulischen Bereich ausmachen. Während die Mutter kaum solches Verhalten angab, wurden von der Lehrerin und der SPF viele dieser Verhaltensweisen aufgeführt. In der ergänzenden Verhaltensbeschreibung nannten die Mitarbeiterinnen der Schule Rituale wie „Fenster schließen und öffnen", „Licht an- und ausschalten" etc.

Ebenso deutliche Unterschiede zeigten sich in der Reizempfindlichkeit. Die Mitarbeiter der Schule stellten hierbei eine sehr große Empfindlichkeit fest, nur ca. 10% der geistig behinderten Kinder aus der Normierungsgruppe waren reizempfindlicher. Im Gegensatz dazu konnte die Mutter nur bei wenigen Fragen, die die Reizempfindlichkeit betrafen, zustimmen. Es ist zu vermuten, dass aufgrund der Anforderungen der Schule die Reizempfindlichkeit deutlicher wurde, als dies im häuslichen Umfeld der Fall war. Selbstverletzendes Verhalten trat zu Hause nicht und in der Schule gelegentlich auf.

Im Bereich des positiven Sozialverhaltens zeigte der Proband beim kooperativen Verhalten mehr Entwicklungsansätze als bei der sozialen Angepasstheit. Die Beobachterinnen benannten die Einzelarbeit und das Erfüllen kleiner Aufträge in einem ruhigen Umfeld als Rahmenbedingungen dafür, dass sich der Proband kooperativ verhält. Zu Hause konnte sich der Proband, soweit kein Besuch anwesend war, nach Angaben der Mutter sozial angemessen benehmen.

Der ***Entwicklungsstand*** wurde mit dem PEP-3 erfasst (Mühl 2007) und wird in Tabelle 11 im Überblick dargestellt.

	Entwicklungsalter in Monaten	Prozentrang
Communication-Composite	24	23
Motor-Composite	21	2
Maladaptive-Behavior-Composite	-	6
Personal-Self-Care	34	59

Tabelle 11: Leistungen des Probanden 2 im PEP-3

Proband 2 erreichte in den Skalen des „Communication-Composite“ ein Entwicklungsalter von rund 24 Monaten und im Bereich des „Motor-Composite“ ein Entwicklungsalter von 21 Monaten. Im Bereich der „Personal-Self-Care“ entsprechen die Leistungen des Probanden denen eines 34 Monate alten Kindes. Die deutlichen Unterschiede im Entwicklungsalter zwischen den „Composites“ weisen auf ein unebenes Entwicklungsprofil hin. Dieses wird auch im Vergleich des Probanden zur Normstichprobe der autistischen Kinder deutlich.

Im Vergleich zur autistischen Stichprobe liegen die Leistungen des Probanden zwischen einem PR von kleiner 3 (Grobmotorik) und einem PR von 41 (Soziale Gegenseitigkeit). In der Zusammenfassung der Einzelskalen erreichte der Proband im „Communication-Composite“ einen PR

von 23, im „Motor-Composite“ einen PR von 2, im „Maladaptive-Behavior-Composite“ einen PR von 6 und in der „Personal-Self-Care“ einen PR von 59. Dies entspricht laut PEP-Manual bei den ersten drei Bereichen einer „schweren Entwicklungsverzögerung“ (PR <25) und im Bereich der „Personal-Self-Care“ einer „moderaten Entwicklungsverzögerung“. Dabei sei nochmals darauf hingewiesen, dass als Referenzgruppe die Stichprobe der autistischen Kinder gilt. Deutlich ist jedoch eine Spitze im „Communication-Composite“ erkennbar (PR 23), die auf den Stärken im Bereich der expressiven und rezeptiven Sprache (PR 26 und 28) beruht. Im Vergleich zu den anderen Leistungen waren auch die Fähigkeiten zur sozialen Gegenseitigkeit (PR 41) überdurchschnittlich ausgeprägt.
Es traten in allen Bereichen teilweise gekonnte Fähigkeiten auf, vor allem in den Bereichen Sprachverständnis (9 teilweise gekonnte Items) und Feinmotorik (10 teilweise gekonnte Items).

Zur Feststellung der ***Intelligenz*** wurde auf die Ergebnisse der testpsychologischen Untersuchung vom 18.01.2006 zurückgegriffen. Dort wiesen die, mit dem SON-R 2½-7 gemessenen Testergebnisse *„mit 80%-iger Wahrscheinlichkeit auf einen zu erwartenden IQ unter 50 hin…“* (Sozialpädiatrisches Zentrum Reifenstein 2006, 4).

Zur Messung der Intelligenz im Rahmen dieser Arbeit kam am 08.12.2006 die K-ABC (Melchers & Preuß 2001) zum Einsatz (s. Hausmann 2007). Die erbrachten Testleistungen wurden ausschließlich qualitativ ausgewertet, da Proband 2 innerhalb der Skala ganzheitlichen Denkens in drei Untertests keine verwertbaren Leistungen erbrachte (0 Rohwertpunkte; s. Tab. 12).

	Rohwerte	**Skalenwerte**	
		Skala einzelheitlichen Denkens	Skala ganzheitlichen Denkens
1. Zauberfenster		-	-
2. Wiedererkennen von Gesichtern		-	-
3. Handbewegungen	2	1	
4. Gestaltschließen	1		1
5. Zahlennachsprechen	5	4	
6. Dreiecke	0		1
7. Wortreihe	2	2	
8. Bildhaftes Ergänzen	2		3

9. Räumliches Gedächtnis	0		3
10.Fotoserie	0		4
Summe der Untertestskalenwerte		7	12

Tabelle 12: Ergebnisse der K-ABC (aus: Hausmann 2007, 89)

Proband 2 erreichte nach dem Bericht von Hausmann (2007) bessere Ergebnisse in der Skala einzelheitlichen als in der Skala ganzheitlichen Denkens. Hausmann vermutete, dass dies mit Schwächen im ganzheitlichen Denken, wie z. B. in der räumlich-gestalthaften Erfassung von Gegenständen, Bildern oder Symbolen, zusammenhing.

Ergänzend zur K-ABC wurde am 14.12.2006 die CPM angewendet. Die in der CPM erreichte Leistung entspricht einem PR von 1, bzw. einem IQ von 65. Während der Testdurchführung wurde eine wiederkehrende Auswahl der Muster deutlich. Proband 2 wählte häufig interessenbezogene geometrische Formen aus (z. B. Muster mit Kreuzen) und hielt sich somit nicht an die Testinstruktion. Während des Teils B musste die Testdurchführung aufgrund von Verhaltensproblemen (Luftanhalten) abgebrochen werden.

Das ***adaptive Verhalten*** wurde für Proband 2 von Hartwig (2007) mit der VABS-II erfasst (Ergebnisse in Tab. 13).

	Standardwert (SW)	**V-Scale Score**
Kommunikation	74	-
Alltagsfähigkeiten	77	-
Sozialisation	68	-
Adaptive Behavior Composite	66	-
Herausforderndes Verhalten	-	21

Tabelle 13: Leistungen des Probanden 2 in den VABS-II

Proband 2 erreichte im Bereich Kommunikation einen SW von 74, im Bereich Alltagsfähigkeiten einen SW von 77, und im Bereich Kommunikation einen SW von 68.
Insgesamt ergibt dies einen „Adaptive Behavior Composite“ von 66. Dieser liegt zwei Standardabweichungen unter dem Mittelwert, was auf eine deutliche Beeinträchtigung des adaptiven Verhaltens hinweist. Im

Bereich des herausfordernden Verhaltens wurde ein „V-Scale Score" von 21 erreicht. Dieser bedeutet, dass die Verhaltensschwierigkeiten klinische Signifikanz erreichen.

Die Untersuchung der ***exekutiven Dysfunktionen*** von Flögel (2007) mit dem BRIEF-P ergab in allen Bereichen deutliche Auffälligkeiten. In Tabelle 14 sind die Ergebnisse für Proband 2 dargestellt.

	T-Wert (Normen für unter 6-Jährige)
Inhibitory Self-Control Index	71
Flexibility Index	63
Emergent Metacognition Index	73
Global Executive Composite	73

Tabelle 14: Leistungen des Probanden 2 im BRIEF-P

Im „Inhibitory Self-Control Index" erreichte Proband 2 einen T-Wert von 71 (Normen für unter 6-Jährige). Dies entspricht einer ausgeprägten Dysfunktion in diesem Bereich. Die Beeinträchtigungen zeigten sich unter anderem in der erschwerten Handlungskontrolle und dem hyperaktiven Verhalten von Proband 2 in der Schule und dem Elternhaus.

Im „Flexibility Index" konnte ein T-Wert von 63 (Normen für unter 6-Jährige) gemessen werden. Dieser liegt im klinisch auffälligen Bereich und an der Grenze zu einer erheblichen exekutiven Dysfunktion (T-Werte >65). Die mangelnde Flexibilität des Probanden wurde im Alltag in verschiedenen Bereichen deutlich: beispielsweise im Wunsch, täglich den gleichen Weg zu benutzen und in seinen wiederkehrenden Reden über gleiche Themen, z. B. über Verkehrsschilder.

Der „Emergent Metacognition Index" erreichte einen T-Wert von 73 (Normen für unter 6-Jährige), was einer erheblichen Dysfunktion innerhalb dieses Bereiches entspricht. Diesbezüglich wurde von den Eltern angegeben, dass es Proband 2 sehr schwer falle, Aufgaben zu planen, zu initiieren und deren Grundgedanken nicht aus den Augen zu verlieren.

Zusammengefasst erreichte Proband 2 im „Global Executive Composite" einen T-Wert von 73 (Normen für unter 6-Jährige). Es liegen somit stark beeinträchtigte exekutive Funktionen vor.

Insgesamt ist der Autismus bei Proband 2 weniger typisch ausgeprägt als bei Proband 1. Es zeigten sich für Autismus ungewöhnliche Stärken in der Kommunikation und Interaktion (PEP-3, VABS-II). Im Bereich der Kommunikation fielen jedoch ein stereotyper Sprachgebrauch und ein deutlich eingeschränktes Sprachverständnis auf (PEP-3, VABS-II). Im kognitiven Bereich (K-ABC, CPM) lagen die Leistungen von Proband 2 wahrscheinlich unter seinen Möglichkeiten, da seine Aufgabenhaltung sehr eingeschränkt war. Die Defizite in der Leistungsbereitschaft wurden zusätzlich durch das perseverierende Festhalten an den Spezialinteressen (Stoppschilder, geometrische Formen, Muster etc.) vermehrt (BRIEF-P). Das herausfordernde Verhalten, das vor allem in Anforderungssituationen auftrat, belastete sein Umfeld stark (NCBRF).

7. Rahmenbedingungen

Nach der Darstellung der Probandeneigenschaften ist es zur Beurteilung eines eventuellen Therapieeffektes notwendig, weitere Rahmenbedingungen der Untersuchung zu berücksichtigen. Dies betrifft vor allem die Untersuchungsräume und die während der Untersuchungsphasen verwendeten Materialen. Beides wird in den folgenden Kapiteln beschrieben.

7.1. Untersuchungsräume

Die Diagnostik und die Untersuchung fanden im Autismuszentrum „Kleine Wege", Pförtchenstraße 2, in 99096-Erfurt statt. Am 27.04.2007 zog das Autismuszentrum in neue Praxisräume in der Reichartstraße 4 in 99094-Erfurt um. Dort wurde die Untersuchung weitergeführt.

Bei der Planung der Untersuchung wurde festgelegt, dass zusätzlich eine Generalisierungsphase und eine Messung der Nachhaltigkeit erfolgen sollen (s. Kap. II.2).
Die Messung der Generalisierung fand für Proband 1 in der „CJD-Christophorusschule" in Erfurt statt. Für Proband 2 wurde die Übertragung des Gelernten in der „Stiftung Finneck/Außenstelle Sömmerda" überprüft.
Die Untersuchung zur Nachhaltigkeit fand für Proband 1 wieder im Autismuszentrum statt. Für Proband 2 wurde die Nachhaltigkeit in einer Grundschule, der „Lindenschule" in Sömmerda, festgestellt.

In der Pförtchenstraße fand die Diagnostik in einem ca. 4x5 Meter großen „Frühförderraum" und einem ca. 7x6 Meter großen „Bewegungsraum" statt. Die Untersuchung begann im „Frühförderraum". Dieser war gelb gestrichen und bestand aus einem Arbeitsbereich und einem durch einen Teppich strukturierten Bereich zur Beschäftigung auf dem Boden (Anhang 7, Abb. 10).
Während der ersten Interventionsphase wechselte Proband 1 in den „Arbeitsraum". Dieser war von Größe und Ausstattung identisch mit dem „Frühförderraum", unterschied sich jedoch durch den grünen Wandanstrich. Proband 2 blieb im „Frühförderraum".

Nach dem Umzug in die Reichartstraße fanden alle weiteren Phasen der Untersuchung für Proband 1 im „Arbeitsraum" (Anhang 10, Abb. 25) und für Proband 2 im „Frühförderraum" (im Ausschnitt in Anhang 12, Abb. 32) statt. Die Generalisierungsphase fand für Proband 1 in einem ca. 10x7 Meter großen multifunktionellen Förderraum und für Proband 2 in einem abgegrenzten Arbeitsbereich auf dem Schulflur statt.

Die Räumlichkeiten unterschieden sich erheblich in ihrer Eignung für Kinder mit Autismus. Die Räume in der Pförtchenstraße waren reizarm eingerichtet. Durch eine vorbeiführende viel befahrene Straße war jedoch ein kontinuierlicher und durch Krankenwagen und Lastwagen veränderlicher Geräuschpegel vorhanden, der mitunter zur Ablenkung der Probanden führte. In der Reichartstraße waren die Räume in ihrer reizarmen Ausstattung identisch, die Umgebungsgeräusche waren jedoch erheblich reduziert.

Der multifunktionelle Förderraum, in dem die Übertragungsphase für Proband 1 stattfand, war reizarm eingerichtet, wobei sich jedoch einiges an nicht benutztem Material im Raum befand (Bälle, Schaukel, Montessori-Regal etc.). Ablenkend könnte außerdem eine durchgehende Fensterfront in Blickrichtung des Probanden gewesen sein. Äußerst ungünstig erwies sich der Untersuchungsraum während der Generalisierungsphase für Proband 2. So herrschte ein konstant hoher Geräuschpegel im Schulflur, der durch Türenschlagen etc. erhöht wurde. Auch vorbeilaufende Lehrer und Schüler sorgten für Ablenkung.

7.2. Untersuchungsmaterial

Während der Diagnostikphase wurde das entsprechende Testmaterial verwendet. Zusätzlich wurden ein Tisch und ein Stuhl benötigt. Die Diagnostik wurde mit einer Videokamera aufgezeichnet. Diese stand auf einem Stativ und wurde vom Untersuchungsleiter bedient, während die Studenten das diagnostische Verfahren durchführten.

Während der Grundratenphase wurden ein Tisch und ein Stuhl verwendet, auf dem die Probanden während der Bearbeitung der Aufgaben saßen. Die angebotenen Aufgaben entsprachen dem in der Schule verwendeten Material und werden in Kapitel III.8.1 ausführlicher beschrieben. Zusätzlich wurden Plastikkörbe verwendet, um das Material zusammenzuhalten.

Während der Interventionsphasen wurden zusätzlich zu dem in der Grundratenphase verwendeten Material noch eine blaue Decke und eine rote Fertigkiste benutzt. Das Material wurde in Aufgabenmappen, auf mit Filz bezogenen Holzbrettern oder in Schuhkartons strukturiert und mit Klettband fixiert. Ausführlicher wird das in der Interventionsphase verwendete Material in Kapitel III.8.2 dargestellt.

Zur Videoaufzeichnung wurde eine Handkamera benutzt. Diese bediente anfangs eine Studentin. Als sich die Kinder im Verlauf der Untersuchung kaum noch vom Tisch entfernten, wurde die Kamera auf ein Stativ gestellt. Zur Codierung der Videos wurden ein Laptop, eine Stoppuhr und ein CD-Player verwendet.

8. Ablauf der Untersuchung

Die Förderstunden der Untersuchung fanden einmal wöchentlich fast ausnahmslos an stets dem gleichen Wochentag (Freitag) statt.

Proband 1 wurde vom Untersuchungsleiter gegen 8.00 Uhr mit dem Auto aus dem Wohnheim abgeholt und in das Autismuszentrum gefahren. Während des Umziehens im Wohnheim wurden Verhaltensbesonderheiten und die Tagesverfassung am Morgen erfragt und protokolliert. Nach ca. 15 Minuten Fahrt kam Proband 1 im Autismuszentrum an. Dort zog er sich in der Garderobe aus und wurde dann durch verbale und körperliche Hilfestellung (Führen) in den Untersuchungsraum geleitet. Nach Einführung des visuellen Zeitplans wurde er zu Beginn auf diesen orientiert.

Jede Förderstunde, das heißt die gesamte Zeit, die der Proband im Zentrum anwesend war, beinhaltete zwei Lernphasen (die Untersuchungsphasen). Die Lernphasen wurden durch Pausen unterbrochen. Insgesamt dauerte eine Förderstunde 30 bis 45 Minuten und eine Lernphase sechs bis 15 Minuten. Für Proband 1 ergab sich folgender Ablauf der Förderstunden:

1. Lernphase 1 (Grundraten- oder Interventionsphase)
2. Pause, z. B. Schaukeln oder Anschauen eines Buches
3. Lernphase 2 (Grundraten- oder Interventionsphase)
4. Wegeaufgabe, z. B. Flaschen in den Keller bringen

Diese Reihenfolge wurde meist beibehalten, allerdings kam es durch Zeitdruck manchmal dazu, dass der vierte Teil (Wegeaufgabe) weggelassen werden musste. Weiterhin wurde bei einem verspäteten Therapiebeginn in drei von 18 Förderstunden nur eine Lernphase durchgeführt und aufgezeichnet (am 30.03.2007, 11.05.2007 und 29.06.2007). Nach Abschluss der Förderstunde wurde Proband 1 in die Schule gefahren.
Während des Untersuchungsverlaufs gab es einige Unterbrechungen durch Krankheit des Probanden sowie Urlaube in den Schulferien. Die längste Unterbrechung ergab sich zwischen dem 23.02.2007 und dem 23.03.2007.

Proband 2 wurde um 10.30 Uhr von der Mutter in der Schule abgeholt und zum Autismuszentrum gefahren. Er kam nach ca. 30 Minuten Fahrt gegen 11.00 Uhr an. Vor der Abfahrt hatte er Schwimmunterricht in der Schule.

Proband 2 zog sich nach dem Ankommen in der Garderobe aus. Anschließend wurde er durch einen verbalen Hinweis für die Lernphase motiviert und später auf seinen visuellen Zeitplan orientiert. Seine Mutter wartete währenddessen in einem separaten Raum. Nach der Förderung wurde sie über Verhaltensbesonderheiten und die Tagesverfassung befragt.

Auch bei Proband 2 wurden zwei durch eine Pause unterbrochene Lernphasen durchgeführt. Die gesamte Förderstunde dauerte 45 bis 60 Minuten und die Lernphasen sechs bis 20 Minuten. Der Ablauf der Förderstunden wurde für Proband 2 wie folgt gestaltet:

1. Lernphase 1 (Grundraten- oder Interventionsphase)
2. Schüttübungen im Bad (z. B. Mohn oder Reis in einer Schüssel umschütten)
3. Lernphase 2 (Grundraten- oder Interventionsphase)
4. Wegeaufgabe (z. B. Blumen gießen)
5. Imbiss

Die Reihenfolge wurde wie bei Proband 1 meist beibehalten, manchmal jedoch nach pädagogischem Ermessen modifiziert. So wurden auch andere Wegeaufgaben als „Blumen gießen" angeboten, die Schüttübungen kontinuierlich verändert und durch andere Beschäftigungen, wie z. B. dem Malen mit Wasserfarben auf der Glastür im Bad, ergänzt.

In der Förderstunde am 12.01.2007 konnte aufgrund von massiven Verhaltensproblemen nur eine Phase durchgeführt und aufgezeichnet werden. Am 09.03.2007 und am 15.06.2007 war dies ebenso der Fall, wobei hier der Grund der verspätete Beginn der Förderstunde (und der damit verbundene Zeitdruck der Mutter, mittags zu Hause zu sein) war.
Bedingt durch das defekte Auto der Mutter kam es zu einer längeren Unterbrechung der Phase B_1 zwischen dem 16.03.2007 und dem 18.05.2007. Ansonsten gab es nur kurze krankheits- und urlaubsbedingte Unterbrechungen.

8.1. Erste Grundratenphase (A_1)

In Vorbereitung der Grundrate wurden die Probanden beim Lernen in den jeweiligen Schulen beobachtet. Hinsichtlich der Lernsituation in der Schule ließ sich Folgendes feststellen:
Proband 1 wurden in Einzelfördersituationen kurze Aufgaben angeboten. Dazu saß er an einem Arbeitstisch, der gleichzeitig auch als Esstisch

diente. Sein Blick war in die Klasse gerichtet. In Blickrichtung befanden sich ein Regal mit Arbeitsmaterial sowie eine Tür zur Garderobe.
Proband 2 schaute von seinem Arbeitstisch gleichzeitig auf die Tür zum Flur, auf die Tafel und auf ein Regal mit Arbeitsmaterialien. Am Arbeitsplatz war dem Probanden eine Aufgabenbearbeitung nicht möglich, vermutlich wegen der Doppelfunktion des Tisches (Ess- und Arbeitstisch) und die Vielzahl an ablenkenden Reizen (Blick in das Klassenzimmer, Ausgangstür). Der Proband 2 konnte deshalb nicht am Tisch beschäftigt werden. Er lief stattdessen im Klassenraum umher, schaute aus dem Fenster oder beschäftigte sich auf dem Fußboden mit selbst gewähltem Material.

Die Lernbedingungen der Schulen wurden als ***„natürlich-unstrukturiertes Arbeitsumfeld"*** in das Autismuszentrum übertragen und als unabhängige Variable der Grundratenphasen definiert (s. Kap. III.4).
Der Arbeitstisch wurde mit Blick auf das Fenster und ein Materialregal aufgestellt und auch für andere Aktivitäten genutzt (Anhang 7, Abb. 16 und 17). Weiterhin wurden die Aufgaben im Originalzustand ohne zusätzliche visuelle Strukturierung angeboten. Teilweise war es jedoch notwendig, das Arbeitsmaterial durch Aufgabenkörbe zusammenzuhalten, wie z. B. die Knöpfe zum Fädeln. Es wurden nur solche Aufgaben ausgewählt, die die Probanden in der Schule ebenso bearbeitet hatten und die ihnen nach Aussagen der Eltern (Elternfragebogen, s. Kap III.6.2) sowie der Lehrerinnen Freude machten.

In Tabelle 15 sind alle, in der ersten Grundratenphase verwendeten Aufgaben aufgelistet. In Anhang 8, Abbildungen 18 bis 22 finden sich zusätzlich Bildbeispiele für einige Aufgaben.

	Proband 1	*Proband 2*
Aufgabe	- Achtteiliges Puzzle aus Holz zum Einsetzen „Feuerwehr" - Verschiedenfarbige große Knöpfe auf Pfeifenputzer auffädeln - Neun Abbildungen auf 5x5cm großen Holztafeln der gleichen Abbildung auf einem Brett zuordnen - Dreiteiliges Puzzle zum Einsetzen „Kinder anziehen" - 5x5cm große Bildkarten aus einem Memoryspiel den entsprechenden Gegenstücken zuordnen - Zweiteiliges Puzzle „Tiere" und „Fahrzeuge" - Spielkarten aus einem Skatspiel sortieren	- Domino legen „Verkehrsschilder" - Kleine Plastikkörbe nach der Farbe sortieren - Zweiteiliges Puzzle „Tiere" - Abbildungen von Haushaltsgeräten den gleichen Bildern zuordnen - Fünfteiliges Puzzle „Tiere" - Achtteiliges Puzzle aus Holz zum Einsetzen „Feuerwehr" - Farbige Kugeln in einer „Motorikschleife" ordnen - Buchstaben zuordnen - Abbildungen von Autos und Lastwagen nach diesen Kategorien sortieren - Tiere zählen und Zahlen zuordnen - Mengen als Punktabbildung abzählen und der Zahl zuordnen

Tabelle 15: Aufgaben in der ersten Grundratenphase

In jeder Lernphase lagen drei bis sechs Aufgaben auf dem Tisch vor den Probanden (Anhang 7, Abb. 17). Nachdem sich der Proband gesetzt hatte oder am Tisch stand, wählte er oder der Therapeut eine Aufgabe zur Bearbeitung aus und zog diese zu sich heran. Fertige Aufgaben wurden wieder vor die Probanden auf den Tisch zurückgelegt, sodass nicht gleich erkennbar war, welche Aufgaben bereits erledigt waren.

Der Therapeut verhielt sich gemäß den ***Regeln zum Therapeutenverhalten*** (s. Kap. III.5). Verließen die Probanden den Raum, ging der Therapeut ihnen nach und forderte sie verbal und durch Gesten auf „XY, komm wir gehen lernen!" Er wendete keine körperlichen Hilfen (Führen an der Hand etc.) an, um die Probanden wieder in den Untersuchungsraum zu lenken.

Im Verlauf der ersten Grundratenphase wurde für beide Probanden ein ***visueller Zeitplan*** eingeführt. Dies wurde notwendig, da es vor, zwischen und nach den Untersuchungsphasen zu Verhaltensproblemen kam. Diese beruhten bei beiden Probanden vermutlich auf einem für sie nicht vorhersehbaren Wechsel der Aktivitäten. Proband 1 reagierte mit Wutanfällen und Weinen, Proband 2 mit dem schon beschriebenen Hyperventilieren. Es erschien daher ethisch nicht vertretbar, diese Schwierigkeiten aufgrund forschungsmethodischer Überlegungen bestehen zu lassen. Als Kompromiss aus untersuchungsmethodischer und pädagogischer Sicht wurde deshalb zu diesem frühen Zeitpunkt solch ein Zeitplan eingeführt (s. Kap. III.5).
Die Zeitpläne beinhalteten bei beiden Probanden eine Abfolge von Fotos und Symbolen (Anhang 9, Abb. 23 und 24). Die Probanden schauten auf ihre Pläne und nahmen die oberste Bildkarte ab. Mit dieser gingen sie zum Ort der Aktivität. Dort fanden sie eine identische Bildkarte vor, an der sie ihre Karte anhefteten („Einchecken"). Der Plan und das System des „Eincheckens" wurden während der gesamten weiteren Untersuchung konstant beibehalten.

Die Kamerafrau filmte während der ersten Grundratenphase von einem Stuhl in der Ecke des Raums aus und folgte den Probanden, wenn diese aus dem Raum liefen. Im weiteren Verlauf, als ein Stativ verwendet wurde, schaltete der Therapeut beim Betreten des Raums die Kamera an und nach Ende der Lernphase wieder aus.

Die erste Grundratenphase sollte nach Kern (1997) so lange andauern, bis sich ein stabiler Datenverlauf ohne allzu große Schwankungen eingepegelt hat. Die Grundratenphase sollte jedoch mindestens vier Durchläufe beinhalten.
Diese Vorgehensweise ist nur bei Untersuchungen möglich, bei denen die Beobachter die Daten nach jeder Förderstunde sofort auswerten. In der hier vorliegenden Untersuchung wurden die Lernphasen aus ökonomischen Gründen jedoch auf Video aufgezeichnet und erst nach Ende der gesamten Untersuchung ausgewertet. Deshalb wurde die Länge der ersten Grundratenphase ad hoc auf fünf Förderstunden mit jeweils zwei Lernphasen festgelegt. Die erste Grundratenphase dauerte somit für Proband 1 fünf Förderstunden mit insgesamt zehn Lernphasen. Für Proband 2 nahm die erste Grundratenphase ebenso fünf Förderstunden in Anspruch, die allerdings insgesamt nur neun Lernphasen enthielten.

8.2. Erste Interventionsphase (B_1)

Die Intervention begann mit dem ersten Schritt des „Konzeptes zum Aufbau von Handlungsmotivation" (KAHM). Dazu wurden die beobachteten und im Elternfragebogen (s. Kap III.6.2) erfragten Interessen der Probanden in der Förderung „gespiegelt". Im Hinblick auf die Gleichhaltung von möglichen Störvariablen, in diesem Fall besonders das Verhalten des Therapeuten (s. Kap. III.5), musste der erste Schritt des KAHM in der Untersuchungssituation eingeschränkt und später in anderen Therapiesituationen nachgeholt werden. So wurden z. B. bei Proband 2, neben der gemeinsamen Beschäftigung mit „Stoppschildaufgaben" in der Interventionsphase, auch die Pausenaktivitäten, wie z. B. die „Schüttaufgaben" (s. o.), genutzt, um seine Interessen zu spiegeln.

Die Arbeit am Tisch wurde für beide Probanden mit Schritt zwei des KAHM, dem „Aufbau von Handlungsmotivation", fortgesetzt. Als Zwischenschritte wurden ein „situationsrelevantes Merkmal eingeführt", das „interessenbezogene Material erweitert" und durch „kurze interessengebundene Aufgaben" ergänzt.

Die folgende Übertragungsphase („Dritter Schritt: Handlungsraum erweitern") sollte laut Untersuchungsplan zeitlich verschoben werden und erst in der Erprobung des Strukturierten Arbeitssystems in der Schule (Generalisierung, s. weiter unten) erfolgen. Aufgrund des ungeplanten Umzuges in die neue Praxis während der ersten Interventionsphase ergab sich dieser Schritt jedoch, wie durch das KAHM vorgegeben, von selbst.

Der anschließende vierte Schritt, „Arbeitsroutinen und Zeitabläufe erfahren", schloss den in der Untersuchung verwendeten Teil des KAHM ab. Dieser Schritt war dann vollzogen, wenn die Probanden neue Aufgaben selbstständig aus dem Regal nahmen und erledigte Aufgaben in die Fertigkiste ablegten. Hatten die Probanden das Strukturierte Arbeitssystem sozusagen „erworben", wurden die interessenbezogenen Aufgaben schrittweise durch interessenunabhängige Aufgaben ersetzt.

Der beschriebene Ablauf des KAHM gibt den methodischen Weg der Förderung vor. Die verwendeten Materialien orientieren sich am Strukturierten Unterrichten des TEACCH-Ansatzes. Es wurden sowohl die Vorschläge zur Gestaltung eines Strukturierten Arbeitssystems als auch die Richtlinien zur Materialgestaltung umgesetzt (s. Kap. I.4.2).

Weiterhin wurden die Aufgaben visuell übersichtlich organisiert, die Materialanordnung ließ erkennen, was zu tun ist, und wichtige Aspekte der Aufgabe wurden hervorgehoben bzw. unwichtige Details weggelassen (Häußler 2005).

Das Verhalten des Therapeuten veränderte sich im Vergleich zur ersten Grundratenphase nicht (s. Kap. III.5, Regeln zum Therapeutenverhalten).

Die Umsetzung des KAHM, die inhaltliche Ausrichtung sowie die genaue Gestaltung des Arbeitssystems und der Aufgaben werden im Folgenden für beide Probanden beschrieben.

Für ***Proband 1*** wurde ein Strukturiertes Arbeitssystem entwickelt. Der Arbeitstisch stand an der Wand, sodass der Blick des Probanden auf die Wand gerichtet war. Links neben dem Arbeitstisch stand ein Regal, in dem alle Aufgaben sichtbar platziert waren. Rechts neben dem Tisch stand eine 40x20 Zentimeter große, rot angestrichene Fertigkiste. Am Tisch wurde ein Körbchen befestigt, in das Proband 1 sein Plansymbol legen konnte („Einchecken"). Das bedeutete, dass Proband 1 sein Symbol (eine Karte mit einem Stück der blauen Decke) vom Plan abnahm, zu seinem Arbeitstisch ging und es dort in den Korb legte, in dem sich als Kontrolle dasselbe Symbol befand.
Durch den Umzug reduzierte sich das Maß der Reizabschirmung. Der Tisch stand weiterhin an der Wand, das Regal jedoch vor einem Fenster, durch das Proband 1 hinausschauen konnte. In Anhang 10 Abbildung 25 ist der Arbeitsplatz des Probanden 1 nach dem Umzug dargestellt (die Gestaltung war identisch zum Arbeitsplatz in den alten Praxisräumen).
Nach Beendigung der Arbeitsphase nahm sich Proband 1 eine Symbolkarte vom Aufgabenregal ab, auf der sein Name stand. Diese nahm er mit zum Zeitplan und „checkte" dort ein. Das Arbeitssystem wurde für die Phasen B_1, B_2 und die Phase „Nachhaltigkeit" beibehalten.

Das KAHM begann für Proband 1 mit dem Spiegeln seiner Interessen. Dies wurde während der Untersuchung in interessenbezogenen Aufgaben und außerhalb der Untersuchungssituation in gemeinsamen Aktivitäten umgesetzt. Als situationsrelevantes Merkmal („Zweiter Schritt: Aufbau von Handlungsmotivation") wurde eine blaue Decke auf den Tisch gelegt. Weiterhin wurden fertige Aufgaben von Beginn an in der roten Fertigkiste abgelegt.

Die Aufgaben wurden anhand der Interessen von Proband 1 ausgewählt. Gemäß der Leitlinien der Aufgabengestaltung wurden diese auf Holztabletts befestigt und das Material so angeordnet, dass es die Aufgabenstellung verdeutlichte. Überflüssiges Material und ablenkende Details wurden aus den Aufgaben entfernt. Zu Beginn kamen kurze interessenbezogene Aufgaben zum Einsatz. Ziel war zu diesem Zeitpunkt noch nicht, anspruchsvolle Aufgaben zu bewältigen, sondern das Arbeitssystem zu erlernen. Die Aufgaben konnten aufgrund der schnellen Fortschritte von Proband 1 jedoch bald in Qualität und Quantität erweitert werden. Dies heißt, dass gemäß Schritt vier des KAHM sowohl schwerere und längere als auch Aufgaben ohne Interessenbezug eingeführt wurden. In Tabelle 16 sind die in der ersten Interventionsphase verwendeten Aufgaben aufgelistet. Eine Auswahl der Aufgaben wird in Anhang 11, Abbildungen 26 bis 30 bildhaft dargestellt.

Aufgabenniveau	Aufgaben für Proband 1
Interessenbezogene und interessengebundene Aufgaben	- Achtteiliges Puzzle aus Holz zum Einsetzen „Feuerwehr“ - Verschiedenfarbige große Knöpfe auf Pfeifenputzer auffädeln - Neun Abbildungen auf 5x5cm großen Holztafeln der gleichen Abbildung auf einem Brett zuordnen - Zahlen und Buchstaben den gleichen Zahlen bzw. Buchstaben zuordnen - Abbildungen von Lastwagen den gleichen Bildern zuordnen - Details, wie z. B. eine Ampel, auf einem Suchbild wiederfinden - Abbildungen von Lastwagen auf einem Bild der Größe nach sortieren - „Lastwagenpuzzle“ - Markennamen von Motorrädern den Bildern von Motorrädern zuordnen
Interessengelöste Aufgaben	- Holzteile nach einer Vorlage auf Stäbe aufstecken - Geometrische Formen zuordnen - Abbildungen von Autokennzeichen sortieren - Ganzwörter den Abbildungen zuordnen

Tabelle 16: Aufgaben für Proband 1 in der ersten Interventionsphase

Die erste Interventionsphase dauerte für Proband 1 insgesamt sieben Förderstunden mit 12 Lernphasen.

Für **_Proband 2_** wurde das Strukturierte Arbeitssystem zuerst auf dem Fußboden gestaltet. Die zu verwendenden Aufgaben standen auf der linken Seite. Rechts neben dem Probanden stand eine 40x20 Zentimeter große, rot angestrichene Fertigkiste (Anhang 12, Abb. 31). In Blickrichtung des Probanden befand sich eine Wand, die Eingangstür zum Raum war hinter ihm.

Ab dem fünften Untersuchungstermin der ersten Interventionsphase (18.05.2007) arbeitete Proband 2 am Tisch (Anhang 12, Abb. 32). Dazu stand links vom Tisch ein Aufgabenregal mit allen zu verwendenden Aufgaben. Die Fertigkiste stand rechts neben dem Tisch. Der Tisch wurde zur Wand ausgerichtet, sodass ein hohes Maß an Reizabschirmung gegeben war. Zusätzlich wurde der Tisch durch ein Paravent auf der linken Seite abgeschirmt. Am Tisch wurde ein Kästchen zum „Einchecken" befestigt. Dieses erfolgte analog zu Proband 1. Nach dem Lernen am Tisch nahm sich Proband 2 vom Tisch das Plansymbol (ein Stoppschild) und ging damit zu seinem Plan.

Das KAHM begann bei Proband 2 mit dem ersten Schritt, dem „Spiegeln der Interessen". Dazu wurden am Fußboden interessenbezogene Aufgaben gemeinsam bearbeitet. Gleichzeitig spiegelte der Therapeut in anderen Therapiesituationen das Interesse des Probanden, z. B. bei den Schüttübungen. Von Beginn an wurde als situationsrelevantes Merkmal eine blaue Decke auf den Fußboden ausgelegt („Zweiter Schritt: Aufbau von Handlungsmotivation"). Der Platz des situationsrelevanten Merkmals wurde ab dem 18.05.2007 verändert, die blaue Decke lag jetzt auf dem Tisch („Dritter Schritt: Handlungsraum erweitern"). Proband 2 konnte so die Situation wiedererkennen und sich auf das Lernen am Tisch einlassen.

Durch den Umzug in die neue Praxis wurde das Arbeitssystem wie bei Proband 1 in einen neuen Handlungsraum übertragen, wie es dem dritten Schritt des KAHM entspricht. Der vierte Schritt („Arbeitsroutinen und Zeitabläufe erfahren") wurde durch den Einbezug von interessengelösten Aufgaben verwirklicht.

Die Aufgaben wurden stabil gestaltet und als Strukturierungshilfe in Schuhkartons oder auf Holzbrettern zusammengefasst. Überflüssige Elemente wurden entfernt und auf eine Selbsterklärung des Aufgabenmaterials geachtet. Die interessenbezogenen Tätigkeiten wurden, nachdem Proband 2 das Strukturierte Arbeitssystem verstanden hatte, zunehmend durch interessengelöste Aufgaben ersetzt. In Tabelle 17 werden die in der ersten Interventionsphase für Proband 2 verwendeten Aufgaben genannt. Zusätzlich finden sich in Anhang 13, Abbildungen 33 bis 37 Bilddarstellungen einiger Aufgaben.

Aufgabenniveau	Aufgaben für Proband 2
Interessenbezogene und interessengebundene Aufgaben	- Seife in Seifenverpackungen sortieren - Achtteiliges Puzzle aus Holz zum Einsetzen „Feuerwehr“ - Zahlen gleichen Zahlen zuordnen - Buchstaben gleichen Buchstaben zuordnen - Zweiteiliges Puzzle „Tiere“ - Duschbad nach Markennamen sortieren - Zweiteiliges Puzzle „Fahrzeuge“ - Stoppschilder einstecken - Geometrische Formen zuordnen - Buchstaben ordnen, „STOPP“ schreiben - Markennamen von Autos sortieren - Symbole von Einkaufsmärkten sortieren - Wort des Einkaufsmarktes dem Symbol zuordnen
Interessengelöste Aufgaben	- CDs-aufstecken - Abbildungen von Lastwagen sortieren - Klammern abziehen und der Farbe nach sortieren - Traktoren und Lastwagen nach diesen Kategorien sortieren - Wörter den Alltagsgegenständen zuordnen - Knöpfe nach Farbe sortieren - Motorräder und Lastwagen nach diesen Kategorien sortieren - Holzklötze von Pfeifenputzern abziehen - Zahnräder nach einer Vorlage auf ein Brett aufstecken

Tabelle 17: Aufgaben für Proband 2 in der ersten Interventionsphase

Die erste Interventionsphase dauerte für Proband 2 insgesamt neun Förderstunden mit 16 Lernphasen. Die im Vergleich zu Proband 1 höhere Zahl an Förderstunden ergibt sich aus der Unterbrechung der Förderung und dem daraus resultierenden teilweisen Neubeginn.

8.3. Zweite Grundratenphase (A_2)

In der Umkehrphase, das heißt beim Ausblenden der Intervention und dem Wiedereinführen der Grundrate, wurden die Bedingungen der ersten Grundrate (A_1) wiederhergestellt. Für Proband 1 und 2 dauerte die zweite Grundratenphase jeweils zwei Förderstunden mit vier Lernphasen.

Für ***Proband 1*** wurde die Reizabschirmung reduziert und der Tisch wieder in die Raummitte gestellt. Die blaue Decke und der Übergangshinweis (Plansymbol) wurden entfernt. Das Aufgabenregal stand etwas hinter dem Probanden an der Wand. Eine Fertigkiste wurde nicht mehr bereitgestellt. Das Material wurde nach der Bearbeitung zurück ins Regal geräumt. Insgesamt entstand so ein Arbeitsplatz der vergleichbar zu dem der ersten Grundratenphase war (s. Anhang 7, Abbildung 16 und 17).
Die Aufgaben wurden, um die Konstanz der Bedingungen zu erhalten, aus der Interventionsphase übernommen. Der Grad der Strukturierung der Aufgaben wurde jedoch reduziert. Zum Beispiel wurde Klettband zur Befestigung des Materials entfernt und Holzbretter oder Schuhkartons zur Organisation der gesamten Aufgabe nicht mehr verwendet.

Für ***Proband 2*** wurde der Tisch wieder in den Raum mit Blick zum Fenster gestellt. Die blaue Decke, der Übergangshinweise (Plansymbol) und die Fertigkiste wurden entfernt. Die Aufgaben standen wieder vor dem Probanden auf dem Tisch, von dort wurden sie zur Bearbeitung aufgenommen und nach der Fertigstellung wieder abgelegt. Der Arbeitsplatz war somit vergleichbar zu dem der ersten Grundratenphase (s. Anhang 7, Abb. 16 und 17).
Die Aufgaben wurden wie bei Proband 1 inhaltlich aus der ersten Interventionsphase übernommen, allerdings wurde das Maß an Strukturierung reduziert. Der Therapeut entfernte die Anordnung auf Holzbrettern sowie in Schuhkartons und die Befestigung mit Klettband. Stattdessen lagen die Aufgaben wie in der ersten Interventionsphase wieder in Körben.

In der Durchführung der zweiten Grundratenphase wurde deutlich, dass das räumliche und materielle Ausgangsniveau der ersten Grundrate nicht gänzlich wiederhergestellt werden konnte. Verantwortlich dafür war der Umzug in die neuen Praxisräume, die z. B. hinsichtlich der störenden Umgebungsgeräusche deutlich günstiger als die Räume bei der ersten Grundratenphase waren (s. Kap III.7.1). Andererseits gab es neue

ablenkende Details, wie z. B. Rollos am Fenster, die speziell bei Proband 2 die Aufmerksamkeit auf sich zogen.
Weiterhin zeigte Proband 1 während der ersten Interventionsphase eine deutliche Verhaltensverbesserung. Diese sollte durch einen Rückgriff auf das unstrukturierte Material aus der ersten Grundratenphase nicht gefährdet werden. Insgesamt wurde somit in der zweiten Grundratenphase für Proband 1 ein etwas höheres Maß an Strukturierung als in der ersten Grundratenphase vorgegeben.
Auch Proband 2 reduzierte in der ersten Interventionsphase das Hyperventilieren und die Verwendung von Schimpfwörtern vollständig, sodass dieses herausfordernde Verhalten nicht wieder ausgelöst werden sollte. Deshalb wurden das Material und die Umgebung in der zweiten Grundratenphase auch für Proband 2 mehr strukturiert als in der ersten Grundratenphase.

8.4. Zweite Interventionsphase (B_2)

In der zweiten Interventionsphase wurde das Strukturierte Arbeitssystem, wie in Kapitel III.8.2 beschrieben, erneut eingeführt. Beide Probanden lernten wieder am abgeschirmten Arbeitstisch, der durch die blaue Decke gekennzeichnet war. Die Aufgaben standen links, rechts stand auf einem Hocker die Fertigkiste. Der Übergangshinweis und das Kästchen zum „Einchecken“ wurden wieder am Tisch befestigt.

Die Aufgaben wurden inhaltlich aus der zweiten Grundratenphase übernommen, jedoch nach den beschriebenen Grundsätzen zur Aufgabengestaltung organisiert. Sie entsprachen deshalb den Aufgaben der ersten Interventionsphase (s. Kap. III.8.2).

Die zweite Interventionsphase dauerte bei Proband 1 drei Förderstunden mit insgesamt fünf Lernphasen und bei Proband 2 zwei Förderstunden mit vier Lernphasen.

8.5. Generalisierungsphase

Die erste ungeplante Generalisierung fand nach dem Umzug in die neuen Räumlichkeiten statt. Hierbei änderte sich das Umfeld, die Person des Therapeuten blieb jedoch gleich. In der zweiten geplanten Generalisierungsphase wurde das Arbeitssystem aus dem Autismuszentrum in die Schulen der Probanden übertragen. Dies bedeutete, dass die Probanden ihre erworbenen Fähigkeiten im Umgang mit dem Strukturierten Arbeitssystem in anderer Umgebung und mit anderen Personen (der Lehrerin und der SPF) anwenden mussten.

Zum Einarbeiten in das Strukturierte Arbeitssystem hospitierten die Lehrerinnen und die SPF an mehreren Terminen bei einer Interventionsphase und wurden anschließend in der Schule beraten. Die Beratung in der Schule umfasste vor allem Hinweise zur Gestaltung des Arbeitsplatzes und zur Strukturierung des Materials.

Für ***Proband 1*** wurde ein Strukturiertes Arbeitssystem in einem Mehrzweckraum der Schule eingerichtet. Die Tische befanden sich in der Mitte des Raums und wurden in U-Form angeordnet. Der stirnseitige Tisch diente als Arbeitstisch. Auf der linken Seite des Probanden befand sich eine durchgehende Fensterfront und rechtsseitig die Eingangstür. Im Raum stand noch anderes, nicht zu benutzendes Material, wie z. B. eine Schaukel.
Proband 1 entnahm seinem Zeitplan, dass er lernen sollte. Er ging zum Tisch, setzte sich, nahm die Aufgaben vom linken Tisch, bearbeitete sie und legte sie dann auf dem rechten Tisch ab. Nach Beendigung der Lernphase ging er selbstständig wieder zum Plan. Die Aufgaben beinhalteten vor allem schulische Lernaufgaben, die sich an dem Förderplan des Probanden orientierten. In Bezug zum KAHM waren dies somit vor allem interessengelöste Aufgaben. Die Lehrerinnen gestalteten diese nach den TEACCH-Grundsätzen zur Materialgestaltung um.

Die Videoaufnahme der Lernphasen erfolgt kurz nach der Übertragung des Strukturierten Arbeitssystems in die Schulsituation. Der Untersuchungsleiter war dabei nicht anwesend. Als Bezugsperson agierte die Lehrerin, während die Sonderpädagogische Fachkraft die Kamera bediente. Insgesamt wurden vier Lernphasen aufgezeichnet, die an zwei Unterrichtstagen stattfanden.

Proband 2 lernte an einem Strukturierten Arbeitssystem im Flur der Schule. Dazu wurde ein Tisch mit Blick zur Wand aufgestellt. Dieser wurde mit einer blauen Decke als Arbeitsplatz gekennzeichnet. Links neben dem Tisch stand ein geschlossenes Regal. Dieses enthielt alle zu bearbeitenden Aufgaben. Rechts daneben stand auf einem Hocker eine Fertigkiste. Vor dem Probanden lag ein kleines Holzbrett auf dem mit Symbolen der Fortschritt der Arbeit visualisiert wurde. Pro Aufgabe bekam Proband 2 als Belohnung ein Viertel eines Stoppschildes, das er somit nach und nach zusammenpuzzelte. Die Aufgaben gestaltete die

Schule anhand des Förderplanes und unter Berücksichtigung der Richtlinien zur Aufgabengestaltung nach dem TEACCH-Ansatz.

Bei Proband 2 wurde ebenso wie bei Proband 1 bereits kurz nach der Generalisierung des Arbeitssystems in der Schule eine Messung vorgenommen. Die SPF unterstützte den Probanden bei der Bearbeitung der Aufgaben, während die Lehrerin die Kamera bediente. Insgesamt konnte die Schule zwei Lernphasen an zwei Tagen aufzeichnen.

8.6. Messung der Nachhaltigkeit

Die Messung der Nachhaltigkeit hat zum Ziel zu klären, ob die Probanden auch nach längerer Zeit noch motiviert sind, das Strukturierte Arbeitssystem selbstständig anzuwenden. Hintergrund sind die in Kapitel I.3.3.2 beschriebenen Probleme, TEACCH langfristig in Einrichtungen zu etablieren, weil die Personen mit Autismus oftmals nach der Anfangsmotivation die Lust am Lernen mit dem Strukturierten Arbeitssystem wieder verlieren würden.

Die Messung der Nachhaltigkeit entsprach der Wiederholung der zweiten Interventionsphase. Dazu wurde das Strukturierte Arbeitssystem erneut aufgebaut und das Verhalten der Probanden aufgezeichnet.

Bei ***Proband 1*** wurde die Förderung im Autismuszentrum nach Abschluss der Untersuchung im Juli 2007 beendet, das Strukturierte Arbeitssystem in der Schule jedoch weiterhin benutzt. Nachdem die Förderung im Autismuszentrum im Dezember 2007 wieder begann, wurde sofort am 13.12.2007 die Nachhaltigkeit in zwei Lernphasen innerhalb einer Förderstunde gemessen. Diese Messung erfolgte damit etwa sechs Monate nach Beendigung der Hauptuntersuchung.

Proband 2 wurde nach Beendigung der Untersuchung im Juli 2007 in eine integrative Grundschule umgeschult. Dort verwendeten die pädagogischen Mitarbeiterinnen weiterhin das Strukturierte Arbeitssystem. Am 19.02.2008 erfolgte die Messung der Nachhaltigkeit im Rahmen des Klassenunterrichts in der Grundschulklasse. Das Verhalten des Probanden wurde in einer Lernphase erfasst. Die Messung der Nachhaltigkeit erfolgte somit acht Monate nach Beendigung der Hauptuntersuchung.

9. Erfassung der Beobachtungsdaten

Vor, während und nach den Lernphasen wurden die Probanden beobachtet und das Verhalten auf Video aufgezeichnet. Während der Voruntersuchung war deutlich geworden, dass zumindest zu Beginn eine Person dem Probanden mit der Kamera folgen musste, bevor diese fest auf einem Stativ installiert werden konnte. Dazu wurde mit einem Aushang eine Studentin geworben. Diese hatte keine Kenntnis über die Forschungsfragen.

Alle Grundraten- und Interventionsphasen sowie die Messung der Generalisierung und der Nachhaltigkeit wurden auf Video aufgenommen. Nach der ersten Sichtung der Videos wurde entschieden, dass insgesamt eine Länge von sechs Minuten, ab Beginn der Lernphase, ausgewertet werden soll. Diese Festlegung erfolgte, da alle Videos über eine Lernphase mindestens sechs Minuten lang waren und überwiegend nicht länger als acht Minuten dauerten. Als Anfangszeitpunkt einer Lernphase wurde das Sitzen oder Stehen der Kinder am Untersuchungstisch bzw. auf dem Fußboden festgelegt.
Alle Videos wurden demnach auf eine Länge von sechs Minuten geschnitten und durch eine Kennzeichnung, aus der nicht die Phase der Untersuchung hervorging, codiert. Der Code beinhaltete den Namen, das Datum und die Arbeitsphase. Zum Beispiel bedeutete „F-050608-1", dass es sich um das Video von Proband 1 am 05.06.2008 während der ersten Arbeitsphase handelt.

Die Messung der ***Personenabhängigkeit*** erfolgte in Intervallen von zehn Sekunden mit einer anschließenden Pause von zehn Sekunden („Partial-interval-recording"). Es entstanden somit bei einem Sechsminutenvideo 18 Messintervalle. Beginn und Ende jedes Intervalls wurden durch ein akustisches Signal („Start" und „Stopp") auf einer Audio-CD vorgegeben. Das Partial-interval-recording wurde als Messmethode gewählt, da eine durchgängige Beurteilung des Verhaltens anhand der vorgegebenen Kategorien die Aufmerksamkeit des Beobachters überfordert hätte. Dies wurde während der Voruntersuchung festgestellt.
Zur Messung wurde ein Beobachtungsraster entwickelt, bei dem die Beobachtungskriterien einer positiven und negativen Kategorie zugeordnet wurden (Anhang 14). Dies erlaubt eine abschließende Zuordnung des Intervalls zur Kategorie „Personenabhängig" oder „Personenunabhängig" und somit eine Angabe der Personenabhängigkeit in Prozent. Daraus wurde der prozentuale Anteil des personenabhängigen Verhaltens insgesamt bestimmt.

Die ***Aufgabenbezogenheit*** wurde mit einer durchgängigen Messung erhoben („Duration-recording"). Dazu wurde eine Stoppuhr benutzt, die immer dann durch die Auswerterinnen gestartet wurde, wenn aufgabenbezogenes Verhalten gemäß der Operationalisierung vorlag. Dieses Verfahren erwies sich im Gegensatz zu einer Messung in Intervallen als genauer, da auch kurze Momente mit aufgabenbezogenem oder nicht-aufgabenbezogenem Verhalten erfasst werden konnten. Zur Auswertung wurde ebenso ein Raster entwickelt (Anhang 15).

Das ***Therapeutenverhalten*** wurde beobachtet, indem die in Kapitel III.5 aufgestellten Regeln auf ein Beobachtungsblatt übertragen und nach zwei Kategorien (kein Regelverstoß/Regelverstoß) geordnet wurden (Anhang 16). Die Beobachtung erfolgte mit einem Partial-interval-recording. Das gesamte Beobachtungsintervall wurde danach beurteilt, ob die einzelnen Therapeutenregeln eingehalten wurden oder nicht.

In der Anwendung der Auswertungsbögen wurde eine Studentin der Pädagogik (Auswerterin 1), die die unabhängige Variable nicht kannte (***Einfach-blind-Bedingung***), in der Auswertung trainiert. Dazu schauten sich der Untersuchungsleiter und die Studentin zehn Videos an, übten das Codieren und verglichen die Ergebnisse. Nachdem die Übereinstimmung über 90% betrug, begann die Studentin mit dem Auswerten der Videos. Die Videos wurden gemischt, sodass sich die Auswertung von Interventions- und Grundratenphasen abwechselte.

Die auf diese Weise gewonnenen Auswertungsdaten stellen Schätzurteile dar und sind deshalb keine objektiven Messdaten. Um dennoch eine ausreichende ***Auswertungsobjektivität*** zu erreichen, sollte eine zweite unabhängige Beobachterin einen Teil der Untersuchungsvideos nochmals auswerten und die Übereinstimmung beider Bewertungen überprüft werden. Somit wurde eine zweite Person (Auswerterin 2) nach dem oben genannten Verfahren in der Videobeurteilung geschult. Anschließend wertete sie mindestens 33% der zufällig ausgewählten Untersuchungsvideos noch einmal aus. Diese Anzahl wurde nach Kennedy (2005) festgelegt, der schreibt:

> *„The current convention is that 20% of observations ist the minimal percentage and 33% is preferrable."* (Kennedy 2005, 120)

Bei dieser Anzahl ist nach Kennedy (2005) davon auszugehen, dass auch in den restlichen Videos zwei Beobachter in gleichem Maße übereinstimmen würden. Diese Beurteilerübereinstimmung stellt ein Maß der

Auswertungsobjektivität dar und sichert somit die Qualität der Untersuchung.

Die ***Beurteilerübereinstimmung*** wurde für beide Variablen unterschiedlich berechnet. Da die Aufgabenbezogenheit über die gesamte Zeit erfasst wurde, kann die Beobachterübereinstimmung auch nur insgesamt gemessen werden („Total agreement"). Dazu wird die kleinere Prozentzahl durch die größere dividiert und das Ergebnis mit 100 multipliziert. 80 % gelten dabei als Minimum für eine ausreichende Beobachterübereinstimmung (Kennedy 2005). Problematisch an dieser Messmethode ist, dass möglicherweise beide Beobachter insgesamt das gleiche Ergebnis erreichten, in einzelnen Situationen aber unterschiedlich maßen.

Für die Bewertung der Personenunabhängigkeit und des Therapeutenverhaltens konnte, aufgrund der Intervallmessung, der validere Cohens-Kappa berechnet werden. Dieser bezieht die Übereinstimmung und Nicht-Übereinstimmung in allen Intervallen in die Berechnung eines Gesamtwertes ein (Mayer, Nonn, Osterbrink et al. 2004). Nach Greve und Wentura (1997) sprechen Kappa-Werte von $\kappa >= 0{,}75$ für eine gute bis ausgezeichnete Beobachterübereinstimmung.

10. Soziale Validität

Der Begriff der sozialen Validität wurde von Kazdin (1977) im Bereich der Verhaltensforschung eingeführt. Tierney, Aman, Stout et al. (2007) definieren diesen Begriff folgendermaßen:

> *„Social validity is a term introduced in the behavior therapy literature to refer to the value placed by consumers on therapeutic procedures received and the success of those procedures."* (Tierney et al. 2007, 149f.)

Zur sozialen Validität gehören nach Wolf (1978) die soziale Bedeutsamkeit der Ziele, die soziale Angemessenheit der Methode und die soziale Bedeutung der Ergebnisse der Untersuchung.
Julius et. al (2000) greifen diese Definition auf und bezeichnen ein Experiment als „sozial valide",

> *„wenn dessen Ziele, Methoden und Ergebnisse vom Probanden selbst und vom sozialen Bezugsfeld, in dem er lebt, für bedeutsam gehalten werden."* (Julius et al. 2000, 143).

Allerdings sollten die Ergebnisse von entsprechenden Befragungen zur sozialen Validität nur mit Einschränkung betrachtet werden, da das soziale Umfeld zumeist geneigt ist, ein positives Urteil über eine aufwendige Intervention abzugeben und die oftmals verwendeten Fragebögen keinen psychometrischen Gütekriterien entsprechen (Kennedy 2005). Dennoch erlaubt die Erfassung der sozialen Validität eine Erweiterung der quantitativen Daten um qualitative Einschätzungen der Bezugspersonen.

Diese qualitativen Daten sind von großer Bedeutung, da der Einfluss der Akzeptanz der Intervention und die Sichtbarkeit der Erfolge für eine langfristige Implementierung der Intervention außerhalb von therapeutischen Einrichtungen mitunter wichtiger sind als der vom Therapeuten „gemessene" Effekt.
Die Bedeutung der sozialen Validität wird unter anderm durch Carr, Austin, Britton et al. (1999) hervorgehoben. Diese Autoren untersuchten die Verwendung der sozialen Validität in der Verhaltensforschung im Bezug zum Wirksam-Werden der Forschungsergebnisse in der Praxis. In den ersten 31 Jahrgängen des „Journal of Applied Behavior Analysis" fanden sie nur bei weniger als 13% der infrage kommenden Untersuchungen Angaben zur sozialen Validität. Die genannten Autoren führen in ihren Schlussfolgerungen aus, dass jedoch die Umsetzung der Inter-

vention nach Abschluss der Untersuchung ganz wesentlich vom Eindruck der beteiligten Personen abhing.

Die soziale Validität wurde mit einem selbst erstellten Fragebogen vor und nach der Intervention erfasst (Anhang 17). Dieser wurde von den Eltern, den Lehrerinnen und den Sonderpädagogischen Fachkräften der Probanden ausgefüllt. Gemäß der Definition der sozialen Validität sollten die Ziele, die Durchführung, die Ergebnisse und die Angemessenheit der Intervention beurteilt werden. Zusätzlich konnte die ethische Unbedenklichkeit des Forschungsdesigns eingeschätzt werden. Die Fragen konnten anhand einer fünfstufigen „Likert-Scale" (Likert 1932) beantwortet werden.

IV. Ergebnisse

In Abschnitt IV der Forschungsarbeit werden die Ergebnisse der Untersuchung dargestellt. Dies betrifft im ersten Kapitel die Messung zur Beurteilerobjektivität, im zweiten Kapitel das regelgemäße Therapeutenverhalten und im dritten Kapitel die Auswertung der Verhaltens-/Ereignisprotokolle. Die Ergebnisse in Kapitel 1 stellen eine Vorbedingung zur exakten Erfassung der abhängigen Variablen dar, Kapitel 2 und 3 unterstützen die spätere Interpretation der Ergebnisse.
Das vierte Kapitel stellt die Ergebnisse der eigentlichen Untersuchung dar: den Einfluss der Intervention auf das Förderziel „Selbstständigkeit".
Im fünften und letzten Kapitel des Abschnitt IV werden die Ergebnisse der Messung der sozialen Validität dargestellt.

Die Ergebnisse der einzelnen Kapitel werden zu Anfang kurz zusammengefasst und danach für jeden Probanden getrennt dargestellt. Die jeweilige Zusammenfassung soll nicht die in Abschnitt V dieser Forschungsarbeit erfolgende Interpretation der Ergebnisse vorwegnehmen, sondern lediglich allgemein die Tendenz des Datenverlaufs beschreiben.

1. Beurteilerobjektivität

Allgemein zeigte sich bei beiden Probanden eine hohe Übereinstimmung in den Urteilen beider Auswerterinnen. In der Auswertung des Therapeutenverhaltens, der Aufgabenbezogenheit und der Personenunabhängigkeit wurden für beide Probanden überdurchschnittlich gute Übereinstimmungen gemessen.

Proband 1
Es wurden 33% der zufällig ausgewählten Videos doppelt codiert. Bei der Beurteilung des Therapeutenverhaltens stimmten die Auswerterinnen in allen Intervallen überein (κ=1). In der Messung der Aufgabenbezogenheit kamen die Beobachterinnen im Mittelwert in 95% der Messintervalle zum gleichen Urteil (Schwankungsbereich 82% bis 100%). Die Beobachterübereinstimmung bei der Personenunabhängigkeit ergab einen durchschnittlichen Kappa von κ=0,97 (Schwankungsbereich κ= 0,82 bis κ=1).

Proband 2
Für den zweiten Probanden wurden 34% der zufällig ausgewählten Videos doppelt codiert. In der Messung des Therapeutenverhaltens betrug die durchschnittliche Beobachterübereinstimmung κ=0,97 bei einem Schwankungsbereich von κ=0,64 bis κ=1. Die Messung der Aufgabenbezogenheit ergab eine Übereinstimmung von 94% (Schwankungsbereich 85% bis 100%). Für die Personenunabhängigkeit betrug der Mittelwert aller Kappas κ=0,92 bei einem Schwankungsbereich von κ=0,5 bis κ=1.

2. Therapeutenverhalten

Allgemein verhielt sich der Therapeut bei beiden Probanden weitgehend gemäß den aufgestellten Regeln.

Proband 1

Für die Messung wurden 11 Videos zufällig aus Grundraten- und Interventionsphasen ausgewählt. Dies entspricht 33% der insgesamt 31 aufgezeichneten A- und B-Phasen. Der Therapeut hielt sich zu 100% an die genannten Vorgaben. Die zweite Auswerterin kam zum gleichen Ergebnis ($\kappa=1$).

Proband 2

Es wurden 12 zufällig ausgewählte Videos begutachtet. Dies entspricht, bei einer Gesamtzahl von 33 Aufnahmen 34%. Im Mittelwert hielt sich der Therapeut zu 93% (Schwankungsbereich 83% bis 100%) an die vorgegebenen Regeln. Die zweite Auswerterin kam bei den gleichen Videos auf den gleichen gerundeten Durchschnittswert (93%), wich in einem Video in der Bewertung allerdings von Auswerterin 1 ab.

Die Regelverstöße traten sowohl in den Grundraten- als auch in den Interventionsphasen auf. In acht Intervallen wurde gegen die Regel „Lob erst nach Beendigung der Aufgabe“ verstoßen, in einem Intervall gegen die Regel „Verhalten ignorieren“ und in zwei Intervallen gegen die Regel „keine Rückmeldung über richtig oder falsch“. Die Beobachterübereinstimmung betrug insgesamt $\kappa=0{,}97$.

3. Auswertung der Verhaltens-/Ereignisprotokolle

In Kapitel III.5 („Störvariablen") wurde auf die Notwendigkeit einer Protokollierung von Verhalten und Ereignissen vor, während und nach der Untersuchung hingewiesen. Dieses wurde dann in Kapitel III.6.1 und Anhang 5 beschrieben. Im Folgenden werden besondere Vorkommnisse aus den Protokollen aufgeführt.

Proband 1
Am 12.01.2007 (Datenpunkt 1) wurde ein Wutanfall des Probanden während der ersten Lernphase protokolliert. Weiterhin berichteten die Mitarbeiter des Wohnheims von Wutanfällen vor der Fördereinheit am 26.01.2007 (Datenpunkt 5 und 6), am 16.02.2007 (Datenpunkt 9 und 10) und am 20.04.2007 (Datenpunkt 16 und 17).

Während des gesamten Untersuchungsverlaufs nahm Proband 1 nach Aussage der Mitarbeiter des Wohnheims keine Medikamente ein, auch kein Bedarfsmedikament, z. B. gegen Kopfschmerzen.

Proband 2
Die Mutter berichtete am 19.01.2007 (Datenpunkt 2 und 3) von einem Konflikt in der Schule vor Beginn der Förderstunde. Am 07.02.2007 (Datenpunkt 8 und 9) stürzte der Proband vor Beginn der Förderstunde in der Schule und bekam dann in der zweiten Lernphase an diesem Tag einen Wutanfall (Datenpunkt 9).
Am 16.03.2007 (Datenpunkt 15 und 16) war Proband 2 nach Aussagen der Mutter sehr aufgeregt, da die Familie Besuch erwartete. Am 25.05.2007 (Datenpunkt 19 und 20) und am 22.06.2007 (Datenpunkt 26 und 27) war er besonders müde vom Schwimmunterricht. Am 29.06.2007 (Datenpunkt 28 und 29) freute er sich sehr auf eine nachfolgende Feier in der Schule.

Nach Angaben der Mutter nahm ihr Sohn während des gesamten Untersuchungsverlaufs keine Medikamente ein.

4. Hauptuntersuchung

Die Intervention wurde als Kombination aus dem Konzept zum Aufbau von Handlungsmotivation (KAHM) und dem Strukturierten Arbeitssystem definiert. Für jede Sequenz wurde mit den oben beschriebenen Messmethoden bestimmt, zu wie viel Prozent der Zeit der Proband aufgabenbezogen arbeitete und personenunabhängig war, also keine Hilfestellungen benötigte.
Diese Daten wurden in Grafiken eingetragen, die in der nachfolgenden Darstellung an entsprechender Stelle eingefügt sind. Die Grafiken wurden einer visuellen Inspektion unterzogen und anhand der Kriterien zur Bewertung von Einzelfalluntersuchungen analysiert. Diese Vorgehensweise bei der visuellen Inspektion wird im Folgenden beschrieben.
Die Methode der visuellen Inspektion ist die geläufigste Art der Auswertung in der Einzelfallforschung. Dabei stimmen die meisten Autoren (Julius et al. 2000; Kern 1997 und Kennedy 2005) bezüglich der inhaltlichen Aspekte überein. In dieser Arbeit erfolgte die visuelle Inspektion anhand der Schrittfolge von Kennedy (2005).

Kennedy (2005) beschreibt zuerst die Analyse der Daten innerhalb einer Phase. Dies beginnt mit einer Darstellung des ***durchschnittlichen Niveaus*** der Untersuchungsphasen. Dazu wird aus allen Datenpunkten einer Phase der Mittelwert gebildet und die Variabilität der Daten („Range", deutsch: Schwankungsbereich) angegeben. Gibt es deutliche Unterschiede im Mittelwert zwischen den einzelnen Phasen, spricht dies für das Wirken einer äußeren Variablen, z. B. der Intervention.
Zweitens werden Veränderungen im ***Trend*** der abhängigen Variablen analysiert. Dabei wird der Anstieg („slope") mit den Varianten aufwärts, gleichbleibend und abwärts eingeschätzt. Parallel dazu wird das Ausmaß des Anstieges angegeben („magnitude"), das hoch, mittel oder niedrig sein kann. Inwieweit Veränderungen im Trend für oder gegen Interventionseffekte sprechen, wird anhand von Beispielkurven aus der Literatur verifiziert.
Drittens wird die ***Variabilität*** der Datenpunkte betrachtet. Dabei ist von Interesse, inwieweit einzelne Datenpunkte vom allgemeinen Trend abweichen. Kern (1997) setzt für einen nicht variablen Kurvenverlauf voraus, dass mindestens 80% bis 90% der Datenpunkte innerhalb eines Bereiches von 15% um den Mittelwert liegen.

Der Vergleich zwischen den verschiedenen Phasen der Einzelfalluntersuchung beginnt mit der Betrachtung der ***Datenänderung*** nach einem Phasenübergang. Je schneller sich die Daten ändern und je höher das

Ausmaß der Datenänderung ist, umso wahrscheinlicher kann auf einen Interventionseffekt geschlossen werden.
Abschließend wird der ***Prozentsatz der nicht überlappenden Daten*** (PND) berechnet.

In der folgenden Auswertung der Daten der Hauptuntersuchung soll die dargestellte Methode zur visuellen Inspektion als Leitlinie verwendet werden. Dazu werden zuerst die Ergebnisse im Hinblick auf das durchschnittliche Niveau, den Trend und die Variabilität der Daten dargestellt.
In Abschnitt V erfolgt dann die Interpretation des Kurvenverlaufs unter besonderer Berücksichtigung des Übergangs zwischen den Phasen und des PND.
Die Darstellung der Ergebnisse erfolgt unter dem Aspekt der Beantwortung der Forschungsfragen (s. Kap. II.1).

4.1. Aufgabenbezogenheit

Die erste Forschungsfrage lautete: Führen die Anwendung des KAHM und des Strukturierten Arbeitssystems in der Förderung zu einer Zunahme aufgabenbezogenen Verhaltens?

Allgemein zeigte sich, dass bei beiden Probanden die Intervention zu einer Zunahme der Aufgabenbezogenheit führte. Dieser Zuwachs an Aufgabenbezogenheit fiel bei Proband 1 größer als bei Proband 2 aus. Der Zusammenhang von unabhängiger und abhängiger Variable konnte durch das $A_1B_1A_2B_2$-Design zweimalig demonstriert werden. Dies legt nahe, dass die Intervention für die beobachteten Effekte verantwortlich war.

Proband 1 (Abb. 19)

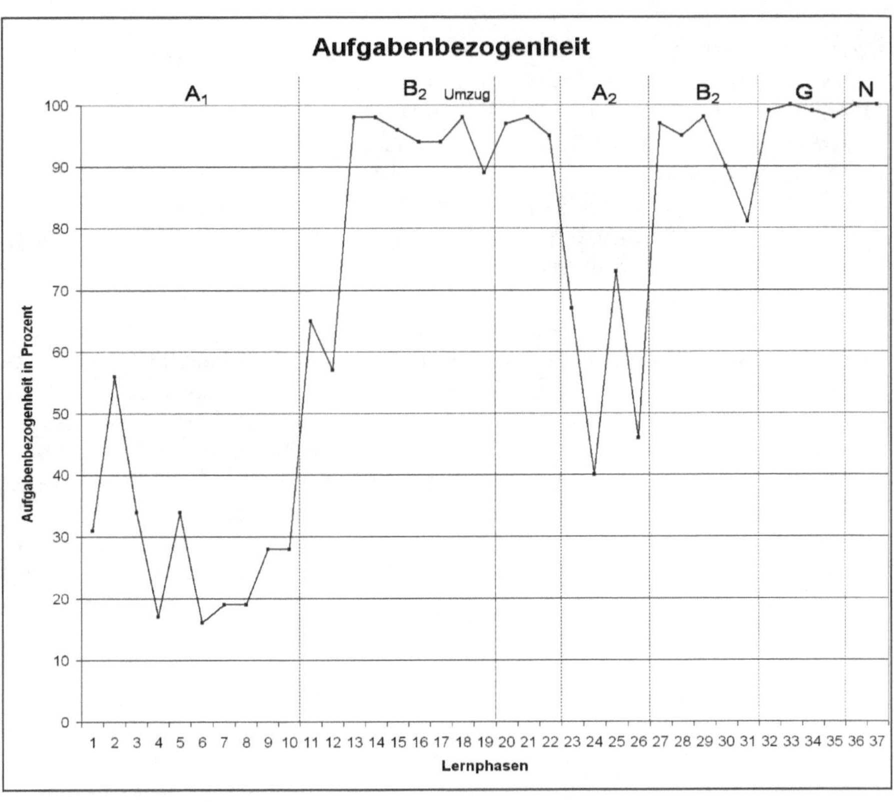

Abbildung 19: Aufgabenbezogenheit Proband 1

Legende: A_1= erste Grundratenphase
B_1 = erste Interventionsphase
A_2 = zweite Grundratenphase
B_2 = zweite Interventionsphase
G = Generalisierungsphase
N = Messung der Nachhaltigkeit

In Abbildung 19 wird die Aufgabenbezogenheit für Proband 1 im Verlauf der Untersuchungsphasen dargestellt. Dazu wurde jeder Lernphase ein Datenpunkt auf der x-Achse zugeordnet. Auf der y-Achse wird die Aufgabenbezogenheit in Prozent angegeben. Ergänzend zu Abbildung 19 wird in Anhang 18, Tabelle 1 jedem Datenpunkt der x-Achse das entsprechende Datum zugeordnet und die gemessene Aufgabenbezogenheit als Zahl angegeben.

Proband 1 war in der ersten Grundratenphase (*A_1*) in durchschnittlich 28% des gemessenen Zeitraumes von sechs Minuten aufgabenbezogen. Dabei lagen das Minimum bei 16% und das Maximum bei 56% Aufgabenbezogenheit während der Untersuchungszeit. Die Variabilität der Daten ist insgesamt jedoch gering, da 10 von 11 Datenpunkten im Bereich von 16% bis 34% Aufgabenbezogenheit liegen und nur Datenpunkt 2 bei 56%. In Phase A_1 zeigt sich kein erkennbarer Aufwärts- oder Abwärtstrend der Datenpunkte.

In der ersten Interventionsphase (***B_1***) stieg die Aufgabenbezogenheit auf einen Mittelwert von 90% (Schwankungsbereich 57% bis 98%). Die ersten beiden Messpunkte nach Einsetzen der Intervention lagen bei 65% (Datenpunkt 11) und 57% (Datenpunkt 12). Danach kam es zu einem weiteren Anstieg der Aufgabenbezogenheit auf 98%. Dieser Wert stabilisierte sich im Verlauf auf einen Durchschnittswert von 96% (Datenpunkte 14-22) bei einem Schwankungsbereich von 89%-98%. Die Variabilität ist somit gering und ein Trend nur bei Einsetzen der Intervention erkennbar. Der Umzug in die neue Praxis und die damit verbundene erste Generalisierungsphase hatten keinen negativen Einfluss auf die Ausprägung der Aufgabenbezogenheit.

Bei der Rückkehr zur Grundratenphase (*A_2*) erreichte die Aufgabenbezogenheit einen Mittelwert von 57% bei einem Schwankungsbereich von 40% bis 73%. Datenpunkt 24 (40%) und Datenpunkt 25 (73%) lagen etwas außerhalb der Kriterien für eine geringe Variabilität. Ein kontinuierlicher Auf- oder Abwärtstrend der Messwerte ist nicht zu erkennen.

Nach dem Wiedereinsetzen der Intervention (Phase ***B_2***) stieg die Aufgabenbezogenheit auf einen Mittelwert von 92% bei einem Schwankungsbereich von 81% bis 97%. Ein genereller Trend ist nicht auszumachen. Allerdings lagen die letzten beiden Datenpunkte mit Werten von 90% (Datenpunkt 30) und 81% (Datenpunkt 31) unter dem Mittelwert der ersten drei Datenpunkte (Datenpunkte 27-29) von 97% (Schwankungsbereich 95% bis 98%). Die Variabilität ist dennoch gering.

Proband 2 (Abb. 20)

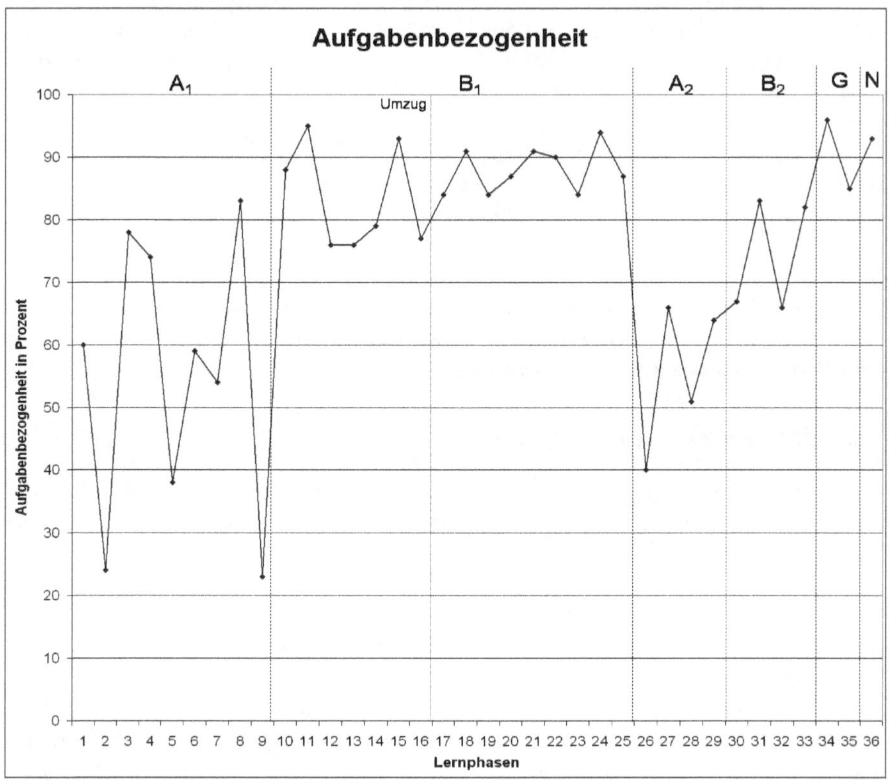

Abbildung 20: Aufgabenbezogenheit Proband 2 (Legende: s. Abb. 19)

Abbildung 20 veranschaulicht die Entwicklung der Aufgabenbezogenheit im Verlauf der Untersuchung bei Proband 2. Ergänzend finden sich in Anhang 18, Tabelle 2 eine Zuordnung des Datums zu den einzelnen Lernphasen und die numerische Angabe der jeweiligen Aufgabenbezogenheit.

In der ersten Grundratenphase (*A_1*) war Proband 2 in durchschnittlich 55% der Zeit aufgabenbezogen. Der Schwankungsbereich seiner Aufgabenbezogenheit lag dabei zwischen 23% und 83%. Im Kurvenverlauf der Phase A_1 zeigen sich hohe Abweichungen vom Mittelwert, was auf einen variablen Kurvenverlauf hinweist. Es lässt sich jedoch kein Auf- oder Abwärtstrend erkennen.

Nach Einsetzen der Intervention in Phase B_1 erreichte die Aufgabenbezogenheit einen Mittelwert von 86% bei einem Schwankungsbereich von 76% bis 95%. Die Variabilität ist damit gering. Ein Trend lässt sich im Kurvenverlauf nicht beobachten. Ein Einfluss des Umzuges in die neuen Räume ist nicht zu erkennen.

In der zweiten Grundratenphase (A_2) lag die durchschnittliche Aufgabenbezogenheit bei 55% (Schwankungsbereich 40% bis 66%). Der Kurvenverlauf ist in dieser Phase trendfrei und nicht variabel.

Nach Wiedereinsetzen der Intervention in Phase B_2 lag die Aufgabenbezogenheit bei einem Mittelwert von 75% und einem Schwankungsbereich von 67% bis 83%. Der Kurvenverlauf ist damit nicht variabel. Ein Trend ist ebenso nicht zu erkennen.

4.2. Personenunabhängigkeit

Die zweite Forschungsfrage lautete: Führen die Anwendung des KAHM und des Strukturierten Arbeitssystems in der Förderung zu einem Rückgang personeller Hilfestellung?

Allgemein lässt sich erkennen, dass es bei beiden Probanden zu einer Abnahme der Hilfestellungen durch den Therapeuten kam. Diese fiel bei Proband 1 sehr deutlich aus. Bei Proband 2 ist diese Zunahme der Personenunabhängigkeit weniger stark ausgeprägt, wobei der Trend des Datenverlaufs eine positive Wirkung der unabhängigen Variable erkennen lässt. Experimentelle Kontrolle war durch das $A_1B_1A_2B_2$-Design gegeben.

Proband 1 (Abb. 21)

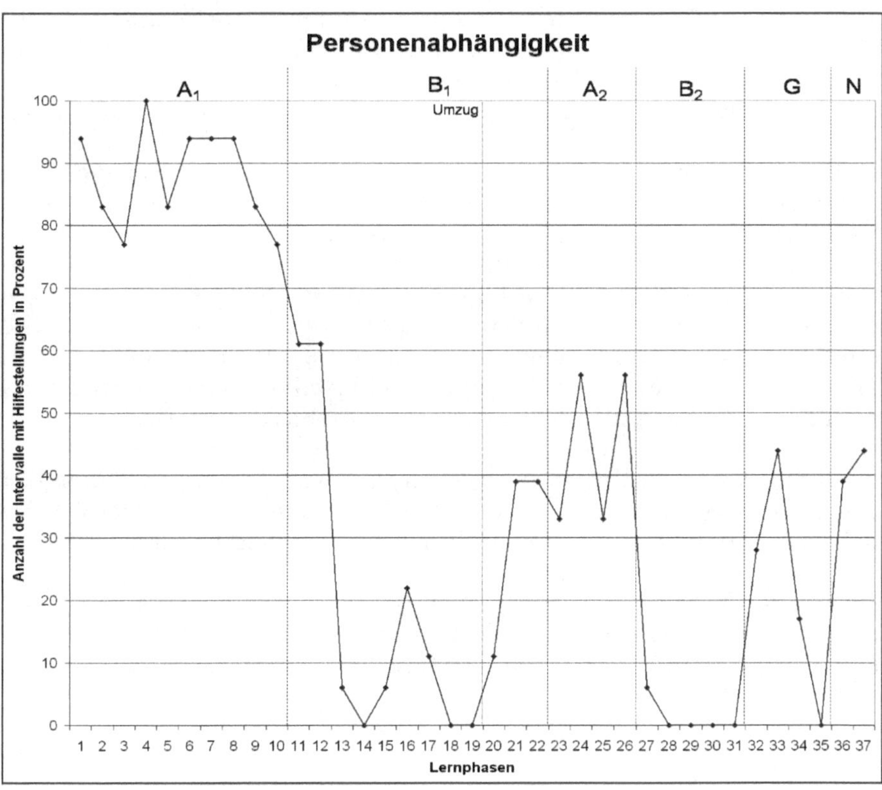

Abbildung 21: Personenabhängigkeit bei Proband 1 (Legende: s. Abb. 19)

In Abbildung 21 wird die Entwicklung der Personenabhängigkeit im Verlauf der Untersuchungsphasen dargestellt. Auf der x-Achse wurden, wie in Abbildung 19 und 20, die Lernphasen abgetragen. Auf der y-Achse werden nun die prozentualen Anteile der Intervalle mit Hilfestellung während einer Lernphase angegeben. Sinkt der Wert auf der y-Achse auf 0 Prozent, heißt dies, dass der Klient vollkommen personenunabhängig arbeitete.

In Ergänzung zu Abbildung 21 finden sich in Anhang 18, Tabelle 1 Angaben zum Datum der einzelnen Lernphasen und die numerische Prozentangabe der Hilfestellung in den Intervallen.

Proband 1 benötigte in der ersten Grundratenphase (*A_1*) in durchschnittlich 88% der gesamten Zeit eine personelle Hilfestellung. Dabei lagen das Minimum bei 77% und das Maximum bei 100%. Die Variabilität der Daten ist gering, da die maximale Abweichung vom Mittelwert 12 Prozentpunkte betrug. In Phase A_1 zeigt sich kein erkennbarer Aufwärts- oder Abwärtstrend der Datenpunkte.

In der ersten Interventionsphase (***B_1***) fiel die Zeit, in der personelle Hilfestellungen notwendig waren, auf einen Mittelwert von 21% (Schwankungsbereich von 0% bis 61%). Die ersten beiden Messpunkte nach Einsetzen der Intervention lagen bei 61% (Datenpunkt 11 und 12). Danach kam es zu einem Abwärtstrend bis zu einen Mittelwert von 13% (Datenpunkte 13 bis 22) bei einem Schwankungsbereich von 0% bis 39%. Die Variabilität kann somit dennoch als gering eingeschätzt werden. Ein Trend ist nur bei Einsetzen der Interventionsphase (Abwärtstrend) und nach dem Umzug in neue Räume (Aufwärtstrend) erkennbar.

In der ersten Umkehrphase (*A_2*) erreichte die Personenabhängigkeit einen Mittelwert von 45% bei einem Schwankungsbereich von 33% bis 56%. Die Variabilität ist gering und ein Trend nicht erkennbar.

Nach dem Übergang zur Intervention (Phase ***B_2***) reduzierte sich die Zeit mit Hilfestellungen auf einen Mittelwert von 1% bei einem Schwankungsbereich von 0% bis 6%. Ein genereller Trend ist nicht zu erkennen. Die Variabilität ist gering.

Proband 2 (Abb. 22)

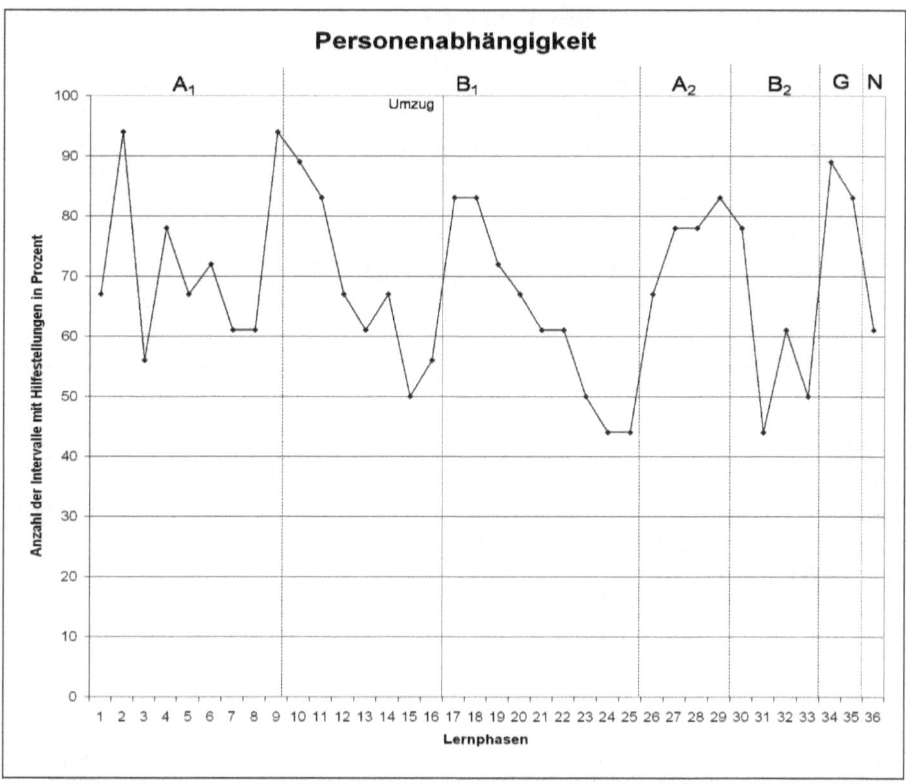

Abbildung 22: Personenabhängigkeit bei Proband 2 (Legende: s. Abb. 19)

Abbildung 22 zeigt die Entwicklung der Personenabhängigkeit von Proband 2. Wie in Abbildung 21 ist die Personenunabhängigkeit umso größer, je weniger Hilfestellung der Proband benötigte. Zur Vervollständigung von Abbildung 22 finden sich in Anhang 18, Tabelle 2 eine Zuordnung des Datums zu den einzelnen Lernphasen und eine Angabe der Intervalle mit Hilfestellung als Zahl.

In der ersten Grundratenphase (*A_1*) war Proband 2 in durchschnittlich 72% der Zeit von einer Hilfe durch den Therapeuten abhängig. Der Schwankungsbereich betrug 56% bis 94%. Es zeigt sich eine leicht erhöhte Variabilität, weil nur sechs Datenpunkte (Datenpunkte 1 und 4 bis 8) innerhalb einer maximalen Abweichung von 11 Prozentpunkten vom

Mittelwert (72%) lagen, es aber zwei hohe Werte (94% bei Datenpunkt 2 und 9) und einen niedrigen Wert (Datenpunkt 3: 56%) gibt. Ein Auf- oder Abwärtstrend lässt sich nicht erkennen.

Nach Einsetzen der Intervention in Phase B_1 sank die Anzahl der Hilfestellungen in der Gesamtzeit auf einen Mittelwert von 65% bei einem Schwankungsbereich von 44% bis 89%. Wie sich in der visuellen Inspektion erkennen lässt, führen diese Schwankungen zu einem variablen Kurvenverlauf.
Es lassen sich mehrere Trends erkennen. So sank nach Einsetzen der Intervention die Anzahl der Hilfestellungen kontinuierlich ab (Datenpunkte 10 bis 16), um nach dem Umzug wieder anzusteigen (Datenpunkte 17 und 18). Danach kam es wieder zu einem kontinuierlichen Abwärtstrend und damit zu einer Reduzierung der Hilfestellungen (Datenpunkte 19 bis 25).

In der Umkehrphase (A_2) lag die durchschnittliche Anzahl der Hilfestellungen bei 77% (Schwankungsbereich 67% bis 83%). Es lässt sich ein leichter Aufwärtstrend in Phase A_2 feststellen, was auf eine Zunahme der Notwendigkeit von Hilfestellungen hindeutet. Die Variabilität der Daten ist gering.

Nach Wiedereinsetzen der Intervention in Phase B_2 lag die durchschnittliche Zahl der Hilfestellungen im Zeitintervall bei 58% innerhalb eines Schwankungsbereiches von 44% bis 78%. Es besteht somit ein variabler Kurvenverlauf, der sich mit dem Absinken der Notwendigkeit von Hilfestellungen nach Datenpunkt 30 erklären lässt. Ein Trend ist nur zu Beginn, nach Einsetzen der Intervention, erkennbar.

4.3. Generalisierung

Die dritten Forschungsfragen lauteten: Lässt sich das Strukturierte Arbeitssystem in ein neues räumliches und personelles Umfeld übertragen? Wie wirkt sich dies auf Aufgabenbezogenheit und Personenunabhängigkeit aus?

Allgemein zeigte sich bei beiden Probanden eine hohe Aufgabenbezogenheit während der Generalisierungsphase. Diese übertraf überwiegend das durchschnittliche Niveau der Interventionsphasen.
Die Personenunabhängigkeit entsprach bei Proband 1 dem Niveau der Interventionsphasen. Proband 2 benötigte in der Übertragungsphase deutlich mehr personelle Hilfestellungen als bei den Messungen im Autismuszentrum.

Proband 1 (s. Abb. 19 und 21)
Proband 1 war während der Messung der Generalisierung im Mittelwert zu durchschnittlich 99% der Zeit aufgabenbezogen. Der Schwankungsbereich lag dabei zwischen 98% bis 100%. Es ist kein Trend zu erkennen. Ebenso liegt keine Variabilität der Daten vor.
Der Mittelwert der Aufgabenbezogenheit liegt über dem durchschnittlich in den Interventionsphasen erreichten Wert (B_1: 90% und B_2: 92%). Der Mittelwert erreicht ein Niveau, das deutlich über dem der Grundratenphasen liegt (A_1: 28 und A_2: 57).

Die Anzahl der notwendigen Hilfestellungen erreichte in der Übertragungsphase einen Mittelwert von 23% (Schwankungsbereich 0% bis 44%). Die Daten sind leicht variabel. Während der ersten beiden Messpunkte stieg die Anzahl der Zeitintervalle mit Hilfestellungen, fiel dann jedoch wieder ab auf 0% im letzten Messpunkt.
Die Ausprägung der Personenabhängigkeit entspricht in etwa dem durchschnittlich in Phase B_1 erreichten Niveau von 21% und liegt über dem durchschnittlichen Niveau von Phase B_2 (1%). Im Vergleich zu den Mittelwerten der Grundratenphasen (A_1: 88% und A_2: 45%) ist eine deutliche Reduzierung der notwendigen Hilfestellungen erkennbar.

Proband 2 (s. Abb. 20 und 22)
In der Messung zur Generalisierung konnte Proband 2 eine Aufgabenbezogenheit von 96% (Datenpunkt 34) und 85% (Datenpunkt 35) erreichen. Die Werte in den Datenpunkten liegen nahe beieinander und entsprechen in etwa dem Niveau der Interventionsphasen (B_1: 86% und B_2: 75%).

Proband 2 benötigte in der Übertragungsphase in 89% (Datenpunkt 34) und 83% (Datenpunkt 35) der Gesamtzeit die Hilfestellungen eines Erwachsenen. Diese Datenpunkte liegen auf hohem Niveau und über den Mittelwerten der Interventionsphasen (B_1: 65% und B_2: 58%) sowie der Grundratenphasen (A_1: 72% und A_2: 77%).

4.4. Nachhaltigkeit

Die vierte Forschungsfrage lautete: Sind die erzielten Veränderungen der Aufgabenbezogenheit und Personenunabhängigkeit nachhaltig, das heißt, bleiben die Effekte bei weiterer Verwendung des Strukturierten Arbeitssystems bestehen?

Allgemein zeigte sich auch in der Messung zur Nachhaltigkeit, dass die Probanden auch nach längerer Anwendungszeit das Strukturierte Arbeitssystem mit dem erreichten Niveau an Selbstständigkeit benutzten (Proband 1 nach sechs Monaten, Proband 2 nach acht Monaten).

Proband 1 (s. Abb. 19 und 21)
Bei Proband 1 betrug die Aufgabenbezogenheit in der Follow-up-Messung bei beiden Datenpunkten 100% und liegt damit über dem Niveau der Interventionsphasen (B_1: 90% und B_2: 92%) sowie den Grundratenphasen (A_1: 28% und A_2: 57%).

Die Anzahl der Zeitintervalle mit Hilfestellungen lag bei Proband 1 bei 39% (Datenpunkt 36) und 44% (Datenpunkt 37). Diese Ausprägung der Personenunabhängigkeit liegt unter dem in den Interventionsphasen erreichten Niveau (B_1: 21% und B_2: 1%). Im Vergleich zu den Mittelwerten der Grundratenphasen (A_1: 88% und A_2: 45%) lässt sich ein gewisser Rückgang bei den Hilfestellungen feststellen.

Proband 2 (s. Abb. 20 und 22)
Proband 2 war während der Messung zur Nachhaltigkeit zu 93% der Zeit aufgabenbezogen. Es konnte nur einmal gemessen werden. Dieser Wert liegt über dem durchschnittlichen Niveau der Interventions- (B_1: 86 und B_2: 75%) und Grundratenphasen (A_1 und A_2: 55%).

Während der Messung zur Nachhaltigkeit benötigte Proband 2 zu 61% Hilfestellungen. Dies entspricht etwa den Werten der Interventionsphasen (B_1: 65% und B_2: 58%) und liegt unter den Mittelwerten der Grundratenphasen (A_1: 72% und A_2: 77%).

5. Soziale Validität

Allgemein zeigte sich eine hohe Akzeptanz des Forschungsansatzes nach Abschluss der Untersuchung. Eltern und Mitarbeiter der Schule schätzten ein, dass die Untersuchung keine negativen „Nebenwirkungen" hatte. Die Erfolge der Förderung wurden überwiegend sehr positiv beurteilt.

Proband 1

Zu Beginn der Untersuchung beurteilte die Mutter alle Ziele der Förderung mit „teilweise zutreffend". Ob ihr Sohn durch ein Strukturiertes Arbeitssystem eine Möglichkeit zum selbstständigen Arbeiten erlernen wird, wusste sie noch nicht („neutral"). Ebenso konnte sie noch nicht einschätzen, ob das Forschungsdesign unerwünschte Nebenwirkungen haben könnte („neutral").
Nach Beendigung der Untersuchung sah sie alle Ziele als erreicht an („zutreffend"). Auch die Frage, ob ihr Sohn durch das Strukturierte Arbeitssystem eine Strategie zum selbstständigen Arbeiten erworben hat, beantwortete sie mit „zutreffend". Die Generalisierung beurteilte sie positiv mit „zutreffend", ebenso die Unbedenklichkeit des Forschungsdesigns und den generellen Erfolg der Förderung.

Die Lehrerin beurteilte vor der Untersuchung alle Ziele als „zutreffend". Die Möglichkeit, dass Proband 1 ein Strukturiertes Arbeitssystem erwerben kann, sah sie als gegeben an („zutreffend"). Das Untersuchungsdesign fand sie ethisch unbedenklich („zutreffend").
Nach Abschluss der Untersuchung beurteilte sie den Erfolg der Ziele zweimal mit „zutreffend" (Aufgabenbezogenheit und Verhalten) und einmal mit „teilweise zutreffend" (Personenunabhängigkeit). Letztere Bewertung ergänzte sie durch den Kommentar: „abhängig vom Schwierigkeits- und Bekanntheitsgrad der Aufgabe". Im Mittelwert wurden die Ziele der Untersuchung somit mit 1,3 Punkten bewertet (Schwankungsbereich 1 bis 2). Dass das Strukturierte Arbeitssystem Proband 1 eine Möglichkeit zum selbstständigen Arbeiten gibt, beurteilte die Lehrerin mit „teilweise zutreffend" und merkte an: „in vorbereiteter Umgebung und vornehmlich in Einzelsituationen, noch nicht in Alltagshandlungen übertragen". Die Forschungsmethodik fand sie, wie zu Beginn der Förderung, unbedenklich („zutreffend"). Den generellen Erfolg der Förderung sieht sie als gegeben an („zutreffend").
Die Beurteilung der Sonderpädagogischen Fachkraft (SPF) ist identisch mit der der Lehrerin und wird daher hier nicht im Einzelnen aufgeführt.

Proband 2

Alle Ziele der Untersuchung schätzte die Mutter von Proband 2 als „zutreffend" ein, ebenso die Möglichkeit des Erwerbs eines Strukturierten Arbeitssystems und die Angemessenheit der Forschungsmethodik.
Nach Abschluss der Untersuchung beurteilte sie das Erreichen von Ziel 1 (Aufgabenbezogenheit) und 3 (Verhalten) mit „zutreffend". Dass ihr Sohn personenunabhängiger geworden sei, traf nach ihrer Meinung teilweise zu („teilweise zutreffend"). Auch den erfolgreichen Erwerb des Strukturierten Arbeitssystems mit dem Ziel, selbstständiger zu arbeiten, bewertete sie mit „teilweise zutreffend". Die Übertragung des Strukturierten Arbeitssystems in die Schule ist aus Sicht der Mutter erfolgreich verlaufen („zutreffend"). Die ethische Unbedenklichkeit und den allgemeinen Erfolg der Förderung beurteilte sie positiv („zutreffend").

Die Lehrerin des Probanden 2 bewertete die Bedeutung aller Ziele der Untersuchung mit „zutreffend". Ob Proband 2 mithilfe des Strukturierten Arbeitssystems lernt, selbstständiger zu arbeiten, wusste sie vor Beginn der Untersuchung noch nicht („neutral"), ebenso, ob die Forschungsmethodik keine unerwünschten Wirkungen hat („neutral").
Nach Ende der Studie wurden das Erreichen von Aufgabenbezogenheit und die Verbesserung des Verhaltens von der Lehrerin mit „zutreffend" bewertet, sowie die Zunahme der Personenunabhängigkeit mit „teilweise zutreffend". Das Strukturierte Arbeitssystem sah sie als erfolgreiche Methode zur Förderung der Selbstständigkeit an („zutreffend"). Auch die ethische Unbedenklichkeit des Designs bewertete sie nach Ende der Untersuchung positiv („zutreffend"). Die Übertragung in die Schule schätzte sie als geglückt ein („zutreffend"). Den insgesamten Erfolg der Förderung sieht sie als gegeben an („zutreffend").

Vor Beginn der Untersuchung beurteilte die SPF alle Ziele mit „zutreffend". Ob die Methode des Strukturierten Arbeitssystems wirkt und das Untersuchungsdesign unbedenklich ist, konnte sie noch nicht einschätzen („neutral"). Nach Abschluss der Untersuchung schätzte sie die Erfolge in gleicher Weise wie die Lehrerin ein.

V. Interpretation der Ergebnisse

Zentrales Anliegen dieser Forschungsarbeit war es, zu untersuchen, ob das Anwenden eines Strukturierten Arbeitssystems, eingeleitet durch das KAHM, zu mehr Selbstständigkeit der Probanden führt. Die Ergebnisse der dazu durchgeführten empirischen Untersuchung werden jetzt in Abschnitt V dieser Forschungsarbeit interpretiert.

Zuallererst werden die Beurteilerobjektivität (Kap. 1) und die Kontrolle der Störvariablen (Kap. 2) bewertet, da beide Aspekte grundlegende Voraussetzungen der internen Validität darstellen. Anschließend erfolgt die Interpretation des Zusammenhangs von abhängiger und unabhängiger Variable (Kap. 3), aus dem heraus die Effektivität der Intervention beurteilt wird. Den Abschnitt V der Forschungsarbeit ergänzen eine Bewertung der qualitativ erfassten Variablen des herausfordernden Verhaltens (Kap. 4) und der sozialen Validität (Kap. 5). Abschließend werden erste methodische und pädagogische Begrenzungen erörtert (Kap. 6).

1. Sicherung der Beurteilerobjektivität

Die Beobachterübereinstimmung wurde sowohl für die Messung der abhängigen Variablen als auch die des Therapeutenverhaltens erfasst.

Insgesamt lag bei beiden Probanden ein sehr hohes Niveau an Übereinstimmung zwischen beiden Beobachterinnen bei Erfassung der ***abhängigen Variablen*** vor. Dieses zeigt sich in der hohen totalen Übereinstimmung bei der Messung der Aufgabenbezogenheit (Proband 1: 95%; Proband 2: 94%) und den sehr guten Kappa-Werten bei der Messung der Personenunabhängigkeit (Proband 1: κ=0,97; Proband 2: κ=0,92).

Das Ergebnis beweist zum einen, dass die Variablen sehr gut operationalisiert wurden. Das Verhalten wurde somit zuverlässig einer Beobachtung zugänglich gemacht. Zum anderen belegt die sehr gute Beobachterübereinstimmung, dass die Auswerterinnen ausreichend trainiert wurden und in der Lage waren, die vorgegebenen Richtlinien umzusetzen. Eine Beeinflussung des Codierverhaltens durch Vertrautheit mit den Probanden im Verlauf der Beobachtung kann durch die hohe Beobachterübereinstimmung ausgeschlossen werden. Die hohe Beobachterübereinstimmung spricht weiterhin für eine gute interne Validität der Untersuchung.

Einschränkend ist darauf hinzuweisen, dass bei der Messung der Aufgabenbezogenheit beide Auswerterinnen möglicherweise zu unterschiedlichen Zeitpunkten das Verhalten als aufgabenbezogen werteten, in der Gesamtheit aber eine ähnliche „totale" Zeit aufgabenbezogenen Verhaltens maßen.
Dieses Problem ist immanent mit der Methode der „Total-agreement"-Messung verbunden. Auch in dieser Untersuchung ist zu erwarten, dass die wahren Ergebnisse beider Auswerterinnen etwas weiter auseinanderliegen, als dies die „totale" Übereinstimmung vermuten lässt.
Dieser Messfehler ist wahrscheinlich bei Proband 2 deutlicher ausgeprägt als bei Proband 1, da bei diesem die Phasen zwischen aufgabenbezogenem und nicht-aufgabenbezogenem Verhalten öfter und schneller wechselten. Bei Proband 1 ist hingegen kaum mit Abweichungen des Messverhaltens beider Auswerterinnen zu rechnen, da die Phasen aufgabenbezogenen Verhaltens deutlicher erkennbar waren und weniger schnell in Phasen nicht-aufgabenbezogenen Verhaltens übergingen.

Analog zur Auswertung der abhängigen Variablen konnten auch für das ***Therapeutenverhalten*** eine hohe Übereinstimmung beider Auswerterinnen festgestellt werden (Proband 1: κ=1; Proband 2: κ=0,97). Dies zeigt, dass die Kriterien gut definiert wurden und sich zuverlässig beobachten ließen.

Zusammenfassend ist festzustellen, dass die Beurteilerobjektivität für die Messung der abhängigen Variablen und die des Therapeutenverhaltens in einem ausreichend hohen Maß vorhanden ist. Dies sichert die Qualität der Untersuchungsergebnisse ab.

2. Kontrolle der Störvariablen

In Kapitel III.5 wurden folgende Störvariablen identifiziert:

1. das Verhalten des Therapeuten im Kontakt mit den Probanden,
2. die Erlebnisse des Probanden vor Beginn der Fördereinheit, während der Förderung und bevorstehende Ereignisse nach der Förderung,
3. räumliche und zeitliche Veränderungen, wie z. B. ein zeitlich veränderter Therapiebeginn,
4. eine Veränderung der Lernaufgaben sowie
5. eine Veränderung in der Medikamentengabe.

Der Einfluss dieser Faktoren als nicht erwünschte unabhängige Variablen sowie die Wirkung der, ebenfalls in Kapitel III.5 dargestellten Maßnahmen zur Kontrolle der Störvariablen, sollen im Folgenden erörtert werden.

zu 1.) Therapeutenverhalten
Das Verhalten des Therapeuten als Störvariable mit der vermutlich größten Einflussmöglichkeit wurde in Kapitel III.5 erörtert und aktiv durch die Erfassung des Therapeutenverhaltens, inklusive der Bestimmung der Beurteilerobjektivität, kontrolliert (s. Kap. IV.1 und IV.2). Im Folgenden werden die Ergebnisse dieser Messung interpretiert.

Bei ***Proband 1*** konnten keine Verstöße gegen die aufgestellten Regeln nachgewiesen werden. Dies bedeutet, dass sich der Therapeut in allen Phasen der Untersuchung regelkonform verhielt. Dass der Therapeut bei Proband 1 eine unabhängige Variable darstellt, kann somit ausgeschlossen werden. Lediglich der Einfluss weiterer, in der Beobachtung nicht erfasster, Verhaltensweisen des Therapeuten sind möglich (s. unten).

Bei ***Proband 2*** hielt sich der Untersuchungsleiter nur zu 93% an die vorgegebenen Regeln. Dies lag zum einen an der veränderten Ausgangssituation. Proband 2 konnte sich, im Gegensatz zu Proband 1, verbalsprachlich äußern und nutze dies auch ausgiebig in einem stereotypen Sinn (z. B. „Fenster zumachen, Fenster zumachen!").
Weiterhin war er, wie der Datenverlauf zeigt, während aller Phasen wesentlich personenabhängiger als Proband 1. Dies bedeutete, dass der Therapeut häufiger helfen musste und deshalb die Wahrscheinlichkeit eines Regelverstoßes höher als bei Proband 1 lag. Bei der überwiegenden Anzahl der Verstöße (8 von 11) wurde die Regel „Lob erst nach Beendigung der Aufgabe" missachtet. Derartige Bestätigungen waren in einigen Fällen nötig, um dem selbstverletzenden Verhalten (Luftanhalten)

entgegenzuwirken und den kommunikativen Bedürfnissen von Proband 2 wenigstens etwas zu entsprechen. Somit handelte es sich nicht immer um Hilfen im engeren Sinne, sondern um eine Beantwortung der stereotypen Kontakterwartung des Probanden.

Die weitere Analyse des Therapeutenverhaltens ergab, dass die Regelmissachtungen durch den Therapeuten verteilt in allen Phasen auftraten und somit kein systematischer Einfluss auf die abhängige Variable vorlag.

Insgesamt kann so auch bei Proband 2 von einem in allen Phasen gleichbleibenden Therapeutenverhalten ausgegangen werden. Dies stützt die Hypothese, dass nicht der Therapeut als Störvariable die Ausprägung der abhängigen Variable bestimmte. Hypothetisch hätte er z. B. in den Interventionsphasen einen erfolgreicheren Unterrichtsstil anwenden können als in der Grundratenphase. Diese Vermutung kann jedoch nach der Kontrolle des Therapeutenverhaltens zurückgewiesen werden.

Die Übertragung und die Messung der Nachhaltigkeit, die in der Schule mit den Lehrerinnen stattfanden, zeigten zusätzlich, dass das Niveau an Aufgabenbezogenheit nicht durch einen bestimmten Therapeuten beeinflusst wurde. Proband 2 erreichte auch in diesen Situationen ein Niveau an Selbstständigkeit, das fast dem der Interventionsphasen entsprach und über dem der Grundratenphasen lag.

Anzumerken ist, dass natürlich nicht das gesamte Verhalten des Therapeuten erfasst und kontrolliert werden konnte. Es ist denkbar, dass dieser noch anderweitig die Probanden beeinflusste und dies möglicherweise nicht in allen Phasen konform tat. Beispielsweise könnte dies die nonverbale Kommunikation (z. B. Mimik und Gestik) betreffen, die eventuell in den Interventionsphasen anders als in den Grundratenphasen eingesetzt wurde. Insgesamt ist es aber unwahrscheinlich, dass solche punktuellen Hilfen das Verhalten so massiv verbesserten, wie dies der Kurvenverlauf beider Probanden zeigt.

zu 2). Ereignisse vor, während und nach der Intervention
Möglicherweise könnten äußere Umstände das Verhalten der Probanden in den Grundratenphasen anders als in den Interventionsphasen beeinflusst haben. Um dies zu beurteilen, wurde ein Verhaltens-/Ereignisprotokoll angefertigt, dessen Ergebnisse in Kapitel IV.3 dargestellt wurden und im Folgenden interpretiert werden. Es soll aus ökonomischen Gründen ausschließlich die Aufgabenbezogenheit betrachtet werden, da

diese als genereller Indikator die Verfassung der Probanden in den Förderstunden widerspiegelt.

Zunächst ist festzustellen, dass bei beiden Probanden derartige besondere Ereignisse gleichmäßig über alle Untersuchungsphasen verteilt auftraten und ein systematischer Einfluss auf das Ergebnis einzelner Untersuchungsphasen somit auszuschließen ist. Ungeachtet dessen könnten herausragende Ereignisse, die in zeitlichem Bezug zu einer Förderstunde standen, das Lernverhalten in dieser Stunde beeinflusst haben.

Bei ***Proband 1*** konnten der Auswertung des Verhaltens-/Ereignisprotokolls keine Anhaltspunkte entnommen werden, die auf eine Beeinflussung der Messung durch Ereignisse im Untersuchungsumfeld hindeuteten. Bei Datenpunkt 5 und 6 sowie bei Datenpunkt 9 und 10 traten vor der Förderung Wutanfälle im Heim auf. Diese wirkten sich allerdings nicht spürbar auf das Niveau an Aufgabenbezogenheit aus (Datenpunkt 5: 34%, 6: 16%, 9: 28% und 10: 28%; Mittelwert A_1: 28%). Weiterhin trat auch in der Interventionsphase bei Datenpunkt 16 und 17 ein Wutanfall vor der Förderstunde auf, ebenso ohne erkennbaren Einfluss auf den Kurvenverlauf.

Bei ***Proband 2*** ist ein deutlich variabler Kurvenverlauf der Aufgabenbezogenheit in der Phase A_1 erkennbar (Schwankungsbereich 23% bis 83%). Unter Rückgriff auf die Protokollierung der Ereignisse lässt sich vermuten, dass dafür unter anderem Konflikte vor der Therapie verantwortlich waren.
So hatte Proband 2 bei Datenpunkt 2 und 3 vor Beginn der Förderstunde einen Konflikt in der Schule. Die an diesem Tag gemessene Aufgabenbezogenheit lag in der ersten Lernphase (Datenpunkt 2) bei nur 24%. Dies legt einen Zusammenhang der Ereignisse vor den Fördereinheiten und der in den Lernphasen gezeigten Aufgabenbezogenheit nahe.
Allerdings gab es auch Tage, an denen außergewöhnliche Ereignisse und Probleme in der Schule sich nicht negativ auf den Fördererfolg in den Lernphasen auswirkten. Zum Beispiel notierte die Mutter, dass ihr Sohn bei Datenpunkt 15 und 16 durch einen Besuch in der Familie sehr aufgeregt sei, ihn bei Datenpunkt 19 und 20 sowie Datenpunkt 26 und 27 der Schwimmunterricht vor der Förderstunde ermüdet hatte und er sich bei Datenpunkt 28 und 29 sehr auf eine Feier in der Schule freute. Diese Ereignisse vor und nach der Intervention hatten bei diesen Datenpunkten keinen erkennbaren Einfluss auf die Aufgabenbezogenheit.

Vor der Messung des Datenpunkts 8 und 9 stürzte der Proband in der Schule, was nach Angaben der Mutter gewöhnlich den ganzen Tag negativ beeinflusst. Die Aufgabenbezogenheit lag dennoch in der ersten Lernphase bei 83%, sank dann aber in der zweiten Lernphase auf 23% ab (Datenpunkt 9) und war mit einem schweren Wutanfall verbunden. Hier besteht deshalb möglicherweise ein Zusammenhang zwischen dem Sturz des Probanden vor Beginn der Förderstunde und den Leistungen des Probanden in der Förderstunde.

Insgesamt besteht dennoch ein geringer Zusammenhang von Ereignissen im Umfeld der Untersuchung und den Messergebnissen während aller Lernphasen.

Es ist noch ein weiterer Zusammenhang auffällig: Der Einfluss belastender Ereignisse auf die Leistung des Probanden nimmt im Laufe der Untersuchung ab. Bei Datenpunkt 2 und 9 in der Phase A_1 hatten derartige Ereignisse eine deutlich negative Auswirkung auf die Aufgabenbezogenheit. In der Interventionsphase B_1 zeigten außergewöhnliche Ereignisse keine negativen Effekte mehr auf die Leistungen des Probanden. Somit steht die Verringerung des Einflusses von Ereignissen im Untersuchungsumfeld wahrscheinlich in Zusammenhang mit der Wirkung der unabhängigen Variable.
Gegen diese Interpretation kann eingewendet werden, dass auch in der Umkehrphase (A_2) die genannten Ereignisse weniger Einfluss auf das Verhalten des Probanden als in A_1 hatten. Hier ist jedoch auch auf den möglichen Übertragungseffekt aus der vorherigen Interventionsphase (B_1) hinzuweisen, sodass obige Schlussfolgerung dennoch gültig sein dürfte.

zu 3) Räumliche und zeitliche Veränderungen
Es konnten nicht alle denkbaren räumlichen und zeitlichen Veränderungen im Untersuchungsverlauf erfasst werden. Im Folgenden werden deshalb die wichtigsten Veränderungen, so wie sie in Kapitel III.5 genannt wurden, für jeden Probanden diskutiert.

Bei ***Proband 1*** kann ausgeschlossen werden, dass der Umzug in die neue Praxis als unabhängige Variable wirkte, da dieser während der Interventionsphase erfolgte. Weiterhin fanden sich bei der Sichtung der Ergebnisse keine Hinweise auf eine (positive) Veränderung der Aufgabenbezogenheit aufgrund des Umzuges.
Dies bedeutet, dass die neuen Räumlichkeiten in keiner Weise für eine Zunahme der Aufgabenbezogenheit bei Proband 1 verantwortlich ge-

macht werden können. Stattdessen scheinen sie eher die Übertragbarkeit der Intervention zu belegen, da es bei Proband 1 im Bereich der Aufgabenbezogenheit zu keinem veränderten Datenverlauf kam.

Hinsichtlich der Personenunabhängigkeit zeigte sich, dass nach dem Umzug in die neue Praxis der Bedarf an Hilfestellungen wieder anstieg. Es kann vermutet werden, dass sich der Proband erst an das neue Umfeld gewöhnen musste und deshalb häufiger als vorher die Hilfe des Therapeuten benötigte, um aufgabenbezogen zu arbeiten. Leider konnte die Interventionsphase nicht länger andauern, es wäre interessant gewesen zu beobachten, ob der Bedarf an Hilfestellungen im weiteren Verlauf wieder absinken würde. Hinweise darauf ergeben sich aus der Tatsache, dass in der zweiten B-Phase die Personenabhängigkeit wieder auf ein niedriges Niveau absank.

Im Therapiezentrum wurden die Ausstattung des Raums und das Reizniveau nur bei den Phasenwechseln verändert. Somit könnten lediglich einzeln auftretende Störgeräusche (Rasenmäher) das Verhalten von Proband 1 beeinflusst haben, allerdings ohne phasenspezifische Wirkung.

Die Uhrzeit, zu der die Förderstunden stattfanden, veränderte sich während der gesamten Untersuchung nicht, sodass eine Tagesformabhängigkeit der Untersuchungsergebnisse auszuschließen ist.

Die Beeinflussung des Ergebnisses der Untersuchung durch eine Reifung des Probanden und anderweitige zwischenzeitliche Entwicklungsschritte kann nicht vollkommen ausgeschlossen werden. Während der Untersuchung musste Proband 1, bedingt durch Krankheit und anschließenden Urlaub, vier Wochen pausieren. Dies geschah während der ersten Interventionsphase zwischen Datenpunkt 12 (23.02.2007) und Datenpunkt 13 (23.03.2007). Im Kurvenverlauf fällt auf, dass Proband 1 bei Datenpunkten 12 eine Aufgabenbezogenheit von 57% erreichte. Bei Datenpunkt 13 lag diese bei 98% und blieb auch während der folgenden Messungen auf diesem hohen Niveau. Es ist möglich, dass Reifung oder eine bessere Verfassung nach dem Urlaub dieses Ergebnis mit beeinflusst hat.
Einige Tatschen machen dies allerdings unwahrscheinlich. So ist bereits bei Datenpunkte 11 und 12 mit Einsetzen der Intervention eine deutliche Verbesserung der Aufgabenbezogenheit im Vergleich zur Grundrate erkennbar. Das, im Vergleich zu Datenpunkt 13, niedrigere Anfangsni-

veau lässt sich eher damit erklären, dass der Proband das Arbeitssystem erst einmal erlernen musste.
Weiterhin machen die mit dem Autismus verbundenen Lernschwierigkeiten es eher unwahrscheinlich, dass sich ein Verhalten, das jahrelang in starker Weise beeinträchtigt war, plötzlich positiv verändert.
Im Verlauf der Untersuchung traten durch Krankheiten und Urlaube auch an anderen Stellen Unterbrechungen auf, bei denen kein Zusammenhang zum Kurvenverlauf erkennbar war.

Insgesamt erscheint es somit sehr unwahrscheinlich, dass ein plötzlicher Entwicklungsschritt das Maß der Aufgabenbezogenheit in der ersten Interventionsphase beeinflusste.

Vergleichbar zum ersten Probanden kann aus dem Datenverlauf bei ***Proband*** **2** ebenfalls kein nennenswerter Einfluss des Umzuges auf die Aufgabenbezogenheit festgestellt werden.

Der Umzug hatte jedoch wahrscheinlich einen Einfluss auf die Personenunabhängigkeit des Probanden, da er, wie im Kurvenverlauf ersichtlich, bei den ersten Lernphasen in den neuen Räumen deutlich mehr Hilfestellungen als vorher benötigte.
Die Verhaltensbeobachtungen während der Sitzungen ergaben, dass die neuen Räume nach dem Umzug für den Probanden sehr aufregend waren. Details, wie ein durchgehender roter Streifen an der Decke und die vielen Kippfenster mit Jalousien, nahmen seine Aufmerksamkeit in Anspruch. Das Interesse für solche Dinge wurde bereits im Elternfragebogen beschrieben. Es fiel ihm deshalb zu Beginn schwer, sich auf das Arbeitssystem zu konzentrieren.
Der nach dem Umzug wieder einsetzende kontinuierliche Abwärtstrend des Hilfebedarfs zeigt jedoch, dass diese Irritationen von begrenzter Dauer waren. Mit jeder der folgenden Sitzungen schien der Proband weniger abgelenkt zu sein und in der Lage, seine Aufmerksamkeit wieder mehr auf das Arbeitssystem und die Aufgaben zu richten.
Insgesamt hatten die neuen Räume als Störvariable somit nur einen zeitlich begrenzten Einfluss. Als diese Störvariable noch nicht vorhanden war (vor dem Umzug) und nachdem deren Wirkung nachgelassen hatte (nach der Eingewöhnung) zeigte sich in der ersten Interventionsphase ein kontinuierlicher Abwärtstrend bei der Personenabhängigkeit. Dies ist nur mit der gleichbleibenden Einwirkung der Intervention zu erklären.

Weitere äußere Reizgegebenheiten wie z. B. Geräusche und Lichteinstrahlungen, die für den Probanden durchaus Bedeutung hatten, kamen zufällig und durch die vielen Datenpunkte gleich verteilt vor, sodass eine spezielle Wirkung auf die Untersuchungsergebnisse auszuschließen ist. Ebenso veränderte sich zu keiner Zeit der Therapiebeginn, sodass eine Abhängigkeit der Messergebnisse von der Tageszeit nicht vorhanden sein kann.

Eine weitere Störvariable, die eventuell Bedeutung haben könnte, ist die Reifung des Probanden. Parallel zum Umzug ergab sich zwischen dem Datenpunkt 16 (16.03.2007) und dem Datenpunkt 17 (18.05.2007) eine längere technisch bedingte Unterbrechung. Der letzte Termin vor dieser Pause fand somit in den alten Räumlichkeiten und der Erste danach in der neuen Praxis statt.
Eine zwischenzeitliche Reifung des Probanden kann jedoch als Störvariable, die eine positive Entwicklung der Messergebnisse bewirken könnte, ausgeschlossen werden, da sich die Aufgabenbezogenheit nicht veränderte und das Niveau der Hilfestellungen nach dem Umzug deutlich höher als vorher ausfiel.
Möglicherweise ist aber der umgekehrte Fall denkbar: Proband 2 könnte, bedingt durch die Unterbrechung, die erlernten Kompetenzen zum selbstständigen Arbeiten „vergessen" haben, sodass der Lernprozess wieder neu initiiert werden musste. Dies würde den plötzlichen Anstieg der Personenabhängigkeit bei Datenpunkt 17 erklären.
Gegen diese Vermutung spricht, dass für die Aufgabenbezogenheit kein derartiger Einfluss der Therapiepause festgestellt werden konnte.

Insgesamt sind somit die neuen Praxisräume mit den für Probanden 2 faszinierenden und ablenkenden Details die wahrscheinlichste Störvariable, während das „Verlernen" der bereits erworbenen Kompetenzen im Umgang mit dem Strukturierten Arbeitssystem eher keine relevante Bedeutung hat.
Die umzugsbedingte Störung des Lernprozesses führt zu einer wichtigen Erkenntnis: Das Einüben und Anwenden des Strukturierten Arbeitssystems sollte zu Beginn kontinuierlich und unter gleichbleibenden räumlichen Bedingungen erfolgen, erst dadurch ist ein hohes Maß an Selbstständigkeit zu erreichen.

Eine letzte räumliche und zeitliche Veränderung im Untersuchungsverlauf bestand in der Einführung eines visuellen Zeitplans für beide Probanden. Dieser bestand aus einer Abfolge von Bildern, die die Aktivitäten im Autismuszentrum verdeutlichten.
Es ist denkbar, dass der Zeitplan den Probanden so viel Struktur und Sicherheit gab, dass sich ihre Selbstständigkeit auch ohne Arbeitssystem

verbessert hätte. Um den Einfluss des Zeitplans zu minimieren, wurde dieser bereits während der ersten Grundratenphase eingeführt auch während der zweiten Grundratenphase beibehalten, inklusive Übergangshinweis. Da in der letztgenannten Phase das Niveau der Selbstständigkeit teilweise das der ersten Grundratenphase wieder erreichte bzw. deutlich unter dem der Interventionsphasen lag, ist davon auszugehen, dass nicht der Zeitplan, sondern ganz entscheidend die Intervention die Selbstständigkeit förderte.

zu 4.) Veränderung der Lernaufgaben
Es ist nicht auszuschließen, dass spezielle Aufgaben die Selbstständigkeit der Probanden beeinflussten und dies möglicherweise in stärkerem Ausmaß als die unabhängige Variable.
Diese Vermutung ist aus folgenden Gründen zunächst nicht abwegig: In der ersten Grundratenphase wurden Aufgaben verwendet, die nach Informationen der Eltern und Lehrer den Probanden bekannt waren und die sie interessierten (s. Kap. III.8.1 und Tab. 15). In der ersten Interventionsphase wurden am Anfang Aufgaben verwendet, die, ausgehend von der Interessenanalyse, als am höchsten reizvoll für die Probanden eingestuft wurden. Diese Aufgaben wurden in der Methodik des KAHM als „interessenbezogen" und „interessengebunden" bezeichnet und in Tabelle 16 (Proband 1) und Tabelle 17 (Proband 2) dargestellt. Es ist denkbar, dass die gemessene Selbstständigkeit der Probanden somit teilweise vom Anreiz der angebotenen Aufgabe abhing.

Gegen diese Argumentation sprechen mehrere Gründe:
Die interessenbezogenen/interessengebundenen Aufgaben wurden während der Intervention nach und nach durch interessenunabhängige Aufgaben ergänzt (s. Kap. III.8.2 sowie Tab. 16 und 17). Zum Ende des Untersuchungszeitraums waren die meisten Aufgaben interessengelöste Lernaufgaben. Das Niveau an Aufgabenbezogenheit und Personenunabhängigkeit schwankte innerhalb der ersten Interventionsphase jedoch nur wenig und ließ keinen Rückschluss auf die Vorliebe für bestimmte Aufgaben zu. Dies deutet darauf hin, dass es weniger der Inhalt sondern die (visuelle) Strukturierung der Aufgaben war, die die abhängigen Variablen beeinflusste. Die visuelle Strukturierung der Aufgabe gehörte zur Intervention, womit sich der Effekt durchaus zuordnen lässt (s. Kap. I.4.2).
Weiterhin wurden in der zweiten Grundratenphase die Aufgaben eins-zu-eins aus der vorhergehenden ersten Interventionsphase übernommen. Lediglich die Darbietung wurde verändert und z. B. Strukturierungshilfen entfernt (s. Kap. III.8.3). Dieselben Aufgaben wurden

dann auch in der zweiten Interventionsphase wieder in strukturierter Form angeboten, was mit einer Zunahme an Selbstständigkeit bei beiden Probanden einherging.

Insgesamt ist deshalb nur ein geringer Zusammenhang zwischen speziellen Aufgaben und einer Ausprägung der Selbstständigkeit erkennbar. Vielmehr scheint es der Grad an visueller Strukturierung zu sein, der die Zunahme an Aufgabenbezogenheit und Personenunabhängigkeit bewirkte. Dieses stellt einen Teil der Intervention dar und lässt sich damit der unabhängigen Variable zuordnen.

zu 5.) Veränderung der Medikamentengabe
Im Verhaltens-/Ereignisprotokoll (s. Kap. III.6.1) wurde erfasst, inwieweit möglicherweise die Gabe von Medikamenten vergessen wurde oder sich die Medikation generell veränderte.

Da ***Proband 1*** nach Angaben der Mitarbeiterinnen des Wohnheims während des gesamten Untersuchungsverlaufs keine Medikamente zu sich nahm, kann eine während der Phasen veränderte Medikamentengabe als Variable ausgeschlossen werden.

Vergleichbar zum ersten Probanden gab auch die Mutter von ***Proband 2*** an, dass dieser während der Förderstunden nicht unter dem Einfluss von Medikamenten stand. Damit kann auch für Proband 2 ein Zusammenhang von Medikation und den Messergebnissen ausgeschlossen werden.

Die Diskussion der Störvariablen wird in Tabelle 18 zusammengefasst:

Störvariable	Einfluss auf das Messergebnis	
	Proband 1	Proband 2
1. Therapeutenverhalten	auszuschließen	gering
2. Einfluss von Ereignissen vor, während und nach der Untersuchung	auszuschließen	in den Grundratenphasen teilweise möglich, in den Interventionsphasen mit verringerter Wirkung
3. Räumliche und zeitliche Veränderungen	gering	Umzug erhöhte den Bedarf an Hilfestellungen, ansonsten hatten die Störungen in allen Phasen gleichbleibende Wirkung
4. Veränderte Lernaufgaben	gering	gering
5. Veränderte Medikation	auszuschließen	auszuschließen

Tabelle 18: Zusammenfassende Darstellung der Störvariablen und deren Einfluss auf das Messergebnis

3. Veränderung der abhängigen Variablen

Hinter den Forschungsfragen stand die Vermutung, dass ein kausaler Zusammenhang zwischen unabhängiger und abhängiger Variable besteht. Um diese Hypothese zu prüfen, werden im Folgenden die Ergebnisse für jeden Probanden analysiert. Voraussetzung sind die im vorangegangenen Kapitel erfolgte Zurückweisung der Wirkung der wichtigsten Störvariablen und die gute Beurteilerobjektivität bei der Auswertung der Messungen (s. Kap. IV.1).

Leitlinie der Diskussion sind die Merkmale, die, unter Verwendung eines $A_1B_1A_2B_2$-Designs, für einen validen Zusammenhang zwischen Intervention und Zielverhalten sprechen. Diese, als visuelle Inspektion bezeichnete Analyse, wurde in Kapitel IV.4 mit der Darstellung der Ergebnisse begonnen und wird in diesem Kapitel mit der Auswertung der Datenänderungen an den Phasenübergängen und der Auswertung des PND fortgeführt. Bezüglich der Phasenübergänge und des PND sprechen nach Kennedy (2005) folgende Aspekte dafür, dass die Intervention die Veränderung des Verhaltens ursächlich bedingt hat:

- deutliche Unterschiede im durchschnittlichen Niveau der Daten zwischen den Phasen
- keine Fortsetzung eines Trends aus der Grundraten- in der Interventionsphase
- geringe Variabilität der Daten innerhalb einer Phase
- schneller Anstieg bzw. Abfall der Datenpunkte in den Interventionsphasen in Richtung der erwarteten Verhaltensänderung
- weitgehendes Erreichen des Ausgangsniveaus in der zweiten Grundratenphase
- PND von mindestens 70%, das heißt, dass mindestens 70% der Datenpunkte zwischen den Phasen nicht überlappen

Diese Aspekte werden im Folgenden für die Aufgabenbezogenheit und die Personenunabhängigkeit der Probanden erörtert, wobei außerdem ein Bezug zu den Ergebnissen der Diagnostik (Kap. III.6.2) hergestellt werden soll. Das Kapitel ergänzen eine zusammenfassende Erörterung der Selbstständigkeitsentwicklung im Verlauf der Untersuchung sowie eine Darstellung des Zusammenwirkens der Variablen und ein Vergleich der Probanden.

1. Aufgabenbezogenheit

Bei ***Proband 1*** belegt die, bis auf einen Datenpunkt, geringe Variabilität der Daten innerhalb der ersten Grundratenphase, dass ausreichend Messungen vorgenommen wurden, um das Verhalten realistisch zu erfassen.

Im Vergleich der einzelnen Phasen lässt sich ein deutlicher Unterschied in der Höhe der Aufgabenbezogenheit feststellen (A_1: 28%, B_1: 90 %, A_2: 57%, B_2: 92%). Dieses weit auseinanderliegende Niveau macht es wahrscheinlich, dass ein äußerer Faktor die Verhaltensänderung bewirkt hat.
Innerhalb der Grundratenphase A_1 zeichnete sich kein Trend ab, sodass sich auch kein solcher in der ersten Interventionsphase fortsetzen konnte. Dies zeigt, dass der äußere Faktor nur in einer Phase und nicht phasenübergreifend wirkte. Da nach Einsetzen der Intervention in der Phase B_1 die Aufgabenbezogenheit sehr schnell um fast 70 Prozentpunkte anstieg und dieses hohe Niveau im weiteren Verlauf der Interventionsphase Bestand hatte, ist mit hoher Wahrscheinlichkeit die Intervention als unabhängige Variable für die Veränderung verantwortlich.

Diese Schlussfolgerung wird durch die Wiederholung der Einzelfallstudie in den folgenden Phasen gestützt. Nach Wiedereinführen der Ausgangsbedingungen sank das Niveau der Aufgabenbezogenheit deutlich ab (A_2: 57%). Dass nicht wieder ganz das Niveau der ersten Grundratenphase erreicht wurde, lag wahrscheinlich am Übertragungseffekt. Dieser bewirkte, dass die in der ersten Interventionsphase erlernte Aufgabenbezogenheit zum Teil in die folgende zweite A-Phase übertragen wurde.
Weiterhin wurde in Kapitel III.5 beschrieben, dass in der Phase A_2 die Ursprungsbedingungen aus A_1 nicht gänzlich wiederhergestellt werden konnten, unter anderem aufgrund des Umzugs in die Reichartstraße und ein höheres Maß an Aufgabenstruktur und räumlicher Struktur gegeben war. Dies wirkte sich wahrscheinlich ebenso positiv auf die Aufgabenbezogenheit in der zweiten A-Phase aus.
Dennoch lag das Niveau der zweiten A-Phase deutlich unter dem der Interventionsphasen (A_2: 57% versus B_1: 90 %, B_2: 92%).

Nach Wiedereinsetzen der Intervention in der Phase B_2 erreichte die Aufgabenbezogenheit schnell wieder einen durchschnittlichen Wert, der über dem der Grundratenphasen lag (92%).
Die auch bei Wiederholung der Einzelfallstudie deutlich ausgeprägten Mittelwertunterschiede zwischen A- und B-Phase sprechen somit dafür, dass die Ergebnisse nicht zufällig zustande kamen, sondern dem beschriebenen Wirkmechanismus entstammen.

Die Wirksamkeit der Intervention wird weiterhin durch die Ergebnisse der Generalisierungsphase und die Untersuchung der Nachhaltigkeit belegt.
Proband 1 zeigte auch bei einer Veränderung der Räume und der Bezugspersonen ein sehr hohes Niveau an Aufgabenbezogenheit. Dies

spricht dafür, dass die Intervention dies bewirkte und nicht z. B. das Verhalten des Untersuchungsleiters als Therapeut.
Auch nach einer längeren Unterbrechung konnte der Proband mit dem Strukturierten Arbeitssystem bei unverändert hoher Aufgabenbezogenheit weiterarbeiten. Dies spricht für eine nachhaltige Wirksamkeit der Intervention. Die externe Validität, die die Allgemeingültigkeit des Ergebnisses bezeichnet, kann somit in diesem Bereich als hoch eingeschätzt werden. Konfundierende Variablen, die diese Einschätzung relativieren könnten, waren nicht nachweisbar. So fanden während der Untersuchung kaum verbale Interaktionen zwischen den Lehrerinnen der Schule und dem Probanden statt, die möglicherweise eine Einflussgröße gewesen sein könnten.

Die Ergebnisse der visuellen Inspektion bezüglich des Kurvenübergangs von einer Phase zur anderen werden durch die Errechnung des ***PND*** gestützt. Von den Datenpunkten der Interventionsphasen (B_1, B_2, Generalisierung und Nachhaltigkeit) überlappten 21 nicht mit den Datenpunkten der Grundratenphasen A_1 und A_2. Dies entspricht einem PND von 91%, was nach Einteilung von Scruggs et. al. (1986) für einen sehr reliablen Interventionseffekt spricht.

Setzt man die Ergebnisse im Bereich der Aufgabenbezogenheit in Bezug zu den während der ***Diagnostikphase*** erreichten Testleistungen, lässt sich eine unerwartet gute Entwicklung des Probanden 1 konstatieren.
Er erreichte im Entwicklungstest und im Intelligenztest ein weit unterdurchschnittliches Ergebnis, das für einen Autismus mit einer zusätzlichen geistigen Behinderung sprach. Dennoch war in Teilbereichen, z. B. besonders in den durch die CPM geprüften Leistungen, eine Begabung für visuell dargebotene Aufgaben feststellbar. Diese Begabung führte offenbar dazu, dass sich Proband 1 sehr schnell die visuell dargestellten Arbeitsabläufe und Anforderungen des Strukturierten Arbeitssystems aneignen konnte. Belegt wird diese Vermutung durch den steilen Anstieg der Aufgabenbezogenheit in der ersten Interventionsphase.
Weiterhin scheint das Strukturierte Arbeitssystem die schwere Störung der exekutiven Funktionen, gemessen mit dem BRIEF-P, teilweise kompensieren zu können. Das dort festgestellte impulsive und rigide Verhalten zeigte sich während der Interventionsphasen weniger. Proband 1 war vielmehr in der Lage, flexible Anforderungen, z. B. die wechselnden Aufgaben, mit gleichbleibender Aufgabenbezogenheit zu lösen.

Bei ***Proband 2*** zeigte sich hinsichtlich der Aufgabenbezogenheit ein variabler Kurvenverlauf in der Phase A_1 (Schwankungsbereich 23% bis 83%).

Verantwortlich dafür waren unter anderem Ereignisse vor den Förderstunden verbunden mit der autismustypischen hohen Störanfälligkeit des Probanden (s. Kap. IV.3).
Im Übergang zur ersten Interventionsphase zeigte sich kein Trend, der sich aus der ersten Grundratenphase fortsetzte. Dies spricht für einen phasenunabhängigen Faktor, der die Veränderung der abhängigen Variablen bewirkte.

Nach Einsetzen der Intervention stieg das Niveau der Aufgabenbezogenheit deutlich auf zwei, bis dahin nicht erreichte Werte von 88% (Datenpunkt 10) und 95% (Datenpunkt 11) an. Im weiteren Verlauf stabilisierten sich die Effekte auf einem Mittelwert von 86% und es kam zu einer, im Vergleich zur ersten Grundratenphase, stetigeren Aufgabenbezogenheit. Dies ergibt erste Hinweise darauf, dass die Intervention verantwortlich für den Anstieg und die Stabilisierung der Aufgabenbezogenheit war.

Nach Ausblenden der Intervention in der zweiten Grundratenphase (A_2) fiel die Kurve wieder deutlich und schnell ab und erreichte das durchschnittliche Niveau der ersten Grundrate (A_1) von 55%. Dies ist ein weiterer Beleg dafür, dass die Intervention die Ausprägung der abhängigen Variable in der B_1-Phase bestimmte, da nach einem Ausblenden der Intervention in Phase A_2 die Aufgabenbezogenheit wieder deutlich absank.

Nach Wiedereinsetzen der Intervention in B_2 stieg die Aufgabenbezogenheit an und erreichte einen durchschnittlich höheren Wert (75%) als in den Grundratenphasen. Dieser Anstieg fiel allerdings weniger stark als im Übergang von A_1 zu B_1 aus. Auch das durchschnittliche Niveau von B_1 konnte in B_2 nicht erreicht werden.
Es ist anzumerken, dass in der zweiten Interventionsphase deutlich weniger Messpunkte als in B_1 vorlagen. Damit wirkten sich unterdurchschnittliche Messpunkte stärker auf den Mittelwert aus.
Außerdem zeigte sich in B_2 ein Aufwärtstrend, der bei den letzten drei Messpunkten zu einem Niveau führte, das vergleichbar mit dem der ersten Interventionsphase war. Es kann deshalb vermutet werden, dass bei einer Fortführung der Messung das Niveau gleichbleibend hoch geblieben wäre und der Mittelwert sich dem der ersten Interventionsphase angenähert hätte. Dies würde den positiven Effekt der Intervention zusätzlich belegen.

Die Generalisierung und die zeitversetzte Messung der Nachhaltigkeit in der Schule gingen mit einer Aufgabenbezogenheit einher, die vergleichbar zu der in den Interventionsphasen war und im Mittelwert über dem in den Grundratenphasen erreichten Niveau lag. Die externe Validität kann somit in diesem Bereich als hoch eingeschätzt werden. Einschränkend ist anzumerken, dass das Verhalten der Lehrer nicht erfasst wurde, sodass eventuell auch deren Zuwendung die Aufgabenbezogenheit beeinflusste.
Das hohe Niveau an Aufgabenbezogenheit in der Generalisierungs- und Nachhaltigkeitsphase spricht zusätzlich für die Wirksamkeit der Intervention, da die wichtigste Störvariable, die Abhängigkeit des Verhaltens von der Anwesenheit eines bestimmten Therapeuten, nicht vorhanden war.

Die Auswertung des ***PND*** zeigte, dass von den 23 Datenpunkten der Interventionsphasen 15 über den Werten der Grundratenphasen lagen. Dies entspricht einem PND von 65%, der nach Scruggs et al. (1986) auf einen „fragwürdigen Interventionseffekt" hinweist. Ab 70% beginnt der Bereich der „reliablen Interventionseffekte" (Scruggs et al. 1986).

Der niedrige PND steht im Zusammenhang mit der großen Variabilität der Daten in der ersten Grundratenphase. In dieser Phase gab es immer wieder Lernphasen, in denen die Aufgaben den Probanden interessierten und er in einer guten Tagesverfassung war. An solchen Tagen erreichte die Aufgabenbezogenheit ein hohes Niveau, das sich jedoch als instabil erwies. Es lag dennoch immer noch unter dem durchschnittlichen Niveau der ersten Interventionsphase.
Der „fragwürdige Interventionseffekt" kann unter Berücksichtigung des gesamten Kurvenverlaufs und des Vergleichs der Variabilitäten aus qualitativer Sicht deshalb in Richtung eines „vorhandenen Interventionseffekts" aufgewertet werden. Die interne Validität ist dennoch eingeschränkt, da nicht zweifelsfrei nachgewiesen werden kann, welche Faktoren in der ersten Grundratenphase zu dem vereinzelt hohen Niveau an Aufgabenbezogenheit beigetragen haben.

Während der ***Diagnostikphase*** zeigten sich bei Proband 2 für Kinder mit Autismus ungewöhnliche Stärken in der expressiven und rezeptiven Kommunikation (PEP-3, VABS-II). Die Ergebnisse des BRIEF-P zeigten jedoch, dass die sprachlichen Äußerungen einen deutlich perseverierenden Charakter haben. Auch in anderen Bereichen, die den Exekutivfunktionen zugeschrieben werden, zeigte Proband 2 schwere Beeinträchtigungen.

Es kann vermutet werden, dass die geringe Toleranz gegenüber Veränderungen und die Tendenz, Handlungen immer gleich auszuführen, die Messergebnisse während der ersten Grundrate maßgeblich beeinflussten. Während der Interventionsphase unterstützte dann das visuell dargebotene Strukturierte Arbeitssystem die Handlungsplanung des Probanden. Es traten, trotz unterschiedlicher Aufgaben, kaum noch Schwankungen der Aufgabenbezogenheit auf. Dies lässt vermuten, dass das Strukturierte Arbeitssystem auch eine adäquate Hilfe darstellt, um die Flexibilität zu verbessern, um stereotypen Handlungen vorzubeugen und um ein stabileres Lernverhalten zu erreichen.

2. Personenunabhängigkeit
Die erste Grundrate zeigte, dass ***Proband 1*** in hohem Maße von den Hilfestellungen des Therapeuten abhängig war. Die geringe Variabilität der Daten ist ein Indiz dafür, dass das Verhalten in seiner typischen Ausprägung erfasst wurde. Die letzten beiden Datenpunkte vor Einsetzen der Intervention (Datenpunkte 9 und 10) könnten als ein Abwärtstrend im Sinne eines Rückgangs der Personenabhängigkeit interpretiert werden. Beide Datenpunkte wurden jedoch in einer Sitzung erfasst (1. und 2. Lernphase), sodass die Datenbasis zu schmal für eine derartige Interpretation ist.

Nach Einsetzen der Intervention in B_1 kommt es bei den ersten beiden Datenpunkten 11 und 12 zu einer deutlichen Reduzierung der Personenabhängigkeit. Vergleicht man an dieser Stelle den Kurvenverlauf der Messdaten von Aufgabenbezogenheit und von Personenabhängigkeit, so ist eine sehr ähnliche Plateaubildung zu erkennen. Es ist zu vermuten, dass der Proband zu diesem Zeitpunkt den Umgang mit dem Strukturierten Arbeitssystem durch das KAHM erlernt hatte.
Anschließend erfolgte ab Datenpunkt 13 ein sehr starker Rückgang des Bedarfs an Hilfestellungen, der sich bei einem durchschnittlichen Wert von 21% stabilisierte. Dies ergibt erste Hinweise darauf, dass die Intervention wirksam war. Es ist unwahrscheinlich, dass andere Variablen solch ein starkes Absinken des Bedarfs an Hilfestellungen bewirkten.

In der zweiten Grundratenphase stieg der Bedarf an Hilfestellungen wieder an und erreichte einen Wert, der in etwa zwischen dem Niveau der ersten Grundratenphase und dem der ersten Interventionsphase lag. Das hohe Niveau der Phase A_1 wurde somit nicht wieder erreicht.
Es ist wahrscheinlich, dass dieser Effekt auf einer Übertragung der Kompetenzen aus der ersten Interventionsphase in die zweite Grundratenphase beruht. Proband 1 konnte somit die Fähigkeit, personenunab-

hängiger zu arbeiten, nach Wegfall des Strukturierten Arbeitssystems nicht so stark „verlernen", dass wieder das Ausgangsniveau erreicht wurde. Dass das Niveau an Hilfestellungen in der zweiten A-Phase dennoch deutlich über dem Durchschnitt der Interventionsphase lag, spricht für die Wirkung der unabhängigen auf die abhängige Variable.

Diese Interpretation des Ergebnisses wird durch den Umstand gestützt, dass nach Wiedereinsetzen der Intervention in B_2 der Bedarf an Hilfestellung steil abfiel und sich auf nahezu Null reduzierte. Diese Replizierung der Einzelfallstudie in den Phasen A_2 und B_2 stützt eindeutig die Hypothese, dass die Intervention verantwortlich für die Ausprägung der abhängigen Variable war.

Die Generalisierungsphase und die Messung zur Nachhaltigkeit zeigten eine durchschnittliche Personenunabhängigkeit, die dem Niveau der Interventionsphasen entsprach. Es gab dennoch Messpunkte mit einer, zu den Grundratenphasen vergleichbaren, höheren Personenabhängigkeit. Die Analyse der Videos zeigte, dass der Proband bekannte Aufgaben ohne die Unterstützung der Lehrerin bzw. der Therapeutin bearbeitete. Es wurden jedoch auch vollkommen neue Aufgaben angeboten, bei denen wegen einer mangelnden visuellen Strukturierung zusätzliche Erklärungen nötig waren.
Somit ist zu vermuten, dass Proband 1 auch während der Messungen in der Schule weitaus weniger Hilfestellung als in den Grundratenphasen benötigte. Auch dies bestätigt die Effektivität der Intervention und spricht gegen mögliche Alternativerklärungen, wie z. B. der Abhängigkeit der Leistungen von einem bestimmten Therapeuten.

Der errechnete ***PND*** untermauert diese Feststellungen. Von den 23 Datenpunkten der Interventionsphasen überlappen 16 nicht mit denen der Grundratenphasen. Dies entspricht einem PND von 70%, was (knapp) für einen gesicherten Einfluss der Intervention spricht (Scruggs et al. 1986).

Im Vergleich zu den, während der ***Diagnostikphase*** gemessenen Leistungen, zeigt Proband 1 auch im Bereich der Personenunabhängigkeit eine äußerst positive Entwicklung. Diese war aufgrund der stark unterdurchschnittlichen Testergebnisse so nicht zu erwarten.
Beispielsweise erreichte der Proband im „Adaptive Behavior Composite" der VABS-II einen Gesamtwert von 56, womit er etwa drei Standardabweichungen unter dem Mittelwert der Normstichprobe lag. Dies bedeutete, dass er in fast allen Alltagsaktivitäten die Unterstützung einer Per-

son benötigte und seine adaptiven Fähigkeiten dementsprechend schwer beeinträchtigt waren. Gleichzeitig wurden aber auch Stärken in einigen Bereichen deutlich, wie z. B. das ungewöhnlich gute Ergebnis in der CPM und im Bereich „Feinmotorik" des PEP-3.

Es ist denkbar, dass die Intervention, die unter anderem eine starke Visualisierung beinhaltete, an den Stärken des Probanden ansetzte. Die gleichzeitig erfolgte Strukturierung reduzierte vermutlich das zwanghafte sowie stereotype Verhalten (NCBRF) und kompensierte die Störungen der Exekutivfunktionen (BRIEF-P).

Insgesamt zeigt das Untersuchungsergebnis des Probanden, dass, im Vergleich zu den Ergebnissen der Diagnostik, die Intervention äußerst wirksam war. Möglicherweise wirkt diese umso besser, je „typischer" der Autismus ausgeprägt ist. Dies lässt zumindest der Vergleich der Testleistungen von Proband 1 und 2 erkennen. Diese Vermutung wird weiter unten in Punkt 5 ausführlicher diskutiert.

Die Personenabhängigkeit von ***Proband 2*** lag in der Phase A_1 bei einem Mittelwert von 72%. Die Daten waren leicht variabel, was teilweise auf der bereits dargestellten Abhängigkeit der Leistung des Probanden von Umfeldereignissen beruhte. Es ist erkennbar, dass bei einer schlechten Aufgabenbezogenheit auch der Bedarf an Hilfestellung sehr groß war (Datenpunkt 2 und 9). In der Umkehrung trifft dies nicht unbedingt zu, wie Datenpunkt 3 und 4 zeigen. Es ist deshalb unwahrscheinlich, dass sich die Variabilität der Personenabhängigkeit von Proband 2 während einer noch längeren Grundratenphase reduziert hätte.

Nach Einsetzen der Intervention sank der Bedarf an Hilfestellung kontinuierlich bis auf einen Wert von 50% bei Datenpunkt 15 ab. Im Mittelwert unterschied sich jedoch die Phase B_1 nur gering von Phase A_1 (65% versus 72%)
Der kontinuierliche Abwärtstrend in der ersten Interventionsphase, bei dennoch geringem Mittelwertunterschied zur Grundratenphase, lässt sich höchstwahrscheinlich dem Umzug in neue Räumlichkeiten zuordnen. Die Personenabhängigkeit stieg ab Datenpunkt 17 auf einen deutlich höheren Wert, als dies im allgemeinen Abwärtstrend zu erwarten war. Danach sank der Bedarf an Hilfestellungen jedoch wieder kontinuierlich ab, was die Vermutung nahe legt, dass der kurzzeitige Anstieg aufgrund des Umzuges erfolgte. Ohne diesen (unfreiwilligen) Umzug hätte es wahrscheinlich einen auch im Mittelwert bedeutsamen Unterschied von Grundraten- und Interventionsphase gegeben.

Diese Argumente lassen vermuten, dass die Intervention wirksam war.

Nach der Umkehrung der Intervention in Phase A_2 kam es zu einer deutlichen und schnellen Zunahme der Zeit, in der Hilfestellungen notwendig waren. Dabei lag der Mittelwert von Phase A_2 mit 77% sogar noch über dem Mittelwert der Phase A_1 von 72%, was einen Übertragungseffekt ausschließt.

Nach Wiedereinblenden der Intervention in Phase B_2 sank die durchschnittliche Zeit mit Hilfestellungen auf einen Wert von 58%. Dieser Mittelwert liegt unter dem durchschnittlichen Niveau von Phase B_1. Die zweite erfolgreiche Wiederholung der Untersuchung weist auf eine gute interne Validität hin und spricht für eine Wirksamkeit der Intervention.

Einschränkend ist anzumerken, dass die Unterschiede im Mittelwert weitaus geringer ausfielen als bei Proband 1. Es besteht somit eine erhöhte Wahrscheinlichkeit dafür, dass der Effekt auch auf zufälligen Einflüssen und nicht nur auf der Intervention beruhte.

Dementsprechend zeigte auch der ***PND*** ein Ergebnis, das gegen einen reliablen Interventionseffekt spricht. So überlappten von den 23 Datenpunkten nur 7 nicht mit denen der Grundratenphasen. Dies entspricht einem PND von 30% und somit einem „unreliablen Effekt". Es ist deshalb nicht davon auszugehen, dass für die Ausprägung der abhängigen Variable ausschließlich die unabhängige Variable verantwortlich war. Die Intervention war somit, folgt man dem PND, unwirksam.

Beide Einschränkungen (der geringe Mittelwertunterschied und der niedrige PND) verlieren jedoch etwas an Bedeutung, wenn man die Ursachen für die Variabilität der Daten, die Trends und die äußeren Umstände (Umzug in die neue Praxis) einbezieht.
Die Gründe für die Variabilität wurden an anderer Stelle für Proband 2 schon erörtert (s. Kap. IV.3). Diese starken Schwankungen in der ersten Grundratenphase sind ausschlaggebend für den niedrigen PND. Der kontinuierliche Abwärtstrend der Personenabhängigkeit in der anschließenden Interventionsphase lässt vermuten, dass dennoch eine Variable das Verhalten des Probanden beeinflusst hat. Nach dem Umzug stieg der Bedarf an Hilfestellung wieder an, was wiederum den PND niedriger ausfallen ließ. Ähnlich wirkten sich diese Umstände auf die Höhe des Mittelwertes aus. Allerdings kann, folgt man dem PND, nicht behauptet werden, dass nur die unabhängige Variable die Verhaltensänderung bewirkte.

Aufgrund dieser Argumentation soll geschlussfolgert werden, dass der PND zwar gegen eine effektive Intervention spricht, die Analyse des Kurvenverlaufs und die erfolgreiche Replizierung des Versuches jedoch einige Indizien für einen dennoch vorhandenen Wirkmechanismus darstellen. Allerdings bleibt dies eine Vermutung.

Die Übertragung des Strukturierten Arbeitssystems in die Schule lässt eine Entwicklung annehmen, die mit dem Absinken der Personenabhängigkeit in der ersten Interventionsphase vergleichbar ist. So startete der Proband auch in der Schule mit einem vergleichsweise hohen Niveau an Personenabhängigkeit. Dieses sank dann etwas ab (von 89% bei Datenpunkt 34 auf 83% bei Datenpunkt 35).
Bei der Messung zur Nachhaltigkeit, die ebenso in der Schule stattfand, lag das Maß für die Personenabhängigkeit dann bei 61% (Datenpunkt 36). Dieser Wert gleicht den Mittelwerten der Interventionsphasen.
Die Aussagekraft dieser Daten ist aufgrund der wenigen Messpunkte erheblich eingeschränkt. Somit muss es eine Vermutung bleiben, dass sich der Abwärtstrend aus der Interventionsphase auch in der Schule fortsetzen würde. Eine Bestätigung der Effektivität kann daraus nicht abgeleitet werden.

Berücksichtigt man die Ergebnisse der ***Diagnostikphase***, so stellt sich die Frage, wie die autismusuntypischen Stärken des Probanden in den Bereichen Kommunikation und Interaktion (PEP-3, VABS-II) die Untersuchungsergebnisse beeinflussten.
In der Diagnostik wurde unter anderem beschrieben, dass Proband 2 anderen Menschen gegenüber sehr zugewandt sei, offen auf neue Personen zugehe, sie allerdings dann in stereotyper Weise durch das Ansprechen mit Schimpfwörtern provozieren würde. Es war zu beobachten, dass er häufig sprachlichen Kontakt initiierte, sich inhaltlich jedoch fast ausschließlich auf seine Spezialinteressen oder bevorstehende Aktivitäten beschränkte. Dieser perseverierende Sprachgebrauch wurde im BRIEF-P bestätigt, hier zeigte sich unter anderem ein klinisch auffälliger Wert im Flexibilitätsindex.

In der Untersuchungssituation wurde diese mangelnde Flexibilität in der Abwehr von Veränderungen deutlich. Zum Beispiel saß der Therapeut zu Beginn neben dem Probanden und versuchte im weiteren Verlauf, stufenweise den Abstand zu erhöhen. Dies konnte der Proband nur schwer tolerieren und bestand immer wieder darauf, dass der Therapeut direkt neben ihm saß, was ein häufiges Eingreifen im Sinne einer personellen Hilfestellung zur Folge hatte.

Auch während der aufgabenbezogenen Arbeit suchte der Proband beständig den Kontakt zum Therapeuten, auch ohne echtes Hilfsverlangen. Er zeigte ihm z. B. Teile der Aufgabe oder versicherte sich, ob die Lösung richtig war. Letztgenanntem Wunsch konnte nicht entsprochen werden, da zur Gleichhaltung des Therapeutenverhaltens auf eine Bestätigung innerhalb der Aufgabe verzichtet werden sollte (s. Kap. III.5).
Die beschriebenen ritualisierten Kontaktaufnahmen und das stereotype Verhalten führten jedoch immer wieder dazu, dass der Therapeut mit einer Hilfestellung eingreifen musste. Dies hatte eine hohe Personenabhängigkeit, zumindest zu Beginn der Interventionsphase, zur Folge.
Im Verlauf der Intervention konnte die Personenabhängigkeit schrittweise abgebaut werden. Dies war vor dem Hintergrund der seit langem bestehenden Rituale und des immer gleichen Sprachgebrauchs nicht unbedingt zu erwarten. Die kontinuierlich abnehmende Personenabhängigkeit beweist damit auch, dass der Proband immer weniger mit stereotypen Ritualen den Kontakt zum Therapeuten suchte, um sich z. B. rückzuversichern, was er bei den Aufgaben erledigen soll. Stattdessen orientierte er sich am Strukturierten Arbeitssystem, das ihm die gleiche Sicherheit gab. Er sah, was und wie viel er zu tun hatte und erkannte durch den Übergangshinweis, worin die nachfolgende Aktivität bestand.

Diese Entwicklung fand offenbar auch nach der Übertragung des Arbeitssystems in die Schule statt (Generalisierungs- und Nachhaltigkeitsphase). Auch dort nahm die Personenabhängigkeit ab. Insgesamt zeigte Proband 2 somit eine sehr positive Entwicklung. Diese ist aufgrund der Diagnostikergebnisse und der lang anhaltenden sozialen Schwierigkeiten ein erstaunliches Ergebnis.

3. Selbstständigkeit

Aufgabenbezogenheit und Personenunabhängigkeit wurden in Kapitel I.2.2.1 als Teilkomponenten der Selbstständigkeit beschrieben. In Kapitel III.3 wurde dann festgelegt, dass, um von Selbstständigkeit in Bezug auf die Benutzung des Strukturierten Arbeitssystems zu sprechen, die Probanden zu 90% aufgabenbezogen und zu 100% personenunabhängig arbeiten sollten.
Nach den bis hierher referierten Ergebnissen ist festzustellen:

Proband 1 hat durch die Intervention gelernt, bekannte Aufgaben selbstständig zu bearbeiten.

Diese Einschätzung basiert hauptsächlich auf dem PND, der in beiden Komponenten der Selbstständigkeit über 70% liegt, der fast 100-prozentigen Aufgabenbezogenheit zum Ende der Untersuchung und der fast vollkommenen Personenunabhängigkeit, die sich nur bei Hilfestellung im Zusammenhang mit neuen Aufgaben verminderte.

Proband 2 ist teilweise in der Lage, selbstständig zu arbeiten. Er hat durch das Arbeitssystem gelernt, seine Aufmerksamkeit fast ausschließlich auf die Aufgaben zu orientieren und längere Zeit aufgabenbezogen zu arbeiten. Dennoch benötigte er auch zum Ende der Untersuchung immer noch Hilfestellungen, um z. B. Störungen zu ignorieren.

Diese Einschätzung basiert auf dem PND, der im Bereich der Aufgabenbezogenheit bei 65% und im Bereich der Personenunabhängigkeit bei 30% liegt. Im Kurvenverlauf ist dennoch eine Verbesserung während der Interventionsphasen sichtbar, die wahrscheinlich, aber nicht unbedingt durch die Wirkung der unabhängigen Variable hervorgerufen wurde.

Die Fähigkeit, mit dem Strukturierten Arbeitssystem selbstständig zu arbeiten, konnte in ein neues Umfeld übertragen werden. Dies bestätigen die Messungen während der Generalisierungsphase.

Proband 1 zeigte in der Generalisierungsphase ein Niveau an Selbstständigkeit, das dem der Interventionsphasen entsprach.

Proband 1 arbeitete in der Schule fast ohne Hilfestellung, die nur notwendig war, um neue Aufgaben zu erklären. Diese problemlose Übertragung ist vor dem Hintergrund der Generalisierungsschwierigkeiten bei Autismus beachtlich.

Proband 2 konnte in der Generalisierungsphase das Niveau an Aufgabenbezogenheit aus den Interventionsphasen beibehalten. Er benötigte jedoch wesentlich mehr Hilfestellung, wobei vermutet werden kann, dass diese, analog zur Situation nach dem Umzug, im weiteren Verlauf zurückgehen wird.

Bei beiden Probanden zeigt die erfolgreiche Anwendung des Strukturierten Arbeitssystems in einem neuen Umfeld und mit neuen Personen, dass dieses ein weitgehend personenunabhängiges System darstellt.

Weiterhin konnte bei beiden Probanden ein nachhaltiger Fördereffekt erzielt werden.

Auch nach längerer Benutzung des Strukturierten Arbeitssystems konnten sie dieses mit einem Niveau an Selbstständigkeit anwenden, das vergleichbar zu dem der Interventionsphasen war.

4. Zusammenwirken der Variablen

Das Zusammenwirken der Variablen zeigte sich in der in Kapitel III.3 erwarteten Form. So bestätigten die Ergebnisse der Hauptuntersuchung, dass die Aufgabenbezogenheit der Personenunabhängigkeit vorangeht. In der Aufgabenbezogenheit war bei beiden Probanden ein deutlicherer und schnellerer Anstieg nach Einsetzen der Intervention erkennbar. Die Anzahl der notwendigen Hilfestellungen ließ sich demgegenüber nur langsamer reduzieren.

Von erheblicher Bedeutung für die Ausprägung der Personenunabhängigkeit ist der negative Einfluss neuer Aufgaben und Umfeldbedingungen. Es zeigte sich, dass, wenn neue Aufgaben eingeführt wurden, die Aufgabenbezogenheit konstant blieb. Die Anzahl der notwendigen Hilfestellungen stieg verständlicherweise zu diesen Zeitpunkten an, da dem Probanden die Aufgaben erst einmal vermittelt werden mussten. Diese Einschränkung mag im Alltag den Fördererfolg nicht gefährden, sie reduzierte aber in dieser Untersuchung die Personenunabhängigkeit. Es wurden dennoch wechselnde Aufgaben verwendet um, wie beschrieben, die methodische Reihe des KAHM umzusetzen und die Motivation der Probanden nicht zu gefährden. Auch wechselnde räumliche Bedingungen (Umzug) wirkten sich teilweise ungünstig auf die Personenunabhängigkeit aus.

5. Vergleich der Interventionseffekte zwischen den Probanden

Im Vergleich der Selbstständigkeitsentwicklung zwischen beiden Probanden werden Unterschiede deutlich (s. o.). Bei Proband 1 konnten durch die Intervention die Kompetenzen zum selbstständigen Arbeiten auf ein höheres Niveau angehoben werden, als das bei Proband 2 der Fall war.

Dies ist insofern erwartungswidrig, da Proband 1 schlechtere Ausgangsbedingungen aufwies (s. Kap. III.6). Er hatte eine niedrigere Intelligenz und bisher keine verbale Sprache erworben. Längsschnittuntersuchungen bei Autismus ergaben bisher jedoch übereinstimmend, dass die Entwicklungsmöglichkeiten vor allem von den verbalen Sprachfähigkeiten und der Intelligenz abhängig sind (Klicpera & Innerhofer 2002).

Es ist deshalb zu fragen, warum dieser Proband mit Autismus und schwerer geistiger Behinderung so gut von der Intervention profitieren konnte.

Zu vermuten ist, dass die guten Leistungen zunächst aufgrund der dreidimensionalen, sehr konkreten Strukturierung des Arbeitssystems zustande kamen. Alle Visualisierungen wurden in der konkretesten Form dargeboten. Zum Beispiel verdeutlichte die blaue Decke „Lernen", die Aufgaben standen alle sichtbar in einem Regal auf der linken Seite und wurden in einer großen roten Fertigkiste abgelegt. Diese Form der Strukturierung entsprach dem Entwicklungsniveau des Probanden.
Weiterhin besaß Proband 1 eine ausgesprochene Stärke bei der Bearbeitung nicht sprachlich dargebotenen Materials. Dies lassen die Nichtdurchführbarkeit der K-ABC und im Kontrast dazu die guten Ergebnisse in der CPM vermuten. Diese Stärke führte zu einem rascheren Verständnis der visuell dargebotenen Hilfen und in dessen Folgen zu einer sehr guten Verbesserung der gemessenen Fähigkeiten.
Letztendlich ist der Autismus bei Proband 1 deutlicher und typischer als bei Proband 2 ausgeprägt. Dies führte wahrscheinlich dazu, dass das selbstständige Arbeiten als „angenehmer" erlebt wurde als die Interaktion mit anderen Menschen (z. B. bei Hilfestellungen).

Proband 2 hatte dagegen zumindest ein funktionales Interesse an anderen Menschen, das heißt, er benutzte diese vor allem dazu, um bestehende Strukturen aufrechtzuerhalten und sich verbal rückzuversichern. Es konnte eine ausgeprägte Abhängigkeit von Schlüsselreizen und eine Tendenz zur Vermeidung von Veränderungen beobachtet werden (s. Kap. III.6.2).
Dabei hatten bestimmte Äußerungen des Therapeuten, z. B. die Aufforderung „Weiter!", die Funktion eines Schlüsselreizes, ohne den der Proband nicht zu arbeiten begann bzw. nicht weiter arbeitete. Blieben derartige Worte oder Gesten gemäß den Regeln zum Therapeutenverhalten aus, wandte der Proband nach einigen erfolglosen Kommunikationsversuchen seine Aufmerksamkeit von der Aufgabe ab und benötigte Hilfestellung, um wieder aufgabenbezogen zu arbeiten.
Die Vermeidung von Veränderungen zeigte sich bei Proband 2 z. B. in dem Beharren darauf, dass alle Fenster immer angekippt sein sollten und der Therapeut an einem bestimmten Platz sitzen musste. Dies führte häufig zu einer Ablenkung der Aufmerksamkeit und machte eine Hilfestellung notwendig.

Diese Schwierigkeiten (die Abhängigkeit von Schlüsselreizen und die mangelnde Flexibilität) verursachten sehr wahrscheinlich das moderat niedrigere Niveau an Aufgabenbezogenheit und das deutlich niedrigere Niveau an Personenunabhängigkeit. Trotz der besseren Intelligenz- und Sprachleistungen behinderten Proband 2 autismusspezifische Probleme an der Entfaltung seines Potenzials. Dieses Missverhältnis zwischen kognitiv/sprachlichen Fähigkeiten und elementaren adaptiven Kompetenzen zeigte sich auch in Untersuchungen zur Lebenssituation von Menschen mit Autismus und einer durchschnittlichen Intelligenz (s. Kap. I.2.2 und Howlin 1997).

Bei Proband 2 wurde das Strukturierte Arbeitssystem in der Schule kontinuierlich weiter angewendet und es gelang, ihn noch stärker für den Umgang mit diesem zu motivieren. Durch ein schrittweises Ausblenden personeller Hilfen bei der selbstständigen Arbeit in der Schule konnten bei Proband 2 inzwischen einige Fortschritte erzielt werden.

4. Veränderungen im herausfordernden Verhalten

Proband 1 zeigte zu Beginn der Untersuchung vor allem herausforderndes Verhalten bei der Veränderung von bekannten Abläufen. Dieses wurde auch in der NCBRF und dem PEP-3 als einer der am schwersten beeinträchtigten Bereiche ausgewiesen. Die Verhaltensbeobachtung zeigte zusätzlich, dass sich der Proband einmal erlebte Situationen sehr gut merkte und bei der Wiederholung auf einem gleichen Ablauf bestand. Beispielsweise fuhr der Therapeut den Probanden nach der Untersuchung meist mit dem Auto in die Schule zurück. Einmal musste er jedoch in das Wohnheim gebracht werden. Schon während des Verlassens der Straße zur Schule begann der Proband zu weinen, zu schreien und gegen den Sitz zu boxen. Im Wohnheim musste er dann aus dem Auto herausgetragen werden.

In der Grundratenphase war auffällig, dass Proband 1 nach Beendigung einer Arbeitshandlung sofort den Tisch verließ und weglief. Diese Angewohnheit beschrieben auch die Lehrerinnen und Eltern. Ihnen war es bisher nicht gelungen, den Probanden am Tisch zu halten. Sie berichteten weiter, dass es keine Mittel gab, mit denen Proband 1 zum Weiterarbeiten motiviert werden konnte. Bestand man auf das Sitzenbleiben am Tisch, reagierte er mit massiven Wutanfällen, schrie, boxte und biss sich mitunter in den Arm. Um derartige Wutanfälle zu vermeiden, wurde in der Grundratenphase kein besonderer Druck ausgeübt. Stattdessen wurde der Proband nach Verlassen des Tisches lediglich verbal aufgefordert zurückzukommen und weiterzuarbeiten. Dieses gelang in einigen Fällen, manchmal jedoch nicht.

In der Interventionsphase reduzierte sich die Weglauftendenz innerhalb von zwei Förderstunden. Proband 1 lernte, sich alle Aufgaben von der linken Seite zu nehmen, abzuarbeiten, wegzuräumen und nach Beendigung der Arbeitsphase mit dem Übergangshinweis zum Zeitplan zu gehen. Er verstand augenscheinlich die visuell verdeutlichten Anforderungen und konnte ohne zusätzliche Verstärkung fast durchgängig selbstständig arbeiten. Wutanfälle oder Weinen traten während der Interventionsphasen nicht mehr auf.

Die erfolgreiche Verbesserung des Verhaltens konnte in die Schule übertragen werden. Auch dort arbeitete der Proband längere Zeit an seinen Aufgaben, teilweise ohne die Anwesenheit einer Person im Raum. Die Mitarbeiterinnen der Schule beschrieben, dass es keine Probleme mehr beim Wechseln der Aufgaben gab und die Weglauftendenz in der Arbeitsphase verschwunden sei. Die so erworbenen Kompetenzen wurden auf den gesamten Schultag übertragen. Proband 1 bekam einen visuellen Zeitplan, der es ihm unter anderem erleichterte, Änderungen vorherzusehen. Beispielsweise hatte er im Innenraum des Autos ein Symbol, das ihm anzeigte, wohin die Betreuer mit ihm fuhren.

***Proband** 2* wurde von der Lehrerin und der SPF zur Untersuchung angemeldet, weil die schulische Situation kaum noch zu bewältigen war. Nach der Einschulung im September 2006 war es bisher nicht gelungen, den Probanden in die Klasse zu integrieren. Er versuchte häufig durch laute Forderungen zu bestimmen, was passieren sollte. Auf Ablehnung seiner Wünsche und Anforderungen reagierte er mit dem schon beschriebenen Luftanhalten und lautem Schreien. Nach solch einem Wutausbruch war es nicht mehr möglich, den Probanden an diesem Tag noch zu einer Aktivität zu bewegen. Dieses Verhalten trat regelmäßig und mehrmals in einer Woche auf und war für die Mitarbeiter und Schüler kaum noch tolerierbar. Auch machten sich die Lehrerin und die SPF Sorgen um die gesundheitlichen Auswirkungen des Luftanhaltens, das mitunter zur kurzzeitigen Bewusstlosigkeit führte. Aus diesem Grund wurde diskutiert, ob eine Beschulung noch möglich sei und eine Einzelbetreuung anvisiert.

Während der Diagnostik und ersten Grundratenphase kam es zu mehreren solchen Wutausbrüchen, wodurch es mitunter notwendig wurde, die Untersuchung zu unterbrechen oder die Aufgaben zu verändern. So mussten z. B. beim PEP-3 die Aufgaben so gemischt werden, dass nur kurzzeitig hohe Anforderungen gestellt wurden. Sah die Testleiterin, dass Proband 2 begann die Luft anzuhalten, wechselte sie die Aufgabe und holte die betreffende Anforderung später nach. Manchmal traten die Wutausbrüche auch nach der Therapiestunde auf, so z. B. nach Datenpunkt 9.

Während der Interventionsphasen traten keine solch massiven Wutanfälle mehr auf. Dies überraschte die Eltern und die Mitarbeiterinnen der Schule sehr. Es war deutlich zu beobachten, wie das Arbeitssystem dem Probanden Sicherheit gab. Er war weniger aufgeregt und konnte wechselnde Angebote besser akzeptieren. Es konnte beobachtet werden, dass das häufiges Nachfragen (z. B. „Was machen wir dann?") immer mehr nachließ. Der Proband schaute stattdessen genau auf die Aufgaben, sagte einmal sogar: „Noch zwei (Aufgaben)", und freute sich sichtbar, bearbeitetes Material in der Fertigkiste ablegen zu können.

Nach Beendigung des Untersuchungsprogramms waren die Verhaltensprobleme weitgehend reduziert, obwohl in den Untersuchungsphasen nicht direkt am Abbau der Verhaltensprobleme gearbeitet worden war. Es ist zu vermuten, dass die Intervention bei dem Probanden eine Zunahme an Sicherheit und damit einen Abbau von Ängsten bewirkte. Außerdem wurde das Gefühl der Selbstwirksamkeit gestärkt, da seine Lernerfolge im Strukturierten Arbeitssystem für ihn eindeutig sichtbar gemacht wurden (z. B. mithilfe der Fertigkiste). So ist anzunehmen, dass diese positive Persönlichkeitsveränderung das herausfordernde Verhalten überflüssig machte.

Während der Übertragung des Arbeitssystems in die Schule erlebte die Lehrerin den gleichen Erfolg. Es gelang ihr erstmals, den Probanden über einen längeren Zeitraum zu beschäftigen und wechselnden Anforderungen auszusetzen. Die Ergänzung des Arbeitssystems durch einen visuellen Zeitplan gab dem Probanden auch über den Tag mehr Sicherheit und reduzierte das Luftanhalten erheblich.
Die positive Entwicklung führte dazu, dass sich die Lehrerin und die SPF entschlossen, den Probanden in die Integrationsklasse umzuschulen. Nach ihren Aussagen war dieser Schritt zu Beginn des Schuljahres undenkbar.
Inzwischen lernt Proband 2 zusammen mit zwei weiteren behinderten Kindern in einer Grundschulklasse. Das schwerwiegende Problem des Luftanhaltens trat nicht wieder auf und auch anderes herausforderndes Verhalten konnte erheblich reduziert werden. Die erarbeiteten Strukturierungshilfen (Arbeitssystem, Zeitplan, Regelkarten) wurden in das neue Umfeld übertragen und ließen sich dort erfolgreich anwenden. Dieses konnte teilweise durch die Messung der Nachhaltigkeit belegt werden, die in der regulären Grundschulklasse während des Deutschunterrichts ohne Beisein des Untersuchungsleiters stattfand.

Einschränkend ist anzumerken, dass diese überaus positive Entwicklung der Probanden nicht ausschließlich auf die in dieser Arbeit verwendete Intervention zurückzuführen sein dürfte. Es ist zusätzlich sicher bedeutsam, dass allein die Tatsache, dass die Probanden an einer wissenschaftlichen Studie teilnahmen, die Mitarbeiterinnen der Schulen zu mehr Interesse und Engagement für die Probanden anregte. Die damit verbundene größere Aufmerksamkeit ihnen gegenüber und die Beschäftigung mit der Behinderung Autismus beeinflusste sicherlich die Entwicklung der Probanden positiv.

5. Soziale Validität

Die Ziele, Durchführung, Ergebnisse und die ethische Unbedenklichkeit der Untersuchung beurteilten die Mütter, die Lehrerinnen und die Sonderpädagogischen Fachkräfte beider Probanden sehr positiv. Es zeigte sich eine durchgehend hohe Akzeptanz der Ziele vor der Förderung (Mittelwert aller Beurteilungen: 1,2; Schwankungsbereich 1 bis 2) und eine positive Beurteilung des Erfolges im Hinblick auf die Ziele nach Abschluss der Untersuchung (Mittelwert aller Beurteilungen: 1,3; Schwankungsbereich 1 bis 2).
Es wurden somit aus Sicht der Bezugspersonen akzeptable Variablen (Ziele) gewählt. Übereinstimmend mit den quantitativen Daten beurteilte das Umfeld beider Probanden, dass sich die Aufgabenbezogenheit mehr als die Personenunabhängigkeit verbessert habe.

Die ethische Unbedenklichkeit des Untersuchungsdesigns wurde nach Beendigung der Untersuchung bestätigt (Mittelwert aller Beurteilungen: 1), während einige Bezugspersonen vor der Untersuchung davon noch nicht überzeugt waren (Mittelwert aller Beurteilungen: 2; Schwankungsbereich 1-3). Die Aufklärung vor Beginn der Untersuchung trug sicherlich dazu bei, dass zumindest eine „neutrale“ Haltung gegenüber dem Untersuchungsdesign vorhanden war. Da die Untersuchung einen für die Probanden positiven Verlauf nahm, waren nach Beendigung alle Bezugspersonen von der Unbedenklichkeit des Untersuchungsdesigns überzeugt.

Ebenso wie beim Design zeigte sich auch anfänglich eine ambivalente Einstellung der Bezugspersonen gegenüber der Methode. So wurde das Strukturierte Arbeitssystem als Methode zur Förderung der Selbstständigkeit vor der Untersuchung nur teilweise als brauchbar empfunden (Mittelwert aller Beurteilungen: 2; Schwankungsbereich 1-3).
Nach Abschluss der Untersuchung fiel die Beurteilung positiver aus (Mittelwert aller Beurteilungen: 1,6; Schwankungsbereich 1-2). Dem ist zu entnehmen, dass die Erfahrungen während der Förderung die Bezugspersonen von der Methode überzeugten. Dies begünstigt die weitere Anwendung des Strukturierten Arbeitssystems, unabhängig vom Therapeuten.

Die Generalisierung und der TEACCH-Ansatz allgemein wurden am Ende der Untersuchung als positiv eingeschätzt. Alle Bezugspersonen beider Probanden beurteilen diese durchgängig mit „zutreffend“ (Mittelwert aller Beurteilungen: 1). Es ist deshalb anzunehmen, dass in den

Schulklassen weiterhin das Strukturierte Arbeitssystem angewendet wird.

6. Methodische und pädagogische Begrenzungen

Das gewählte Untersuchungsdesign weist einige unvermeidliche methodische Schwächen auf. So ist der Umkehrversuchsplan für auftretende Übertragungseffekte bekannt (Kern 1997). Diese traten auch tatsächlich in der Untersuchung auf und erschwerten die Interpretation des Wirkzusammenhangs von abhängiger und unabhängiger Variable. Dennoch konnte in der zweiten Grundratenphase die unabhängige Variable weitgehend ausgeblendet werden, sodass nur ein geringer Übertragungseffekt auftrat.
Die Auswahl eines Umkehrversuchsplanes als Forschungsdesign für diese Untersuchung hat sich insgesamt bewährt, weil die Begrenzungen (Übertragungseffekte) gering ausfielen und das Design valide Aussagen über den Zusammenhang von abhängiger und unabhängiger Variable zuließ. Weiterhin bestand eine hohe Durchführungspraktikabilität. Auch die Bezugspersonen der Probanden fanden das Design angemessen und verneinten unerwünschte Nebenwirkungen (s. Kap. V.5).

Neben diesen, mit dem Design verbundenen Begrenzungen, lassen sich auch im Hinblick auf die unabhängige Variable forschungsmethodische Probleme ausmachen:
So bestand die Intervention aus einer Kombination des KAHM und dem Strukturierten Arbeitssystem aus dem TEACCH-Ansatz. Es ist generell zu fragen, ob z. B. einer der Interventionsteile, also z. B. nur das Strukturierte Arbeitssystem, den gleichen Erfolg erbracht hätte.

Diese Frage kann aufgrund der vorliegenden Daten nicht abschließend beantwortet werden. Es sprechen jedoch einige Argumente für die Notwendigkeit des KAHM in der Funktion eines vorgeschalteten Einführungsmanuals.
So hätte eine alleinige Verwendung des Strukturierten Arbeitssystems die Integrität der Intervention reduziert, weil unklar bliebe, wie TEACCH eingeführt wurde. Dies war in anderen Untersuchungen zu TEACCH der Fall (s. Kap. I.3.3.2) und sollte in der hier vorliegenden Untersuchung bewusst vermieden werden.
Weiterhin ist fraglich, ob das Strukturierte Arbeitssystem allein einen derart schnellen und deutlichen Lernprozess in der ersten Interventionsphase in Gang gesetzt hätte und ob die Generalisierungsphase und die nachhaltige Anwendung des Arbeitssystems ebenso gut gelungen wären. Es wurde bereits darauf hingewiesen, dass sich die Motivation autistischer Menschen für das Anwenden von TEACCH-Hilfen oftmals nach einem gelungenen Anfang schnell reduziert. Dass dies in der vorliegenden Untersuchung nicht der Fall war, konnte durch den gleichbleiben-

den Fördererfolg im Untersuchungsverlauf und mit der Messung zur Nachhaltigkeit belegt werden.
Die Kombination beider Ansätze stellt somit nicht unbedingt eine methodische Einschränkung, im Sinne einer unklaren Definition der unabhängigen Variable, dar. Vielmehr ermöglichte diese Vorgehensweise, mit der Vorschaltung einer manualisierten Vermittlungsstrategie (KAHM), die guten Erfolge der Intervention.

So wie die unabhängige Variable aus zwei Teilkomponenten bestand, lässt sich auch das Strukturierte Arbeitssystem weiter aufgliedern. Bei genauerer Betrachtung bestand dieses aus den folgenden Hilfen:

- Minimierung der visuellen Ablenkbarkeit durch Reizabschirmung
- Reduzierung von Mobilitätsanforderungen, da alles benötigte Material am Platz liegt
- Visualisieren des benötigten Materials, schrittweises Abarbeiten des Materials, Ablage in der Fertigkiste
- Verstärkung durch den Übergangshinweis
- Veränderte Aufgabengestaltung: Visuelle Instruktion, Klarheit und Eindeutigkeit
- Einüben von Routinen, z. B. von links nach rechts arbeiten

Es ist unmöglich zu beurteilen, welche dieser Komponenten in welchem Ausmaß zur Ausprägung der abhängigen Variablen beigetragen hat und welche Wechselwirkungen gegebenenfalls bestanden. Ansatzweise wurde dieses Problem bereits bei der Gestaltung der Aufgaben diskutiert (s. Kap. V.3). Für alle anderen genannten Bestandteile des Strukturierten Arbeitssystems kann die Frage des spezifischen Einflusses bisher nicht weiter geklärt werden. Es liegen dazu auch keine speziellen Beobachtungen vor, die Hypothesen zur Wirkung einzelner Bestandteile des Strukturierten Arbeitssystems generieren könnten.

Eine wesentliche pädagogische Begrenzung dieser Forschungsarbeit stellt die Beschränkung der Untersuchung auf den Entwicklungsbereich „Lernen/Arbeiten“ dar. Es ist nicht zu erwarten, dass die Selbstständigkeit nun automatisch auch in anderen Bereichen, z. B. bei der Selbstversorgung, zunimmt. Dies wurde auch von der SPF des Probanden 1 bei den Angaben zur sozialen Validität angemerkt.

Setzt man diese Problematik in Bezug zur Methodik der Intervention, so stellt das „Lernen am Tisch“ den ersten Entwicklungsschritt im Rahmen einer umfassenden Selbstständigkeitsentwicklung dar. Das KAHM zeigt in der schrittweisen Vorgehensweise, dass zuerst eine basale Handlungsmotivation aufgebaut werden sollte und dann erst, im fünften Schritt, die Kompetenzen zum selbstständigen Handeln auf alle anderen Entwicklungsbereiche ausgeweitet werden können („Fünfter Schritt: Erweiterung der Kompetenzen in den Entwicklungsbereichen Eigenständigkeit, Lernen/Arbeiten, Kommunikation und Verhaltensmanagement"; s. Kap. I.4.3).

In Hinblick auf die Probanden dieser Untersuchung sollten deshalb die mit dem Strukturierten Arbeitssystem eingeübten Routinen (Arbeiten von links nach rechts) und die den Probanden vertrauten Hilfsmittel (z. B. Fertigkiste) auf andere Lebensbereiche übertragen werden. Dies ist inzwischen umfassend erfolgt. Nach Abschluss der Untersuchung wurden in einem Unterstützerkreis (s. Kap. I.4.3) die Ziele für die Probanden festgelegt und dann im Alltag umgesetzt. Proband 1 hat inzwischen bei Küchenaktivitäten, Freizeitbeschäftigungen und dem Einkaufen gelernt, die in dieser Untersuchung erarbeiteten Strukturierungshilfen anzuwenden. Ebenso benutzt Proband 2 strukturierende Hilfen im Sportunterricht, bei der Zubereitung des Frühstücks und bei der Selbstversorgung.

VI. Diskussion

Die empirische Untersuchung dieser Arbeit ist die Erste, die eine Kombination aus dem Konzept zum Aufbau von Handlungsmotivation (KAHM) und dem Strukturierten Arbeitssystem als Intervention zur Förderung von Selbstständigkeit bei Kindern mit Autismus anwendete.
In der Literatur lassen sich weitere Forschungsarbeiten finden, die Bestandteile dieser Intervention einbezogen. Dies sind eine Untersuchung zum individuellen Arbeitssystem sowie Studien zur Verwendung von visuellen und strukturierenden Hilfen, zur Wirksamkeit von Umgebungs- und Materialgestaltungen und methodische Empfehlungen für Schüler mit Autismus. Die Querverbindungen zu diesen Arbeiten sollen im ersten Kapitel („Stellung der Untersuchungsergebnisse zur Forschungsliteratur“) dieses Abschnitts VI diskutiert werden.
Anschließend erfolgt eine allgemeinere Diskussion der Forschungsergebnisse. Nach Betrachtung der Qualität der Studie (Kap. 2) wird diese in die evidenzbasierte Praxis (EBP) bei Autismus eingebettet und wesentliche Kritikpunkte an der EBP vor dem Hintergrund der gesammelten Erfahrungen erörtert (Kap. 3). Im vierten Kapitel wird der Frage nachgegangen, welche Bedeutung die Untersuchung für die Autismuspädagogik haben könnte. Abschließend folgen im fünften Kapitel die Diskussion praktischer Implikationen und die Generierung neuer Forschungsfragen.

1. Stellung der Untersuchungsergebnisse zur Forschungsliteratur

Einige der in dieser Intervention verwendeten Strukturierungshilfen wurden auch in anderen Studien verwendet. So gibt es empirische Erkenntnisse zur Wirksamkeit von visuellen Strukturierungshilfen bei Autismus sowie von Raum- und Materialveränderungen. Im Folgenden werden die Ergebnisse der hier vorliegenden Untersuchung in die Forschungsliteratur zu Strukturierungshilfen eingebettet und der Zusammenhang diskutiert.

Der positive Effekt von ***visuellen und strukturierenden Hilfen*** auf die Selbstständigkeit der Probanden konnte auch in anderen Untersuchungen, die Visualisierungen einbezogen, nachgewiesen werden.
So beschrieben Dettmer et al. (2000) unter anderem, wie sich Teile des Strukturierten Arbeitssystems, in diesem Fall eine Fertigkiste, erfolgreich zu Förderung der Personenunabhängigkeit einsetzen ließen.
Auch in der eigenen Untersuchung wurde eine Fertigkiste verwendet. Diese visualisierte den Probanden, dass eine Aktivität beendet ist und verhinderte damit die stereotype Beschäftigung mit dem Material. Weiterhin erleichterte die Fertigkiste den Übergang zu einer neuen Aktivität und verdeutlichte visuell den Fortschritt im Arbeitsprozess.

Dettmer et. al. (2000) benutzen auch andere Übergangshinweise, wie z. B. Fotokarten. Diese trugen ebenso zu einem Abbau personeller Hilfestellungen bei. Die positiven Ergebnisse wurden von Schmit, Alper, Raschke et al. (2000) bestätigt, die bei einem sechsjährigen Jungen mit Autismus untersuchten, inwieweit ein Foto der nächsten Aktivität zu einer Reduzierung von Wutausbrüchen beitrug.
In der eigenen Studie wurde als Übergangshinweis eine laminierte Karte mit dem Namen der Probanden eingesetzt. Diese heftete durch Klettband an der blauen Decke bzw. dem Aufgabenregal. Mit dieser Karte gingen die Probanden zu ihrem Plan, „checkten" an dem identischen Symbol auf dem Plan ein und entnahmen dem Plan die nächste Aktivitätskarte.
Analog zu den Erfahrungen von Schmit et. al. (2000) reduzierten sich auch in der hier vorliegenden Untersuchung die Wutausbrüche, vor allem das „Luftanhalten" bei Proband 2. Es ist zu vermuten, dass die mit dem Übergangshinweis erreichte Strukturierung, die visuell erkennbar den Aktivitätenwechsel ankündigte, diese Verhaltensänderung begünstigte.

In der TEACCH-Methodik schließt sich an die Verwendung eines Übergangshinweises die Verwendung mehrerer solcher Symbole in einer Reihenfolge an. Der somit entstehende visuelle Zeitplan ist in seiner Wirkung auf die Selbstständigkeit und der Entwicklung angemessenen Verhaltens bei Menschen mit Autismus hinlänglich belegt (s. Kap. I.4.1). Interessanterweise wurde bereits in der initialen Untersuchung zu den Zeitplänen von MacDuff et al. (1993) dargestellt, wie der Zeitplan über ein Ausblenden von körperlicher Hilfestellung („Graduated guidance") methodisch vermittelt wurde. Diese Technik verwendeten alle folgenden Untersuchungen, sodass, im Gegensatz zum Strukturierten Arbeitssystem, ausreichende Erfahrungen hinsichtlich der Einführung von visuellen Zeitplänen gesammelt wurden.

In der hier vorliegenden Arbeit wird in ähnlicher Weise mit dem KAHM ein Manual benutzt, um der autistischen Person eine Zeitstruktur (bestehend aus dem Strukturierten Arbeitssystem) nahe zu bringen und deren Anwendung einzuüben.
Ebenso wie in einem visuellen Zeitplan wird im Strukturierten Arbeitssystem der Zeitverlauf durch folgende Elemente visuell verdeutlicht: die Sichtbarkeit aller zu erledigenden Aufgaben, das Arbeiten von links nach rechts und das Ablegen der beendeten Aufgaben in der Fertigkiste. Da das Überblicken zeitlicher Abläufe eine große Schwierigkeit für Menschen mit Autismus darstellt (Heflin & Alberto 2001), wird durch die konkrete und überschaubare Struktur erreicht, dass die Probanden erkennen, wie viel bereits erledigt ist und was sie noch zu tun haben.

Die vorliegende Untersuchung stützt somit die Vermutung, dass, vergleichbar zu den im Literaturüberblick dargestellten Effekten von Zeitplänen, sich die visuelle Verdeutlichung des Zeitablaufs im Strukturierten Arbeitssystem positiv auf die Selbstständigkeit und das Verhalten auswirkt.

Visualisierungen sind bei autistischen Menschen auch im Bereich der ***Raum- und Materialgestaltung*** von großer Bedeutung. Dabei besteht die Erwartung, dass durch eine Veränderung der Umgebung und des Materials, präventiv Verhaltensproblemen vorgebeugt wird (Häußler 2005). Dieser Effekt wurde in älteren Forschungsarbeiten von Schopler et al. (1971) untersucht - mit positiven Ergebnissen (s. Kap. I.4.1). Ähnlich zeigten Duker und Rasing (1989), dass eine Reizreduzierung die Aufgabenbezogenheit unterstützte, allerdings mit einem unvaliden Untersuchungsdesign (s. Kap. I.4.1).

Die von Duker und Rasing (1989) dargestellten einfachen Raumveränderungen wurden in das hier beschriebene Strukturierte Arbeitssystem einbezogen. So schirmten Paravents, die z. B. die Sicht nach links begrenzten, die Probanden von irrelevanten Reizen ab. Die visuellen Reize im Sichtfeld der Probanden wurden soweit reduziert, dass kaum noch Ablenkung bestand. Ebenso wurden die Arbeitstische zur Wand hin ausgerichtet.

Insgesamt fügen sich somit die Ergebnisse dieser Arbeit gut in die bestehende Forschungsliteratur zur Raumveränderung ein, ohne dass generelle Widersprüche bestehen. Allerdings besteht in diesem Bereich ausgiebiger Forschungsbedarf, da die bisherigen Untersuchungen (Schopler et al. 1971; Duker & Rasing 1989) keine Allgemeingültigkeit besitzen.

Zentral in der Methodik des KAHM war neben der Aufgabenumgestaltung auch die Veränderung des Raums durch Einführen eines situationsrelevanten Merkmals. Diesbezüglich bestehen Parallelen zu Untersuchungen, die die Bedeutung generalisierbarer Hilfen bei Autismus evaluierten.

Ein generelles Problem beim Lernen in hochstrukturierten Umgebungen besteht in der sich rasch entwickelnden Abhängigkeit von Schlüsselreizen. Betreffen diese Schlüsselreize idiosynkratische Bestandteile der Umgebung, bleibt das angebahnte Verhalten meist in einer veränderten Umgebung aus, das heißt, es wird nicht übertragen (s. Kap. I.2.2.2). Pelios et al. (2003) minimierten dieses Problem durch eine unsystematische Kontrolle und Verstärkung des erwünschten Verhaltens (s. Kap. I.4.1).

Im KAHM wurde ein anderer Weg gewählt. Dort wird systematisch eine Verbindung zwischen einem universell einsetzbaren visuellen Zeichen (dem situationsrelevanten Merkmal, z. B. einer „blauen Decke") und positiven Erlebnissen (Beschäftigung mit den Interessen) angebahnt. Das visuelle Zeichen kann in beliebigen neuen Situationen eingesetzt werden und wird leicht als Schlüsselreiz wiedererkannt. Diese Vorgehensweise wurde in der hier vorliegenden Arbeit verwendet und durch die positiven Ergebnisse der Generalisierungsphase in ihrer Wirksamkeit bestätigt.

Neben der von Pelios et al. (2003) als wirksam nachgewiesenen verhaltenstherapeutischen Technik, konnte mit dem ***situationsrelevanten***

Merkmal eine weitere Möglichkeit entwickelt werden, um personenunabhängige und übertragbare Fördererfolge zu erzielen.

Im Vergleich beider Methoden erscheint die Verwendung des situationsrelevanten Merkmals in Verbindung mit dem methodischen Vorgehen nach dem KAHM effizienter als die von Pelios et al. (2003) vorgeschlagene unsystematische Kontrolle.

Der Vorteil des situationsrelevanten Merkmals besteht darin, dass es Personenunabhängigkeit herbeiführt, während die unsystematische Kontrolle weiterhin eine Person erfordert, die die Kontrolle durchführt. Das situationsrelevante Merkmal kann außerdem leichter und schneller in neue Umgebungen übertragen werden. Die unsystematische Kontrolle (und die verhaltenstherapeutischen Reaktionen auf erwünschtes/unerwünschtes Verhalten) erfordern immer eine Schulung des (neuen) Personals und sind damit weniger schnell einsetzbar.
Letztlich wird ein situationsrelevantes Merkmal vermutlich besser von unterschiedlichen Fachkräften akzeptiert als die oftmals als „künstlich" erlebte verhaltenstherapeutische Kontrolle. Letztere erfordert einen genauen Zeit- und Reaktionsplan. Der Erfolg der unsystematischen Kontrolle hängt jedoch entscheidend auch davon ab, wie konsequent dieser Plan umgesetzt wird. Dies ist, wie bei Pelios et al. (2003) geschehen, in einer „Laborsituation" umsetzbar, ob die beschriebene Technik auch im Familien- oder Schulalltag Bestand hat, kann infrage gestellt werden.

Allerdings erfordert auch das situationsrelevante Merkmal eine konsequente Aufrechterhaltung der mit diesem Signalreiz verbundenen Motivation der Klienten. Leicht können, durch das Weglassen von interessenbezogenen Aufgaben oder die Überforderung des Klienten durch zu viele Aufgaben, die erreichten positiven Motivationseffekte umgekehrt werden. Aus dem situationsrelevanten Merkmal kann dann ein aversiver Reiz werden. Somit stellt das situationsrelevante Merkmal augenscheinlich die effizientere Methode gegenüber der unsystematischen Kontrolle dar, erfordert möglicherweise aber mehr pädagogisches Geschick zur Erhaltung der Motivation.

In der eigenen Arbeit wurden neben der Gestaltung des Raums auch die ***Arbeitsmaterialien*** den Bedürfnissen der Probanden angepasst. Leitlinien waren: Überschaubarkeit, visuelle Eindeutigkeit des Materials und des Arbeitsablaufes, ein möglichst selbsterklärendes Material und vor allem der Einbezug der Interessen der Probanden (s. Kap. I.4.2).

Letztgenannter Aspekt wurde auch von anderen Autoren in Forschungsarbeiten überprüft. So wurde die Wirkung von interessenbezogenem Material erstmalig positiv von Dunlap et al. (1995) evaluiert. Sie fanden mit einem Umkehrdesign unter anderem eine deutliche Zunahme an Aufgabenbezogenheit bei drei Schülern mit Autismus (9-13 Jahre), wenn interessenbezogene Aufgaben angeboten wurden.
In einer bisher unveröffentlichten Dissertation von Adams (2000) wird die Bedeutung der Interessen für Menschen mit Autismus ausführlicher beschrieben. Die Autorin betont z. B., dass mit der Bezugnahme auf die Interessen den Menschen mit Autismus Wertschätzung entgegen gebracht wird. Im Ergebnis ihrer Einzelfallstudien konnte sie nachweisen, dass der Interessenbezug nicht, wie oft vermutet, eine Zunahme stereotypen Verhaltens bewirkte, sondern stattdessen die Aufgabenbezogenheit verbesserte. Auch in der testpsychologischen Untersuchung bewegte das Einbeziehen der Interessen der Kinder (und eines visuellen Zeitplans) diese zu einer besseren Kooperation (Vacca 2007).

Die Literatur stützt somit die Ergebnisse der hier vorliegenden Untersuchung. Auch das KAHM basiert wesentlich auf dem Einbezug der Spezialinteressen autistischer Menschen. Im Gegensatz zu dem von Dunlap et al. (1995) und Adams (2000) dargestellten unsystematischen Einsatz des interessenbezogenen Materials wird dieses im KAHM systematisch verwendet. So wird es vor allem dazu benutzt, um eine emotional positive Beziehung zum Klienten aufzubauen und eine grundlegende Handlungsmotivation zu entwickeln. Im weiteren Verlauf erfolgen dann die schrittweise Loslösung von den Interessen und die Hinwendung zum „Arbeitsmaterial". Es entsteht somit eine methodische Reihe, die verallgemeinerbar und damit gut auch bei anderen Klienten anwendbar ist.

Das KAHM konnte in dieser Arbeit somit erfolgreich zur Einbindung der Interessen der Probanden und zur schrittweisen Vermittlung des Strukturierten Arbeitssystems verwendet werden.

Vorherige Untersuchungen, z. B. die von Dunlap et al. (1995), erbrachten lediglich das wenig überraschende und nicht unbedingt autismusspezifische Ergebnis, dass interessenbezogenes Material zu mehr Aufgabenbezogenheit führt als interessengelöste Aufgaben. Das KAHM zeigte im Gegensatz dazu einen konkreten Weg auf, wie, ausgehend von den Interessen und Stereotypien der Klienten, schrittweise auch interessengelöste Aufgaben einführt werden können. Gerade die letztgenannten interessengelösten Aufgaben stellen die größte Herausforderung für Menschen mit Autismus dar, während die Beschäftigung mit ihren Interessen lang anhaltend erfolgen kann und von einer hohen intrinsischen Motivation begleitet ist.

Vergleichbar zum Umgang mit dem situationsrelevanten Merkmal erfordert die Zusammenstellung der angemessenen Anzahl von interessenbezogenen und interessengelösten Aufgaben einiges an pädagogischem Geschick. Es kann nicht davon ausgegangen werden, dass sich die durch das KAHM einmal erreichte Motivation zur selbstständigen Arbeit zum Automatismus entwickelt. Es ist stattdessen immer wieder die Beobachtungsgabe und das Einfühlungsvermögen des Therapeuten erforderlich, um bei Menschen mit Autismus durch den wiederkehrenden Einsatz interessenbezogener Aufgaben die Motivation zum selbstständigen Arbeiten zu erhalten.

In den vorangegangenen Kapiteln wurden die Ergebnisse der Untersuchung dargestellt, interpretiert und mit dem Stand der Forschungsliteratur verglichen. Welches Gewicht den Ergebnissen der hier vorgelegten empirischen Untersuchung jedoch zukommt, hängt entscheidend von der methodischen Qualität der Untersuchung ab. Diese wird im folgenden Kapitel diskutiert.

2. Bewertung der Untersuchungsqualität

Zur Beurteilung der Qualität einer kontrollierten Einzelfalluntersuchung sollten nach Schlosser und Raghavendra (2004) der Versuchsplan, die Förderungsintegrität und die Reliabilität herangezogen werden (s. Kap. I.3.2.2 und Abb. 9). Zusätzliche Qualitätsmerkmale stellen das Bemühen um eine aktiven Generalisierung und die Erfassung der Nachhaltigkeit dar (Schlosser & Lee 2000).

Der in dieser Forschungsarbeit verwendete $A_1B_1A_2B_2$-***Versuchsplan*** ist nach Schlosser und Raghavendra (2004) grundlegend dazu geeignet, eine hohe interne Validität zu erreichen. Weiterhin wurden in der hier vorliegenden Arbeit Störvariablen erfasst und weitgehend gleich gehalten bzw. ausgeschlossen. Drittes, in Abbildung 9 genanntes Kriterium eines qualitativ guten Versuchsplanes stellt die möglichst objektive Auswertung, insbesondere die Errechnung des PND, dar. Auch dieses Kriterium wurde in der Forschungsarbeit erfüllt.

Die ***Förderungsintegrität*** wurde in dieser Arbeit hinreichend sichergestellt. Mit dem KAHM wurde ein Manual verwendet, das die einzelnen methodischen Schritte exakt vorgab, was einer hohen Förderungsintegrität entspricht. Diese dürfte in jedem Fall höher liegen als bei der inhaltlich nahestehenden Untersuchung von Hume und Odom (2007), die über kein Manual verfügte.
Allerdings wurde in der hier vorliegenden Untersuchung die korrekte Umsetzung der Fördermethode während der Untersuchung („Treatment fidelity") nicht aktiv kontrolliert. Dies hätte z. B. durch eine Checkliste erfolgen können, mit der abgefragt wird, ob sich alle Elemente des Strukturierten Arbeitssystems am Arbeitsplatz befinden. Ebenso wäre es möglich gewesen, mithilfe der Videoaufnahmen im Nachhinein das Vorhandensein aller Strukturierungshilfen zu überprüfen (z. B. „Lag die blaue Decke in den B-Phasen auf dem Tisch?").

Auf eine Erfassung der „Treatment fidelity" wurde verzichtet, weil der Autor dieser Arbeit zum Teil auch Urheber der Fördermethode ist. Er war in der Entwicklung der Intervention involviert und hatte umfassende Erfahrungen in der Anwendung des TEACCH-Ansatzes. Aus diesem Grund erschien es nicht notwendig zu sein, die exakte Einhaltung der einzelnen Strukturierungshilfen abzufragen. Eine andere Situation lag bei der Untersuchung von Hume und Odom (2007) vor, bei der eine Lehrerin die Intervention durchführte. In diesem Fall war es sinnvoll zu kontrollieren, ob TEACCH korrekt angewendet wurde.

Insgesamt kann somit von einer zumindest ausreichenden Förderungsintegrität der Untersuchung dieser Forschungsarbeit ausgegangen werden.

Als drittes Qualitätsmerkmal bezeichnen Schlosser und Raghavendra (2004) die ***Reliabilität*** bei der Erfassung der abhängigen Variablen. Nach Horner et al. (2005) sind Beobachterübereinstimmungen von 80% und Kappas größer als κ=0.6 Mindestvoraussetzungen für eine reliable Registrierung der abhängigen Variable. Diese Werte wurden in dieser Forschungsarbeit deutlich positiv übertroffen, sodass von einer hohen Auswertungsreliabilität ausgegangen werden kann.

Insgesamt haben die kontrollierten Einzelfallstudien dieser Arbeit somit einen qualitativ guten Versuchsplan, eine ausreichende Förderungsintegrität und eine hohe Auswertungsreliabilität. Folgt man der Einteilung von Schlosser und Wendt (2008), können die Ergebnisse der kontrollierten Einzelfallforschung dieser Arbeit auf dem höchsten Qualitätsniveau angeordnet werden und sind „schlüssig".

Die bisher anhand der Kriterien von Schlosser und Raghavendra (2004) diskutierte Qualität der Untersuchung betrifft vorrangig den Bereich der Forschungsmethodik und dabei vor allem die Frage der internen Validität. Dieses, im Englischen als „Efficacy" bezeichnete Merkmal, wurde in Kapitel I.3.1.1 als eines von drei Bestandteilen der Evidenz einer Intervention dargestellt (s. auch Nußbeck 2007). Zur Evidenz gehören weiterhin das Aufwand-Kosten-Nutzen-Verhältnis (Effizienz) und die Gesamtwirksamkeit.

Die ***Effizienz*** dieser Untersuchung kann einerseits in Bezug auf die Kosten-Nutzen-Relation und andererseits durch den Vergleich zu anderen Interventionen beurteilt werden.

Größter Kostenpunkt der Intervention war die zu Beginn der Einführung des Strukturierten Arbeitssystems notwendige Eins-zu-Eins Begleitung durch den Therapeuten. Diese konnte jedoch bereits im Verlauf der Untersuchung ausgeblendet werden, z. B. musste der Therapeut bei Proband 1 teilweise nicht mehr im Raum anwesend sein. Das verwendete Material (Strukturierungshilfen wie Fertigkiste, Klettband, Laminierfolien) kosteten insgesamt weniger als 100€. Wären die kontrollierten Einzelfallstudien im Rahmen der Eingliederungshilfe als wöchentliche Therapiestunden im Autismuszentrum „Kleinen Wegen" abgerechnet worden, würde man nach den zurzeit geltenden Kostensätzen auf Gesamtkosten von ca. 200€ je Monat kommen.

Die während der Untersuchung durch die Klienten erworbenen Kompetenzen zum selbstständigen Arbeiten am Tisch ersparen sehr wahrscheinlich zukünftige Kosten. Beispielsweise war für Proband 2 nach den Fördererfolgen in dieser Untersuchung die Einzelbetreuung durch einen Integrationshelfer in der Grundschule nicht mehr notwendig, obwohl diese bereits in der vorher besuchten Förderschule für Proband 2 angedacht war. Vermutlich ist seine Fähigkeit, ca. 30 Minuten allein zu arbeiten, der Hauptgrund dafür, dass diese kostenintensive Einzelbetreuung unnötig wurde.

Im Fall des Probanden 1 spart das Beherrschen des Strukturierten Arbeitssystems zum selbstständigen Arbeiten vermutlich Kosten für eine intensive Begleitung im Erwachsenenalter.
So gehörte Proband 1, da er z. B. nicht am Tisch sitzen bleiben konnte, vor Beginn der Untersuchung zur Gruppe der Kinder, die im Erwachsenenalter vermutlich kein „Mindestmaß an wirtschaftlich verwertbarer Arbeit" erbringen können. Dies stellt die Voraussetzung zur Beschäftigung in einer Werkstatt für behinderte Menschen (WfbM) dar. Da Proband 1 inzwischen ca. 45 Minuten allein arbeiten kann, ist die kostenintensivere Unterbringung im „Förderbereich" der WfbM nunmehr voraussichtlich nicht notwendig und der Proband kann im Arbeitsbereich beschäftigt werden. Diese Fähigkeit wurde nachweislich durch die Intervention dieser Forschungsarbeit erworben, ob sie auch ohne diese eingetreten wäre, bleibt offen. Dass dies aber eher nicht zu erwarten ist, belegen die schlechten Ergebnisse der Untersuchungen zum Grad der selbstständigen Lebensbewältigung erwachsener Menschen mit Autismus (s. Kap. I.2.2).

Im Vergleich zu anderen Therapien schneidet die Intervention, die in der hier vorliegenden Forschungsarbeit verwendet wurde, recht kostengünstig ab. So sind im Vergleich zur ABA die Materialkosten ähnlich gelagert, jedoch erfordert die ABA eine weitaus höhere Stundenfrequenz und führt damit auch zu höheren Kosten für Therapeuten. In den USA kostet ein ABA-Programm für ein Kind zwischen $20.000 und $40.000 jährlich (Schramm 2007). Allerdings ist die ABA ein umfassendes Förderprogramm, während in der hier vorliegenden Arbeit nur die Wirkung der Intervention auf einen eng umschriebenen Bereich evaluiert wurde. Ein direkter Kosten-Nutzen-Vergleich zwischen der ABA und der Intervention dieser Forschungsarbeit ist deshalb unzulässig. Für den gesamten TEACCH-Ansatz ist jedoch positiv hervorzuheben, dass dieser insgesamt weniger aufwendig als die Gestaltung eines intensiven verhaltenstherapeutischen Programms ist.

Neben der ABA existieren noch eine ganze Reihe anderer Autismustherapien, denen allerdings zumeist der Effektivitätsnachweis fehlt (s. Kap. I.3.3). Ein Vergleich der Effizienzen als einem, der internen Validität nachgeordnetem Evidenzmerkmal ist deshalb nicht sinnvoll, weil, pointiert ausgedrückt, eine unwirksame Intervention nicht besser sein kann, nur weil sie billig ist. Allerdings ist an dieser Stelle noch einmal darauf hinzuweisen, dass jede unwirksame Intervention Kosten verursacht und den finanziellen Spielraum für andere wirksame und möglicherweise auch effizientere Fördermethoden verringert.

Insgesamt stehen bei der hier durchgeführten Intervention somit recht geringe Kosten und ein Förderzeitraum von weniger als einem Jahr einer nachhaltig erworbenen und lebenslang bedeutsamen Kompetenz gegenüber. Die Effizienz kann deshalb als hoch beurteilt werden. Da es keine direkt vergleichbare Therapie gibt, kann die Effizienz nur eingeschränkt mit anderen Fördermethoden verglichen werden.

Eine hohe ***Gesamtwirksamkeit*** der Intervention wurde in der hier vorliegenden Forschungsarbeit bereits in der Planung der Untersuchung anvisiert. Es wurde eine Fördermethode ausgewählt, die die Selbstständigkeit mit den beiden Komponenten Aufgabenbezogenheit und Personenunabhängigkeit fördert und nicht, wie die meisten aus der Literatur bekannten Interventionen, nur die Aufgabenbezogenheit (s. Kap. I.4.1).
Die Abhängigkeit von den Therapeuten bei der Förderung wurde in dieser Forschungsarbeit durch eine Abhängigkeit von visuellen Strukturierungshilfen ersetzt. Deren Vorteil ist es, dass sie in alle anderen Lebensbereiche übertragbar sind, während Personen immer nur temporär und in bestimmten Lebensbereichen vorhanden sind (z. B. die Lehrerin in der Schule). Demzufolge gelang es während der Generalisierungsphase sehr gut, mit den Strukturierungshilfen auch die Fähigkeit, selbstständig zu arbeiten, in einen neuen Bereich, in diesem Fall die Schule, zu übertragen. Die Intervention besitzt somit nicht nur Wirksamkeit im stärker strukturierten Therapiezentrum (gewissermaßen dem „Labor"), sondern auch im Alltag der Probanden. Damit wird eine grundlegende ökologische Validität erreicht.

Die hohe Gesamtwirksamkeit der Intervention lässt sich weiterhin aus der durchweg positiven Beurteilung der Intervention durch die Mitarbeiterinnen der Schule und der Eltern ableiten (soziale Validität; s. Kap. V.5). Mit der hohen sozialen Validität der Untersuchung wird auch ein von Schlosser und Raghavendra (2004) besonders hervorgehobener Bestandteil der evidenzbasierten Praxis (Einbezug der Meinung aller

Betroffener) erfüllt. Die pädagogischen Fachkräfte und Bezugspersonen zeigten sich von der Wirkung der Intervention überzeugt und maßen ihr einen positiven Wert bei. Dies macht es, wie bereits erwähnt, wahrscheinlich, dass die Intervention auch im Alltag weiterhin angewendet wird.

Insgesamt kann geschlussfolgert werden, dass mit dieser Arbeit augenscheinlich ein Beispiel für eine qualitativ gute kontrollierte Einzelfallforschung gegeben wurde, die als Anregung für weitere Studien zur Entwicklung einer evidenzbasierten Praxis bei Autismus dienen kann.
Diese Feststellung soll im folgenden dritten Kapitel der Diskussion weiter ausgeführt werden, in dem die Untersuchung in eine evidenzbasierte Praxis eingeordnet wird.

3. Einordnung der Untersuchung in die evidenzbasierte Praxis

Ein wesentliches Ziel der evidenzbasierten Praxis (EBP) besteht darin, den Wissensstand über Therapiemethoden durch die Integration neuer Forschungsergebnisse zu erweitern. Im Bereich der kontrollierten Einzelfallforschung ist ein kumulativer Ansatz besonders von Bedeutung, weil nur so eine Verallgemeinerung der Ergebnisse über den Einzelfall hinaus erreicht werden kann (Horner et al. 2005).

Zum ***Strukturierten Arbeitssystem*** liegt bisher nur eine Untersuchung vor, die zeitgleich zu dieser Forschungsarbeit durchgeführt wurde (Hume & Odom 2007). Als Erstes soll der Zusammenhang der hier vorliegenden Forschungsarbeit zu dieser Studie diskutiert werden, bevor dann die Integration der Forschungsarbeiten in die EBP erfolgt.

Hume und Odom (2007) zeigten nach eigenen Angaben, dass es mit einem Strukturierten Arbeitssystem möglich ist, die Selbstständigkeit (Aufgabenbezogenheit und Personenunabhängigkeit) zu fördern und die Anzahl der bearbeiteten Aufgaben zu erhöhen. Bei genauerer Betrachtung dieser Untersuchung sind jedoch einige Einschränkungen erkennbar.

So berechneten Hume und Odom keinen PND. Wird dieser nachberechnet, ergeben sich folgende Ergebnisse (Tab. 19):

Proband	**PND**	
	Aufgabenbezogenheit	**Personenunabhängigkeit**
Mark	0%	87%
Scott	100%	88%
Chris	100%	85%

Tabelle 19: PND bei Hume und Odom (2007)

Aus Tabelle 19 ist zu entnehmen, dass die genannten Autoren mit der von ihnen angewendeten Intervention (dem Strukturierten Arbeitssystem) die Personenunabhängigkeit aller drei Probanden verbessern konnten, die Aufgabenbezogenheit aber nur von zwei Probanden. Hume und Odom gaben dies zwar auch an, verzichteten aber auf die Darstellung des PND.

Im Gegensatz zu Hume und Odom wurde in der hier vorliegenden Forschungsarbeit der PND berechnet. Dies führte zum Nachweis eines Interventionseffektes bei einem der beiden Probanden (s. Kap. V.3). Dieser Nachweis kann aufgrund der quantitativen Auswertungsmethode als gut abgesichertes Ergebnis gelten.

Bei Hume und Odom (2007) fehlte weiterhin die Beschreibung einer methodischen Strategie zur Vermittlung des Strukturierten Arbeitssystems. Dies heißt, dass in ihrer Untersuchung nicht deutlich wurde, wie die autistischen Probanden das Strukturierte Arbeitssystem erlernten.
Aus der Anwendung des TEACCH-Ansatzes in der Praxis ist jedoch bekannt, dass die pädagogische Vermittlung des Strukturierten Arbeitssystems eine methodische Hürde darstellt. Wird in der Anfangsphase die Motivation der autistischen Personen nicht angesprochen und eingebunden, wirkt sich dies negativ auf den Erfolg des gesamten Arbeitssystems aus. Vor allem bleibt es fraglich, ob die Verbesserungen in der Selbstständigkeit übertragbar sind. Diese Frage der Generalisierung in einem neuen Umfeld wurde in der Untersuchung von Hume und Odom nicht geprüft. Ebenso wurden dort keine Angaben über den Einbezug der intrinsischen Motivation der Probanden in die Förderarbeit gemacht, wie dies in der eigenen Untersuchung mit dem KAHM in systematischer Weise erfolgte.
Die hier vorliegende Forschungsarbeit verbessert deshalb auch in diesen Bereichen die Untersuchung von Hume und Odom, indem sie das Strukturierte Arbeitssystem durch das KAHM manualisierte und die Generalisierung überprüfte.

Weiterhin könnte auch die Art und Qualität der pädagogischen Vermittlung des Arbeitssystems, die bei Hume und Odom (2007) nicht als kontrollierte Variable in die Untersuchung einging, die Leistungen der Probanden beeinflusst haben. In diesem Zusammenhang ist kritisierbar, dass die Therapeuten bei Hume und Odom lediglich angewiesen wurden, sich in allen Phasen gleich zu verhalten, ohne dass deren tatsächliches Verhalten in der Untersuchung erfasst wurde. Es ist immerhin möglich, dass mit Eintreten einer Veränderung im Untersuchungsverlauf (Beginn der Intervention) auch das Engagement der Therapeuten (unbewusst) anstieg.
Im Gegensatz zu Hume und Odom wurde in der hier vorliegenden Forschungsarbeit das Verhalten des Therapeuten definiert und durchgehend kontrolliert. Dies stellt eine wesentliche Verbesserung der internen Validität dar, weil eine der wichtigsten Störvariablen ausgeschaltet wurde.

Trotz der beschriebenen Unterschiede zwischen der Arbeit von Hume und Odom und der hier durchgeführten Untersuchung können, in der Synthese, die Ergebnisse beider Studien generalisiert werden.
Julius et al. (2000) nennen drei erfolgreiche direkte Replikationen als Bedingung dafür, dass die in den Einzelfalluntersuchungen erzielten Ergebnisse auch bei anderen vergleichbaren Klienten zu erwarten sind. Diese Zahl wird durch zwei Probanden („Scott" und „Chris") von Hume und Odom (2007) und dem Probanden 1 der hier vorliegenden Untersuchung erreicht. Dem stehen die nur in der Tendenz erfolgreichen Ergebnisse von zwei Probanden („Mark" bei Hume & Odom 2007 und Proband 2 der hier vorliegenden Forschungsarbeit) gegenüber.

Aufgrund der Altersunterschiede zwischen den Probanden beider Untersuchungen (Kindergartenkinder/Erwachsene bei Hume und Odom vs. Schulkinder in der hier vorliegenden Untersuchung) und den unterschiedlichen Settings (selbstständige Beschäftigung mit Spiel-/Arbeitsmaterial bei Hume und Odom vs. selbstständige Erledigung von Lernaufgaben in dieser Untersuchung) soll weiterhin zunächst nur von einem probandenbezogenen Effekt gesprochen werden. Dies heißt: Es ist umso wahrscheinlicher, dass der in den beiden Untersuchungen nachgewiesene Interventionseffekt eintritt, je mehr die Probanden und die Settings denen der Originaluntersuchungen ähneln. Für eine generelle Übertragbarkeit der Ergebnisse auf die Gruppe autistischer Menschen ist die Datenlage bisher noch nicht ausreichend genug.

Jedoch wurden in der Zusammenschau beider Untersuchungen die Datenlage erweitert und neue Anwendungsmöglichkeiten des Strukturierten Arbeitssystems aufgezeigt. Dies verbessert die Möglichkeit von Praktikern, im Rahmen einer EBP eine effektive Intervention zur Förderung der Selbstständigkeit bei Klienten mit Autismus auszuwählen.

Damit das Strukturierte Arbeitssystem als evidenzbasierte Methode zur Förderung der Selbstständigkeit gelten kann, sind weitere Forschungsbemühungen notwendig. Horner et al. (2005) verbinden den Status einer evidenzbasierten Fördermethode mit folgenden Bedingungen:

> *„A practice may be considered evidence based when (a) a minimum of five single-subject studies that meet minimally acceptable methodological criteria and document experimental control have been published in peer-reviewed journals, (b) the studies are conducted by at least three different researchers across at least three different geographical locations, and (c) the five or more studies include a total of at least 20 participants."* (Horner et al. 2005, 176)

Ähnlich wird eine evidenzbasierte Fördermethode durch die Chambless-Kriterien (s. Abb. 7) und, speziell für den Autismusbereich, durch Research Autism bewertet (s. Abb. 10). Während visuelle Zeitpläne durch Research Autism als „begrenzt positiv wirksam" beurteilt werden, fehlen für Strukturierte Arbeitssysteme noch mehrere Untersuchungen, um zumindest diesen Status zu erreichen.
Die hier vorliegende Arbeit stellt deshalb einen weiteren Baustein für eine EBP bei Autismus dar und verbessert die methodische Qualität der Untersuchung im Vergleich zur initialen Arbeit auf diesem Gebiet von Hume und Odom (2007).

An dieser Stelle sollen noch einmal einige generelle ***Kritikpunkte an der EBP*** aus Kapitel I.3.1.3 aufgegriffen und in Bezug zu den Ergebnissen der hier vorliegenden Forschungsarbeit gestellt werden.

Die Definition der EBP favorisiert eher ***randomisierte Vergleichsgruppenstudien*** (RCTs), sie siedelt deren Aussagekraft noch über der des Expertenwissens an. Die Voraussetzungen eines RCTs (u. a. homogene Vergleichsgruppen, Probanden mit möglichst „reinen" Diagnosen) sind im Bereich der Sonderpädagogik und speziell beim Autismus kaum zu erfüllen, wenn überhaupt, dann nur unter reduzierenden „Laborbedingungen". Damit ist jedoch die Verallgemeinerbarkeit der Ergebnisse eingeschränkt, das heißt, die aus „Labor-RCTs" abgeleiteten Empfehlungen werden im sonderpädagogischen Alltag nicht unbedingt zutreffend sein.
Dieses Problem wurde in Kapitel I.3.2 aufgegriffen und zwei Forschungsdesigns vorgestellt: Vergleichsgruppenstudien (s. Kap. I.3.2.1) und die kontrollierte Einzelfallforschung (s. Kap. I.3.2.2). Es wurde argumentiert, dass die kontrollierte Einzelfallforschung wesentlich besser geeignet ist, einen individuellen Verlauf der Förderung zu ermöglichen, allerdings zum Preis der geringeren Verallgemeinerbarkeit der Ergebnisse. Als Untersuchungsdesign wurde diese kontrollierte Einzelfallforschung in der hier vorliegenden Forschungsarbeit angewendet.

Die ***kontrollierte Einzelfallforschung*** als Methode für einen Effektivitätsnachweis hat sich nach Ansicht des Autors dieser Forschungsarbeit bewährt. Durch den entfallenden Vergleich zwischen den Probanden bzw. zu einer Kontrollgruppe sind mit den Mehrfachdiagnosen der Probanden keine forschungsmethodischen Probleme verbunden. Weiterhin konnten sehr individuelle Zugangswege gewählt werden („interessenbezogener Förderbeginn"). Der Untersuchungsverlauf wurde flexibel gestaltet, sodass räumliche Veränderungen (Umzug in neue Praxisräume) nicht zwangsläufig zu Qualitätseinbußen der Studie führten. All dies wäre bei einer Vergleichsgruppenstudie wesentlich schwerer zu handhaben gewesen.

Weiterhin wurde in Kapitel I.3.1.3 der Vorwurf erörtert, die EBP strebe eine *„Kochbuch“* an, in dem für jede Krankheit/Behinderung ein „Behandlungsrezept“ enthalten ist und damit das Fachwissen des Therapeuten sowie die individuellen Klientenmerkmale vernachlässigt werden. Dieser sehr allgemeine Vorwurf lässt sich nicht per se entkräften, jedoch konnten in der hier vorliegenden Forschungsarbeit einige wesentliche, mit dem „Kochbuch“ (hier: das KAHM) verbundene Kritikpunkte abgeschwächt werden.
So musste auch in dieser Untersuchung der Therapeut zwar einem Manual folgen (dem KAHM), dieses gab jedoch nur die genaue Schrittfolge der Einführung des TEACCH-Ansatzes vor. Die Auswahl des Schwierigkeitsgrades der Aufgaben, die Gestaltung des Materials, der Zeitpunkt des Übergangs zum nächsten Schritt des KAHM - all dies musste der Therapeut erfahrungsbasiert gestalten und entscheiden. Die Manualisierung hatte somit nicht eine Entmündigung des Therapeuten zur Folge.

Der Vorwurf, mit der EBP eine „Rezeptsammlung“ für die Sonderpädagogik zu favorisieren, ist weiterhin dadurch zu entkräften, dass der Prozess der Entscheidungsfindung immer von dem individuellen Klienten ausgehen muss und die Erfahrung des Therapeuten zwar den empirischen Wirksamkeitsnachweisen untergeordnet ist, aber nicht aufgegeben wird. Die Individualität des Klienten und des Therapeuten wird deshalb auch in der EBP bewahrt, und es ist unlogisch zu behaupten, dass ein größeres Wissen über wirksame Fördermethoden die persönliche Entscheidungsfreiheit einengt. Vielmehr, und auch dies wurde bereits argumentativ belegt, ist in der Förderung autistischer Menschen die Kenntnis (wahrscheinlich) evidenter und im Gegensatz dazu schädlicher Fördermethoden eine Grundvoraussetzung, um von dieser Behinderung betroffenen Klienten respektvoll gegenüberzutreten und Therapiemissbrauch zu verhindern.

In der Kritik zur EBP wurde weiterhin das ***Dodo-bird-verdict*** angesprochen, was im Bereich der Psychotherapieforschung versinnbildlicht, dass die Wirksamkeit aller Therapien in etwa gleich ist. Ausgehend davon wurde in Kapitel I.3.1.3 dargestellt, dass der Einfluss individueller Klientenmerkmale und der Therapeuten-Klienten-Passung auf den Erfolg einer psychotherapeutischen Behandlung größer als der Einfluss einer speziellen Methode ist.

Die empirische Untersuchung der hier vorliegenden Forschungsarbeit hatte nicht zum Ziel, die Überlegenheit von TEACCH gegenüber einer anderen wirksamen Methode, z. B. der ABA, aufzuzeigen. Dies wird auch kaum möglich sein, wie dies die Ergebnisse vergleichender Psychotherapieforschung, die das Dodo-bird-verdict pointiert veranschaulicht, zeigen. Vielmehr soll die hier vorgelegte empirische Untersuchung als Puzzleteil die Datenlage zur Wirksamkeit des TEACCH-Ansatzes verbessern. Schrittweise könnten somit mehr Argumente für die Anwendung von TEACCH gesammelt werden, was gleichzeitig die Zurückweisung unwirksamer Ansätze ermöglicht.

Der aus der Psychotherapieforschung bekannte ***große Einfluss der Voraussetzungen des Klienten und des Wirkens der therapeutischen Beziehung*** haben auch für die Diskussion der Ergebnisse der hier vorgelegten Studie Bedeutung.

So wurden die unterschiedlichen Ergebnisse der Probanden auch auf deren individuelle Voraussetzungen zurückgeführt (s. Kap. V.3). Es kann vermutet werden, dass nonverbale Kinder mit Autismus mehr von dem Strukturierten Arbeitssystem profitieren als verbale Kinder, die, wie Proband 2, noch mehrere zusätzliche Diagnosen haben.

Der Erfolg der Kombination aus Strukturiertem Arbeitssystem und KAHM hängt deshalb mit Sicherheit auch von den Voraussetzungen der Klienten ab. In welchem Ausmaß diese Einflussgröße das Gesamtergebnis moderiert, kann bisher nicht abgeschätzt werden. Vermutlich ist der Einfluss von Klientenmerkmalen in der hier vorliegenden Untersuchung jedoch geringer als in der Psychotherapie. Dafür spricht z. B., dass die Erwartungshaltung als bedeutendste Einflussgröße innerhalb der Voraussetzungen des Klienten bei Psychotherapien (s. Kap. I.3.1.3) in der hier vorliegenden Untersuchung eine untergeordnete Rolle spielt.

Der Einfluss des Therapeuten auf das Untersuchungsergebnis war Inhalt mehrerer Kapitel dieser Forschungsarbeit und mündete in die genaue Beschreibung eines über alle Untersuchungsphasen konsistenten Therapeutenverhaltens (s. Kap. III.5).
Es wurde in der Diskussion zum Therapeutenverhalten bereits angemerkt, dass natürlich nicht alle Eigenschaften des Therapeuten, sondern nur wesentliche (operationalisierbare) Verhaltensweisen als Störvariab-

len kontrolliert werden konnten. Die individuellen Voraussetzungen des Therapeuten sind somit weiterhin eine wesentliche Einflussgröße, die zum Gelingen oder Nicht-Gelingen der Förderung autistischer Menschen beiträgt. Dies betraf in der hier vorliegenden Untersuchung beispielsweise die Fähigkeiten des Therapeuten:

- Eine tragfähige Beziehung zu den Probanden aufzubauen, das heißt unter anderem, ihre Interessen zu entdecken und diese in den Fördermaterialien und -inhalten aufzugreifen.
- Kontaktbedürfnisse der Probanden innerhalb der Regeln zum Therapeutenverhalten emotional positiv zu beantworten, um die gute Beziehung aufrechtzuerhalten.
- Den Entwicklungsstand der Probanden vor dem Hintergrund der Testergebnisse angemessen einzuschätzen und Aufgaben auszuwählen, die die Probanden noch nicht beherrschen, aber in nächster Zeit erlernen können.
- Den Umfang der Aufgaben festzulegen, um die Probanden zu fordern aber nicht durch zu viel Material zu frustrieren.
- Die Gewichtung von interessenbezogenem vs. nicht interessenbezogenem Aufgabenmaterial angemessen und je nach Tagesverfassung der Probanden zu gestalten.
- Den richtigen Zeitpunkt für die Übergänge von einer Phase des KAHM zur nächsten zu erkennen und die individuell geeigneten Strukturierungshilfen auszuwählen.
- Eine vertrauensvolle Beziehung zu den Eltern herzustellen.

Diese Auflistung belegt nochmals den vielfältigen Einfluss des Therapeuten auf den Förderprozess.
Aus diesen Tatsachen ist auch zu schlussfolgern, dass die in dieser Forschungsarbeit überwiegend positiv evaluierte Intervention in der Praxis erfolgreich sein kann, dies aber wegen vielfältiger situativer und individueller Einflüsse nicht zu garantieren ist.

Durch die Einführung des Strukturierten Arbeitssystems als personenunabhängige Strukturierungshilfe gelang es jedoch auch, einige der Aufgaben des Therapeuten von diesem abzulösen. Beispielsweise sollte das Strukturierte Arbeitssystem den Probanden verdeutlichen, wie lange sie arbeiten sollten und was danach kommt. Dadurch musste nicht mehr der Therapeut den Probanden diese Sicherheit vermitteln. Ebenso wurde durch das situationsrelevante Merkmal versucht, das positive Gefühl der Probanden bei der Beschäftigung mit ihren Interessen auf das gesamte Arbeitssystem zu übertragen.

In der hier vorliegenden empirischen Untersuchung kann somit ein geringerer Einfluss der Voraussetzungen des Therapeuten auf das Ergebnis angenommen werden, als z. B. bei der genannten vorrangig auf Kommunikation mit dem Therapeuten basierenden Psychotherapie. Dies lässt gleichzeitig mehr Raum für das Wirken anderer Faktoren, eventuell auch den der verwendeten Fördermethode.

Weitere Kritikpunkte an der EBP betrafen deren Verwendung zur ***Kostenreduktion*** und der damit verbundenen Frage, ob dies nicht zur Präferierung bestimmter gut messbarer Fördermethoden führt.

Bereits im theoretischen Teil wurde die Möglichkeit, durch die EBP Kosten zu reduzieren, kritisch hinterfragt. Dazu unterliegt dieses Konzept zu vielen ungerechtfertigten Verzerrungen, beispielsweise der unterschiedlichen Eignung von Therapiemethoden für naturwissenschaftlich-empirische Überprüfungen.
So argumentierte Schopler (2005), dass sich die Verhaltenstherapie bei Autismus besonders gut „messen" lässt, weil klare Zielstellungen in einem kurzen Zeitraum überprüft werden können. Dies geht jedoch an der Lebensrealität von Menschen mit Autismus vorbei, die eher langfristige Hilfen benötigen und deren Lebensziele schwer operationalisierbar sind. Es ist deshalb nicht gerechtfertigt, allein aus der großen Menge von Wirksamkeitsnachweisen zur ABA abzuleiten, dass dies die beste Methode zur Förderung autistischer Menschen sei, so wie dies z. B. Schramm (2007) tut.

Weiterhin wird die Ausgangslage der EBP, bestehend aus den empirischen Forschungsergebnissen, durch einen ***„Publikations-Bias"*** verzerrt. Bei Fachzeitschriften werden Studien mit negativen Effekten oder schwachen Effektstärken häufig gar nicht zur Veröffentlichung eingereicht, sodass die Erfolglosigkeit von Therapieansätzen nicht bekannt gemacht wird und die Öffentlichkeit nur von positiven Forschungsergebnissen erfährt (Nußbeck 2007).

Ebenso ist ein ***„Kommerz-Bias"*** auszumachen, der darin besteht, dass z. B. bestimmte Fördermethoden propagiert und deren Verbreitung mit Hilfe von Lobbypolitik und (positiver) Evaluation protektioniert werden. So wird z. B. die Delfintherapie in Deutschland beworben und deren Evaluation durch Spenden mit kommerziellem Hintergrund finanziert.

Letztlich stehen die Leitlinien der EBP durch die Fixierung auf methodisch möglichst hochwertige Untersuchungen, die nur unter Laborbe-

dingungen gestaltbar sind, in einer gewissen Distanz zu den praktischen Erfordernissen. Da diese Forschungsmethodik nicht den Alltagsbedingungen mit meist komplexeren Wirkmechanismen entspricht, wird in der Psychotherapieforschung eine Ablösung der EBP durch eine ***„ökologisch-basierte Psychotherapie"*** gefordert, die eine sozialwissenschaftlich orientierte Psychotherapieforschung und Qualitätssicherung darstellt (Zurhorst 2003). Wesentlich an diesem Konzept ist, dass auch qualitative Forschungsmethoden eingesetzt werden sollen, die den Besonderheiten therapeutischen Handelns entsprechen und eine hohe Praxisbezogenheit aufweisen.
Ähnliches wäre auch für die Sonderpädagogik zu bedenken. Beispielsweise stellt in diesem Bereich einen wichtigen Kritikpunkt das „Train and hope"-Prinzip dar, das Schlosser und Lee (2000) z. B. bei der unterstützten Kommunikation bemängeln (s. Kap. I.3.1.1). Es geht hierbei um die Tatsache, dass Forschungsergebnisse auf den Untersuchungsraum beschränkt bleiben und viel zu wenig evaluiert wird, ob die Verhaltensänderungen generalisierbar und nachhaltig sind. Beide Aspekte wurden in der empirischen Untersuchung dieser Forschungsarbeit unter dem Begriff der Gesamtwirksamkeit (s. Kap. VI.2) berücksichtigt, sodass zumindest ansatzweise dem Gedanken der ökologischen Validität Rechnung getragen wurde.

Dennoch beschränkte sich die hier vorliegende Forschungsarbeit auf den Nachweis eines Kausalzusammenhanges zwischen der unabhängigen Variable und den abhängigen Variablen. Eine „ökologisch-basierte Praxis" würde z. B. ergänzend auch eine prospektive Verlaufsstudie beinhalten, die über Jahre hinweg die Fördermethode unter Alltagsbedingungen evaluiert. Weiterhin sollte eine qualitative Evaluation erfolgen, z. B. durch Interviews (Legewie 2000). Die qualitativen Erkenntnisse könnten dann z. B. mit der „Grounded theory" ausgewertet werden, einem umfassenden sozialwissenschaftlichen Verfahren, das, sehr verkürzt, die Auswertung verschiedener qualitativer Daten strukturiert und als Ziel die Formulierung einer (Therapie-) Theorie hat (Strauss 1991).

Es ist durchaus denkbar, dass sich die Forschungsbemühungen zum TEACCH-Ansatz in diese Richtung entwickeln. Die Empfehlungen der EBP basieren mitunter auf wissenschaftlichen Untersuchungen, in denen der Praktiker vor Ort die eigenen Alltagsbedingungen nicht wiederfindet und die ihn daher nicht überzeugen. So ist anzunehmen, dass alle Therapeuten, die die gestützte Kommunikation (FC) praktizieren, die empirischen Untersuchungen zur FC mit negativem Resultat als „lebensfremd" abtun und daher FC weiter anwenden. Möglicherweise kann die

„ökologisch-basierte Praxis" von Therapeuten leichter akzeptiert werden als die allzu naturwissenschaftlich/medizinisch orientierte EBP, weil erstere eher den Praxisbedingungen gerecht wird (z. B. der Heterogenität von Behinderungen wie Autismus).

Letztlich geht es bei allen Forschungsbemühungen darum, die Komplexität des pädagogisch-therapeutischen Geschehens in der Untersuchungssituation möglichst umfassend abzubilden und die entscheidenden Wirkmechanismen aufzuklären. Daher bleibt auch Dreh- und Angelpunkt einer „ökologisch-basierten Praxis" die wissenschaftliche Ergründung der Wirksamkeit einer Methode und die Verbesserung intuitiven Handelns. Somit werden auch dort kontrollierte Einzelfallstudien unumgänglich sein, um fundamentale Kausalzusammenhänge nachzuweisen.

Im folgenden Kapitel sollen die Ergebnisse der hier vorliegenden Untersuchung zusätzlich vor dem Hintergrund pädagogischer Empfehlungen diskutiert werden. Dies betrifft weniger die Frage nach der „harten" Evidenz, sondern vielmehr die Frage nach den Möglichkeiten, die Intervention in die Förderung autistischer Kinder zu integrieren.

4. Bedeutung der Forschungsarbeit für die Autismuspädagogik

Insgesamt liegt die in dieser Arbeit dargestellte Intervention im Trend methodischer Empfehlungen für Kinder mit Autismus. So forderte z. B. das einflussreiche US-amerikanische „National Institute of Mental Health (NIMH)“:

> *„An effective treatment program will build on the child's interests, offer a predictable schedule, teach tasks as a series of simple steps, actively engage the child's attention in highly structured activities, and provide regular reinforcement of behavior."* (National Institute of Mental Health 2004, 19)

Diese Empfehlung ist inzwischen in der angloamerikanischen Autismuspädagogik fest verankert und wird in Aufsätzen zur schulischen Förderung von Menschen mit Autismus berücksichtigt. Beispielsweise schreiben Olley und Reeve (1997):

> *„Classroom structure and an individualized curriculum have several clear benefits. They are positive approaches that encourage adaptive skills, rather then punishing maladaptive behavior. They are practical for use by teachers who do not typically have extensive resources. They have been shown to have more lasting benefits then other approaches."* (Olley & Reeve 1997, 502)

Ergänzend zur Empfehlung über den Einsatz von Strukturierung und Individualisierung ist eine ausgedehnte Literatur vorhanden, die die Bedeutung von Visualisierungen zur Unterstützung des Sprachverständnisses bei Menschen mit Autismus betont (z. B. Hodgdon 2000). Anschaulich fasst Hodgdon (1995) den Nutzen von Visualisierungen zusammen:

> *„Using visual environmental supports to mediate communication interactions and support understanding provides a no transient foundation essential for more effective communication. It builds on children's strengths rather then placing more demands on their area of greatest difficulty. When visual supports are used to give these children information and directions, child comprehension increases significantly."* (Hodgdon 1995, 268)

In Deutschland ist es bisher noch nicht zur Entwicklung solch verbindlicher Standards gekommen. So formuliert z. B. die Kultusministerkonferenz in ihren „Empfehlungen zu Erziehung und Unterricht von Kindern und Jugendlichen mit autistischem Verhalten“ (Sekretariat der Ständigen Konferenz der Kultusminister der Länder in der Bundesrepublik Deutschland 2000) folgende Grundsätze:

„Die Anforderungen des Unterrichts sind differenziert und überschaubar auf den Entwicklungsstand zu beziehen, Unterforderung ebenso wie Überforderung zu vermeiden. Im Unterricht bedarf es einer Strukturierung in individuelle Lernschritte und Sinneinheiten. Veränderungen des Lerntempos, des Umfangs des Lernstoffs, der Unterrichtsmethoden sowie des Einsatzes von Unterrichtsmaterialien erfolgen so, dass sie vom Kind oder Jugendlichem angenommen und bewältigt werden können. Für die meisten Kinder und Jugendlichen mit autistischem Verhalten sind besondere räumliche Ausstattungen bereitzustellen. An ihrem vertrauten Lernplatz erleben sie Sicherheit, haben sie Möglichkeiten zum Rückzug in reizärmere Bereiche und können sie den noch nicht beeinflussbaren Zwängen der eigenen Arbeitsweise nachkommen." (Sekretariat der Ständigen Konferenz der Kultusminister der Länder in der Bundesrepublik Deutschland 2000, 12).

Diese, nach Ansicht des Autors dieser Forschungsarbeit, wenig aussagekräftige Empfehlung trifft im Unterschied zu den vorher zitierten Quellen auch auf die meisten anderen Behinderungen zu und ist deshalb nicht autismusspezifisch. Auch neuere Handreichungen lösen dieses Problem nicht (z. B. Maier, Scheel, Schmid et al. 2004).
Es ist daher wünschenswert, dass die Ergebnisse dieser und anderer Forschungsarbeiten zu einer größeren Verbreitung Strukturierter Arbeitssysteme in den Einrichtungen, in denen Menschen mit Autismus lernen und arbeiten, führen und diese Methode auch Eingang in eine evidenzbasierte „Autismuspädagogik" findet.
Besonders die Ergebnisse der Generalisierungsphasen sollten Schulen dazu ermutigen, Strukturierte Arbeitssysteme vermehrt einzusetzen, da diese die Selbstständigkeit der Schüler beim Lernen verbessern können.

Für Proband 2 zeigte die Messung der Nachhaltigkeit zusätzlich, dass auch in einer allgemeinbildenden Schule Strukturierte Arbeitssysteme zur Vermittlung des Unterrichtsstoffes geeignet sind. Im Hinblick auf den, mit der schulischen Integration von Kindern mit Autismus verbundenen hohen Personaleinsatz (Giangreco & Broer 2005) könnten Strukturierte Arbeitssysteme dazu beitragen, diesen Personalaufwand zu reduzieren. Die zunehmende Selbstständigkeit von Kindern mit Autismus in integrativen Settings kann wünschenswerterweise die Ausweitung der Integrationsbestrebungen unterstützen.

5. Praktische Implikationen und zukünftige Forschung

Im Gegensatz zu den zahlenmäßig überwiegenden Forschungsprojekten im Bereich der Autismus-Grundlagenforschung widmete sich die hier vorliegende Untersuchung der Interventionsforschung, die für Fachpersonen im Autismusbereich von besonderer Bedeutung sein kann (Charman & Clare 2004). Bei der Planung, Durchführung und Auswertung der Untersuchung wurde deshalb auch darauf geachtet, einen möglichst hohen Theorie-Praxis-Bezug herzustellen.

Aus den Ergebnissen der Untersuchung ergeben sich eine Reihe ***praktischer Implikationen***.

Als Erstes kann diese Untersuchung Therapeuten, Lehrer und Eltern dabei unterstützen, einen Förderansatz für Menschen mit Autismus auszuwählen, der ein Mindestmaß an Evidenz besitzt. Dies ist angesichts der weiterhin kursierenden fragwürdigen Therapieansätze im Autismusbereich eine wichtige Orientierungshilfe. Es wurde in diesem Zusammenhang bereits auf die hohe Verantwortung der Therapeuten hingewiesen, die durch die häufige Verwendung von unbelegten oder schädlichen Therapien konterkariert wird (s. Kap. I.3). Diese Untersuchung belegt als Puzzleteil die Wirksamkeit eines Elementes des TEACCH-Ansatzes. Es ist wünschenswert, dass Strukturierte Arbeitssysteme, weitere positive Belege vorausgesetzt, als Methode zur Förderung der Selbstständigkeit autistischer Klienten empfohlen werden können.

Als weitere praktische Implikation ist zu hoffen, dass die Untersuchung dazu beiträgt, den TEACCH-Ansatz weiter in Deutschland zu verbreiten. Es gab bisher keine Forschungsbemühungen zu TEACCH in Deutschland. Weiterhin wurde der Anpassung des Ansatzes an kulturelle und institutionelle Besonderheiten hierzulande wenig Aufmerksamkeit geschenkt. Beide Aspekte konnten durch diese Untersuchung ansatzweise auf den Weg gebracht werden. Es ist zu wünschen, dass eine möglichst weite Verbreitung der Ergebnisse den TEACCH-Ansatz fester im Unterstützungssystem für Menschen mit Autismus in Deutschland verankert.

Die Untersuchung zeigte außerdem, dass kontrollierte Einzelfallstudien und die Förderung von behinderten Menschen gewinnbringend miteinander kombinierbar sind. Dies unterstreicht hoffentlich die Bedeutung empirischer Forschung in der Sonderpädagogik und hilft, altbekannte Vorurteile, wie die einer „menschenunwürdigen Forschung", zu über-

winden und die evidenzbasierte Praxis bei Autismus und in der gesamten Sonderpädagogik weiter voranzubringen.
Weiterhin wurde ein Untersuchungsdesign mit augenscheinlich hoher Qualität angewendet. Dies kann als Modell für weitere Untersuchungen dienen und die zukünftige Verwendung von kontrollierter Einzelfallforschung befruchten.

Zuletzt die vermutlich wichtigste praktische Implikation: In der empirischen Untersuchung wurde eine Methode beschrieben, mit der die Selbstständigkeit bei Menschen mit Autismus verbessert werden kann und die in jedes Umfeld übertragbar ist. Praktiker können die Beschreibung der Intervention direkt in die Förderung von Menschen mit Autismus übernehmen und ihre Ergebnisse mit denen der Untersuchung vergleichen.

Zukünftige Forschung sollte die vorliegenden Ergebnisse replizieren und erweitern. Auch unter Einbezug der Ergebnisse von Hume und Odom (2007) sind die Zusammenhänge bei Weitem noch nicht vollständig aufgeklärt. Aus diesem Grund ist die Replizierung der Untersuchung mit anderen Probanden von vorrangiger Bedeutung.
Weiterhin sollte untersucht werden, inwieweit sich die Ergebnisse auch in anderen Settings, wie z. B. in einer Regelschulklasse oder in einer WfbM, bestätigen lassen.

Ergänzend wäre es sinnvoll, die Generalisierbarkeit des Strukturierten Arbeitssystems auf andere Alltagsbereiche zu überprüfen. Mit einem Multiplen-Grundraten-Versuchsplan wäre es vorstellbar, die Untersuchung auf die Bereiche „Küche“, „Freizeit“ und „Garten“ zu erweitern.

Ebenso wäre es interessant, einzelne Bestandteile des Arbeitssystems auf ihre spezifische Wirkung hin zu überprüfen. Dies könnte helfen, wesentliche Bestandteile des Arbeitssystems zu identifizieren und die Anwendbarkeit zu verbessern.

Weiterhin wäre es hinsichtlich einer Replikation von Bedeutung, die Anwendbarkeit des KAHM auch außerhalb des Autismuszentrums „Kleine Wege“, in dem es entwickelt wurde, zu überprüfen. Dies hieße, dass eine vom Autismuszentrum „Kleine Wege“ unabhängige Person in anderen Räumlichkeiten die vorliegende Untersuchung repliziert.

In Anwendung der Chambless-Kriterien (Chambless et al. 1996) ist auch ein Vergleich mit einer anderen Intervention anzustreben. Im Bereich der

Einzelfallforschung wäre es möglich, mit einem alternierenden Versuchsplan das Strukturierte Arbeitssystem mit einem anderen Ansatz zu vergleichen, z. B. einer Intervention aus dem Spektrum der Verhaltenstherapie.

Ebenso wäre es lohnend, die innerhalb der Einzelfallforschung gewonnenen Erfahrungen für die Konzeption umfassender Forschungsprojekte nutzbar zu machen. Es ist durchaus denkbar, dass mit entsprechenden Mitteln eine (randomisierte) Vergleichsgruppenstudie zum Strukturierten Arbeitssystem durchführbar wäre.

Letztlich könnte die Entwicklung der Kinder, die Förderung im Autismuszentrum „Kleine Wege" erhalten, im Längsschnitt verfolgt werden. Dies könnte unter anderem zeigen, ob die erzielten Fortschritte im Bereich der Selbstständigkeit lebenslang bestehen bleiben.

Literaturverzeichnis

Achtziger, A. & Gollwitzer, P. M. (2006). Motivation und Volition im Handlungsverlauf. In: J. Heckhausen & H. Heckhausen (Hrsg.),Motivation und Handeln (3. Aufl., S. 277-302). Heidelberg: Springer.

Adam, H. (Hrsg.) (2003). Praktische Erfahrungen mit Methoden aus dem TEACCH-Ansatz. Lernen konkret, 22.

Adams, L. W. (2000). Incorporating narrow interests into the school tasks of children with autism. Dissertation-Abstracts-International. Section-B: The-Sciences-and-Engineering, 60, 4872.

Alant, E., Bornman, J. & Lloyd, L. L. (2006). Issues in AAC research: How much do we really understand? Disability and Rehabilitation, 28, 143-150.

Al-Saad, S. (2000). Implementation of an educational program for children with autism: The case of Kuwait. International Journal of Mental Health, 29, 32-43.

Aman, M., Tasse, M., Rohjan, J. & Hammer, D. (1996). The Nisonger CBRF: A child behavior rating form for children with developmental disabilities. Research in Developmental Disabilities, 17, 41-57.

American Psychiatric Association (2000). Diagnostic and statistical manual of mental disorders (DSM-IV-TR) (4. Aufl., Text Revision). Washington: American Psychiatric Association.

Asperger, H. (1944). Die „autistischen Psychopathen" im Kindesalter. Archiv für Psychiatrie und Nervenkrankheiten, 117, 76-136.

Autism Society of America (2006). The Puzzle of Autism. Bethesda: Autor.

Autismus Deutschland (2008). Denkschrift. Hamburg: Autismus Deutschland.

Baker, M. J. (2000). Incorporating the thematic ritualistic behaviors of children with autism into games: Increasing social play interactions with siblings. Journal of Positive Behavior Interventions, 2, 66-84.

Baker, M. J., Koegel, R. L. & Koegel, L. K. (1998). Increasing the social behavior of young children with autism using their obsessive behaviors. Journal of the Association for Persons with Severe Handicaps, 23, 300-308.

Bandura, A. (1976). Lernen am Modell. Stuttgart: Klett-Cotta.

Baron-Cohen, S. (1989). Perceptual role-taking and protodeclarative pointing in autism. British Journal of Developmental Psychology, 7, 113-127.

Baron-Cohen, S. (1995). Mindblindness: An Essay on Autism and Theory of Mind. Cambridge: MIT Press.

Baron-Cohen, S. (2002). The extreme male brain theory of autism. Trends in Cognitive Sciences, 6, 248-254.

Baron-Cohen, S., Allen, J. & Gillberg, C. (1992). Can autism be detected at 18 months? The needle, the haystack and the CHAT. British Journal of Psychiatry, 161, 839-843.

Baron-Cohen, S., Bolton, P., Wheelwright, S., Short, L., Mead, G., Smith, A. & Scahill, V. (1998). Autism occurs more often in families of physicists, engineers, and mathematicians. Autism, 2, 296-301.

Baron-Cohen, S., Leslie, A. M. & Frith, U. (1985). Does the autistic child have a "theory of mind"? Cognition, 21, 37-46.

Baron-Cohen, S. & Wheelwright, S. (1999). 'Obsessions' in children with autism or Asperger syndrome. Content analysis in terms of core domains of cognition. British Journal of Psychiatry, 175, 484-490.

Baron-Cohen, S. & Wheelwright, S. (2001). The link between autism and skills such as engineering, maths, physics, and computing: A reply to Jarrold and Routh. Autism, 5, 223-227.

Baron-Cohen, S., Wheelwright, S., Lawson, J., Griffin, R., Ashwin, C., Billington, J. & Chakrabarti, B. (2005). Empathising and systemising in autism spectrum conditions. In: F. R. Volkmar, R. Paul, A. Klin & D. J. Cohen (Hrsg.), Handbook of Autism and Pervasive Developmental Disorders (3. Aufl., Bd. 1, S. 628-639). Hoboken: Wiley.

Berns, U. & Berns, I. (2004). Stellungnahme zum Artikel von Döpfner ‚Wie wirksam ist Kinder- und Jugendlichenpsychotherapie?‘ Psychotherapeutenjournal, 3, 38-44.

Bettelheim, B. (1967). The Empty Fortress. Infantile Autism and the Birth of the Self. New York: Free press.

Beutler, L. E., Malik, M., Alimohamed, S., Harwood, T. M., Talebi, H., Noble, S. & Wong, E. (2004). Therapist variables. In: M. J. Lambert (Hrsg.), Bergin and Garfield's Handbook of Psychotherapy and Behavior Change (S. 227-306). New York: Wiley.

Biermann, A. (1999). Gestützte Kommunikation im Widerstreit. Empirische Aufarbeitung eines umstrittenen Ansatzes. Berlin: Spiess.

Billingsley, F. F. & Romer, L. T. (1983). Response prompting and the transfer of stimulus control: Methods, research, and a conceptual framework. Journal of the Association for the Severely Handicapped, 8, 3-12.

Blaxill, M. F. (2004). What's going on? The question of time-trends in autism. Public Health Reports, 119, 536-551.

Bock, K. D. (2001). Die Evidenz (in) der Evidence-Based Medicine. Medizinische Klinik, 5, 300-304.

Bohart, A. C., O'Hara, M. & Leitner, L. M. (1998). Empirically violated treatment: Disenfranchisement of humanistic and other psychotherapies. Psychotherapy Research, 8, 141-157.

Bölte, S. & Poustka, F. (2002). Intervention bei autistischen Störungen: Status quo, evidenzbasierte, fragliche und fragwürdige Techniken. Zeitschrift für Kinder- und Jugendpsychiatrie & Psychotherapie, 30, 271-280.

Bowler, D. M., Gardiner, J. M., Grice, S. & Saavalainen, P. (2000). Memory illusions: False recall and recognition in adults with Asperger's syndrome. Journal of Abnormal Psychology, 109, 663-672.

Boyd, B. A., Conroy, M. A., Mancil, G. R., Nakao, T. & Alter, P. J. (2007). Effects of circumscribed interests on the social behaviors of children with autism spectrum disorders. Journal of Autism and Developmental Disorders, 37, 1550-1561.

Bregman, J. D., Zager, D. & Gerdtz, J. (2005). Behavioral interventions. In: F. R. Volkmar, R. Paul, A. Klin & D. J. Cohen (Hrsg.), Handbook of Autism and Pervasive Developmental Disorders (3. Aufl., Bd. 2, S. 897-924). Hoboken: Wiley.

Bristol, M. M., Cohen, D. J., Costello, E. J., Denckla, M., Eckberg, T. J., Kallen, R., Kraemer, H. C., Lord, C., Maurer, R., McIlvane, W. J., Minshew, N., Sigman, M. & Spence, M. A. (1996). State of the science in autism: Report to the National Institutes of Health. Journal of Autism and Developmental Disorders, 26, 121-154.

Bristol, M. M., Gallagher, J. J. & Holt, K. D. (1993). Maternal depressive symptoms in autism: Response to psycho-educational intervention. Rehabilitation Psychology, 38, 3-10.

Bristol, M. M. & Schopler, E. (1983). Stress and coping in families of autistic adolescents. In: E. Schopler & G. B. Mesibov (Hrsg.), Autism in Adolescents and Adults (S. 251-278). New York: Plenum.

Brock, S. E. (2005). Time on-task. In: S. W. Lee (Hrsg.), Encyclopedia of School Psychology (S. 567-568). Thousand Oaks: Sage.

Bryan, L. C. & Gast, D. L. (2000). Teaching on-task and on-schedule behaviors to high functioning children with autism via picture activity schedules. Journal of Autism and Developmental Disorders, 30, 553-567.

Bulheller, S. & Häcker, H. (Hrsg.) (2002). CPM - Manual. Raven's Progressive Matrices und Vocabulary Scales. Frankfurt: Swets.

Burleson, S. J., Center, D. B. & Reeves, H. (1989). The effect of background music on task performance in psychotic children. Journal of Music Therapy, 26, 198-205.

Callahan, K. & Rademacher, J. A. (1999). Using self-management strategies to increase the on-task behavior of a student with autism. Journal of Positive Behavior Interventions, 1, 117-122.

Cameron, J., Banko, K. & Pierce, W. D. (2001). Pervasive negative effects of rewards on intrinsic motivation. The myth continues. The Behavior Analyst, 24, 1-44.

Carr, J. E., Austin, J. L., Britton, L. N., Kellum, K. K. & Bailey, J. S. (1999). An assessment of social validity trends in applied behavior analysis. Behavioral Interventions, 14, 223-231.

Carroll, K. M. & Rounsaville, B. J. (2007). Efficacy and effectiveness in developing treatment manuals. In: A. M. Nezu & C. M. Nezu (Hrsg.), Evidence-based Outcome Research. A Practical Guide to Conducting Randomized Controlled Trials for Psychosocial Interventions (S. 220-243). New York: Oxford University Press.

Case-Smith, J. & Arbesman, M. (2008). Evidence based review of interventions for autism used in or of relevance to occupational therapy. American Journal of Occupational Therapy, 62, 416-429.

Chambless, D. L. (2002). Beware the Dodo bird: The dangers of over-generalization. Clinical Psychology: Science and Practice, 9, 13-16.

Chambless, D. L., Baker, M. J., Baucom, D. H., Beutler, L. E., Calhoun, K. S., Crits-Christoph, P., Daiuto, A., DeRubeis, R., Detweiler, J., Haaga, D. A., Bennett Johnson, S., McCurry, S., Mueser, K. T., Pope, K. S., Sanderson, W. C., Shoham, V., Stickle, T., Williams, D. A. & Woody, S. R. (1998). Update on empirically validated therapies: Vol. 2. The Clinical Psychologist, 51, 3-16.

Chambless, D. L. & Hollon, S. D. (1998). Defining empirically supported therapies. Journal of Consulting and Clinical Psychology, 66, 7-18.

Chambless, D. L., Sanderson, W. C., Shoham, V., Bennett Johnson, S., Pope, K. S., Crits-Christoph, P., Baker, M., Johnson, B., Woody, S. R., Sue, S., Beutler, L., Williams, D. A. & McCurry, S. (1996). An update on empirically validated therapies. The Clinical Psychologist, 49, 5-18.

Charlop-Christy, M. H. & Haymes, L. K. (1998). Using objects of obsession as token reinforcers for children with autism. Journal of Autism and Developmental Disorders, 28, 189-198.

Charman, T. & Clare, P. (2004). Mapping Autism Research: Identifying UK Priorities for the Future. London: National Autism Society.

Charman, T., Swettenham, J., Baron-Cohen, S., Cox, A., Baird, G. & Drew, A. (1997). Infants with autism: An investigation of empathy, pretended play, joint attention, and imitation. Developmental Psychology, 33, 781-789.

Chawarska, K. & Volkmar, F. R. (2005). Autism in infancy and early childhood. In: F. R. Volkmar, R. Paul, A. Klin & D. J. Cohen (Hrsg.), Handbook of Autism and Pervasive Developmental Disorders (3. Aufl., Bd. 1, S. 223-246). Hoboken: Wiley.

Cieselski, K. T., Courchesne, E. & Elmasian, R. (1990). Effects of focused selective attention tasks on event-related potentials in autistic and normal individuals. Electroencephalography and Clinical Neurophysiology, 7, 207-220.

Cohen, H., Amerine-Dickens, M. & Smith, T. (2006). Early intensive behavioral treatment: Replication of the UCLA model in a community setting. Journal of Developmental & Behavioral Pediatrics, 27, 145-155.

Cordes, R. (2006). Frühe Verhaltenstherapie mit autistischen Kindern. In: B. Schirmer (Hrsg.), Psychotherapie und Autismus (S. 37-56). Tübingen: DGVT-Verlag.

Courchesne, E., Townsend, J., Akshoomoff, N. A., Saitoh, O., Yeung-Courchesne, R., Lincoln, A. J., James, H. E., Haas, R. H., Schreibman, L. & Lau, L. (1994). Impairment in shifting attention in autistic and cerebellar patients. Behavioral Neuroscience, 108, 848-865.

Crossley, R. (2005). Wie kommt man von hier nach dort? Die Reise zur unabhängigen Nutzung von Kommunikationshilfen. In: M. Wegenke & C. Castañeda (Hrsg.), Gemeinsamkeit herstellen. Wege der Kommunikation zwischen Menschen mit und ohne Autismus (S. 180-192). Karlsruhe: Loeper Literaturverlag.

Csikszentmihalyi, M. (1975). Beyond Boredom and Anxiety. San Francisco: Jossey-Bass.

Dawson, M. (2008). No autistics allowed. Explorations in discrimination against autistics. http://www.sentex.net/~nexus23/naa_03.html (Abruf: 03.09.2008).

Deci, E. L. & Ryan, R. M. (1993). Die Selbstbestimmungstheorie der Motivation und ihre Bedeutung für die Pädagogik. Zeitschrift für Pädagogik, 39, 223-238.

Degner, M. (2003). Visualisierung, Strukturierung und Bedeutungsvollmachung. Unterrichtsmethoden zur pädagogischen Förderung autistisch behinderter Menschen. Lernen konkret, 2, 2-8.

Degner, M. (2005a). Der TEACCH Ansatz in der Schule für Geistig Behinderte - theoretische Grundlagen und praktische Umsetzung. In: J. Boenisch & K. Otto (Hrsg.), Leben im Dialog - Unterstützte Kommunikation über die gesamte Lebensspanne (S. 286-305). Karlsruhe: Loeper Literaturverlag.

Degner, M. (2005b). Strukturierung, Visualisierung und Individualisierung als grundlegende Strategien der Entwicklungsförderung autistisch behinderter Menschen. In: C. Castaneda & M. Wegenke (Hrsg.), Gemeinsamkeit herstellen. Wege der Kommunikation zwischen Menschen mit und ohne Autismus (S. 159-177). Karlsruhe: Loeper Literaturverlag.

Degner, M. & Burger, C. (2003). Strukturierung, Visualisierung und Individualisierung. Unterrichtsstrategien (nicht nur) für autistisch behinderte Menschen. In: J. Boenisch & C. Bunk (Hrsg.), Methoden der Unterstützten Kommunikation (S. 135-154). Karlsruhe: Loeper Literaturverlag.

Degner, M., Häußler, A. & Tuckermann, A. (2008). TEACCH - Methode, Ansatz und Programm. In: M. Degner & C. M. Müller (Hrsg.), Autismus. Besonderes Denken - Förderung mit dem TEACCH-Ansatz (S. 109-128). Nordhausen: Verlag Kleine Wege.

Degner, M. & Müller C. M. (Hrsg.) (2008). Autismus. Besonderes Denken - Förderung mit dem TEACCH-Ansatz. Nordhausen: Verlag Kleine Wege.

Delprato, D. J. (2001). Comparisons of discrete-trial and normalized behavioral language intervention for young children with autism. Journal of Autism and Developmental Disorders, 31, 315-325.

Dennis, M., Lockyer, L., Lazenby, A. L., Donnelly, R. E., Wilkinson, M. & Schoonheyt, W. (1999). Intelligence patterns among children with high-functioning autism, phenylketonuria, and childhood head injury. Journal of Autism and Developmental Disorders, 29, 5-17.

DeProspero, A. & Cohen, S. (1979). Inconsistent visual analysis of intrasubject data. Journal of Applied Behavior Analysis, 12, 573-579.

Dettmer, S., Simpson, R., Myles, B. & Ganz, J. (2000). The use of visual supports to facilitate transitions of students with autism. Focus on Autism and Other Developmental Disabilities, 15, 163-170.

Deutsch, C., & Joseph, R. M. (2003). Brief report: Cognitive correlates of enlarged head circumference in children with autism. Journal of Autism and Developmental Disorders, 33, 209-215.

Deutsche Gesellschaft für Kinder- und Jugendpsychiatrie und Psychotherapie; Bundesarbeitsgemeinschaft Leitender Klinikärzte für Kinder- und Jugendpsychiatrie und Psychotherapie & Berufsverband der Ärzte für Kinder- und Jugendpsychiatrie und Psychotherapie (2003). Leitlinien zur Diagnostik und Therapie von psychischen Störungen im Säuglings-, Kindes- und Jugendalter. Köln: Deutscher Ärzte-Verlag.

Deutsches Institut für Medizinische Dokumentation und Information (2005). Internationale Klassifikation der Funktionsfähigkeit, Behinderung und Gesundheit. http://www.dimdi.de/dynamic/de/klassi/downloadcenter/icf/endfassung/icf_endfassung-2005-10-01.pdf (Abruf: 24.08.2008).

Deykin, E. Y. & McMahon, B. (1979). The incidence of seizures among children with autistic symptoms. American Journal of Psychiatry, 136, 1310-1312.

DiLalla, D. L. & Rogers L. J. (1994). Domains of the Childhood Autism Rating Scale: Relevance for diagnosis and treatment. Journal of Autism and Developmental Disorders, 24, 115-128.

Dilling, H., Mombour, W., Schmidt, M. H. & Schulte-Markwort, E. (2008). Internationale Klassifikation psychischer Störungen. ICD-10 Kapitel V (F). Diagnostische Kriterien für Forschung und Praxis (4. Aufl.). Bern: Huber.

Division TEACCH (2009). Mission statement. http://teacch.com/mission.html (Abruf: 10.03.2009).

Döpfner, M. (2003). Wie wirksam ist Kinder- und Jugendlichenpsychotherapie? Psychotherapeutenjournal, 2, 258-267.

Drummond, M., Cooke, J. & Walley, T. (1997). Economic evaluation under managed competition: Evidence from the U.K. Social Science & Medicine, 45, 583-595.

Duker, P. & Rasing, E. (1989). Effects of redesigning the physical environment on self-stimulation and on-task behavior in three autistic-type developmentally disabled individuals. Journal of Autism and Developmental Disorders, 19, 449-460.

Duker, P. & Schaapveld, M. (1996). Increasing on-task behaviour through interruption-prompting. Journal of Intellectual Disability Research, 40, 291-297.

Dunlap, G., Foster-Johnson, L., Clarke, S., Kern, L. & Childs, K. E. (1995). Modifying activities to produce functional outcomes: Effects on the disruptive behaviors of students with disabilities. Journal of the Association for Persons with Severe Handicaps, 20, 248-258.

Dunlap, G. & Johnson, J. (1985). Increasing the independent responding of autistic children with unpredictable supervision. Journal of Applied Behavior Analysis, 18, 227-236.

Dunlap, G., Koegel, R., Johnson, J. & O'Neill, R. (1987). Maintaining performance of autistic children in community settings using delayed contingencies. Journal of Applied Behavior Analysis, 20, 185-191.

Dziobeck, I. & Fleck, S. (2008). Soziale Kognition und Emotion bei Autismus. In: M. Degner & C. M. Müller (Hrsg.), Autismus. Besonderes Denken - Förderung mit dem TEACCH-Ansatz (S. 37-68). Nordhausen: Verlag Kleine Wege.

Eisenberger, R. & Cameron, J. (1996). Detrimental effects of reward: Reality or myth? American Psychologist, 51, 1153-1166.

Erba, H. W. (2000). Early intervention programs for children with autism: Conceptual frameworks for implementation. American Journal of Orthopsychiatry, 70, 82-94.

Escalona, A., Field, T., Singer-Strunck, R., Cullen, C. & Hartshorn, K. (2001). Brief report: Improvements in the behavior of children with autism following massage therapy. Journal of Autism and Developmental Disorders, 31, 513-516.

Fertel-Daly, D., Bedell, G. & Hinojosa, J. (2001). Effects of a weighted vest on attention to task and self-stimulatory behaviors in preschoolers with pervasive developmental disorders. The American Journal of Occupational Therapy, 55, 629-640.

Ferster, C. B. & DeMyer, M. K. (1961). The development of performances in autistic children in an automatically controlled environment. Journal of Chronic Diseases, 13, 312-345.

Field, T., Lasko, D., Mundy, P., Henteleff, T., Kabot, S., Talpins, S. & Dowling, M. (1997). Autistic children's attentiveness and responsivity improve after touch therapy. Journal of Autism and Developmental Disorders, 27, 333-338.

Filipek, P. A., Accardo, P. J., Baranek, G. T., Cook, E. H., Dawson, G., Gordon, B., Gravel, J. S., Johnson, C. P., Kallen, R. J., Levy, S. E., Minshew, N. J., Ozonoff, S., Prizant, B. M., Rapin, I., Rogers, S. J. & Stone, W. L. (1999). The screening and diagnosis of autistic spectrum disorders. Journal of Autism and Developmental Disorders, 29, 439-484.

Fisch, G. S. (2001). Evaluating data from behavioral analysis: Visual inspection or statistical models? Behavioural Processes, 54, 137-154.

Flögel, S. (2007). Möglichkeiten zur Einschätzung exekutiver Funktionen bei Menschen mit Autismus. Unveröffentlichte wissenschaftliche Arbeit zur ersten Staatsprüfung für das Lehramt an Förderschulen an der Universität Leipzig. Leipzig: Autor.

Folstein, S. & Rutter, M. (1977). Infantile autism: A genetic study of 21 twin pairs. Journal of Child Psychology and Psychiatry, 18, 297-321.

Fombonne, E. (2005). Epidemiological studies of pervasive developmental disorders. In: F. R. Volkmar, R. Paul, A. Klin & D. J. Cohen (Hrsg.), Handbook of Autism and Pervasive Developmental Disorders (3. Aufl., Bd. 1, S. 42-69). Hoboken: Wiley.

Francis, K. (2005). Autism interventions: A critical update. Developmental Medicine & Child Neurology, 47, 493-499.

Frith, U. (1989). Autism. Explaining the Enigma. Oxford: Blackwell.

Frith, U. (1992). Autismus. Ein kognitionspsychologisches Puzzle. Heidelberg: Spektrum.

Frith, U. (2008). Autism: A Very Short Introduction. Oxford: Oxford University Press.

Frith, U. & Snowling, M. (1983). Reading for meaning and reading for sound in autistic and dyslexic children. British Journal of Developmental Psychology, 1, 329-342.

Fröhlich-Gildhoff, K. (2004). Stellungnahme zum Artikel von Döpfner ‚Wie wirksam ist Kinder- und Jugendlichenpsychotherapie?' Psychotherapeutenjournal, 3, 34-37.

Frost, A. & Bondy, L. (2002). The Picture Exchange Communication System. (2. Aufl.). Cherry Hill: PECS Inc.

Ganz, J. B. & Flores, M. M. (2008). Effects of the use of visual strategies in play groups for children with autism spectrum disorders and their peers. Journal of Autism and Developmental Disorders, 38, 926-940.

Garretson, H., Fein, D. & Waterhouse, L. (1990). Sustained attention in children with autism. Journal of Autism and Developmental Disorders, 20, 101-114.

Gernsbacher, M. A. (2003). Is one style of early behavioral treatment for autism 'scientifically proven?'. Journal of Developmental and Learning Disorders, 7, 19-25.

Giangreco, M. F. & Broer, S. M. (2005). Questionable utilization of paraprofessionals in inclusive schools: Are we addressing symptoms or causes? Focus on Autism and Other Developmental Disabilities, 20, 10-27.

Gibbs, L. E. & Gambrill, E. (2002). Evidence-based practice: Counterarguments to objection. Research on Social Work Practice, 12, 452-476.

Gioia, G. A., Espy, K. A. & Isquith, P. K. (2003). Behavior Rating Inventory of Executive Function – Preschool Version (BRIEF-P). Lutz: Psychological Assessment Resources.

Gioia, G. A., Isquith, P. K., Guy, S. C. & Kenworthy, L. (2000). Behavior Rating Inventory of Executive Function (BRIEF). Lutz: Psychological Assessment Resources.

Goldstein, B. (2002). Wahrnehmungspsychologie. Heidelberg: Spektrum.

Gottesleben, E. (Hrsg.) (2004). Strukturierung und Visualisierung als Unterstützung für autistische Menschen. Praktische Umsetzung in einer Wohneinheit. Bielefeld: Bethel Verlag.

Gray, C. A. & Garand, J. D. (1993). Social stories: Improving responses of students with autism with accurate social information. Focus on Autistic Behavior, 8, 1-10.

Gray, K. M. & Tonge, B. J. (2001). Are there early features of autism in infants and preschool children? Journal of Paediatrics & Child Health, 37, 221-226.

Green, G. (2001). Behavior analytic instruction for learners with autism. Focus on Autism and Other Developmental Disabilities, 16, 72-85.

Green, J., Gilchrist, A., Burton, D. & Cox, A. (2000). Social and psychiatric functioning in adolescents with Asperger syndrome compared with conduct disorder. Journal of Autism and Developmental Disorders, 30, 279-293.

Gresham, F. M. & MacMillan (1998). Early intervention project: Can its claims be substantiated and its effects replicated? Journal of Autism and Developmental Disorders, 28, 5-13.

Greve, W. & Wentura, D. (1997). Wissenschaftliche Beobachtung. Eine Einführung (2. Aufl.). Weinheim: Psychologie Verlags Union.

Grünke, M. (2006). Zur Effektivität von Fördermethoden bei Kindern und Jugendlichen mit Lernstörungen. Kindheit und Entwicklung, 15, 239-254.

Guyatt, G. & Rennie, D. (2002). Users guide to medical literature: A manual for evidence-based clinical practice. Chicago: AMA Press.

Hall, L. J., McClannahan, L. E. & Krantz, P. J. (1995). Promoting independence in integrated classrooms by teaching aides to use activity schedules and decreased prompts. Education and Training in Mental Retardation and Developmental Disabilities, 30, 208-217.

Happè, F. (1994). Autism: An Introduction to Psychological Theory. London: UCL Press/Psychology Press.

Happè, F. (1997). Central coherence and theory of mind in autism: Reading homographs in context. British Journal of Developmental Psychology, 15, 2-12.

Happè, F. & Frith, U. (2006). The weak coherence account: Detail-focused cognitive style in autism spectrum disorders. Journal of Autism and Developmental Disorders, 35, 5-25.

Harrison, K. (2005). Effecting and supporting a change in routine for an adult with an ASD. Good Autism Practice, 6, 57-58.

Hartshorn, K., Olds, L., Field, T., Delage, J., Cullen, C. & Escalona, A. (2001). Creative movement therapy benefits children with autism. Early Child Development and Care, 166, 1-5.

Hartwig, O. (2007). Möglichkeiten der Diagnostik und Förderung motorischer und alltagsbezogener Kompetenzen bei Menschen mit Autismus. Unveröffentlichte wissenschaftliche Arbeit zur ersten Staatsprüfung für das Lehramt an Förderschulen an der Universität Leipzig. Leipzig: Autor.

Häußler, A. (1998). Parents' attitudes and experiences regarding treatment for children with autism: A cross-national study (unveröffentlichte Dissertation). Chapel Hill: Autor.

Häußler, A. (2005). Der TEACCH-Ansatz zur Förderung von Menschen mit Autismus. Einführung in Theorie und Praxis. Dortmund: Verlag modernes lernen.

Häußler, A. (2008a). Der TEACCH-Ansatz zur Förderung von Menschen mit Autismus und ähnlichen Kommunikationsbehinderungen. In: S. Nußbeck, A. Biermann & H. Adam (Hrsg.), Handbuch der Sonderpädagogik. Sonderpädagogik der geistigen Entwicklung (Bd. 4, S. 345-370). Göttingen: Hogrefe.

Häußler, A. (2008b). Förderdiagnostik in der pädagogischen Arbeit nach dem TEACCH-Ansatz. In: M. Degner & C. M. Müller (Hrsg.), Autismus. Besonderes Denken - Förderung mit dem TEACCH-Ansatz (S. 143-163). Nordhausen: Verlag Kleine Wege.

Häußler, A., Happel, C., Tuckermann, A., Altgassen, M. & Adl-Amini, K. (2003). SOKO Autismus: Gruppenangebote zur Förderung SOzialer KOmpetenzen bei Menschen mit Autismus. Erfahrungsbericht und Praxishilfen. Dortmund: Verlag modernes lernen.

Hausmann, J. (2007). Möglichkeiten und Grenzen der Intelligenzdiagnostik bei Menschen mit Autismus. Unveröffentlichte wissenschaftliche Arbeit zur ersten Staatsprüfung für das Lehramt an Förderschulen an der Universität Leipzig. Leipzig: Autor.

Heaton, R. K. (1999). Wisconsin Card Sorting Test: Computer Version III for Windows. Research Edition. Odessa: Psychological Assessment.

Heaton, P. (2003). Pitch memory, labeling and disembedding in autism. Journal of Child Psychology and Psychiatry, 44, 543-551.

Heckhausen, H. & Gollwitzer, P. M. (1987). Thought contents and cognitive functioning in motivational vs. volitional states of mind. Motivation & Emotion, 11, 101-120.

Heckhausen, J. & Heckhausen, H. (2006). Motivation und Handeln: Einführung und Überblick. In: J. Heckhausen & H. Heckhausen (Hrsg.), Motivation und Handeln. (3. Aufl., S. 1-10).

Heekerens, H. P. & Ohling, M. (2005). Therapieevaluation - eine Sach- und Beziehungsklärung. Gesprächspsychotherapie und Personenzentrierte Beratung, 36, 5-11.

Heflin, J. & Alberto, P. (2001). Establishing a behavioral context for learning for students with autism. Focus on Autism and Other Developmental Disabilities, 16, 93-102.

Helewa, A. & Walker, J. M. (2000). Critical Evaluation of Research in Physical Rehabilitation: Towards Evidence-based Practice. Philadelphia: WB Saunders.

Helios-Klinikum (2001a). Ärztlicher Bericht vom 04.07.2001. Erfurt: Autor.

Helios-Klinikum (2001b). Ärztlicher Bericht vom 14.08.2001. Erfurt: Autor.

Herbert, J. D. (2003). The concept of pseudoscience as a pedagogical construct. The Scientific Review of Mental Health Practice, 2, 102-104.

Herbert, J. D., Sharp, I. R. & Gaudiano, B. A. (2002). Separating fact from fiction in the etiology and treatment of autism: A scientific review of the evidence. The Scientific Review of Mental Health Practice, 1, 23-43.

Hermelin, B. & O'Connor, N. (1975). The recall of digits by normal, deaf and autistic children. British Journal of Psychology, 66, 203-209.

Heubrock, D. (2005). Neuropsychologische Diagnostik. In: B. Stahl & D. Irblich (Hrsg.), Diagnostik bei Menschen mit geistiger Behinderung. Ein interdisziplinäres Handbuch (S. 74-90). Göttingen: Hogrefe.

Hill, L. (2004). Evaluating the theory of executive dysfunction in autism. Developmental Review, 24, 189-233.

Hodgdon, L. A. (1995). Solving social-behavioral problems through the use of visually supported communication. In: K. A. Quill (Hrsg.), Teaching Children with Autism. Strategies to Enhance Communication and Socialisation (S. 265-286). New York: Delmar.

Hodgdon, L. A. (2000). Visual Strategies for Improving Communication. Troy: Quirk Roberts.

Holman, J. & Baer, D. M. (1979). Facilitating generalization of on-task behavior through self-monitoring of academic tasks. Journal of Autism and Developmental Disorders, 9, 429-446.

Horn, J. L. & Cattell, R. B. (1966). Refinement and test of the theory of fluid and crystallized general intelligences. Journal of Educational Psychology, 57, 253-270.

Horner, R. H., Carr, E. G., Halle, J., McGee, G., Odom, S. & Wolery, M. (2005). The use of single-subject research to identify evidence-based practice in special education. Exceptional Children, 72, 165-179.

Howlin, P. (1997). Outcome in adult life for more able individuals with autism or Asperger syndrome. Autism, 4, 63-83.

Howlin, P., Goode, S., Hutton, J. & Rutter, M. (2004). Adult outcomes for children with autism. Journal of Child Psychology and Psychiatry, 45, 212-229.

Hughes, C. H. & Russell, J. (1993). Autistic children's difficulties with mental disengagement from an object: Its implications for theories of autism. Developmental Psychology, 29, 498-510.

Hume, K. & Odom, S. (2007). Effects of an individual work system on the independent functioning of students with autism. Journal of Autism and Developmental Disorders, 37, 1166-1180.

Hunsley, J., Dobson, K. S., Johnston, C. & Mikail, S. F. (1999). Empirically supported treatments in psychology: Implications for Canadian professional psychology. Canadian Psychology, 40, 289-301.

Hüttemann, M. (2006). Evidence-based Practice – ein Beitrag zur Professionalisierung Sozialer Arbeit. Neue Praxis, 2, 156-167.

Ivey, M., Heflin, L. & Alberto, J. (2004). The use of social stories to promote independent behaviors in novel events for children with PDD-NOS. Focus on Autism and Other Developmental Disabilities, 19, 164-177.

Jacobson, J. W., Foxx, R. M. & Mulick, J. A. (2005). Facilitated communication: The ultimate fad treatment. In: J. W. Jacobson, R. M. Foxx & J. A. Mulick (Hrsg.), Controversial Therapies for Developmental Disabilities. Fad, Fashion, and Science in Professional Practice (S. 363-383). Mahwah: Erlbaum.

Järvinen-Pasley, A., Pasley, J. & Heaton, P. (2008). Is the linguistic content of speech less salient than its perceptual features in autism? Journal of Autism and Developmental Disorders, 38, 239-248.

Jennessen, S. (2006). Empirie und aktuelle Körperbehindertenpädagogik: Forschungsfrust oder Forschungslust? Sonderpädagogik, 36, 155-164.

Julius, H., Schlosser, R. & Goetze, H. (2000). Kontrollierte Einzelfallstudien. Göttingen: Hogrefe.

Kadesjö, B., Gillberg, C. & Hagberg, B. (1999). Brief report: Autism and Asperger syndrome in seven-year-old children: A total population study. Journal of Autism and Developmental Disorders, 29, 327-331.

Kanner, L. (1943). Autistic disturbances of affective contact. Nervous Child, 2, 217-250.

Kaplan, H., Clopton, M., Kaplan, M., Messbauer, L. & McPherson, K. (2006). Snoezelen multi-sensory environments: Task engagement and generalization. Research in Developmental Disabilities, 27, 443-455.

Kazdin, A. E. (1977). Assessing the clinical or applied importance of behavior change through social validation. Behavior Modification, 1, 427-452.

Kearney, A. J. (2008). Understanding Applied Behavior Analysis: An Introduction to ABA for Parents, Teachers, and other Professionals. London: Jessica Kingsley Publishers.

Keel, J. H., Mesibov, G. B. & Woods, A. V. (1997). TEACCH-supported employment program. Journal of Autism and Developmental Disorders, 27, 3-9.

Kennedy, C. H. (2005). Single-case Designs for Educational Research. Boston: Pearson Education.

Kern, H. J. (1997). Einzelfallforschung. Eine Einführung für Studierende und Praktiker. Weinheim: Psychologie Verlags Union.

Kern, L., Koegel, R. L., Dyer, K., Blew, P. A. & Fenton, L. R. (1982). The effect of physical exercise on self-stimulation and appropriate responding in autistic children. Journal of Autism and Developmental Disorders, 12, 399-419.

Kern, P., Wakeford, L. & Aldridge, D. (2007). Improving the performance of a young child with autism during self-care tasks using embedded song interventions: A case study. Music Therapy Perspectives, 25, 43-51.

Kißgen, R., Drechsler, J., Fleck, S., Lechmann, C. & Schleiffer, R. (2005). Autismus, Theory of Mind und figurative Sprache. Heilpädagogische Forschung, 21, 81-100.

Klemperer, D. (1995). Qualität und Qualitätskontrolle in der Medizin. In: W. Damkowski (Hrsg.), Patienten im Gesundheitssystem: Patientenunterstützung und -beratung; Notwendigkeit, Konzepte und Erfahrungen (S. 189-217). Augsburg: Maro Verlag.

Klicpera, C. & Innerhofer, P. (2002). Die Welt des frühkindlichen Autismus. München: Reinhardt.

Koegel, R. L., O'Dell, M. C. & Koegel, L. K. (1987). A natural language teaching paradigm for nonverbal autistic children. Journal of Autism and Developmental Disorders, 17, 187-200.

Koegel, R. L., Schreibman, L., Loos, L. M. & Dirlich-Wilhelm, H. (1992). Consistent stress profiles in mothers of children with autism. Journal of Autism and Developmental Disorders, 22, 205-216.

Krantz, P. J., MacDuff, M. T. & McClannahan, L. E. (1993). Programming participation in family activities for children with autism: Parents' use of photographic activity schedules. Journal of Applied Behavior Analysis, 26, 137-138.

Lambert, M. J. (1992). Psychotherapy outcome research: Implications for integrative and eclectic therapists. In: J. C. Norcross & M. R. Goldfried (Hrsg.), Handbook of Psychotherapy Integration (S. 94-129). New York: Wiley.

Lambert, M. J. & Ogles, B. M. (2004). The efficacy and effectiveness of psychotherapy. In: M. J. Lambert (Hrsg.), Bergin and Garfield's Handbook of Psychotherapy and Behavior Change (S. 139-193). New York: Wiley.

Lange, P. & Autismus Deutschland Regionalverband Südharz (2006). Tausend Prozent Laternenallee und zurück. Nordhausen: Verlag Kleine Wege.

Lasater, M. W. & Brady, M. P. (1995). Effects of video self-modeling and feedback on task fluency: A home-based intervention. Education and Treatment of Children, 18, 389-407.

Law, M. & Baum, C. (1998). Evidence-based occupational therapy. Canadian Journal of Occupational Therapy, 65, 131-135.

Leekam, S., Baron-Cohen, S., Brown, S., Perrett, D. & Milders, M. (1997). Eye-direction detection: A dissociation between geometric and joint-attention skills in autism. British Journal of Developmental Psychology, 15, 77-95.

Legewie, H. (2000). Goldstandard für die Psychotherapieforschung: Kontrollierte oder ökologisch valide Studien? Gesprächspsychotherapie und Personzentrierte Beratung, 2, 125-128.

Leslie, A. M. (1987). Pretence and representation: The origins of "theory of mind". Psychological Review, 94, 412-426.

Likert, R. (1932). A technique for the measurement of attitudes. Archives of Psychology 140, 1-55.

Lilienfeld, S. O., Lynn, S. J. & Lohr, J. M. (2003). Science and Pseudoscience in Clinical Psychology. New York: Guilford.

Lincoln, A. J., Allen, M. H. & Kilman, A. (1995). The assessment and interpretation of intellectual abilities in people with autism. In: E. Schopler & G. B. Mesibov (Hrsg.), Learning and cognition in autism (S. 89-117). New York: Plenum Press.

López, B., Leekam, S. & Arts, G. (2008). How central is central coherence: Preliminary data exploring the link between conceptual and perceptual processing in children with autism. Autism, 12, 159-171.

Lord, C., Rutter, M., DiLavore, P. C. & Risi, S. (1999). Autism Diagnostic Observation Schedule (ADOS). Los Angeles: Western Psychological Services.

Lösche, G. (1990). Sensorimotor and action development in autistic children from infancy to early childhood. Journal of Child Psychology and Psychiatry, 31, 749-761.

Lovaas, O. I. (1981). Teaching Developmentally Disabled Children: The Me Book. Austin: Pro-Ed.

Lovaas, O. I. (1987). Behavioral treatment and normal educational and intellectual functioning in young autistic children. Journal of Consulting and Clinical Psychology, 55, 3-9.

Lovaas, O. I., Berberich, J. P., Perloff, B. F. & Schaeffer, B. (1966). Acquisition of imitative speech by schizophrenic children. Science, 151, 705-707.

Lovaas, O. I., Koegel, R. L. & Schreibman, L. (1979). Stimulus overselectivity in autism: A review of research. Psychological Bulletin, 86, 1236-1254.

Lovaas, O. I., Koegel, R. L., Simmons, J. Q. & Long, J. S. (1973). Some generalisation and follow-up measures on autistic children in behavior therapy. Journal of Applied Behavior Analysis, 6, 131-166.

Lovaas, O. I. & Wright, S. (2006). A reply to recent published critiques. Journal of Early and Intensive Behavior Intervention, 3, 234-236.

Luborsky, L., Rosenthal, R., Diguer, L., Andrusyna, T. P., Berman, J. S., Levitt, J. T., Seligman, D. A. & Krause, E. D. (2002). The Dodo bird verdict is alive and well - mostly. Clinical Psychology: Science and Practice, 9, 2-12.

MacDuff, G. S., Krantz, P. J. & McClannahan, L. E. (1993). Teaching children with autism to use photographic activity schedules: Maintenance and generalization of complex response chains. Journal of Applied Behavior Analysis, 26, 89-97.

Maier, H., Scheel, R., Schmid, U. & Tieck, B. (2004). Entwurf einer Handreichung zur schulischen Förderung von Kindern und Jugendlichen mit autistischen Verhaltensweisen. Grundlagen, Auftrag der Schulen und Umsetzungshilfen. http://www.schule-bw.de/schularten/sonderschulen/autismus/anlage/Autismus-Handreichung-lbs11.pdf (Abruf: 05.11.2007).

Mangus, R., Henderson, H. & French, R. (1986). Implementation of a token economy program by peer tutors to increase on task physical activity time of autistic children. Perceptual and Motor Skills, 63, 97-98.

Mann, T. & Walker, P. (2003). Autism and a deficit in broadening the spread of visual attention. Journal of Child Psychology and Psychiatry, 44, 274-284.

Marcus, L. M., Kunce, L. J. & Schopler, E. (2005). Working with families. In: F. R. Volkmar, R. Paul, A. Klin & D. J. Cohen (Hrsg.), Handbook of Autism and Pervasive Developmental Disorders (3. Aufl., Bd. 2, S. 1055-1086). Hoboken: Wiley.

Marholin, D. & Steinman, W. M. (1977). Stimulus control in the classroom as a function of the behavior reinforced. Journal of Applied Behaviour Analysis, 10, 465-478.

Marholin, D., Steinman, W. M., Luiselli, J. K., Schwartz, C. & Townsend, N. M. (1979). The effects of progressive muscle relaxation on the behavior of autistic adolescents: A preliminary analysis. Journal of Child Behavior Therapy, 1, 75-84.

Massey, N. G. & Wheeler, J. L. (2000). Acquisition and generalization of activity schedules and their effect on task engagement in a young child with autism in an inclusive pre-school classroom. Education and Training in Mental Retardation and Developmental Disabilities, 35, 326-335.

Matson, J. L., Manikam, R., Coe, D., Raymond, K. & Taras, M. (1988). Training social skills to severely mentally retarded multiply handicapped adolescents. Research in Developmental Disabilities, 9, 195-208.

Mayer, H., Nonn, C., Osterbrink, J., & Evers, G. (2004). Qualitätskriterien von Assessmentinstrumenten - Cohens Kappa als Maß der Interrater-Reliabilität. Pflege, 17, 36-46.

McDougle, C. J., Kresch, L. E., Goodman, W. K., Naylor, S. T., Volkmar, F. R., Cohen, D. J. & Price, L. H. (1995). A case-controlled study of repetitive thoughts and behavior in adults with autistic disorder and obsessive-compulsive disorder. American Journal of Psychiatry, 152, 772-777.

McEachin, J. J., Smith, T. & Lovaas, O. I. (1993). Long-term outcome for children with autism who received early intensive behavioral treatment. American Journal on Mental Retardation, 97, 359-372.

Mechling, L. C., Gast, D. L. & Cronin, B. A. (2006). The effects of presenting high preference items, paired with choice, via computer-based video programming on task completion of students with autism. Focus on Autism and Developmental Disabilities, 21, 7-13.

Melchers, P. & Preuß, U. (2001). Kaufman-Assessment Battery for Children (K-ABC) (5. Aufl.). Leiden: PITS.

Mesibov, G. B., Browder, D. M. & Kirkland, C. (2002). Using individualized schedules as a component of positive behavioral support for students with developmental disabilities. Journal of Positive Behavioral Interventions, 4, 73-79.

Mesibov, G. B., Shea, V. & Schopler, E. (2005). The TEACCH Approach to Autism Spectrum Disorders. New York: Kluwer.

Militerni, R., Bravaccio, C., Falco, C., Fico, C. & Palermo, M. T. (2002). Repetitive behaviors in autistic disorder. European Child and Adolescent Psychiatry, 11, 210-218.

Millar, D., Light, J. C. & Schlosser, R. W. (2006). The impact of augmentative and alternative communication intervention on the speech production of individuals with developmental disabilities: A research review. Journal of Speech, Language, and Hearing Research, 49, 248-264.

Minshew, N. J. & Goldstein, G. (1993). Is autism an amnesiac disorder? Evidence from the California Verbal Learning Test. Neuropsychology, 7, 209-216.

Minshew, N., Goldstein, G., Muenz, L. R. & Payton, J. B. (1992). Neuropsychological functioning of nonmentally retarded autistic individuals. Journal of Clinical and Experimental Neuropsychology, 14, 749-761.

Minshew, N. J., Goldstein, G. & Siegel, D. J. (1997). Neuropsychologic functioning in autism: Profile of a complex information processing disorder. Journal of the International Neuropsychological Society, 3, 303-316.

Minshew, N. J., Johnson, C. & Luna, B. (2001). The cognitive and neural basis of autism: A disorder of complex information processing and dysfunction of neocortical systems. International Review of Research in Mental Retardation: Autism, 23, 111-138.

Minshew, N. J., Sweeney, J. A., Bauman, M. L. & Webb, S. J. (2005). Neurologic aspects of autism. In: F. R. Volkmar, R. Paul, A. Klin & D. J. Cohen (Hrsg.), Handbook of Autism and Pervasive Developmental Disorders (3. Aufl., Bd. 1, S. 473-514). Hoboken: Wiley.

Morrison, R. S., Sainato, D. M., Benchaaban, D. & Endo, S. (2002). Increasing play skills of children with autism using activity schedules and correspondence training. Journal of Early Intervention, 25, 58-72.

Mottron, L., Peretz, I. & Ménard, E. (2000). Local and global processing of music in high-functioning persons with autism: Beyond cerebral coherence? Journal of Child Psychology and Psychiatry, 41, 1057-1065.

Mühl, H. (Hrsg.) (2002). Einzelfallstudien zum pädagogischen Umgang mit Verhaltensstörungen bei Menschen mit geistiger Behinderung. Oldenburg: Didaktisches Zentrum der Carl von Ossietzky Universität Oldenburg.

Mühl, S. (2007). Autismus - das diagnostische Verfahren PEP-3 und dessen therapeutische Relevanz. Unveröffentlichte wissenschaftliche Arbeit zur ersten Staatsprüfung für das Lehramt an Förderschulen an der Universität Leipzig. Leipzig: Autor.

Müller, C. M. (2007a). Autismus und Wahrnehmung. Eine Welt aus Farben und Details. Marburg: Tectum.

Müller, C. M. (2007b). Zentrale Kohärenz bei Menschen mit Autismus - Aktuelle Befunde zur visuellen Wahrnehmung. Heilpädagogik online, 2, 3-23. http://www.heilpaedagogik-online.com/2007/heilpaedagogik_online_0207.pdf (Abruf 10.03.2009).

Müller, R. (2007c). Gestützte Kommunikation 'FC' (facilitated communication) und ihre fatalen Auswirkungen. Heilpädagogik online, 3, 101-109. http://www.heilpaedagogik-online.com/2007/heilpaedagogik_online_0307.pdf (Abruf: 30.06.2007).

Müller, C. M. (2008a). Exekutive Funktionen bei Autismus. In: M. Degner & C. M. Müller (Hrsg.), Autismus. Besonderes Denken - Förderung mit dem TEACCH-Ansatz (S. 69-86). Nordhausen: Verlag Kleine Wege.

Müller, C. M. (2008b). Informationsverarbeitung bei Autismus. In: M. Degner & C. M. Müller (Hrsg.), Autismus. Besonderes Denken - Förderung mit dem TEACCH-Ansatz (S. 87-106). Nordhausen: Verlag Kleine Wege.

Müller, C. M. & Nußbeck, S. (2005). Bevorzugen Kinder mit Autismus einen am Detail orientierten Wahrnehmungsstil? Heilpädagogische Forschung, 4, 196-203.

Müller, C. M. & Nußbeck, S. (2006). Informationsverarbeitung bei Kindern mit Autismus. Eine Studie zur zentralen Kohärenz mit Puzzleaufgaben. Hamburg: Kovac.

Müller, C. M. & Nußbeck, S. (2007). Orientieren sich Kinder mit Autismus stärker an Farbe und graphischer Ähnlichkeit als an Bedeutung? Sonderpädagogik, 37, 183-194.

Müller, C. M. & Nußbeck, S. (2008). Do children with autism spectrum disorders prefer to match pictures based on their physical details or their meaning? Journal of Mental Health Research in Intellectual Disabilities, 1, 140-155.

Mundy, P. & Burnette, C. (2005). Joint attention and neurodevelopmental models of autism. In: F. R. Volkmar, R. Paul, A. Klin & D. J. Cohen (Hrsg.), Handbook of Autism and Pervasive Developmental Disorders (3. Aufl., Bd. 1, S. 650-681). Hoboken: Wiley.

National Institute of Mental Health (2004). Autism Spectrum Disorders (Pervasive Developmental Disorders). Bethseda: Autor.

National Research Council (2001). Educating Children with Autism. Committee on Educational Interventions for Children with Autism. Washington: National Academy Press.

Noller, A. (2008). Forschung zur Therapie. http://www.early-autismprojekt.de/Forschung/forschung.html (Abruf: 09.09.2008).

Nußbeck, S. (2000). Gestützte Kommunikation: Ein Ausdrucksmittel für Menschen mit geistiger Behinderung? Göttingen: Hogrefe.

Nußbeck, S. (2007). Evidenz-basierte Praxis - ein Konzept für sonderpädagogisches Handeln? Sonderpädagogik, 37, 146-155.

Nußbeck, S. (2008a). Unterstützte Kommunikation. In: M. Fingerle & S. Ellinger (Hrsg.), Sonderpädagogische Förderprogramme im Vergleich (S. 214-232). Stuttgart: Kohlhammer.

Nußbeck, S. (2008b). Diagnostik, Häufigkeit und Ursachen von Autismus. In: M. Degner & C. M. Müller (Hrsg.), Autismus. Besonderes Denken - Förderung mit dem TEACCH-Ansatz (S. 15-36). Nordhausen: Verlag Kleine Wege.

Nußbeck, S. (2009). Umstrittene und alternative Therapien. In: Bölte, S. (Hrsg.), Autismus: Spektrum, Ursachen, Diagnostik, Intervention, Perspektiven (im Druck). Bern: Huber.

Ollendick, T. H. & King, N. J. (2004). Empirically supported treatments for children and adolescents: Advances toward evidence-based practice. In: P. M. Barret & T. H. Ollendick (Hrsg.), Handbook of Interventions that Work with Children and Adolescents: Prevention and Therapy (S. 3-25). New York: Wiley.

Olley, J. G. & Reeve, C. E. (1997). Issues of curriculum and classroom structure. In: D. J. Cohen & F. R. Volkmar (Hrsg.), Handbook of Autism and Pervasive Developmental Disorders (2. Aufl., S. 484-508). New York: Wiley.

O'Reilly, M., Sigafoos, J., Lancioni, G., Edrisinha, C. & Andrews, A. (2005). An examination of the effects of a classroom activity schedule on levels of self-injury and engagement for a child with severe autism. Journal of Autism and Developmental Disorders, 35, 305-311.

O'Riordan, M. (2004). Superior visual search in adults with autism. Autism, 8, 229-248.

Orlinsky, D. E., Grawe, K. & Parks, B. K. (1994). Process and outcome in psychotherapy. In: A. E. Bergin & S. L. Garfield (Hrsg.), Handbook of Psychotherapy and Behavior Change (4. Aufl., S. 270-276). New York: Wiley.

Ormrod (2006). Essentials of Educational Psychology. Upper Saddle River: Prentice Hall.

Ospina, M. B., Krebs Seida, J., Clark, B., Karkhaneh, M., Hartling, L., Tjosvold, L., Vandermeer, B. & Smith, V. (2008). Behavioural and developmental interventions for autism spectrum disorder: A clinical systematic review. PloS ONE, 3, e3755.

Ozonoff, S. (1995). Executive functions in autism. In: E. Schopler & G. B. Mesibov (Hrsg.), Learning and Cognition in Autism (S. 199-219). New York: Plenum Press.

Ozonoff, S. & Cathcart, K. (1998). Effectiveness of a home program intervention for young children with autism. Journal of Autism and Developmental Disorders, 28, 25-32.

Ozonoff, S. & Jensen, J. (1999). Brief report: Specific executive function profiles in three neurodevelopmental disorders. Journal of Autism and Developmental Disorders, 29, 171-177.

Ozonoff, S. & McEvoy, R. E. (1994). A longitudinal study of executive function and theory of mind development in autism. Development and Psychopathology, 6, 415-431.

Ozonoff, S. & Miller, J. N. (1995). Teaching theory of mind: A new approach to social skills training for individuals with autism. Journal of Autism and Developmental Disorders, 25, 415-433.

Ozonoff, S., Pennington, B. F. & Rogers, S. J. (1991). Executive function deficits in high-functioning autistic individuals: Relationship to theory of mind. Journal of Child Psychology and Psychiatry, 32, 1081-1105.

Ozonoff, S., South, M. & Provencal, S. (2005). Executive functions. In: F. R. Volkmar, R. Paul, A. Klin & D. J. Cohen (Hrsg.), Handbook of Autism and Pervasive Developmental Disorders (3. Aufl., Bd. 1, S. 606-627). Hoboken: Wiley.

Ozonoff, S. & Strayer, D. L. (1997). Inhibitory function in nonretarded children with autism. Journal of Autism and Developmental Disorders, 27, 59-77.

Panerai, S., Ferrante, L., Caputo, V. & Impellizzeri, C. (1998). Use of structured teaching for treatment of children with autism and severe and profound mental retardation. Education and Training in Mental Retardation and Developmental Disabilities, 33, 367-374.

Panerai, S., Ferrante, L. & Zingale, M. (2002). Benefits of the Treatment and Education of Autistic and Communication Handicapped Children (TEACCH) programme as compared with a non-specific approach. Journal of Intellectual Disability Research, 46, 318-327.

Peeters, T. (1997). Autism. From Theoretical Understanding to Educational Intervention. San Diego: Singular.

Pelios, L., MacDuff, G. & Axelrod, S. (2003). The effects of a treatment package in establishing independent work skills in children with autism. Education and Treatment of Children, 26, 1-21.

Pennington, B. F. & Ozonoff, S. (1996). Executive function and developmental psychopathology. Journal of Child Psychology and Psychiatry, 37, 51-87.

Persson, B. (2000). Brief Report: A longitudinal study of quality of life and independence among adult men with autism. Journal of Autism and Developmental Disorders, 30, 61-66.

Petermann, F. & Petermann, U. (Hrsg.) (2007). Hamburg-Wechsler-Intelligenztest für Kinder IV (HAWIK-IV). Göttingen: Hogrefe.

Pierce, K. & Schreibman, L. (1994). Teaching daily living skills to children with autism in unsupervised settings through pictorial self-management. Journal of Applied Behavior Analysis, 27, 471-481.

Piven, J., Harper, J., Palmer, P. & Arndt, S. (1996). Course of behavioral change in autism: A retrospective study of high-IQ adolescents and adults. Journal of the American Academy of Child and Adolescent Psychiatry, 35, 523-529.

Plaisted, K., O'Riordan, M. & Baron-Cohen, S. (1998). Enhanced discrimination of novel, highly similar stimuli by adults with autism during a perceptual learning task. Journal of Child Psychology and Psychiatry, 39, 765-775.

Pollack, R. (1997). The Creation of Dr. B. New York: Simon and Schuster.

Poustka, F., Bölte, S., Schmötzer, G. & Feineis-Matthews, S. (2008). Autistische Störungen (2. Aufl.). Göttingen: Hogrefe.

Powers, S., Thibadeau, S. & Rose, K. (1992). Antecedent exercise and its effects on self-stimulation. Behavioral Residential Treatment, 7, 15-22.

Prekop, J. (1999). Hättest du mich festgehalten: Grundlagen und Anwendungen der Festhalte-Therapie. München: Goldmann.

Prior, M. R. & Chen, C. S. (1976). Short-term and serial memory in autistic, retarded, and normal children. Journal of Autism and Childhood Schizophrenia, 6, 121-131.

Quill, K. A. (1997). Instructional considerations for young children with autism: The rationale for visually cued instruction. Journal of Autism and Developmental Disorders, 27, 697-714.

Raspe, H. (1996) Evidence based medicine: Modischer Unsinn, alter Wein in neuen Schläuchen oder aktuelle Notwendigkeit? Zeitschrift für ärztliche Fortbildung, 90, 553-562.

Raspe, H. (2007). Theorie, Geschichte und Ethik der Evidenzbasierten Medizin (EbM). In: R. Kunz, G. Ollenschläger, H. Raspe, G. Jonitz & N. Donner-Banzhoff (Hrsg.), Lehrbuch Evidenzbasierte Medizin in Klinik und Praxis (2. Aufl., S. 15-29). Köln: Deutscher Ärzte-Verlag.

Regionalverband Südbaden (2004). Empfehlungen zur Auswahl von Therapien. Freiburg: Autor.

Remschmidt, H. (2008). Autismus. Erscheinungsformen, Ursachen, Hilfen (4. Aufl.). München: C. H. Beck.

Remschmidt, H. & Kamp-Becker, I. (2006). Asperger-Syndrom. Berlin: Springer.

Research Autism (2008a). About us. http://www.research-autism.net/pages/ About_Us/index (Abruf: 09.09.2008).

Research Autism (2008b). Interventions. http://www.research-autism.net/pages/interventions/index (Abruf: 09.09.2008).

Research Autism (2009). Interventions. http://www.research-autism.net/pages/interventions/index (Abruf: 23.02.2009).

Rheinberg, F. (2006). Intrinsische Motivation und Flow-Erleben. In: J. Heckhausen & H. Heckhausen (Hrsg.), Motivation und Handeln (3. Aufl., S. 331-354). Berlin: Springer.

Richler, J., Bishop, S. L., Kleinke, J. R. & Lord, C. (2007). Restricted and repetitive behaviors in young children with autism spectrum disorders. Journal of Autism and Developmental Disorders, 37, 73-85.

Ritter, S. (2007). Möglichkeit der Diagnostik und Förderung im Bereich des adaptiven Verhaltens von Menschen mit Autismus. Unveröffentlichte wissenschaftliche Arbeit zur ersten Staatsprüfung für das Lehramt an Förderschulen an der Universität Leipzig. Leipzig: Autor.

Ritvo, E. R., Freeman, B. J., Pingree, C., Mason-Brothers, A., Jorde, L., Jenson, W. R., McMahon, W. M., Petersen, P. B., Mo, A. & Ritvo, A. (1989). The UCLA-University of Utah epidemiologic survey of autism: Prevalence. American Journal of Psychiatry, 146, 194-199.

Rogers, S. J. (2000). Interventions that facilitate socialization in children with autism. Journal of Autism and Developmental Disorders, 30, 399-409.

Rogers, S. J. & Bennetto, L. (2000). Intersubjectivity in autism: The role of imitation and executive functions. In: A. M. Wetherby & B. M. Prizant (Hrsg.), Autism Spectrum Disorders: A Transactional Developmental Perspective (S. 79-107). Baltimore: Paul E. Brooks.

Rogers, S. J. & Pennington, B. F. (1991). A theoretical approach to the deficit in infantile autism. Development and Psychopathology, 3, 137-162.

Rogers, S. J. & Vismara, L. (2008). Evidence-based comprehensive treatments for early autism. Journal of Clinical Child & Adolescent Psychology, 37, 8-38.

Romanczyk, R. G., Arnstein, L., Soorya, L. V. & Gillis, J. (2004). The myriad of controversial treatments for autism: A critical evaluation of efficacy. In: S. O. Lilienfeld, S. J. Lynn & J. M. Lohr (Hrsg.), Science and Pseudoscience in Clinical Psychology (S. 363-395). New York: Guilford.

Rosenzweig, S. (1936). Some implicit common factors in diverse methods of psychotherapy. American Journal of Orthopsychiatry, 6, 412-415.

Rost, D. H. (2005). Interpretation und Bewertung pädagogisch-psychologischer Studien (2. Aufl.). Weinheim: Beltz.

Rumsey, J., Rapoport, J. & Sceery, W. (1985). Autistic children as adults: Psychiatric, social and behavioral outcomes. Journal of the American Academy of Child Psychiatry, 24, 465-473.

Russell, J. (1997) Autism as an Executive Disorder. Oxford: Oxford University Press.

Russell, J., Hala, S. & Hill, E. L. (2003). Mechanising an executive task: The performance of preschool children, children with autism and with moderate learning difficulties in the automated Windows Task. Cognitive Development, 18, 111-137.

Russell, J., Mauthner, N., Sharpe, S. & Tidswell, T. (1991). The Windows Task as a measure of strategic deception in preschoolers and autistic children. British Journal of Developmental Psychology, 9, 331-349.

Rutter, M. & Bartak, L. (1971). Case of infantile and autism: Some considerations from recent research. Journal of Autism and Childhood Schizophrenia, 1, 20-32.

Rutter, M., Le Couteur, A. & Lord, C. (1994). Autism Diagnostic Interview - Revised (ADI-R). Los Angeles: Western Psychological Services.

Ryan, R. M. & Deci, E. L. (2000). Self-determination theory and the facilitation of intrinsic motivation, social development, and well-being. American Psychologist, 55, 68-78.

Sackett, D. L., Rosenberg, W. M., Gray, J. A., Haynes, R. B. & Richardson, W. S. (1996). Evidence-based medicine: What it is and what it isn't. British Medical Journal, 312, 71-72.

Sackett, D. L., Straus, S. E., Richardson, W. S., Rosenberg, W. & Haynes, R. B. (2000). Evidence-based Medicine: How to Practise and Teach EBM (2. Aufl.). Edinburgh: Churchill Livingstone.

Sallows, G. O. & Graupner, T. D. (2005). Intensive behavioral treatment for children with autism: Four-year outcome and predictors. American Journal on Mental Retardation, 110, 417-438.

Sanders, J., Johnson, K. A., Garavan, H., Gill, M. & Gallagher, L. (2008). A Review of neuropsychological and neuroimaging research in autistic spectrum disorders: Attention, inhibition and cognitive flexibility. Research in Autism Spectrum Disorders, 2, 1-16.

Sansone, C. & Smith, J. L. (2000). Interest and self-regulation: The relation between having to and wanting to. In: C. Sansone & J. M. Harackiewicz (Hrsg.), Intrinsic and Extrinsic Motivation (S. 341-372). San Diego: Academic Press.

Sarimski, K. (2004). Beurteilung problematischer Verhaltensweisen bei Kindern mit intellektueller Behinderung mit der Nisonger Child Behavior Rating Form. Praxis der Kinderpsychologie und Kinderpsychiatrie, 53, 319-332.

Saß, H., Wittchen, H. U. & Zaudig, M. (2003). Diagnostisches und Statistisches Manual Psychischer Störungen – Textrevision (DSM-IV-TR). Göttingen: Hogrefe.

Scahill, L. & Martin, A. (2005). Psychopharmacology. In: F. R. Volkmar, R. Paul, A. Klin & D. J. Cohen (Hrsg.), Handbook of Autism and Pervasive Developmental Disorders (3. Aufl., Bd. 2, S. 1102-1117). Hoboken: Wiley.

Scambler, D., Rogers, S. J. & Wehner, E. A. (2001). Can the CHAT differentiate young children with autism from those with developmental delays? Journal of the American Academy of Child and Adolescent Psychiatry, 40, 1457-1463.

Schatz, Y. & Schellbach, S. (2003). Mit Schuhen lernen: Ein Arbeitsbuch für Eltern und Fachleute. Nordhausen: Verlag Kleine Wege.

Schatz, Y. & Schellbach, S. (2005). Kompetenzmappen. Entwicklung visualisieren – ein didaktischer Weg. Nordhausen: Verlag Kleine Wege.

Schatz, Y. & Schellbach, S. (2008a). Heilpädagogik und der TEACCH-Ansatz im Autismuszentrum, Schwerpunkt Elternarbeit. In: M. Degner & C. M. Müller (Hrsg.), Autismus. Besonderes Denken - Förderung mit dem TEACCH-Ansatz (S. 245-258). Nordhausen: Verlag Kleine Wege.

Schatz, Y. & Schellbach, S. (2008b). Den Interessen Bedeutung geben - Entwicklung von Handlungsmotivation bei Menschen mit Autismus. In: M. Degner & C. M. Müller (Hrsg.), Autismus. Besonderes Denken - Förderung mit dem TEACCH-Ansatz (S. 165-183). Nordhausen: Verlag Kleine Wege.

Schatz, Y. & Schellbach, S. (2008c). Unterstützerkreise. Nordhausen: Verlag Kleine Wege.

Schatz, Y., Schellbach, S. & Degner, M. (2007). Kleine Wege. Ein Förderkonzept nach dem TEACCH-Ansatz. In: S. Sachse, C. Birngruber & S. Arends (Hrsg.), Lernen und Lehren in der Unterstützten Kommunikation (S. 77-86). Karlsruhe: Loeper Literaturverlag.

Schlosser, R. W. (1999). Comparative efficacy of interventions in augmentative and alternative communication. Augmentative and Alternative Communication, 15, 56-68.

Schlosser, R. W. (2002). On the importance of being earnest about treatment integrity. Augmentative and Alternative Communication, 18, 36-44.

Schlosser, R. W. (2003). The Efficacy of Augmentative and Alternative Communication: Toward Evidence-based Practice. San Diego: Academic Press.

Schlosser, R. W., Koul, R. & Costello, J. (2007). Asking well-built questions for evidence-based practice in augmentative and alternative communication. Journal of Communication Disorders, 40, 225-238.

Schlosser, R. W. & Lee, D. (2000). Promoting generalization and maintenance in augmentative and alternative communication: A meta-analysis of 20 years of effectiveness research. Augmentative and Alternative Communication, 16, 208-227.

Schlosser, R. W. & Raghavendra, P. (2004). Evidence-based practice in augmentative and alternative communication. Augmentative and Alternative Communication, 20, 1-21.

Schlosser, R. W. & Sigafoos, J. (2006). Augmentative and alternative communication interventions for persons with developmental disabilities: Narrative review of comparative single-subject experimental studies. Research in Developmental Disabilities, 27, 1-29.

Schlosser, R. W. & Wendt, O. (2008). Evidence-based Practice in der Unterstützen Kommunikation bei Menschen mit geistiger Behinderung. In: S. Nußbeck, A. Biermann & H. Adam (Hrsg.), Handbuch der Sonderpädagogik. Sonderpädagogik der geistigen Entwicklung (Bd. 4, S. 665- 682). Göttingen: Hogrefe.

Schlosser, R. W., Wendt, O., Angermeier, K. L. & Shetty, M. (2005). Searching for evidence in augmentative and alternative communication: Navigating a scattered literature. Augmentative and Alternative Communication, 21, 233-255.

Schmit, J., Alper, S., Raschke, D. & Ryndak, D. (2000). The effects of using a photographic cueing package during routine school transitions with a child with autism. Mental Retardation, 38, 131-137.

Schopler, E. (1998). Premature popularization of Asperger syndrome. In: E. Schopler, G. B. Mesibov & L. J. Kunce (Hrsg.), Asperger Syndrome or High-Functioning Autism (S. 385-399)? New York: Plenum Press.

Schopler, E. (2001). Treatment for autism: From science to pseudo-science or anti-science. In: E. Schopler, N. Yirmiya, C. Shulman & L. M. Marcus (Hrsg.), The Research Basis for Autism Intervention (S. 9-24). New York: Kluwer.

Schopler, E. (2005). Cross-cultural program priorities and reclassification of outcome research methods. In: F. R. Volkmar, R. Paul, A. Klin & D. J. Cohen (Hrsg.), Handbook of Autism and Pervasive Developmental Disorders (3. Aufl., Bd. 2, S. 1174-1189). Hoboken: Wiley.

Schopler, E., Andrews, C. E. & Strupp, K. (1979). Do autistic children come from upper middle-class parents? Journal of Autism and Developmental Disorders, 9, 139-152.

Schopler, E., Brehm, S., Kinsbourne, M. & Reichler, R. J. (1971). Effect of treatment structure on development in autistic children. Archives of General Psychiatry, 24, 415-421.

Schopler, E., Lansing, M. D., Reichler, R. J. & Marcus, L. M. (2005). Psychoeducational Profile - Third Edition (PEP-3). Austin: Pro Ed.

Schopler, E. & Mesibov, G. B. (2000). Cross-cultural priorities in developing autism services. International Journal of Mental Health, 29, 3-21.

Schopler, E., Mesibov, G. B. & Kunce, L. J. (Hrsg.) (1998). Asperger Syndrome or High-Functioning Autism? New York: Plenum Press.

Schopler, E. & Reichler, R. J. (1971). Parents as cotherapists in the treatment of psychotic children. Journal of Autism and Childhood Schizophrenia, 1, 87-102.

Schopler, E., Reichler, R. J., Bashford, A., Lansing, M. D. & Marcus, L. M. (1990). Psychoeducational Profile - Revised (PEP-R). Austin: Pro-Ed.

Schopler, E., Reichler, R. J. & Rochen-Renner, B. R. (1988). Childhood Autism Rating Scale (CARS). Los Angeles: Western Psychological Services.

Schopler, E., Short, A. & Mesibov, G. B. (1989). Relation of behavioral treatment to "normal functioning". Comment on Lovaas. Journal of Consulting and Clinical Psychology, 57, 162-164.

Schramm, R. (2007). Motivation und Verstärkung: Wissenschaftliche Intervention bei Autismus. Hespe: Pro-ABA.

Schreibman, L. (1988). Autism. Thousand Oaks: Sage.

Schreibman, L. & Ingersoll, B. (2005). Behavioral interventions to promote learning in individuals with autism. In: F. R. Volkmar, R. Paul, A. Klin & D. J. Cohen (Hrsg.), Handbook of Autism and Pervasive Developmental Disorders (3. Aufl., Bd. 2, S. 882-896). Hoboken: Wiley.

Schultz, R. T. (2005). Developmental deficits in social perception in autism: The role of the amygdala and fusiform face area. International Journal of Developmental Neuroscience, 23, 125-141.

Schweißenthal, A. (1996). Childhood Autism Rating Scale (CARS). Unautorisierte Übersetzung. Saarbrücken: Autor.

Scruggs, T. E., Mastropieri, M. A., Cook, S. B. & Escobar, C. (1986). Early intervention for children with conduct disorders: A quantitative synthesis of single-subject research. Behavioral Disorders, 11, 260-271.

Sekretariat der Ständigen Konferenz der Kultusminister der Länder in der Bundesrepublik Deutschland (2000). Empfehlungen zu Erziehung und Unterricht von Kindern und Jugendlichen mit autistischem Verhalten. http://www.kmk.org/doc/beschl/autis.pdf (Abruf: 05.10.2008).

Seligman, M. E. (1995). The effectiveness of psychotherapy: The consumer reports study. American Psychologist, 50, 965-974.

Shea, V. & Mesibov, G. B. (2005). Adolescents and adults with autism. In: F. R. Volkmar, R. Paul, A. Klin & D. J. Cohen (Hrsg.), Handbook of Autism and Pervasive Developmental Disorders (3. Aufl., Bd. 1, S. 288- 311). Hoboken: Wiley.

Short, A. B. (1984). Short-term treatment outcome using parents as co-therapists for their own autistic children. Journal of Child Psychology and Psychiatry, 25, 443-458.

Shu, B. C., Lung, F. W., Tien, A. Y. & Chen, B. C. (2001). Executive function deficits in non-retarded autistic children. Autism, 5, 165-174.

Siaperas, P. & Beadle-Brown, J. (2006). A case study of a structured teaching approach in adults with autism in a residential home in Greece. Autism, 10, 330-343.

Siegel, J., Minshew, N. & Goldstein, G. (1996). Wechsler IQ profiles in diagnosis of high-functioning autism. Journal of Autism and Developmental Disorders, 26, 389-406.

Sigman, M., Ungerer, J. A., Mundy, P. &. Sherman, T. (1987). Cognition in autistic children. In: D. J. Cohen & A. M. Donnellan (Hrsg.), Handbook of Autism and Pervasive Developmental Disorders (S. 103-120). Maryland: Winston and Sons.

Singh, N. N. & Oswald, D. P. (2004). Evaluation issues in evidence-based practice. In: P. M. Barret & T. H. Ollendick (Hrsg.), Handbook of Interventions that Work with Children and Adolescents: Prevention and Therapy (S. 71-87). New York: Wiley.

Skinner, B. F. (1982). Was ist Behaviorismus? Reinbek: Rowohlt.

Smith, T., Groen, A. D. & Wynn, J. W. (2000). Randomized trial of intensive early intervention for children with pervasive developmental disorder. American Journal of Mental Retardation, 105, 269-285.

Snowling, M. & Frith, U. (1986). Comprehension in "hyperlexic" readers. Journal of Experimental Child Psychology, 42, 392-415.

Sonne, T. (2008). Die Spezialisten - Der Job für Dich! Vortrag auf der 12. Bundestagung des Bundesverbandes Autismus Deutschland e. V. am 05.09.2008 in Nürnberg.

Sophien und Hufelandklinikum (2005). Ärztlicher Bericht vom 18.10.2005. Weimar: Autor.

South, M., Ozonoff, S. & McMahon, W. M. (2007). The relationship between executive functioning, central coherence, and repetitive behaviors in the high-functioning autism spectrum. Autism, 11, 437-451.

Sozialgesetzbuch (2009). Viertes Buch. § 7 Beschäftigung. http://www.gesetze-im-internet.de/sgb_4/__7.html (Abruf: 21.01.2009).

Sozialpädiatrisches Zentrum Erfurt (2005). Ärztlicher Bericht vom 04.07.2005. Erfurt: Autor.

Sozialpädiatrisches Zentrum Reifenstein (2005). Ärztlicher Bericht vom 14.04.2005. Reifenstein: Autor.

Sozialpädiatrisches Zentrum Reifenstein (2006). Ärztlicher Bericht vom 18.05.2006. Reifenstein: Autor.

Sparrow, S. S., Balla, D. A. & Cicchetti, D. V. (1984). Vineland Adaptive Behavior Scales: Interview Edition, Survey Form Manual. Circle Pines: American Guidance Service.

Sparrow, S. S., Cicchetti, D. V. & Balla, D. A. (2005). Vineland Adaptive Behavior Scales: Second Edition (Vineland II), Survey Interview Form/Caregiver Rating Form. Livonia: Pearson Assessments.

Stahmer, A. C. & Schreibman, L. (1992). Teaching children with autism appropriate play in unsupervised environments using a self-management treatment package. Journal of Applied Behavior Analysis, 25, 447-459.

Steele, S. D., Minshew, N., Luna, B. & Sweeney, J. A. (2007). Spatial working memory deficits in autism. Journal of Autism and Developmental Disorders, 37, 605-612.

Stelzl, I. (2005). Fehler und Fallen der Statistik für Psychologen, Pädagogen und Sozialwissenschaftler. Münster: Waxmann.

Strauss, A. L. (1991). Grundlagen qualitativer Sozialforschung. Datenanalyse und Theoriebildung in der empirischen soziologischen Forschung. München: Fink.

Süss-Burghart, H. (2005). Psychologische Entwicklungs- und Intelligenzdiagnostik. In: B. Stahl & D. Irblich (Hrsg.), Diagnostik bei Menschen mit geistiger Behinderung: Ein interdisziplinäres Handbuch (S. 49-71). Göttingen: Hogrefe.

Sweeney, H. M. & LeBlanc, J. M. (1995). Effects of task size on work-related and aberrant behaviors of youths with autism and mental retardation. Research in Developmental Disabilities, 16, 97-115.

Symons, F. J. & Davis, M. L. (1994). Instructional conditions and stereotyped behavior: The function of prompts. Journal of Behavior Therapy and Experimental Psychiatry, 25, 317-324.

Szatmari, P., Archer, L., Fisman, S., Streiner, D. L. & Wilson, F. (1995). Asperger's syndrome and autism: Differences in behavior, cognition, and adaptive functioning. Journal of the American Academy of Child and Adolescent Psychiatry, 34, 1662-1671.

Taber, T. A., Seltzer, A., Heflin, L. J. & Alberto, P. A. (1999). Use of self-operated auditory prompts to decrease off-task behavior for a student with autism and moderate mental retardation. Focus on Autism and Other Developmental Disabilities, 14, 159-166.

Tanguay, P. (1984). Toward a new classification of serious psychopathology in children. Journal of the American Academy of Child Psychiatry, 23, 373-384.

Task Force on Promotion and Dissemination of Psychological Procedures (1993). A report adopted by the division 12 board. http://www.apa.org/divisions/div12/est/chamble2.pdf (Abruf: 10.03.2009).

Tellegen, P. J., Winkel, M. & Wijnberg-Williams, B. J. (2007). Snijders-Oomen Non-verbaler Intelligenztest (SON-R 2½ -7). Göttingen: Hogrefe.

Theilig, K. (2007). Möglichkeiten der Diagnostik herausfordernden Verhaltens bei Kindern mit Autismus. Unveröffentlichte wissenschaftliche Arbeit zur ersten Staatsprüfung für das Lehramt an Förderschulen an der Universität Leipzig. Leipzig: Autor.

Tierney, E., Aman, M. G., Stout, D. J., Pappas, K., Arnold, E., Vitiello, B., Scahill, L., McDougle, C. J., McCracken, J. T., Wheeler, C., Martin, A., Posey, D. J. & Shah, B. (2007). Parent satisfaction in a multi-site trial of risperidone in children with autism: A social validity study. Psychopharmacology, 191, 149-157.

Towbin, K. E. (2005). Pervasive developmental disorder not otherwise specified. In: F. R. Volkmar, R. Paul, A. Klin & D. J. Cohen (Hrsg.), Handbook of Autism and Pervasive Developmental Disorders (3. Aufl., Bd. 1, S. 165-200). Hoboken: Wiley.

Turner, M. (1999). Annotation: Repetitive behavior in autism: A review of psychological research. Journal of Child Psychology and Psychiatry, 40, 839-849.

Vacca, J. J. (2007). Incorporating interests and structure to improve participation of a child with autism in a standardized assessment: A case study analysis. Focus on Autism and Other Developmental Disabilities, 22, 51-59.

Van Bourgondien, M. E., Reichle, N. C. & Schopler, E. (2003). Effects of a model treatment approach on adults with autism. Journal of Autism and Developmental Disorders, 33, 131-140.

Volkmar, F. R. & Klin, A. (2005). Issues in the classification of autism and related conditions. In: F. R. Volkmar, R. Paul, A. Klin & D. J. Cohen (Hrsg.), Handbook of Autism and Pervasive Developmental Disorders (3. Aufl., Bd. 1, S. 5-41). Hoboken: Wiley.

Volkmar, F. R., Paul, R., Klin, D. & Cohen, D. J. (2005a). Section VI. Interventions. In: F. R. Volkmar, R. Paul, A. Klin & D. J. Cohen (Hrsg.), Handbook of Autism and Pervasive Developmental Disorders (3. Aufl., Bd. 1, S. 859-861). Hoboken: Wiley.

Volkmar, F. R., Paul, R., Klin, D. & Cohen, D. J. (2005b). Section III. Neurological and medical issues. In: F. R. Volkmar, R. Paul, A. Klin & D. J. Cohen (Hrsg.), Handbook of Autism and Pervasive Developmental Disorders (3. Aufl., Bd. 1, S. 423-424). Hoboken: Wiley.

Wampold, B. E. (2001). The Great Psychotherapy Debate. Models, Methods, and Findings. Mahwah: Lawrence Erlbaum.

Wampold, B. E., Mondin, G. W., Moody, M., Stich, F., Benson, K. & Ahn, H. (1997). A meta-analysis of outcome studies comparing bonafide psychotherapies: Empirically, „all must have prizes." Psychological Bulletin, 122, 203-215.

Watanabe, M. & Sturmey, P. (2003). The effect of choice-making opportunities during activity schedules on task engagement of adults with autism. Journal of Autism and Developmental Disorders, 33, 535-538.

Watson, J. B. (1913). Psychology as the behaviorist views it. Psychological Review, 20, 158-177.

Watson, L. R., Lord, C., Schaffer, B. & Schopler, E. (1989). Teaching Spontaneous Communication to Autistic and Developmentally Handicapped Children. Austin: Pro-Ed.

Wegenke, M. & Castañeda, C. (2005) (Hrsg.). Gemeinsamkeit herstellen. Wege der Kommunikation zwischen Menschen mit und ohne Autismus. Karlsruhe: Loeper Literaturverlag.

Weiß, M. (2002). Autismus. Therapien im Vergleich. Berlin: Edition Marhold.

Weiss, B. H. & Weisz, J. R. (1995). Relative effectiveness of behavioral and nonbehavioral child psychotherapy. Journal of Consulting and Clinical Psychology, 63, 317-320.

Weisz, J. R., Weiss, B. H., Han, S. S., Granger, D. A. & Morton, T. (1995). Effects of psychotherapy with children and adolescents revisited: A metaanalysis of treatment outcome studies. Psychological Bulletin, 117, 450-468.

Weißmeyer, M. (2007). Ein Elternfragebogen zur Therapieplanung bei Menschen mit Autismus. Unveröffentlichte wissenschaftliche Arbeit zur ersten Staatsprüfung für das Lehramt an Förderschulen an der Universität Leipzig. Leipzig: Autor.

Wendt, W. R. (2005). Maßgaben für eine gute Praxis. Die Evidenzbasierung Sozialer Arbeit. Blätter der Wohlfahrtspflege, 5, 168-173.

Wilczynski, S., Fusilier, I., Dubard, M. & Elliott, A. J. (2005). Experimental analysis of proximity as a social stimulus: Increasing on-task behavior of an adolescent with autism. Psychology in the Schools, 42, 189-196.

Williams, D. L., Goldstein, G., Carpenter, P. A. & Minshew, N. J. (2005). Verbal and spatial working memory in autism. Journal of Autism and Developmental Disorders, 35, 747-756.

Williams, D. L., Goldstein, G., Minshew, N. (2006). The profile of memory function in children with autism. Neuropsychology, 20, 21-29.

Williams, C., Wright, B., Callaghan, G. & Coughlan, B. (2002). Do children with autism learn to read more readily by computer assisted instruction or traditional book methods? Autism, 6, 71-91.

Wing, L. (1981). Asperger's syndrome: A clinical account. Psychological Medicine, 11, 115-29.

Wing, L. (1991). The relationship between Asperger's syndrome and Kanner's autism. In: U. Frith (Hrsg.), Autism and Asperger's syndrome (S. 93-121). Cambridge: Cambridge University Press.

Wing, L. (2005). Problems of categorical classification systems. In: F. R. Volkmar, R. Paul, A. Klin & D. J. Cohen (Hrsg.), Handbook of Autism and Pervasive Developmental Disorders (3. Aufl., Bd. 1, S. 583-605). Hoboken: Wiley.

Wissenschaftlicher Rat der Dudenredaktion (Hrsg.) (1997). Das Fremdwörterbuch (6. Aufl.). Mannheim: Brockhaus.

Wissenschaftlicher Rat der Dudenredaktion (Hrsg.) (1999). Das große Wörterbuch der deutschen Sprache (3. Aufl.). Mannheim: Brockhaus.

Wolf, M. M. (1978). Social validity: The case for subjective measurement or how applied behavior analysis finding its heart. Journal of Applied Behavior Analysis, 11, 203-214.

World Health Organization (1994). Internationale Klassifikation psychischer Störungen (ICD-10). Kapitel V (F). Diagnostische Kriterien für Forschung und Praxis. Bern: Verlag Hans Huber.

Ylvisaker, M., Coelho, C., Kennedy, M., Sohlberg, M., Turkstra, M., Avery, J. & Yorkston, K. (2002). Reflections on evidence-based practice and rational clinical decision making. Journal of Medical Speech-Language Pathology, 10, 25-33.

Zimbardo, P. G. & Gerring, R. J. (2008). Psychologie (18. Aufl.). München: Pearson Studium.

Zimbelman, M., Paschal, A., Hawley, S. R., Molgaard, C. A. & St. Romain, T. (2007). Addressing physical inactivity among developmentally disabled students through visual schedules and social stories. Research in Developmental Disabilities, 28, 386-396.

Zurhorst, G. (2003). Eminenz-basierte, Evidenz-basierte oder Ökologisch-basierte Psychotherapie. Psychotherapeutenjournal, 2, 97-104.

Anhang

Verzeichnis der Anhänge

Anhang 1: Domänen der ICF mit Bezug zu nicht-sozialem Verhalten

Anmerkung des Autors: Die Domänen sind nicht vollständig aufgeführt.

„Kapitel 2: Allgemeine Aufgaben und Anforderungen
Dieses Kapitel befasst sich mit allgemeinen Aspekten der Ausführung von Einzel- und Mehrfachaufgaben, der Organisation von Routinen und dem Umgang mit Stress. Diese können in Verbindung mit spezifischeren Aufgaben und Handlungen verwendet werden, um die zugrunde liegenden Merkmale der Ausführung von Aufgaben unter verschiedenen Bedingungen zu ermitteln.

d210 Eine Einzelaufgabe übernehmen: Einfache oder komplexe und koordinierte Handlungen bezüglich der mentalen und physischen Bestandteile einer einzelnen Aufgabe auszuführen, wie eine Aufgabe angehen, Zeit, Räumlichkeit und Materialien für die Aufgabe organisieren, die Schritte der Durchführung festlegen, die Aufgabe ausführen und abschließen sowie eine Aufgabe durchstehen Inkl.: Eine einfache oder komplexe Aufgabe übernehmen; eine einzelne Aufgabe unabhängig oder in einer Gruppe übernehmen Exkl.: Sich Fertigkeiten aneignen (d155); Probleme lösen (d175); Entscheidungen treffen (d177); Mehrfachaufgaben übernehmen (d220)

d2100 Eine einfache Aufgabe übernehmen: Die einfache Aufgabe vorzubereiten, anzugehen und sich um die erforderliche Zeit und Räumlichkeit zu kümmern; eine einfache Aufgabe mit einem einzelnen größeren Bestandteil auszuführen, wie ein Buch lesen, einen Brief schreiben oder sein Bett machen

d2101 Eine komplexe Aufgabe übernehmen: Die komplexe Aufgabe vorzubereiten, anzugehen und sich um die erforderliche Zeit und Räumlichkeit zu kümmern; eine komplexe Aufgabe mit mehr als einem Bestandteil auszuführen, wobei die Bearbeitung in aufeinander folgenden Schritten oder gleichzeitig erfolgen kann, wie die Möbel in seiner Wohnung anordnen oder seine Schularbeiten machen

d2102 Eine Einzelaufgabe unabhängig übernehmen: Die einfache oder komplexe Aufgabe vorzubereiten, anzugehen und sich um die erforderliche Zeit und Räumlichkeit zu kümmern; eine Aufgabe allein ohne Hilfe anderer zu handhaben und zu bearbeiten

d2103 Eine Einzelaufgabe in einer Gruppe bewältigen: Die einfache oder komplexe Aufgabe vorzubereiten, anzugehen und sich um die erforderliche Zeit und Räumlichkeit zu kümmern; eine Aufgabe mit anderen Personen, die in einigen oder allen Schritten der Aufgabe einbezogen sind, zu handhaben und zu bearbeiten

d2108 Einzelaufgaben übernehmen, anders bezeichnet

d2109 Einzelaufgaben übernehmen, nicht näher bezeichnet

d220 Mehrfachaufgaben übernehmen: Einfache oder komplexe und koordinierte Handlungen als Bestandteile einer multiplen, integrierten und komplexen Aufgabe in aufeinander folgenden Schritten oder gleichzeitig zu bearbeiten. Inkl.: Mehr-

fachaufgaben zu Ende bringen; Mehrfachaufgaben unabhängig oder in einer Gruppe übernehmen. Exkl.: Sich Fertigkeiten aneignen (d155); Probleme lösen (d175); Entscheidungen treffen (d177); Eine Einzelaufgabe übernehmen (d210)…" (DIMDI 2005, 99f.).

„***Kapitel 5: Selbstversorgung***
Dieses Kapitel befasst sich mit der eigenen Versorgung, dem Waschen, Abtrocknen und der Pflege des eigenen Körpers und seiner Teile, dem An- und Ablegen von Kleidung, dem Essen und Trinken und der Sorge um die eigene Gesundheit.

d510 Sich waschen: Den ganzen Körper oder Körperteile mit Wasser und geeigneten Reinigungs- und Abtrocknungsmaterialien oder -methoden zu waschen und abzutrocknen, wie baden, duschen, Hände, Füße, Gesicht und Haare waschen und mit einem Handtuch abtrocknen. Inkl.: Körperteile und den ganzen Körper waschen; sich abtrocknen. Exkl.: Seine Körperteile pflegen (d520); Die Toilette benutzen (d530)

d5100 Körperteile waschen: Zur Reinigung seiner Körperteile, wie Hände, Gesicht, Füße, Haare oder Nägel, Wasser, Seife und andere Substanzen zu verwenden

d5101 Den ganzen Körper waschen: Zur Reinigung seines ganzen Körpers Wasser, Seife und andere Substanzen zu verwenden, wie baden oder duschen

d5102 Sich abtrocknen: Zum Abtrocknen eines Körperteils, von Körperteilen oder des ganzen Körpers ein Handtuch oder entsprechendes zu verwenden, wie nach dem Waschen

d5108 Sich waschen, anders bezeichnet

d5109 Sich waschen, nicht näher bezeichnet

d520 Seine Körperteile pflegen: Sich um seine Körperteile wie Haut, Gesicht, Zähne, Kopfhaut, Nägel und Genitalien über das Waschen und Abtrocknen hinaus zu kümmern. Inkl.: Haut, Zähne, Haar, Finger, Zehennägel pflegen. Exkl.: Sich waschen (d510); Die Toilette benutzen (d530)

d5200 Die Haut pflegen: Sich um die Beschaffenheit und Feuchtigkeitszufuhr seiner Haut zu kümmern, wie Schwielen oder Hühneraugen entfernen und Feuchtigkeitslotionen oder Kosmetika benutzen

d5201 Die Zähne pflegen: Sich um Zahnpflege zu kümmern, wie die Zähne putzen, Zahnseide benutzen sowie Zahnprothesen oder -orthesen reinigen

d5202 Das Haar pflegen: Sich um sein Kopf- und Gesichtshaar zu kümmern, wie kämmen, frisieren, rasieren oder schneiden

d5203 Die Fingernägel pflegen: Die Fingernägel zu reinigen, zu schneiden oder zu polieren

d5204 Die Fußnägel pflegen: Die Fußnägel zu reinigen, zu schneiden oder zu polieren

d5208 Seine Körperteile pflegen, anders bezeichnet

d5209 Seine Körperteile pflegen, nicht näher bezeichnet

d530 Die Toilette benutzen: Die Beseitigung menschlicher Ausscheidungen (Menstruationssekrete, Urin, Stuhl) zu planen und durchzuführen sowie sich anschließend zu reinigen. Inkl.: Die Belange der Blasen- und Darmentleerung sowie der Menstruation regulieren. Exkl.: Sich waschen (d510); Seine Körperteile pflegen (d520)…

d540 Sich kleiden: Die koordinierten Handlungen und Aufgaben durchzuführen, welche das An- und Ausziehen von Kleidung und Schuhwerk in Abfolge und entsprechend den sozialen und klimatischen Bedingungen betreffen, wie Hemden, Röcke, Blusen, Hosen, Unterwäsche, Saris, Kimonos, Strumpfhosen, Hüte, Handschuhe, Mäntel, Schuhe, Stiefel, Sandalen oder Slipper anziehen, ordnen und ausziehen. Inkl.: Kleidung und Schuhwerk an- und ausziehen sowie geeignete Kleidung auswählen

d5400 Kleidung anziehen: Die koordinierten Handlungen und Aufgaben durchzuführen, welche das Anlegen von Kleidung an verschiedene Körperteile betreffen, wie Kleidung über den Kopf, über Arme und Schultern sowie an die untere und obere Körperhälfte anlegen; Handschuhe anziehen oder eine Kopfbedeckung aufsetzen

d5401 Kleidung ausziehen: Die koordinierten Handlungen und Aufgaben durchzuführen, welche das Ablegen von Kleidung von verschiedenen Körperteilen betreffen, wie Kleidung vom oder über den Kopf, von Armen und Schultern sowie von der unteren und oberen Körperhälfte ablegen; Handschuhe ausziehen oder eine Kopfbedeckung ablegen…

d550 Essen: Die koordinierten Handlungen und Aufgaben durchzuführen, die das Essen servierter Speisen betreffen, sie zum Mund zu führen und auf kulturell akzeptierte Weise zu verzehren, Nahrungsmittel in Stücke zu schneiden oder zu brechen, Flaschen und Dosen zu öffnen, Essbesteck zu benutzen, Mahlzeiten einnehmen, zu schlemmen oder zu speisen Exkl.: Trinken (d560)

d560 Trinken: Ein Gefäß mit einem Getränk in die Hand zu nehmen, es zum Mund zu führen und den Inhalt in kulturell akzeptierter Weise zu trinken, Flüssigkeiten zum Trinken zu mischen, zu rühren, zu gießen, Flaschen und Dosen zu öffnen, mit einem Strohhalm zu trinken oder fließendes Wasser wie z. B. vom Wasserhahn oder aus einer Quelle zu trinken; trinken an der Brust (Säugling). Exkl.: Essen (d550)

d570 Auf seine Gesundheit achten: Für physischen Komfort, Gesundheit sowie für physisches und mentales Wohlbefinden zu sorgen, wie eine ausgewogene Ernährung und ein angemessenes Niveau körperlicher Aktivität aufrecht erhalten, sich warm oder kühl halten, Gesundheitsschäden vermeiden, sicheren Sex praktizieren einschließlich Kondome benutzen, für Impfschutz und regelmäßige ärztliche Untersuchungen sorgen. Inkl.: Für physischen Komfort sorgen; Ernährung und Fitness handhaben; die eigene Gesundheit erhalten…" (DIMDI 2005, 109ff.).

*„**Kapitel 6: Häusliches Leben***

Dieses Kapitel befasst sich mit der Ausführung von häuslichen und alltäglichen Handlungen und Aufgaben. Die Bereiche des häuslichen Lebens umfassen die Beschaffung einer Wohnung, von Lebensmitteln, Kleidung und anderen Notwendigkeiten, Reinigungs- und Reparaturarbeiten im Haushalt, die Pflege von persönlichen und anderen Haushaltsgegenständen und die Hilfe für andere.

Beschaffung von Lebensnotwendigkeiten

d610 Wohnraum beschaffen: Ein Haus, ein Appartement oder eine Wohnung zu kaufen, zu mieten, zu möblieren und die Möbel aufzustellen. Inkl.: Wohnraum kaufen oder mieten und Wohnraum möblieren. Exkl.: Waren und Dienstleistungen des täglichen Bedarfs beschaffen (d620); Haushaltsgegenstände pflegen (d650)

d6100 Wohnraum kaufen: Das Eigentum eines Hauses, Appartements oder einer Wohnung zu erwerben

d6101 Wohnraum mieten: Die Benutzung eines Hauses, Appartements oder einer anderen Wohngelegenheit, die jeweils einem anderen gehört, gegen Entgelt zu erlangen

d6102 Wohnraum möblieren: Wohnraum mit Möbeln, Einbauten und anderen Ausstattungen auszurüsten und einzurichten sowie die Räume zu dekorieren

d6108 Wohnraum beschaffen, anders bezeichnet

d6109 Wohnraum beschaffen, nicht näher bezeichnet

d620 Waren und Dienstleistungen des täglichen Bedarfs beschaffen: Alle Waren und Dienstleistungen des täglichen Bedarfs auszuwählen, zu beschaffen und zu transportieren, wie Lebensmittel, Getränke, Kleidung, Reinigungsmaterial, Brennstoff, Haushaltsartikel, Utensilien, Kochgeschirr, häusliche Hilfsmittel und Werkzeuge auswählen, beschaffen, transportieren und lagern; Versorgungs- und andere Dienstleistungen für den Haushalt beschaffen. Inkl.: Die täglichen Notwendigkeiten einkaufen und zusammentragen. Exkl.: Wohnraum beschaffen (d610)

d6200 Einkaufen: Waren und Dienstleistungen für das tägliche Leben gegen Geld zu erwerben (einschließlich einen für die Einkäufe Beauftragten anzuweisen und zu beaufsichtigen), wie Lebensmittel, Getränke, Reinigungsmaterial, Haushaltsartikel oder Kleidung in einem Geschäft oder auf dem Markt auswählen; Qualität und Preis der benötigten Artikel vergleichen, den Preis für die ausgewählten Waren und Dienstleistungen aushandeln und bezahlen sowie die Waren transportieren

d6201 Die täglichen Notwendigkeiten unentgeltlich besorgen: Waren und Dienstleistungen für das tägliche Leben unentgeltlich zu beschaffen (einschließlich einen für die Beschaffung Beauftragten anzuweisen und zu beaufsichtigen), wie Gemüse und Früchte ernten sowie Wasser und Brennstoff beschaffen

d6208 Waren und Dienstleistungen des täglichen Bedarfs beschaffen, anders bezeichnet

d6209 Waren und Dienstleistungen des täglichen Bedarfs beschaffen, nicht näher bezeichnet

d629 Beschaffung von Lebensnotwendigkeiten, anders oder nicht näher bezeichnet

Haushaltsaufgaben

d630 Mahlzeiten vorbereiten: Einfache und komplexe Mahlzeiten für sich selbst und andere zu planen, zu organisieren, zu kochen und anzurichten, wie ein Menü zubereiten, genießbare Lebensmittel und Getränke auswählen, Zutaten für die Vorbereitung der Mahlzeit zusammenstellen, mit Wärme kochen sowie kalte

Speisen und Getränke vorbereiten und die Speisen servieren. Inkl.: Einfache und komplexe Mahlzeiten vorbereiten. Exkl.: Essen (d550); Trinken (d560); Waren und Dienstleistungen des täglichen Bedarfs beschaffen (d620); Hausarbeiten erledigen (d640); Haushaltsgegenstände pflegen (d650); Anderen helfen (d660)

d6300 Einfache Mahlzeiten vorbereiten: Mahlzeiten, die wenig Zutaten erfordern und mit einfachen Mitteln zubereitet und serviert werden können, zu kochen und zu servieren, wie einen Snack oder eine kleine Mahlzeit zubereiten, die Zutaten durch Schneiden oder Rühren bearbeiten und Lebensmittel wie Reis oder Kartoffeln kochen oder erhitzen

d6301 Komplexe Mahlzeiten vorbereiten: Mahlzeiten, die viele Zutaten erfordern und mit komplexen Mitteln zubereitet und serviert werden müssen, zu planen, zu organisieren, zu kochen und zu servieren, wie mehrgängige Mahlzeiten planen, die Zutaten durch kombinierte Handlungen wie schälen, in Scheiben oder Stücke schneiden, mixen, kneten und rühren bearbeiten und die Mahlzeit dem Anlass und der Kultur entsprechend zu servieren. Exkl.: Haushaltsgeräte benutzen (d6403)

d6308 Mahlzeiten vorbereiten, anders bezeichnet

d6309 Mahlzeiten vorbereiten, nicht näher bezeichnet…

d640 Hausarbeiten erledigen: Einen Haushalt zu handhaben durch Reinigen des Hauses, Waschen von Kleidung, Benutzung von Haushaltsgeräten, Lagerung von Lebensmitteln, Entsorgung von Müll, wie fegen, moppen, Tische, Wände und andere Oberflächen reinigen; Haushaltsmüll zu sammeln und zu entsorgen; Zimmer, Toiletten und Schubladen in Ordnung zu halten; schmutzige Kleidung zu sammeln, zu waschen, zu trocknen, zusammenzulegen und zu bügeln; Schuhwerk zu reinigen; Besen, Bürsten und Staubsauger, Waschmaschinen, Trockner und Bügeleisen zu benutzen. Inkl.: Kleidung und Wäsche waschen und trocknen; Küchenbereich und -utensilien reinigen; den Wohnraum reinigen; Haushaltsgeräte benutzen, die täglichen Lebensnotwendigkeiten lagern und Müll entsorgen. Exkl.: Wohnraum beschaffen (d610); Waren und Dienstleistungen des täglichen Bedarfs beschaffen (d620); Mahlzeiten vorbereiten (d630); Haushaltsgegenstände pflegen (d650); Anderen helfen (d660)

d6400 Kleidung und Wäsche waschen und trocknen: Kleidung und Wäsche mit der Hand zu waschen und sie zum Trocknen an der Luft aufzuhängen

d6401 Küchenbereich und -utensilien reinigen: Nach dem Kochen zu reinigen, wie Geschirr, Pfannen, Töpfe und Kochutensilien abwaschen sowie Tische und Böden des Koch- und Essbereichs reinigen

d6402 Den Wohnbereich reinigen: Den Wohnbereich eines Haushalts zu reinigen, wie aufräumen und Staub wischen; Fußböden fegen, wischen, moppen; Fenster und Wände reinigen; Badezimmer und Toiletten reinigen; Möbel reinigen

d6403 Haushaltsgeräte benutzen: Alle Arten von Haushaltsgeräten zu benutzen, wie Waschmaschinen, Trockner, Bügeleisen, Staubsauger und Spülmaschinen

d6404 Die täglichen Lebensnotwendigkeiten lagern: Lebensmittel, Getränke, Kleidung und andere für das tägliche Leben notwendigen Waren zu lagern, Lebensmittel für die Konservierung durch Einmachen, Salzen oder Einfrieren vorzubereiten, Lebensmittel frisch zu halten und für Tiere nicht erreichbar aufzubewahren

d6405 Müll entsorgen: Den Haushaltsmüll zu entsorgen, wie Abfall und Unrat um das Haus herum aufsammeln, Müll mit geeigneten Mitteln zur Entsorgung vorbereiten, Müll verbrennen

d6408 Hausarbeiten erledigen, anders bezeichnet

d6409 Hausarbeiten erledigen, nicht näher bezeichnet

d649 Haushaltsaufgaben, anders oder nicht näher bezeichnet…" (DIMDI 2005, 112f.).

„Kapitel 8: Bedeutende Lebensbereiche

Dieses Kapitel befasst sich mit der Ausführung von Aufgaben und Handlungen, die für die Beteiligung an Erziehung/Bildung, Arbeit und Beschäftigung sowie für die Durchführung wirtschaftlicher Transaktionen erforderlich sind.

Erziehung/Bildung

d810 Informelle Bildung/Ausbildung: Zu Hause oder in einem anderen nicht-institutionellen Rahmen zu lernen, wie handwerkliche und andere Fertigkeiten von den Eltern oder Familienmitgliedern lernen, oder Privatunterricht erhalten

d815 Vorschulerziehung: Auf einem Eingangsniveau organisierten Unterrichts zu lernen, der vornehmlich dazu dient, ein Kind auf die Schule und die obligatorische Bildung vorzubereiten, wie bei der Aneignung von Fertigkeiten in einer Tagesbetreuung oder in einem ähnlichen Rahmen als Vorbereitung für den Übergang zur Schule

d820 Schulbildung: Die Zulassung zu Schule und Bildung zu erlangen, an allen schulbezogenen Pflichten und Rechten teilzuhaben und die Lehrgangsstoffe, -inhalte und andere curriculare Anforderungen der Programme der Primar- und Sekundarstufenbildung zu erlernen einschließlich regelmäßig am Unterricht teilzunehmen, mit anderen Schülern zusammenzuarbeiten, Anweisungen der Lehrer zu befolgen, die zugewiesenen Aufgaben und Projekte zu organisieren, zu lernen und abzuschließen und zu anderen Stufen der Bildung fortzuschreiten

d825 Theoretische Berufsausbildung: Sich an allen Aktivitäten von Programmen der beruflichen Ausbildung zu beteiligen und die curricularen Stoffe für die Vorbereitung der Beschäftigung in einem Gewerbe, auf einem Arbeitsplatz oder in einem Fachberuf zu lernen

d830 Höhere Bildung und Ausbildung: Sich an den Aktivitäten der weiterführenden Bildungs-/Ausbildungsprogramme an Universitäten, Fachhochschulen und Fachschulen zu beteiligen und alle curricularen Inhalte zu lernen, die für formale Grade, Diplome und andere Beglaubigungen erforderlich sind, wie einen Diplom- oder Promotionsstudiengang an einer Universität oder anderen anerkannten Fachbildungseinrichtung abschließen

d839 Bildung/Ausbildung, anders oder nicht näher bezeichnet

Arbeit und Beschäftigung

d840 Vorbereitung auf Erwerbstätigkeit: Sich an allen Programmen in Zusammenhang mit der Vorbereitung auf Beschäftigung zu beteiligen, wie die Aufgaben ausführen, die in Lehre, Praktika (einschließlich im Rahmen eines Hochschulstudiums) und ausbildungsbegleitendem Training gefordert werden. Exkl.: Theoretische Berufsausbildung (d825)

d845 Eine Arbeit erhalten, behalten und beenden: Eine Beschäftigung zu suchen, zu finden und auszuwählen, eine angebotene Arbeitsstelle anzunehmen, eine Anstellung, eine Gewerbetätigkeit, eine allgemeine oder eine gehobene berufliche Tätigkeit zu behalten und darin aufzusteigen sowie ein Arbeitsverhältnis in geeigneter Weise zu beenden Inkl.: Eine Arbeit suchen; einen Lebenslauf verfassen; Arbeitgeber kontaktieren und Bewerbungsgespräche vorbereiten; ein Arbeitsverhältnis aufrecht erhalten; seine eigene Arbeitsleistung überwachen; kündigen und ein Arbeitsverhältnis beenden

d8450 Arbeit suchen: Ein Arbeitsangebot in einem Gewerbe, Beruf oder eine andere Art von Beschäftigung herauszufinden und auszuwählen und die erforderlichen Aufgaben zu erledigen, um eingestellt zu werden, wie mit dem Arbeitgeber Kontakt aufnehmen oder an einem Vorstellungsgespräch teilnehmen…" (DIMDI 2005, 18f.).

Anhang 2: Fotobeispiele und Erläuterungen zum Strukturierten Unterrichten

1. *Strukturierung des Raums*

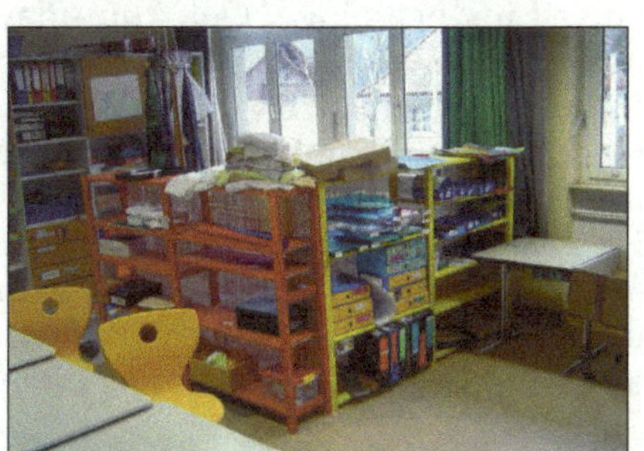

Abbildung 1: Strukturierter Klassenraum

In Abbildung 1 verdeutlichen die mit Rollos abgehängten Regale die Trennung des Arbeits- vom Spielbereich. Durch die unterschiedlichen Materialien in den verschiedenen Bereichen werden die dort stattfindenden Aktivitäten sinnvoll. Dies ermöglicht dem Schüler ein besseres Verständnis der an ihn gerichteten Erwartungen.

Auf der rechten Seite befindet sich ein Arbeitstisch für das „selbstständige Arbeiten".

Im Freizeitbereich (in Abbildung 1 links oben) hängt ein „Wedelrad" (eine Fahrradfelge mit Gardinenstreifen), das anstatt einem Ziehen an der Gardine benutzt werden kann und die Funktion des Freizeitbereichs hervorhebt.

2. *Strukturierung der Zeit*

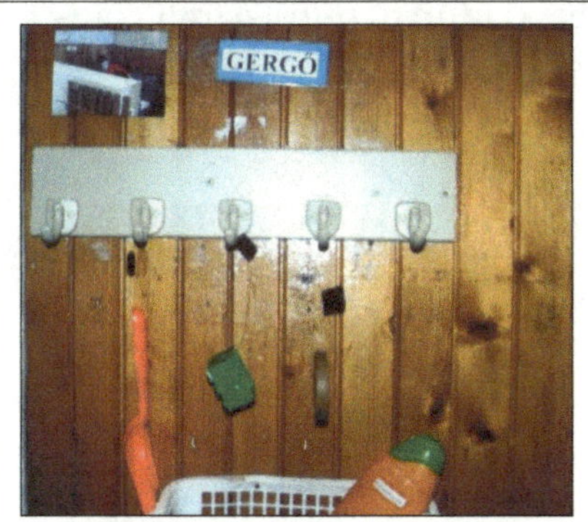

Abbildung 2: Visueller Zeitplan mit Objekten

In Abbildung 2 ist ein visueller Zeitplan mit Objekten dargestellt. Die Objekte haben folgende Bedeutung (von links nach rechts):

- Dies Sandschaufel steht für „Hofpause"
- Der Duplostein steht für „Lernen"
- Der Holzring steht für „Pause im Klassenzimmer"

Der Schüler beginnt auf der linken Seite der Hakenleiste, er schaut, welche Aktivität an der Reihe ist, wechselt zu dieser und legt nach Beendigung das Symbol in den weißen Plastikkorb unter dem Zeitplan.

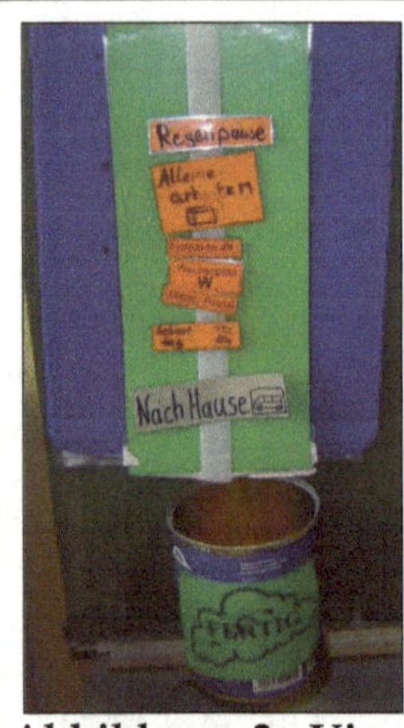

Abbildung 3: Visueller Zeitplan mit Schrift und Piktogrammen

Bei dem in Abbildung 3 dargestellten Beispiel wird die Abfolge eines Schultages wiedergegeben.
Bekommt der Schüler als Übergangshinweis eine „Geh-zum-Plan-Karte“ oder nimmt er diese nach Ende einer Aktivität vom Arbeitstisch, läuft er damit zu seinem Plan und steckt sie in die „Fertig-Dose“.
Dann nimmt er das oberste Kärtchen auf dem Plan ab (auf der das Wort der zu erledigenden Aktivität steht) und wechselt zur entsprechenden Tätigkeit.
Nach Beendigung der Aktivität bekommt er wieder den Übergangshinweis, geht damit zum Plan, steckt diesen in die „Fertig-Dose,“ und schaut, was als nächstes kommt.

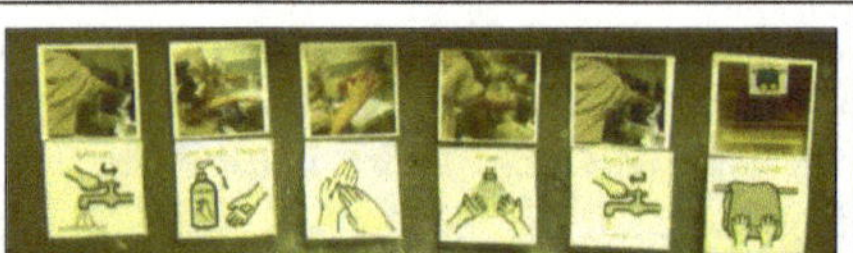

Abbildung 4: Plan zum Händewaschen

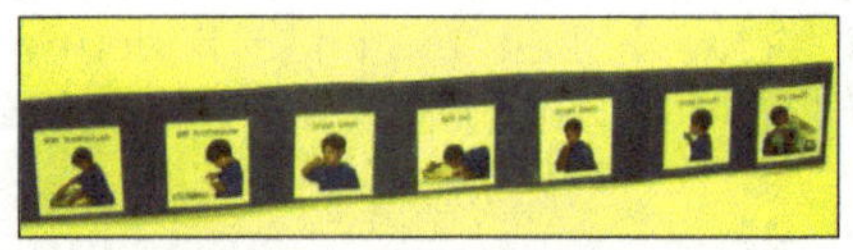

Abbildung 5: Plan zum Zähneputzen

Auf Abbildung 4 und 5 werden zwei Pläne dargestellt, die die Abfolge von wiederkehrenden Aktivitäten verdeutlichen. Die Schüler erhalten somit am Ort der Aktivität eine „Gedankenstütze“ und können die Aufgabe dadurch selbstständig ausführen.

3. Strukturierte Arbeitssysteme

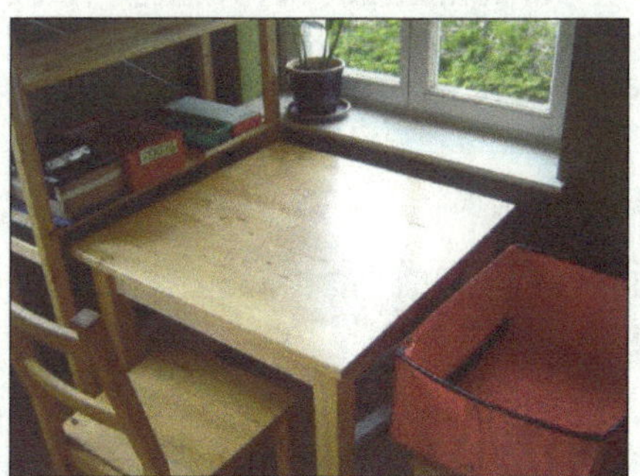

Abbildung 6: Konkretes Arbeitssystem

Auf Abbildung 6 ist ein „konkretes Arbeitssystem" dargestellt. Dies bedeutet, dass der Klient anhand der Anordnung der Objekte erkennen kann, was er zu tun hat und wann er fertig ist.

Alle drei zu erledigenden Aufgaben stehen sichtbar auf der linken Seite. Der Klient nimmt sich nacheinander die Aufgaben, bearbeitet sie und legt sie anschließend in die Fertigkiste auf der rechten Seite. Er sieht so den Fortschritt der Arbeit. Die Fertigkiste hilft ihm, sich von einer Aufgabe zu trennen und eine neue zu beginnen.

Außerhalb des Sichtbereiches befindet sich oben am Regal ein „Übergangshinweis" (hier: eine Wäscheklammer). Diese nimmt der Klient nach Abschluss der Arbeitsphase in seine Hand und checkt damit am Plan ein.

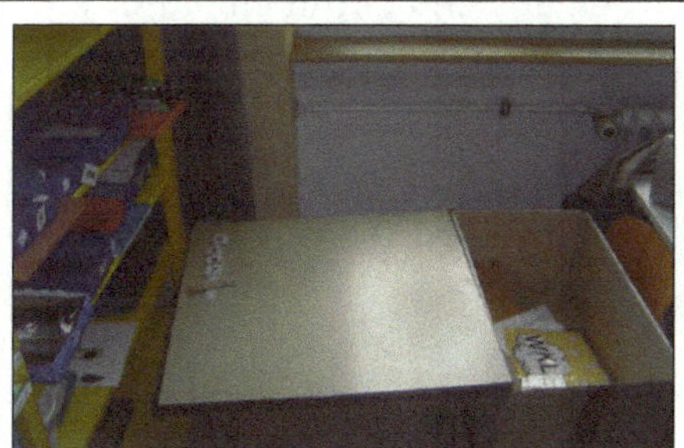

Abbildung 7: Symbolisches Arbeitssystem

Auf Abbildung 7 werden die Aufgaben in Aufgabenkörben auf der linken Seite gesammelt. Da der Schüler mit symbolischen Informationen umgehen kann, sind die Aufgabenkörbe durch Zahlen markiert. Auf dem Tisch sind die gleichen Zahlen mit Klettband befestigt. Der Schüler erkennt daran, welche Aufgaben er machen und wie viele er erledigen soll.

Er nimmt die oberste Zahl vom Arbeitsplan auf dem Tisch und sucht den entsprechenden Korb mit der gleichen Zahl. Dann heftet er die Zahl an den entsprechenden Korb, zieht diesen auf den Tisch und löst die Aufgabe. Anschließend legt er

	den Korb mitsamt der Aufgabe in die Fertigkiste auf der rechten Seite. Sind alle Zahlen abgearbeitet, steht auf seinem Arbeitsplan die Pausenaktivität: „Rollbrett fahren“.

4. Visuell strukturierte Aktivitäten

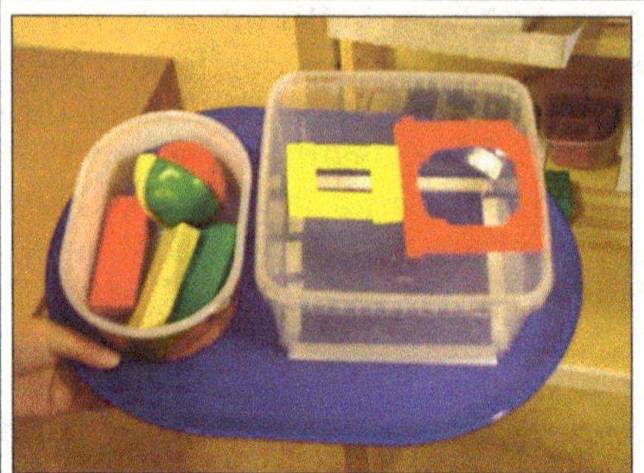 **Abbildung 8: Selbsterklärende Aufgabe**	Die in Abbildung 8 dargestellte Aufgabe ist selbsterklärend gestaltet. Der Schüler kann die Anforderung (Bälle und Bausteine sortieren) sofort erkennen. Das Material ist auf einem Tablett zusammengefasst und in der üblichen Arbeitsreihenfolge, von links nach rechts, angeordnet.

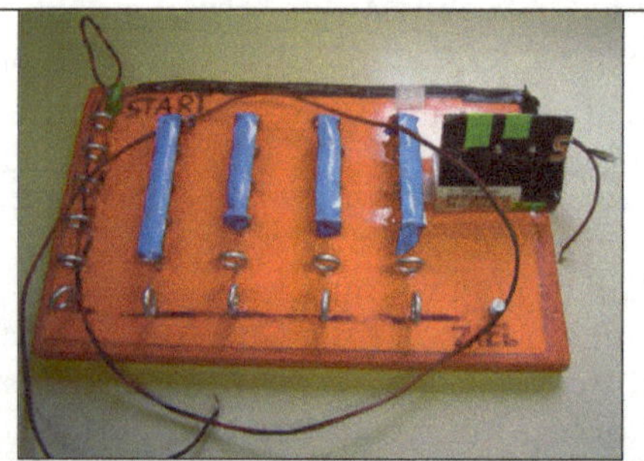 **Abbildung 9: Interessenbezogene Aufgabe**	In Abbildung 9 wurde eine bekannte Fädelaufgabe zur Förderung der Feinmotorik so modifiziert, dass sie für einen Schüler mit einem Interesse an Elektrik bedeutungsvoll wird.

Anhang 3: Gestaltung Strukturierter Arbeitssysteme und Aufgaben

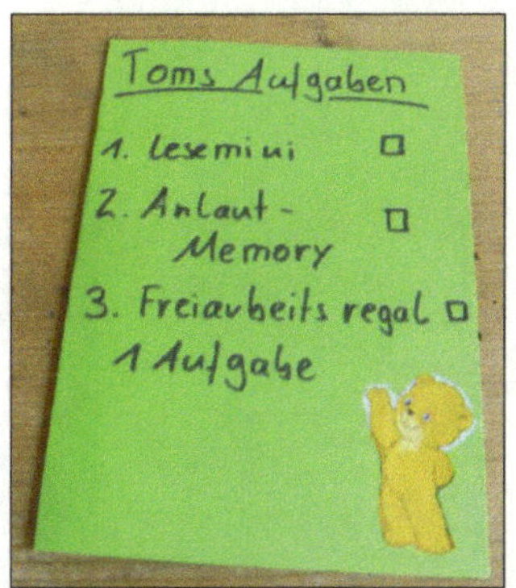

Abbildung 10: „To-do-Liste"

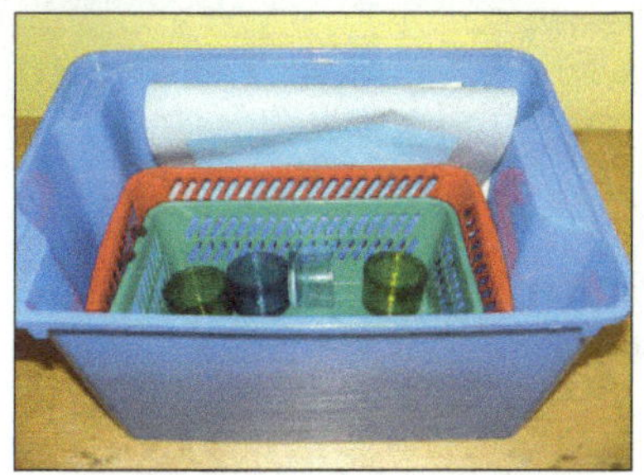

Abbildung 11: Korbaufgabe mit visueller Hilfe (unausgepackt)

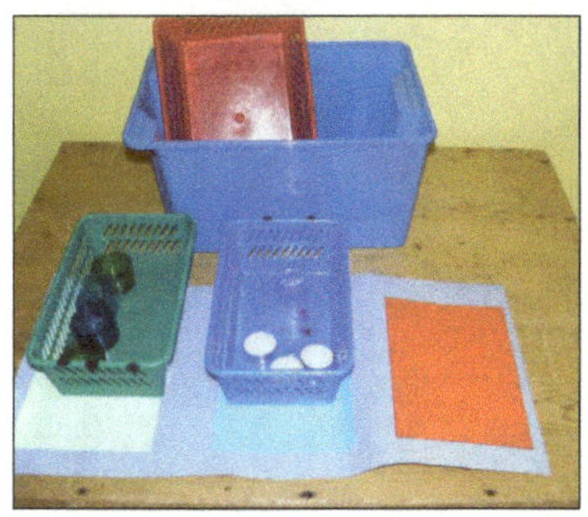

Abbildung 12: Korbaufgabe mit visueller Hilfe (teilweise ausgepackt)

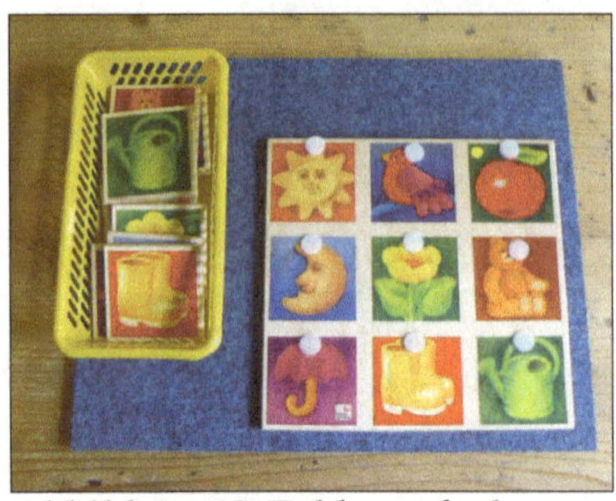

Abbildung 13: Tablettaufgabe

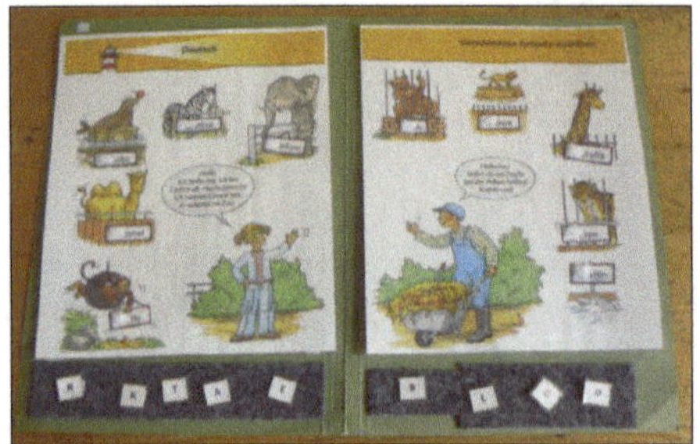

Abbildung 14: Aufgabenmappe (hier ist das Material unten und die Aufgabe oben angeordnet)

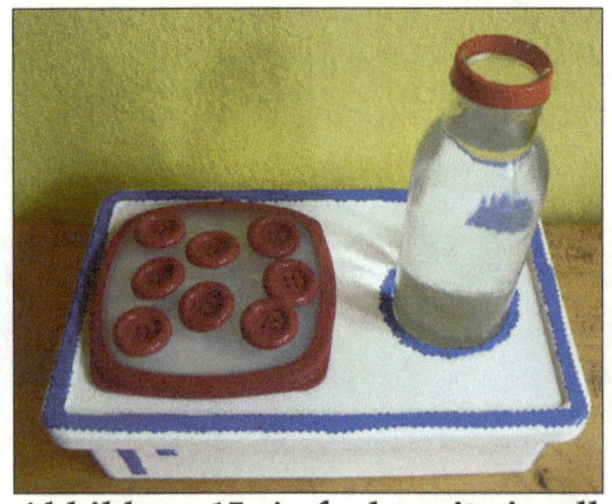

Abbildung 15: Aufgabe mit visueller Instruktion

Anhang 4: Aufgabenbezogenes vs. nicht-aufgabenbezogenes Verhalten

Aufgabenbezogenes Verhalten		**Nicht-aufgabenbezogenes Verhalten**	
Operationalisierung	**Beispiel**	**Operationalisierung**	**Beispiel**
Visuelle Orientierung auf das vorgegebene Material oder das Arbeitssystem (1.)	- Proband schaut das Material an - Proband schaut Teile des Arbeitssystems an (Regal, Tisch, Fertigkiste, Übergangshinweis) - Toleranz: 3 Sekunden, z. B. einmal kurz den Therapeuten anschauen	Keine visuelle Orientierung auf das vorgegeben Material oder das Arbeitssystem (1.)	- Proband schaut länger als 3 Sekunden nicht auf das Material oder das Arbeitssystem (Regal, Tisch, Fertigkiste, Übergangshinweis)
Beschäftigung mit den Materialien und der Aufgabe (2.)	- Proband löst die Aufgabe in dem Sinn, in dem diese gedacht ist, z. B. ein Puzzle puzzlen, - Toleranz: Ein Teil kann dreimal eingesteckt oder zugeordnet und dann wieder herausgenommen werden („Ausprobieren") - Auch falsch gelöste Aufgaben werden als „aufgabenbezogen" bewertet, z. B. Buchstaben in den falschen Schlitz stecken, Seife zu der falschen Verpackung (Farbe) zuordnen	Beschäftigung mit dem Material, aber nicht mit der Aufgabe (2.)	- Proband zweckentfremdet Material (Puzzleteile aneinanderlegen; Formen, die sortiert werden sollen, werden benannt etc.) - Teile werden mehr als dreimal eingesteckt oder zugeordnet und dann wieder entfernt - Proband provoziert Fehler, z. B. indem er mehrere Karten auf einmal in einen Schlitz steckt

Beschäftigung mit dem Arbeitssystem (3.)	- Proband schaut sich die Aufgaben im Regal an (max. 10 Sekunden) - Proband nimmt sich eine Aufgabe - Proband ordnet eine Aufgabe (Toleranz: einmal die Aufgabe neu anordnen) - Proband räumt Aufgabe in die Fertigkiste - Proband nimmt den Übergangshinweis	Keine Beschäftigung mit dem Material oder Arbeitssystem (3.)	- Proband ist vom Platz oder dem Fußboden aufgestanden, ohne sich weiter mit dem Material oder dem Arbeitssystem zu beschäftigen - Proband ordnet eine Aufgabe mehr als einmal neu an - Proband ist außerhalb des Kamerabereiches

Anhang 5: Verhaltens-/Ereignisprotokoll

Verhaltens-/Ereignisprotokoll

Name:______________________________ Datum:__________________

Informationen erfragt von:____

Verhalten vor der Intervention:

____

____

____

____

____

Verhalten während der Intervention:

____

____

____

____

____

Besondere Ereignisse:

____

____

Anhang 6: Handzettel zur Rekrutierung der Probanden

Universität zu Köln Heilpädagogische Psychologie Professorin Dr. Susanne Nußbeck Martin Degner (Doktorand)	Kleine Wege Außenstelle Erfurt

Forschungsprojekt
Überprüfung der Wirksamkeit von Methoden aus dem TEACCH-Ansatz

Titel
„Strukturierte Arbeitssysteme zur Förderung der Selbstständigkeit bei Kindern mit Autismus“

Vorüberlegungen:

Es gibt eine Reihe von wissenschaftlichen Studien, die die Wirksamkeit von individualisierten Zeitplänen belegen.

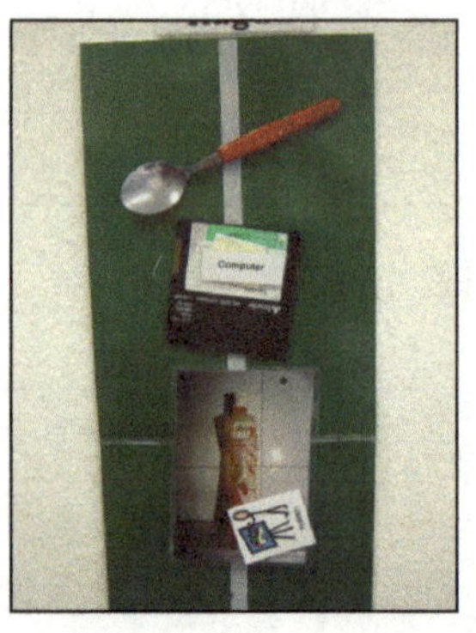

(Beispiel für einen Zeitplan)

Ich möchte nun beobachten, inwieweit angepasste Arbeitssysteme Menschen mit Autismus helfen selbstständiger zu werden.

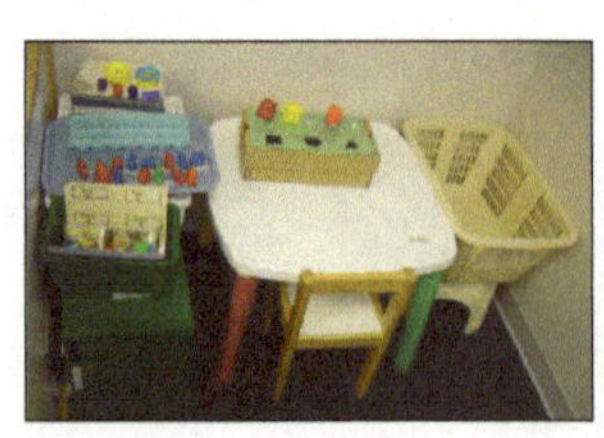

(Beispiel für ein TEACCH-Arbeitssystem)

Mein Anliegen:
Die Untersuchung findet im Zentrum Kleine Wege in Erfurt statt. Das Zentrum Kleine Wege ist eine Außenstelle des Autismuszentrums Nordhausen und wird am 21.09.2006 eröffnet.

Ich suche Menschen mit Autismus, die aus dem Großraum Erfurt kommen und an der Studie teilnehmen.

Die Untersuchung ist so angelegt, dass sie der Fördersituation ähnelt. Es wird also nicht in einer künstlichen Situation überprüft, was der Klient kann oder nicht kann. Stattdessen wird er mit Methoden aus dem TEACCH-Ansatz gefördert. Der Mensch mit Autismus erhält somit eine intensive und kostenlose Förderung nach dem TEACCH-Ansatz, die anschließend in den Alltag übertragen wird.

Ablauf:
Dezember 2006
- Förderdiagnostik (PEP-3; AAPEP)
- Intelligenzdiagnostik (K-ABC)
- Verhaltensbeobachtung
- Neuropsychologische Diagnostik

Januar bis Mai 2007
- Förderung nach dem TEACCH-Ansatz

Juni 2007
- Übertragung des Arbeitssystems in den Alltag des Klienten (Schule, WfB, Wohnheim etc.)

März 2008
- Präsentation der Ergebnisse

Interesse, Fragen etc.?
Möchten Sie oder ihr Kind an der Untersuchung teilnehmen oder haben Sie Fragen zum Forschungsprojekt, kontaktieren Sie mich bitte unter einer der folgenden Adressen:

Email:
mail@martindegner.de

Anhang 7: Raumgestaltung in der ersten Grundratenphase

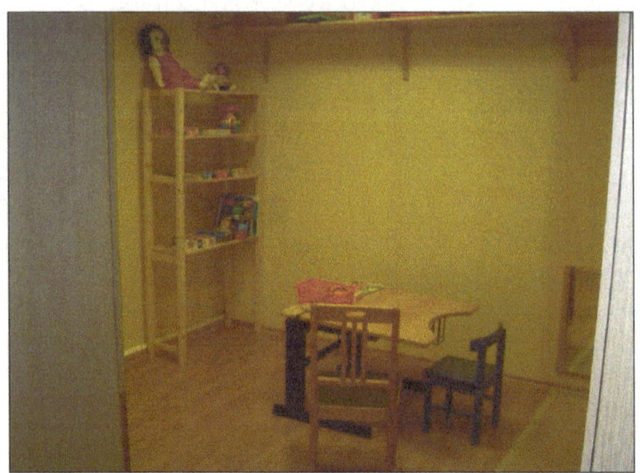

Abbildung 16: Arbeitstisch und Aufgabenregal

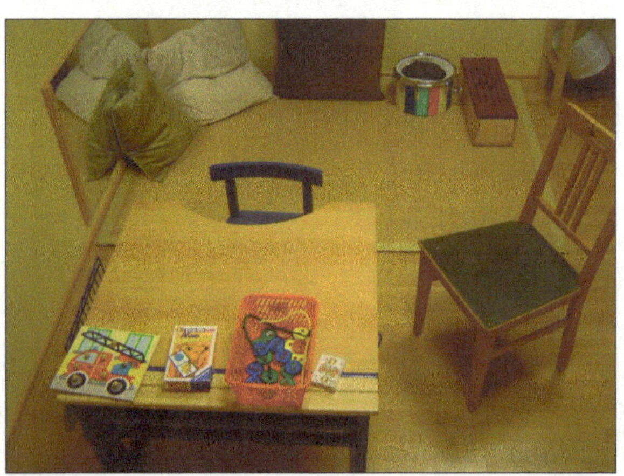

Abbildung 17: Arbeitstisch

Anhang 8: Aufgabenbeispiele aus der ersten Grundratenphase

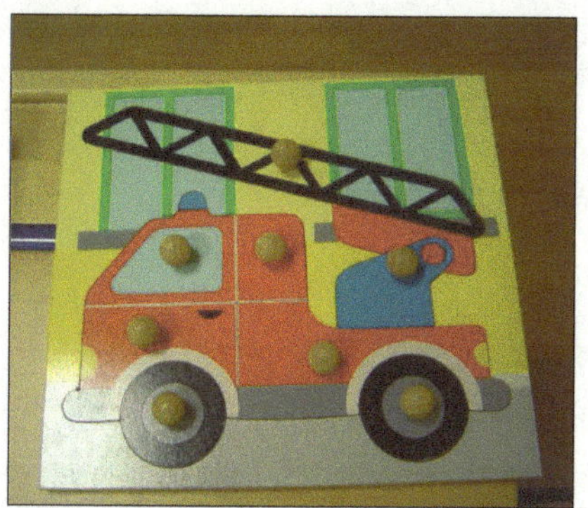

Abbildung 18: Achtteiliges Puzzle aus Holz zum Einsetzen „Feuerwehr"

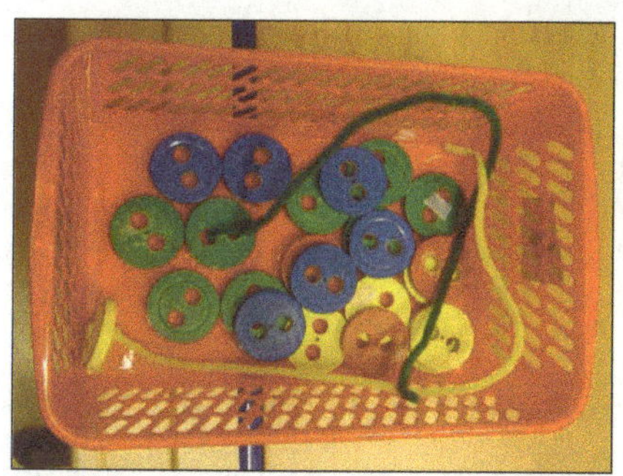

Abbildung 19: Verschiedenfarbige große Knöpfe auf Pfeifenputzer auffädeln

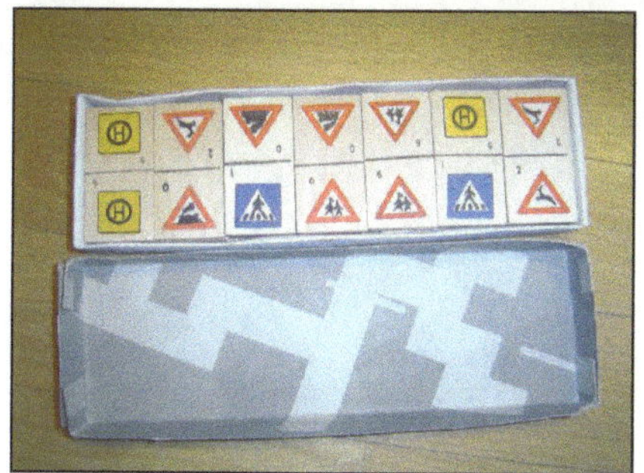

Abbildung 20: Domino legen „Verkehrsschilder"

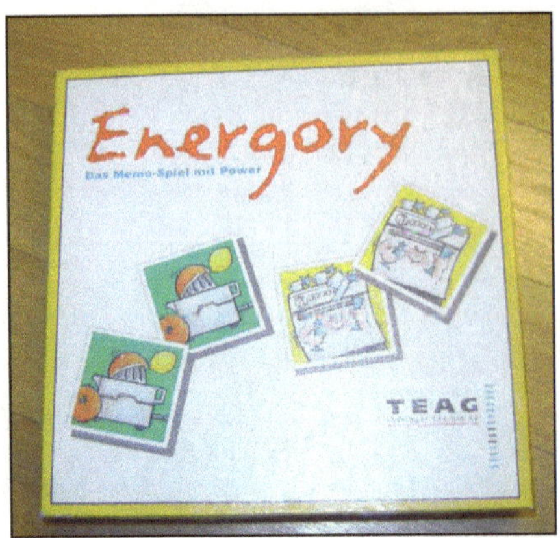

Abbildung 21: Abbildungen von Haushaltsgeräten den gleichen Bildern zuordnen

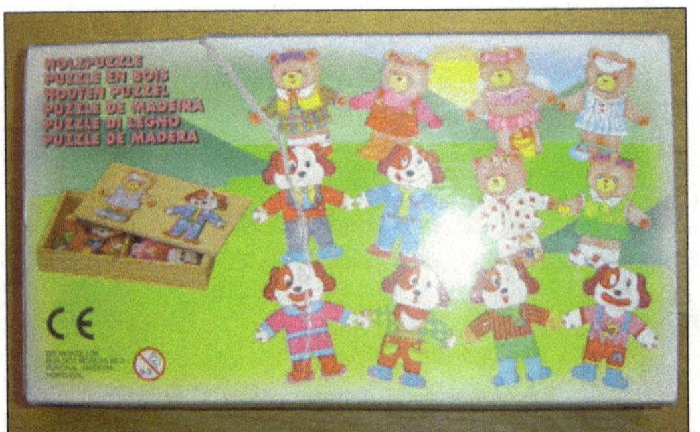

Abbildung 22: Dreiteiliges Puzzle zum Einsetzen „Kinder anziehen“

Anhang 9: Zeitpläne/Proband 1 und Proband 2

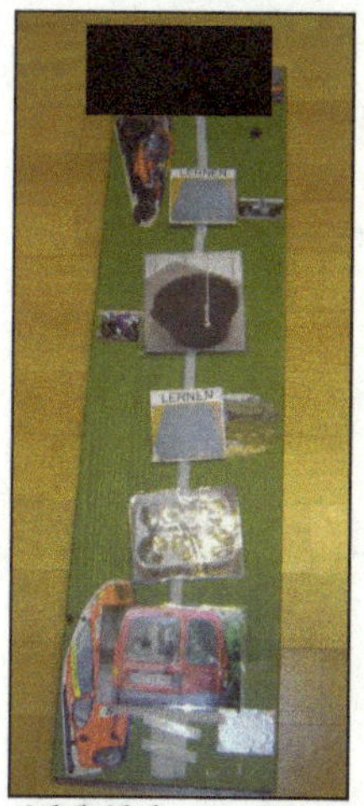

Abbildung 23: Zeitplan Proband 1

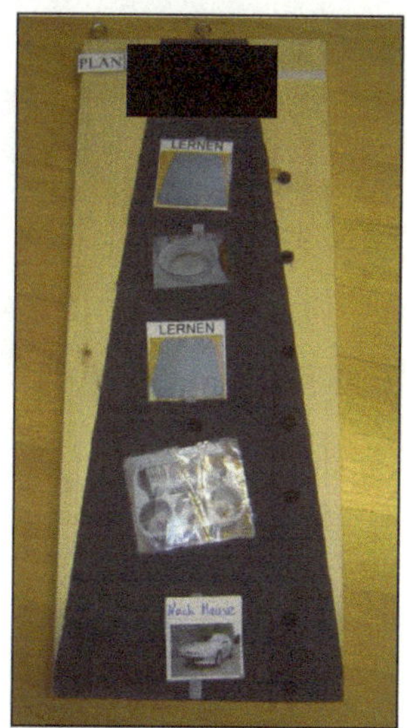

Abbildung 24: Zeitplan Proband 2

Anhang 10: Arbeitsplatz/Proband 1

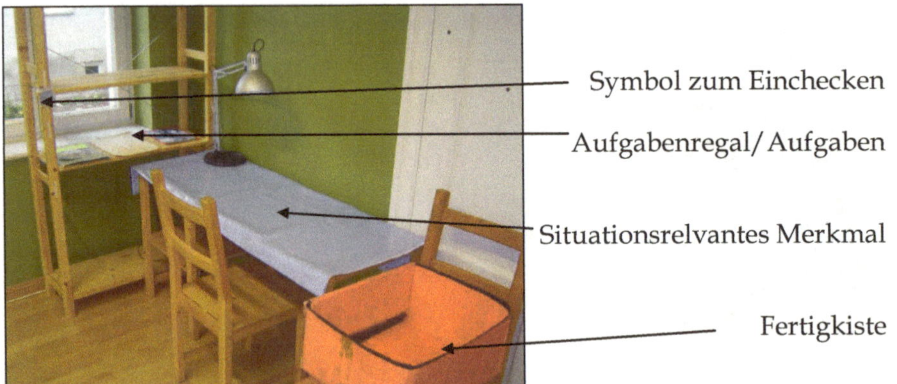

Abbildung 25: Arbeitsplatz des Probanden 1

Anhang 11: Aufgabenbeispiele aus der ersten Interventionsphase/Proband 1

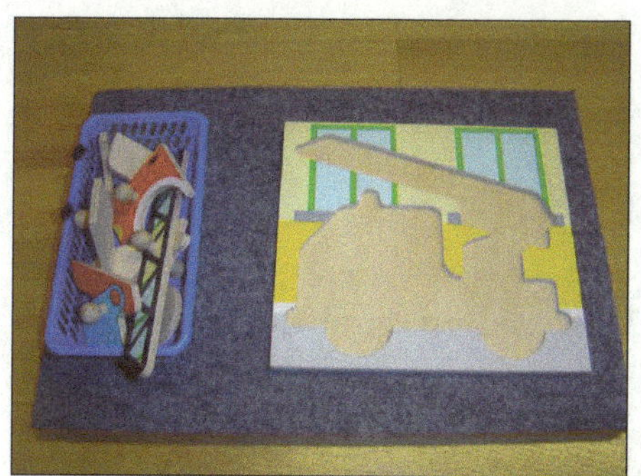

Abbildung 26: Achtteiliges Puzzle zum Einsetzen „Feuerwehr"

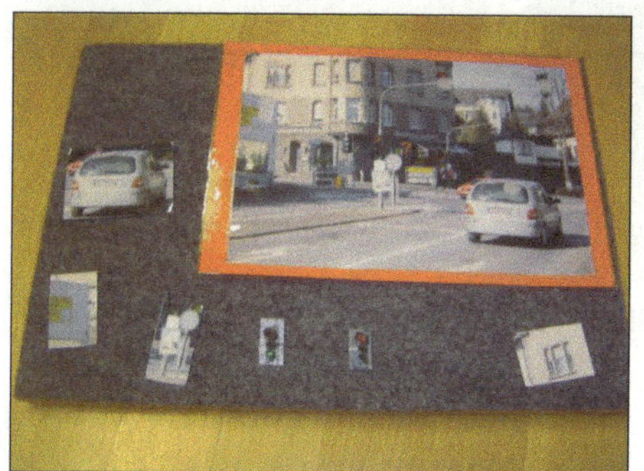

Abbildung 27: Details auf einem Suchbild wiederfinden

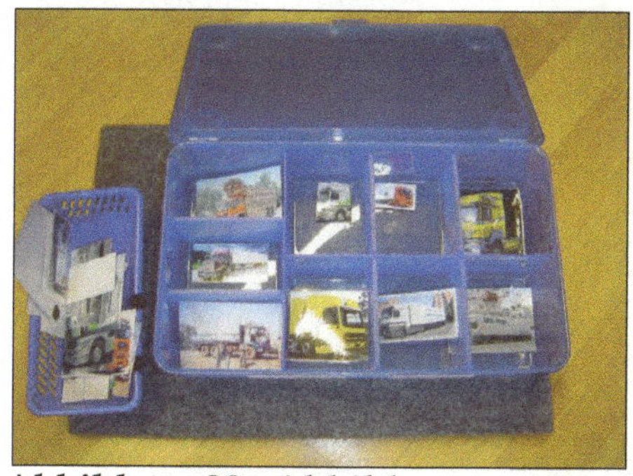

Abbildung 28: Abbildungen von Lastwagen den gleichen Bildern zuordnen

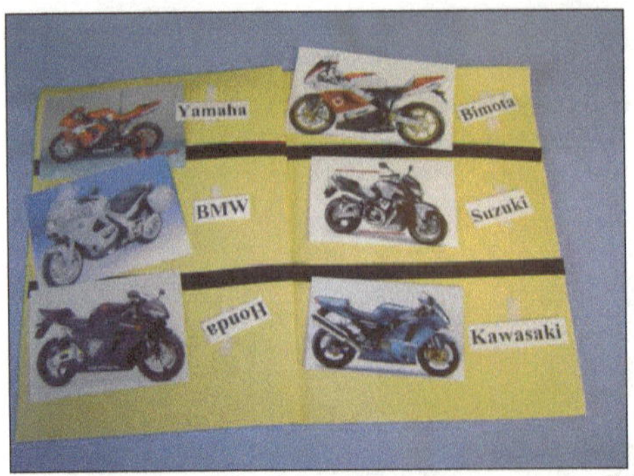

Abbildung 29: Markennamen von Motorrädern den Bildern von Motorrädern zuordnen

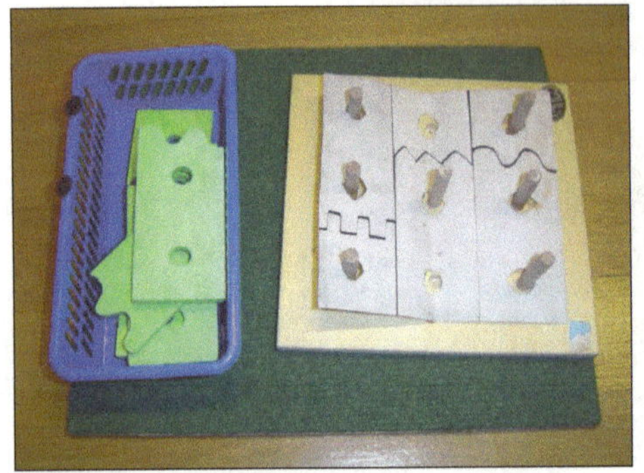

Abbildung 30: Holzteile nach einer Vorlage auf Stäbe aufstecken

Anhang 12: Arbeitsplatz auf dem Fußboden/Proband 2

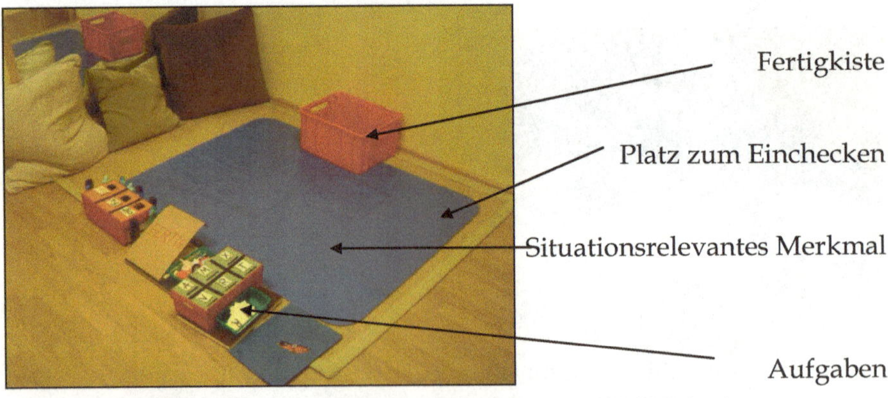

Abbildung 31: Arbeitssystem des Probanden 2 (Fußboden)

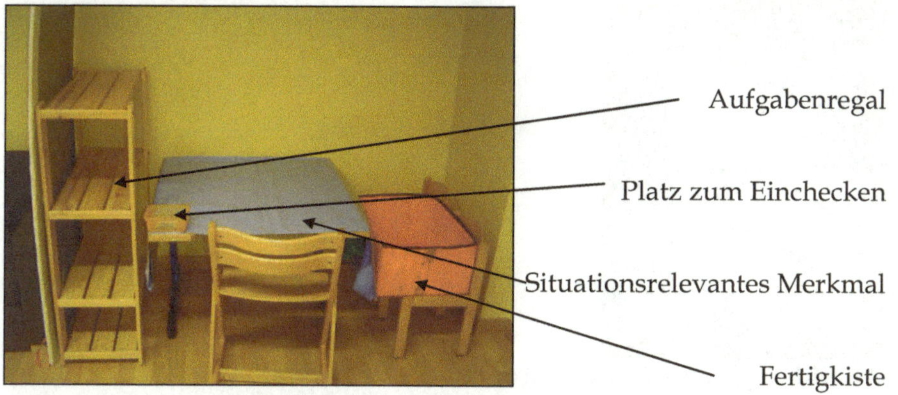

Abbildung 32: Arbeitssystem des Probanden 2 (Tisch)

Anhang 13: Aufgabenbeispiele aus der ersten Interventionsphase/Proband 2

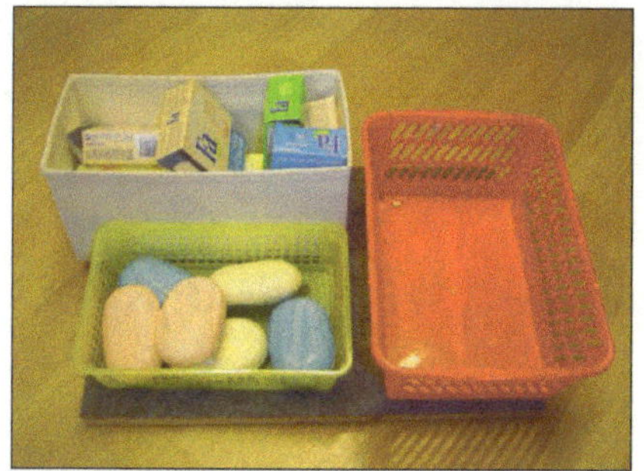

Abbildung 33: Seife in Seifenverpackungen sortieren

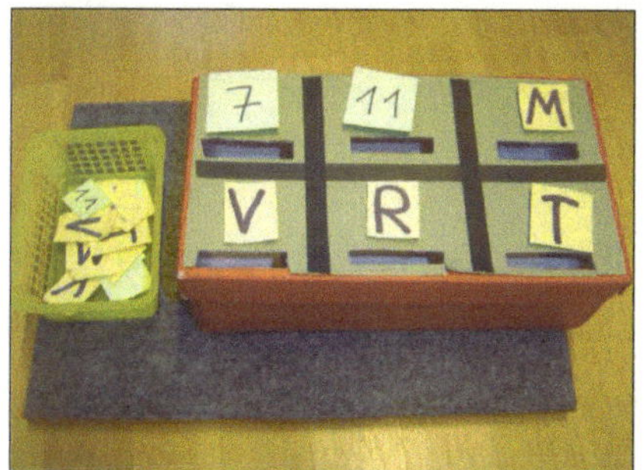

Abbildung 34: Zahlen und Buchstaben zuordnen

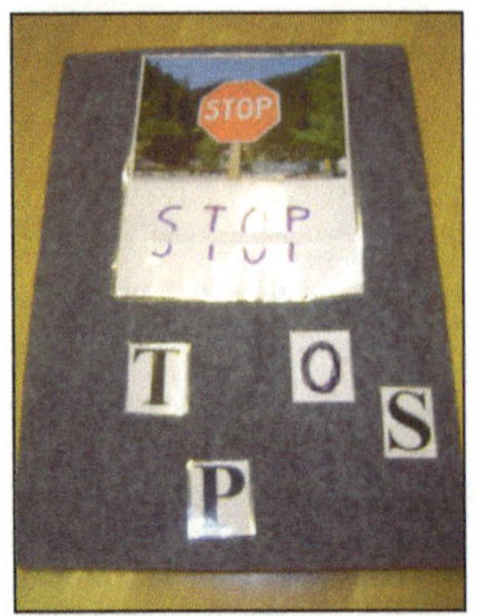

Abbildung 35: Buchstaben ordnen, „STOP" schreiben

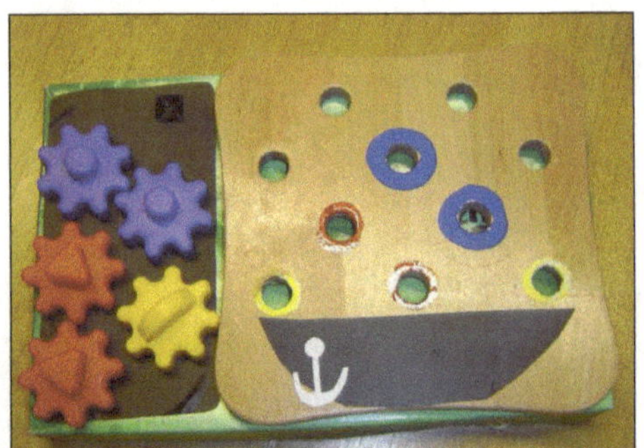

Abbildung 36: Zahnräder nach einer Vorlage auf ein Brett aufstecken

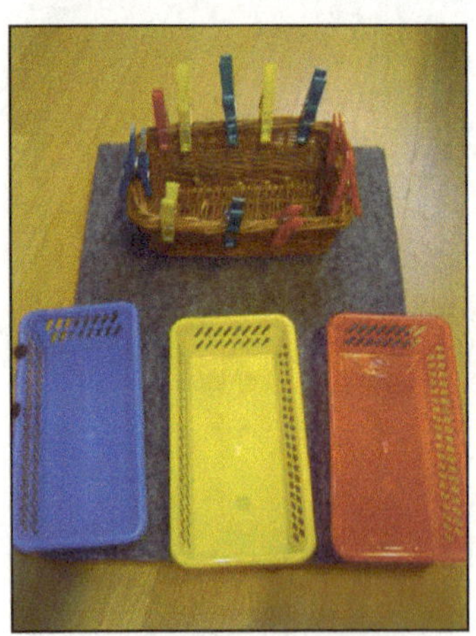

Abbildung 37: Klammern abziehen und der Farbe nach sortieren

Anhang 14: Beobachtungsraster zur Personenunabhängigkeit

Personenunabhängigkeit
Welche Art von Hilfestellung ist zu beobachten?
Videocode:____________

1. Minute **2. Minute**

1. Führen Vormach. Verbal Geste N. a. P.	2. Führen Vormach. Verbal Geste N. a. P.	3. Führen Vormach. Verbal Geste N. a. P.	4. Führen Vormach. Verbal Geste N. a. P.	5. Führen Vormach. Verbal Geste N. a. P.	6. Führen Vormach. Verbal Geste N. a. P.
Nähe Keine	Nähe Keine	Nähe Keine	Nähe Keine	Nähe Keine	Nähe Keine

3. Minute **4. Minute**

7. Führen Vormach. Verbal Geste N. a. P.	8. Führen Vormach. Verbal Geste N. a. P.	9. Führen Vormach. Verbal Geste N. a. P.	10. Führen Vormach. Verbal Geste N. a. P.	11. Führen Vormach. Verbal Geste N. a. P.	12. Führen Vormach. Verbal Geste N. a. P.
Nähe Keine	Nähe Keine	Nähe Keine	Nähe Keine	Nähe Keine	Nähe Keine

5. Minute **6. Minute**

13. Führen Vormach. Verbal Geste N. a. P.	14. Führen Vormach. Verbal Geste N. a. P.	15. Führen Vormach. Verbal Geste N. a. P.	16. Führen Vormach. Verbal Geste N. a. P.	17. Führen Vormach. Verbal Geste N. a. P.	18. Führen Vormach. Verbal Geste N. a. P.
Nähe Keine	Nähe Keine	Nähe Keine	Nähe Keine	Nähe Keine	Nähe Keine

N. a. P. = Nicht am Platz

Intervalle mit Hilfestellung (weiße Felder):______________

Prozentberechnung: $\frac{100 \text{ x Intervalle mit Hilfestellung}}{18}$

Prozent der Intervalle mit Hilfestellung:___________

Anhang 15: Beobachtungsraster zur Aufgabenbezogenheit

Videocode:________________________

Aufgabenbezogenheit

Höchstmögliche Zeit: 6 Minuten (360 Sekunden)

Aufgabenbezogenheit: ___________ Minuten und _____________Sekunden

Gesamt in Sekunden: _____________ Sekunden

Prozentberechnung: $\frac{\text{Sekunden x 100}}{360}$

Prozent der Aufgabenbezogenheit: ________

Anhang 16: Beobachtungsraster zum Therapeutenverhalten

Verhalten des Therapeuten Videocode:____________

1. Minute **2. Minute**

1. Kein Fehler Keine Intera. N.a.P	2. Kein Fehler Keine Intera. N.a.P	3. Kein Fehler Keine Intera. N.a.P	4. Kein Fehler Keine Intera. N.a.P	5. Kein Fehler Keine Intera. N.a.P	6. Kein Fehler Keine Intera. N.a.P
5sec War. (1) Verh. ig. (2) rich./fal. (3) Lob (4)	5sec War. (1) Verh. ig. (2) rich./fal. (3) Lob (4)	5sec War. (1) Verh. ig. (2) rich./fal. (3) Lob (4)	5sec War. (1) Verh. ig. (2) rich./fal. (3) Lob (4)	5sec War. (1) Verh. ig. (2) rich./fal. (3) Lob (4)	5sec War. (1) Verh. ig. (2) rich./fal. (3) Lob (4)

3. Minute **4. Minute**

7. Kein Fehler Keine Intera. N.a.P	8. Kein Fehler Keine Intera. N.a.P	9. Kein Fehler Keine Intera. N.a.P	10. Kein Fehler Keine Intera. N.a.P	11. Kein Fehler Keine Intera. N.a.P	12. Kein Fehler Keine Intera. N.a.P
5sec War. (1) Verh. ig. (2) rich./fal. (3) Lob (4)	5sec War. (1) Verh. ig. (2) rich./fal. (3) Lob (4)	5sec War. (1) Verh. ig. (2) rich./fal. (3) Lob (4)	5sec War. (1) Verh. ig. (2) rich./fal. (3) Lob (4)	5sec War. (1) Verh. ig. (2) rich./fal. (3) Lob (4)	5sec War. (1) Verh. ig. (2) rich./fal. (3) Lob (4)

5. Minute **6. Minute**

13. Kein Fehler Keine Intera. N.a.P	14. Kein Fehler Keine Intera. N.a.P	15. Kein Fehler Keine Intera. N.a.P	16. Kein Fehler Keine Intera. N.a.P	17. Kein Fehler Keine Intera. N.a.P	18. Kein Fehler Keine Intera. N.a.P
5sec War. (1) Verh. ig. (2) rich./fal. (3) Lob (4)	5sec War. (1) Verh. ig. (2) rich./fal. (3) Lob (4)	5sec War. (1) Verh. ig. (2) rich./fal. (3) Lob (4)	5sec War. (1) Verh. ig. (2) rich./fal. (3) Lob (4)	5sec War. (1) Verh. ig. (2) rich./fal. (3) Lob (4)	5sec War. (1) Verh. ig. (2) rich./fal. (3) Lob (4)

Intervalle mit Fehlern (graue Felder): ______________

Prozentberechnung: $\frac{100 \text{ x Intervalle mit Fehlern}}{18}$ Prozent der korrekten Intervalle:____________

	Positive Kategorie
Kein Fehler Keine Intera. N. a. P.	Kein Fehler = Therapeut verhält sich wie vorgegeben Keine Intera. = Keine Interaktion, Proband arbeitet z. B. alleine N. a. P. = nicht am Platz, Proband ist außerhalb des Videobereiches
Therapeut verletzt Regeln 1-4:	**Negative (Fehler-) Kategorie**
5sec War. (1)	1. Aufgaben präsentieren, dann mindestens 5 Sekunden warten, dann Hilfestellung und Aufgabenbezogenheit wiederherstellen.
Verh. ig. (2)	2. Herausforderndes Verhalten ignorieren, Proband wieder an den Tisch holen durch: „XY, wir wollen lernen!“
Lob (3)	3. Lob nicht während der Aufgabe, sondern nur nach der Aufgabe.
rich./fal. (4)	4. Keine Rückmeldung geben, ob die Aufgabe richtig oder falsch ist, allgemeines Lob verwenden, z. B. „Klasse gemacht!“

Anhang 17: Fragebogen zur sozialen Validität

Fragebogen für Eltern

Teil 1: Beurteilung der Förderziele vor Beginn der Förderung (November 2006)

Sich mit vorgegebenen Aufgaben zu beschäftigen, ist ein wichtiges Lernziel für XY.

Zutreffend	Teilweise zutreffend	Neutral	Teilweise nicht zutreffend	Nicht zutreffend
1	2	3	4	5

Alleine Aufgaben zu erledigen, ohne die Hilfe eines Erwachsenen zu benötigen, ist ein wichtiges Lernziel für XY.

Zutreffend	Teilweise zutreffend	Neutral	Teilweise nicht zutreffend	Nicht zutreffend
1	2	3	4	5

XY sollte seine Verhaltensauffälligkeiten reduzieren.

Zutreffend	Teilweise zutreffend	Neutral	Teilweise nicht zutreffend	Nicht zutreffend
1	2	3	4	5

XY kann durch den TEACCH-Ansatz ein System zum selbstständigen Arbeiten erlernen.

Zutreffend	Teilweise zutreffend	Neutral	Teilweise nicht zutreffend	Nicht zutreffend
1	2	3	4	5

Die bei der Untersuchung angewandte Forschungsmethode (Förderung mit und ohne TEACCH wechselt sich ab) ist „menschlich" und wird zu keinen zusätzlichen Verhaltensproblemen führen.

Zutreffend	Teilweise zutreffend	Neutral	Teilweise nicht zutreffend	Nicht zutreffend
1	2	3	4	5

Teil 2: Beurteilung der Förderung nach Abschluss der Untersuchung (Juli 2007)

XY kann sich durch die Förderung länger, konzentrierter und aufmerksamer mit den vorgegebenen Aufgaben beschäftigen.

Zutreffend	Teilweise zutreffend	Neutral	Teilweise nicht zutreffend	Nicht zutreffend
1	2	3	4	5

XY benötigt für die Lösung der Aufgaben weniger Hilfe eines Erwachsenen.

Zutreffend	Teilweise zutreffend	Neutral	Teilweise nicht zutreffend	Nicht zutreffend
1	2	3	4	5

XY Verhalten hat sich durch die Förderung verbessert.

Zutreffend	Teilweise zutreffend	Neutral	Teilweise nicht zutreffend	Nicht zutreffend
1	2	3	4	5

XY konnte durch den TEACCH-Ansatz ein System zum selbstständigen Arbeiten erlernen.

Zutreffend	Teilweise zutreffend	Neutral	Teilweise nicht zutref-fend	Nicht zutref-fend
1	2	3	4	5

XY konnte die erlernten Fähigkeiten in die Schule übertragen. Er kann auch dort mit einem TEACCH-Arbeitssystem lernen.

Zutreffend	Teilweise zutreffend	Neutral	Teilweise nicht zutref-fend	Nicht zutref-fend
1	2	3	4	5

Die bei der Förderung angewandte Forschungsmethode (Förderung mit und ohne TEACCH wechselt sich ab) war „menschlich" und führte zu keinen zusätzlichen Verhaltensproblemen bei XY.

Zutreffend	Teilweise zutreffend	Neutral	Teilweise nicht zutref-fend	Nicht zutref-fend
1	2	3	4	5

Insgesamt: Die Förderung nach dem TEACCH-Ansatz war erfolgreich.

Zutreffend	Teilweise zutreffend	Neutral	Teilweise nicht zutref-fend	Nicht zutref-fend
1	2	3	4	5

Ich habe den Fragebogen wahrheitsgemäß und nach bestem Wissen ausgefüllt.

Unterschrift:________________________________

Anhang 18: Datum der Fördereinheiten und Messwerte

Proband 1

Untersu-chungs-phase	Daten-punkt	Datum/ Lernphase	Intervalle mit Hilfestellung in Prozent	Aufgabenbezogen-heit in Prozent
A_1	1	12.01.2007/1	94	31
	2	12.01.2007/2	83	56
	3	19.01.2007/1	77	34
	4	19.01.2007/2	100	17
	5	26.01.2007/1	83	34
	6	26.01.2007/2	94	16
	7	02.02.2007/1	94	19
	8	02.02.2007/2	94	19
	9	16.02.2007/1	83	28
	10	16.02.2007/2	77	28
B_1	11	23.02.2007/1	61	65
	12	23.02.2007/2	61	57
	13	23.03.2007/1	6	98
	14	23.03.2007/2	0	98
	15	30.03.2007/1	6	96
	16	20.04.2007/1	22	94
	17	20.04.2007/2	11	94
	18	27.04.2007/1	0	98
	19	27.04.2007/2	0	89
	20	11.05.2007/1	11	97
	21	25.05.2007/1	39	98
	22	25.05.2007/2	39	95
A_2	23	08.06.2007/1	33	67
	24	08.06.2007/2	56	40
	25	22.06.2007/1	33	73
	26	22.06.2007/2	56	46
B_2	27	29.06.2007/1	6	97
	28	06.07.2007/1	0	95
	29	06.07.2007/2	0	98
	30	13.07.2007/1	0	90
	31	13.07.2007/2	0	81
Generalisie-rung	32	16.07.2007/1	28	99
	33	16.07.2007/2	44	100
	34	17.07.2007/1	17	99
	35	17.07.2007/2	0	98
Nachhaltigkeit	36	13.12.2007/1	39	100
	37	13.12.2007/1	44	100

Proband 2

Untersuchungsphase	Datenpunkt	Datum/ Lernphase	Intervalle mit Hilfe-stellung in Prozent	Aufgabenbezogenheit in Prozent
A_1	1	12.01.2007/2	67	60
	2	19.01.2007/1	94	24
	3	19.01.2007/2	56	78
	4	26.01.2007/1	78	74
	5	26.01.2007/2	67	38
	6	02.02.2007/1	72	59
	7	02.02.2007/2	61	54
	8	07.02.2007/1	61	83
	9	07.02.2007/2	94	23
B_1	10	23.02.2007/1	89	88
	11	23.02.2007/2	83	95
	12	02.03.2007/1	67	76
	13	02.03.2007/2	61	76
	14	09.03.2007/1	67	79
	15	16.03.2007/1	50	93
	16	16.03.2007/2	56	77
	17	18.05.2007/1	83	84
	18	18.05.2007/2	83	91
	19	25.05.2007/1	72	84
	20	25.05.2007/2	67	87
	21	01.06.2007/1	61	91
	22	01.06.2007/2	61	90
	23	08.06.2007/1	50	84
	24	08.06.2007/2	44	94
	25	15.06.2007/1	44	87
A_2	26	22.06.2007/1	67	40
	27	22.06.2007/2	78	66
	28	29.06.2007/1	78	51
	29	29.06.2007/2	83	64
B_2	30	06.07.2007/1	78	67
	31	06.07.2007/2	44	83
	32	13.07.2007/1	61	66
	33	13.07.2007/2	50	82
Generalisierung	34	16.07.2007/1	89	96
	35	17.07.2007/2	83	85
Nachhaltigkeit	36	19.02.2008	61	93

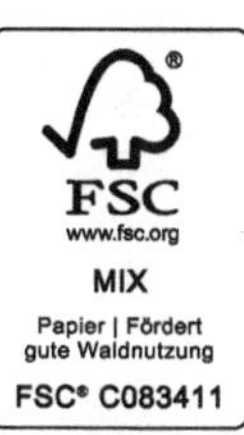

Zeitfracht Medien GmbH
Ferdinand-Jühlke-Straße 7
99095 Erfurt, Deutschland
produktsicherheit@kolibri360.de